Johannes Emanuel Zeylmans van Emmichoven

Wer war Ita Wegman

Johannes Emanuel Zeylmans van Emmichoven

Wer war Ita Wegman

1876 bis 1925

Band 1

Verlag am Goetheanum

Pioniere der Anthroposophie, Band 27

Der Verlag am Goetheanum im Internet: www.goetheanum-verlag.ch

1. Auflage Edition Georgenberg 1992
2. Auflage Natura Verlag / Verlag am Goetheanum 2000
3. Auflage 2022

Einbandgestaltung von Wolfram Schildt, Berlin / Philipp Tok unter Verwendung eines Bildes des Ita Wegman Archivs, Arlesheim

Druck und Bindung: Majuskel Medienproduktion, Wetzlar

ISBN 978-3-7235-1711-6

INHALT

J. E. Zeylmans van Emmichoven · Biographische Studie

Anhang

VORWORT ZUR ERSTEN AUFLAGE 1990

Im Juni 1991 besteht das Klinisch-Therapeutische Institut ›Ita Wegman Klinik‹ in Arlesheim siebzig Jahre. Dieses Jubiläum ist ein guter Anlaß, den ersten Teil meiner Ita Wegman-Studien zu veröffentlichen; der zweite Band soll noch vor dem Herbst 1991 fertiggestellt werden. Zum ersten Mal läge damit eine Dokumentation zum Leben und Werk der Ärztin Dr. Ita Wegman vor.

Daß ein solches Werk von anthroposophischen Medizinern nicht schon früher versucht wurde, obwohl die Materialien dafür reichlich vorhanden sind, erstaunte mich und erweckte 1980 in mir den Wunsch, diese Arbeit zu beginnen. Man kann jedoch auch anerkennen, daß die Ärzte, statt sich mit einer Retrospektive aufzuhalten, um die Heilung ihrer Patienten und den Fortschritt der anthroposophischen Heilkunst bemüht waren, eine Haltung, die ganz im Einklang mit der Lebensauffassung Ita Wegmans ist. Eigenartig berührt es mich, daß ihre Lebensbeschreibung nun von einem Priester geschrieben wurde.

Diese Dokumentation hat den Charakter der Vorläufigkeit; deshalb ist sie »als Manuskript gedruckt« und zunächst nicht über den Buchhandel erhältlich. Ich beabsichtige, unter Zugrundelegung des hier zusammengetragenen Materials später eine Biographie zu verfassen, die dann ihren Weg zum Leser durch den Buchhandel finden soll.

Diejenigen, die sachlich zur Vervollständigung und Korrektur meiner Dokumentation beitragen können, bitte ich herzlich, dies bald zu tun; gegebenenfalls können Ergänzungen noch im Anhang des zweiten Bandes erscheinen.

Vieles Geschichtliche bleibt noch im dunkeln. Zu manchen Sachfragen gibt es schon wertvolle Veröffentlichungen; es fehlen aber namentlich gründliche biographische Darstellungen von Elisabeth Vreede, Albert Steffen und Guenther Wachsmuth. Ganz besonders hoffe ich, daß Marie Steiner-von Sivers' wahre Bedeutung für die Anthroposophie in Zukunft mehr als bisher sichtbar werden wird. Daß dieser einflußreichen Persönlichkeit in diesem Werk nicht ausreichend Rechnung getragen wird, liegt in der Natur des Unternehmens. Daß ihre Tätigkeit nur selten zur Sprache kommt, bedeutet nicht, daß ich ihre Wirksamkeit nicht mit innerer Dankbarkeit und Liebe bedacht hätte; während der jahrelangen Forschungsarbeit war sie mir ständig im Bewußtsein.

Wenige Monate vor Abschluß des Manuskriptes zum vorliegenden Band übergab mir die Rudolf Steiner-Nachlaßverwaltung Kopien aller in ihrem Besitz befindlichen Schriftstücke von der Hand Ita Wegmans, die mir bis dahin unbekannt waren. Diese Dokumente konnten, soweit sie die Zeit bis 1925 betreffen, berücksichtigt werden. Einen herzlichen Dank spreche ich dem Verein zur Verwaltung des literarischen und künstlerischen Nachlasses Dr. Rudolf Steiners in Dornach für die Erlaubnis aus, alle Briefe Rudolf Steiners an Ita Wegman zu veröffentlichen.

Den Verwaltern des schriftlichen Nachlasses Ita Wegmans in Arlesheim gebührt ein besonderer Dank für jahrelange Mitarbeit an dieser Dokumentation, für ihr Vertrauen ebenso wie für die Großzügigkeit, mit der mir gestattet wurde, auch die teilweise noch vorhandene Ärzte- und Patientenkorrespondenz aus Ita Wegmans Lebenszeit, die sonst nur Medizinern zugänglich ist, nach biographischen Aspekten durchzusehen; aus verständlichen Gründen bleibt dieses Material auch in Zukunft für die Öffentlichkeit unter Verschluß.

Madeleine P. van Deventer (1899–1983), die ärztliche Nachfolgerin und langjährige Mitarbeiterin Ita Wegmans, gewährte mir den Zugang zu Ita Wegmans schriftlichem Nachlaß, ermöglichte in vielen Gesprächen Einsicht in die historischen Zusammenhänge und verfaßte für diese Dokumentation etwa zwanzig kleine Aufsätze, die vornehmlich im zweiten Band zum Abdruck kommen werden. Ihre warme und willenskräftige Anteilnahme an meinem Vorhaben hat mich in späteren Jahren, in Stunden des Zweifels und der drohenden Resignation, oft gestärkt. Sie war mir Hilfe und Vorbild bei den Kämpfen um die Wahrheitsfindung.

Den vielen Menschen, welche in Gesprächen oder durch Briefe an der Arbeit teilgenommen haben, sei hier mein Dank ausgesprochen. Für die Erstellung und Ordnung der Archivunterlagen, für Schriftstücke, die mir überlassen wurden, für Hilfe bei oft schwierigen Recherchen in auswärtigen Archiven, bei der Klärung historischer Fragen, der Beschaffung von Illustrationen und vieler Einzelheiten möchte ich besonders folgenden Persönlichkeiten danken: Helga Anhäuser, Sondelfingen; Willem Daems, Arlesheim; Else Droogleever Fortuyn, Arlesheim; Marianne Fiechter-Bischof, Arlesheim; Gabriele und Anton Gerretsen-Remer, Amelinghausen; C. M. Hupkes-Koning, Zeist; Marthe Jülich-Brechbühl, Arlesheim; Peter Kübel, Arlesheim; Addick L. M. Land, Maarn; Christoph Lindenberg †, Zarten; Thomas Meyer, Basel; Heinz Herbert Schöffler, Stuttgart; Hella Wiesberger, Dornach.

Ein besonderer Dank gilt meiner Frau Cordula Zeylmans van Emmichoven, ohne die dieses Buch nicht hätte entstehen können. Sie hat das Unternehmen von Anfang an liebevoll, kritisch und mit einer nicht hoch genug zu schätzenden Geduld begleitet und gefördert und das Erscheinen zu einem erschwinglichen Preis nicht zuletzt durch einen bemerkenswerten finanziellen Einsatz ihres Verlages ermöglicht.

Friedmut Kröner, Heidelberg, danke ich für stilistischen und organisatorischen Einsatz an diesem Buch ebenso wie für seine menschliche Anteilnahme an dessen Entstehen – kurz: für die qualifizierte Mitarbeit, die ein solches Werk braucht.

Literaturangaben, Bibliographie und ein Gesamtregister erscheinen im zweiten Band. GA bedeutet: Gesamtausgabe der Werke Rudolf Steiners, herausgegeben von der Rudolf Steiner-Nachlaßverwaltung in Dornach, Schweiz. Zufügungen und Auslassungen in Zitaten sind durch eckige Klammern [ ] gekennzeichnet.

Reutlingen, den 29. September 1990

J. Emanuel Zeylmans van Emmichoven

VORWORT ZUM NACHDRUCK 1992

Der erste Teil der Dokumentation von Ita Wegmans Leben hat eine größere Zahl von Lesern gefunden, als ich vor einem Jahr erwarten konnte. Die überraschend rege Anteilnahme stärkt mich in der Überzeugung, daß das Erscheinen dieses Werkes notwendig war. Viele mündliche und schriftliche Reaktionen, manche Anregung und einige wertvolle Korrekturen machten die Überprüfung des gesamten Textes erforderlich. Außer einigen stillschweigend verbesserten Satzfehlern sind hie und da geringfügige Änderungen vorgenommen und einige Nachträge hinzugefügt worden (ab Seite 386). Denjenigen, die zur Verbesserung beigetragen haben, sei herzlich gedankt!

Die unerwartet große Inanspruchnahme, die hiermit verbunden war sowie die Tatsache, daß der zweite Teil einen viel größeren Umfang hat, als anfänglich zu erwarten war, machen es notwendig, die Fortsetzung erst im Frühjahr 1992 erscheinen zu lassen und auf zwei Bände zu verteilen. Ich danke dem Verlag, daß er meinen Wünschen entgegengekommen ist.

Es ist geplant, im kommenden Jahr eine englische Ausgabe erscheinen zu lassen.

Texte Ita Wegmans ohne Quellenangabe befinden sich im Archiv des Autors.

Reutlingen, den 30. Oktober 1991

J. Emanuel Zeylmans van Emmichoven

EINLEITUNG

Rudolf Steiner und die von ihm entwickelte Anthroposophie waren zu seinen Lebzeiten noch nicht weltweit bekannt. Inzwischen ist die anthroposophische Bewegung in allen Kontinenten tätig und hat mit der Verbreitung seiner Schriften, durch Anwendung der Anthroposophie auf praktischen Lebensgebieten wie Waldorfpädagogik, biologisch-dynamische Landwirtschaft, in der Kunst (zum Beispiel Eurythmie) wie auch auf naturwissenschaftlichem und theologischem Gebiet größere Anerkennung gefunden. Dadurch ist das Interesse für die Entstehung der anthroposophischen Bewegung, für ihre Geschichte und für das Leben der anthroposophischen Pioniere gewachsen. Zu diesen gehört Ita Wegman.

Sie wurde geboren am 22. Februar 1876 auf Java (Indonesien), studierte von 1906 bis 1911 in Zürich Medizin und eröffnete 1921 eine Klinik in Arlesheim (Schweiz). Einige Jahre arbeitete sie intensiv mit Rudolf Steiner (1861–1925) zusammen. Sie war bis 1935 im Vorstand der Anthroposophischen Gesellschaft. Ende 1923 übernahm sie auf Steiners Bitte die Leitung der neu gegründeten medizinischen Sektion der ›Freien Hochschule für Geisteswissenschaft‹. Seitdem war sie für die Verbreitung der neuen medizinischen Bewegung und der anthroposophischen Heilpädagogik tätig, bis zu ihrem Tod am 4. März 1943 in Arlesheim.

Ihr Werdegang, ihr Leben und Wirken sind bis jetzt nur in Erinnerungsaufsätzen ihrer Zeitgenossen und einer Anzahl Zeitschriftenartikel dargestellt worden; eine Biographie gab es noch nicht. Da sie einen großen Patienten- und Kollegenkreis hatte, viele Reisen unternahm und ein aufgeschlossener und energischer Mensch war, lebt sie nach ihrem Tod in der Erinnerung vieler Menschen bis heute fort.

Ita Wegmans schriftstellerische Tätigkeit beschränkte sich – neben der Mitwirkung an Steiners letztem Buch *Grundlegendes für eine Erweiterung der Heilkunst nach geisteswissenschaftlichen Erkenntnissen* – auf eine größere Zahl Zeitschriftenaufsätze, die vornehmlich zwischen 1925 und 1932 entstanden. Außer einigen Notizen hat sie keine weiteren autobiographischen Aufzeichnungen hinterlassen.

Im Gegensatz zu vielen anderen prominenten Anthroposophen hielt sie nur selten öffentlich Vorträge; sie entfaltete ihre Kraft in der menschlichen Begegnung und in ihren sozialen Tätigkeiten: Sie richtete eine Schwesternschule ein, wirkte an der Entstehung medizinischer Zentren in Berlin, London und Paris mit, half beim Aufbau heilpädagogischer Heime, begründete die Zeitschrift *Natura* (1926–1940) und veranlaßte die Eröffnung von Dependancen ihrer Klinik in Figino, Tirol und Ascona.

Ihr ausgeprägtes organisatorisches Talent widmete sie, solange das möglich war, besonders der Forschungs- und Ausbildungsarbeit von Ärzten und Medizinstudenten; sie half, wo sie konnte, anthroposophische Heilmittel zu entwickeln und zu verbreiten. Hier wirkten zwei Gaben mit, die Rudolf Steiner wohl bewogen haben, ihr die Leitung der Medizinischen Sektion am Goetheanum zu übertragen: erstens ihr frisches, herzerkraftendes Wesen, das viele ihrer Kollegen nachhaltig inspirierte, zweitens eine glückliche Hand mit Ärzten, Krankenschwestern und Heilpädagogen, wodurch diese Menschen sich in ihrem Beruf und bei ihren Plänen von ihr bejaht und unterstützt fühlten.

In manchen Kreisen der Anthroposophischen Gesellschaft bildete sich schon früh Opposition gegen ihre Person und ihre Wirksamkeit, nicht – wie oft angenommen wird – erst nach Steiners Tod, sondern schon zu seinen Lebzeiten. Eine größere Rolle spielten die Beschwerden gegen sie aber erst im Jahre 1925 im Zusammenhang mit ihrer Tätigkeit für die anthroposophische Schulungsarbeit in der ›Ersten Klasse‹, einem Lehrgang für Esoterik der Freien Hochschule für Geisteswissenschaft. Auch ihre Aufsätze *An die Mitglieder* im Nachrichtenblatt *Was in der Anthroposophischen Gesellschaft vorgeht*, ebenfalls aus dem Jahre 1925, stießen zum Teil auf Ablehnung. Man warf ihr Machtimpulse vor, beschuldigte sie eines unbegründeten ›okkulten‹ Gebahrens, bezichtigte sie der Unwahrhaftigkeit und des Mißbrauchs von Andeutungen Rudolf Steiners über einen vermeintlichen Zusammenhang seiner Person mit ihr in früheren Inkarnationen. Die Vorwürfe führten in der anthroposophischen Mitgliedschaft zur Bildung verschiedener Lager und im Jahre 1935 zu ihrem Ausschluß aus der Anthroposophischen Gesellschaft zusammen mit über tausend Mitgliedern.

Diese Vorwürfe sind nie ganz geklärt worden – sie stehen in einem bestimmten Zusammenhang mit der Person und dem Schicksal Ita Wegmans und sollten unterschieden werden von anderen Differenzen unter den damaligen Anthroposophen. Die Diskussionen wurden nicht immer sachlich geführt und setzen sich bis heute fort. Eine Aufklärung wird unter anderem dadurch erschwert, daß manche Archive bis heute nicht zugänglich sind. Wesentliche Schwierigkeiten für eine fruchtbare biographische Beschreibung entstanden aber durch andere Umstände: Es fehlte bisher eine Überschau ihres gesamten Lebens und Arbeitens, so daß die Bedeutung solcher Vorwürfe nicht eingeschätzt werden konnte; auch wurden die Konflikte in einer mit der geschichtlichen Wirklichkeit nicht übereinstimmenden Weise dramatisiert. Die Stimmung großer Verehrung bis zur

Verherrlichung ihrer Person, wie sie bei manchen ihrer Mitarbeiter und Zeitgenossen herrschte, wirkte auf sie nach ihrer eigenen Aussage hemmend, vermutlich noch stärker als die erwähnten Gesellschaftskonflikte.

Für Ita Wegmans Leben war die Begegnung mit Rudolf Steiner entscheidend. Sie lernte ihn schon 1902 in Berlin kennen, schloß sich seinen Zielen aber erst 1923 an. Etwa zwei Jahre, bis zu seiner Erkrankung im Herbst 1924, war die Zusammenarbeit außerordentlich intensiv. Gleich bei der Eröffnung ihres ›Klinisch-Therapeutischen Instituts‹ im Sommer 1921 hatte Rudolf Steiner angefangen, hin und wieder an ihren Patientenbehandlungen beratend teilzunehmen. Seine Besuche in der Klinik nahmen nach kurzer Zeit sehr zu. Durch diese Zusammenarbeit entstand die Möglichkeit, Ita Wegman als Mitautor des Buches *Grundlegendes für eine Erweiterung der Heilkunst* hinzuzuziehen.

Als Steiner sich Ende 1923 zur Neugründung der Anthroposophischen Gesellschaft entschloß, deren Vorsitz er selbst übernahm, bat er sie in den Vorstand und verlangte, daß sie ihre Klinik der Gesellschaft eingliederte. Dadurch war das Klinisch-Therapeutische Institut ab 1925 eine Abteilung der Allgemeinen Anthroposophischen Gesellschaft, bis es 1931 aus diesem Zusammenhang wieder herausgelöst wurde.

So erlebte sie die letzten Lebensjahre Rudolf Steiners aus nächster Nähe mit, begleitete ihn auf seinen vielen Vortragsreisen und nahm ihm als Schriftführerin des Vorstandes viel Arbeit ab. Er bezog sie in seine okkulte Forschungsarbeit ein, und eine für Ita Wegmans weiteres Leben entscheidende Freundschaft begann.

Im Rahmen der ›Ersten Klasse‹, die durch ihre Anregung 1924 entstanden war, übertrug er ihr eine führende Verantwortung, der sie bis zu ihrem Tod nachzukommen versuchte. Für die Gestaltung der Medizinischen Sektion der Freien Hochschule für Geisteswissenschaft konnte Rudolf Steiner in dieser letzten Zeit bis zu seiner Erkrankung noch entscheidende Anweisungen geben. Als seine Ärztin und Pflegerin begleitete sie sein Krankenlager.

Die Jahre von 1925 bis 1943 sind durch Ita Wegmans schriftlichen Nachlaß und viele zeitgenössische Zeugnisse besser dokumentiert als die Zeit davor. Sie war neunundvierzig Jahre alt, als Rudolf Steiner starb. In den darauffolgenden Jahren machte sie in ihrem Charakter und in dem geistigen Gehalt ihrer Persönlichkeit große Veränderungen durch. Nach außen hin mag das von ihren Zeitgenossen zunächst nicht wahrgenommen worden sein; obwohl sie zu den langjährigsten Mitgliedern zählte, galt sie in den veränderten Arbeitszusammenhängen des anthroposophischen Lebens nach der Weihnachtstagung 1923 als Neuling. Manch einem erschien sie durch die enge Zusammenarbeit mit Rudolf Steiner unangemessen begünstigt. Er hatte sie in diesen wenigen Jahren betont in den Vordergrund gerückt.

In dieser Stellung ist sie mit einem ihr angeborenen Selbstbewußtsein aufgetreten. Da sie eine cholerische Natur hatte und ihr Temperament unversehens ausbrechen konnte, ihr Eingreifen in menschliche Verhältnisse auch manchmal wie Taktlosigkeit wirkte, schuf sie sich bald Gegner. Durch undeutliche Ausdrucksweise erzeugte sie öfter Mißverständnisse. Daß die Verhältnisse in einer schnell wachsenden internationalen Bewegung bei deren führenden Persönlichkeiten ein gewisses Maß an Takt und Zurückhaltung voraussetzen, war dieser sehr spontanen Frau wahrscheinlich fremd; sie baute auf den guten Willen ihrer Umgebung, den sie dann nicht bei allen Mitmenschen vorfand – nämlich nur bei denjenigen, die sie kannten und mit ihr zusammenarbeiten wollten. Für diese war sie zeitlebens ein warmherziger und einsatzbereiter Partner.

Ihr Lebensgang ist vielseitig und reich an Ereignissen, nicht nur durch ihre Freundschaft mit Steiner. Für ihre großen Ziele setzte sie sich Tag und Nacht ein. Sie hat viel bewirkt. Ihr Leben zeigt trotz mancher Wandlungen eine zusammenhängende Signatur, die zu einer Biographie drängt. Bei diesem Unterfangen erscheint ein Wort aus ihren letzten Lebenstagen wie eine Mahnung: Man möge, so wünschte sie, bei ihrer Bestattung nichts anderes über sie sagen, als daß sie Rudolf Steiner immer dienen werde; er sei ihr einziger persönlicher Lehrer gewesen.

Wenn man nun, ein halbes Jahrhundert später, ein Buch über sie schreibt, ist es eine Frage, ob man eingedenk dieser Äußerung dafür die rechte Sprache findet, denn: *»Was ist die wirkliche Sprache für das wirklich Gewesene?«** In ihrem Handeln und Leiden hat Ita Wegman an einer Verwandlung der Welt teilgenommen. Sicher – will man ihrem Leben gerecht werden, wird eine biographische Beschreibung sich nicht auf die Bedeutung ihrer Persönlichkeit beschränken, sondern auch auf den Wert ihrer Lebensziele schauen. Damit kommt man ihrem Wunsch entgegen.

Das setzt neben einer sachlichen und folgerichtigen Behandlung von Taten und Ereignissen auch einen gewissen Einklang der biographischen Darstellung mit Ita Wegmans Lebensimpulsen voraus, denn die Erfahrung lehrt: Nur was fruchtbar ist, gehört zum Wesen. Will der Biograph also in Übereinstimmung mit seinem Gegenstand bleiben, hat er den Blick auf die Lichtseite zu richten. Er darf die Schatten nicht übersehen, aber sich auch nicht von ihnen mitreißen lassen. Es wird der Versuch gewagt, diesen Lebenslauf unbefangen, aber nicht unkritisch anzuschauen, denn *»ein Problem, das der Mensch gelöst zu haben glaubt, entzieht ihm die Möglichkeit, tausend Dinge klar zu sehen, die in den Bereich dieses Problems fallen«.**

* Anmerkungen: Mit diesem Zeichen wird hier und im folgenden auf den Anmerkungsteil ab Seite 248 verwiesen.

BIOGRAPHISCHE STUDIE

Ein Versuch

In lebendiger Erinnerung
an unsere Freundschaft
widme ich diese Arbeit
Dora Krück von Poturzyn

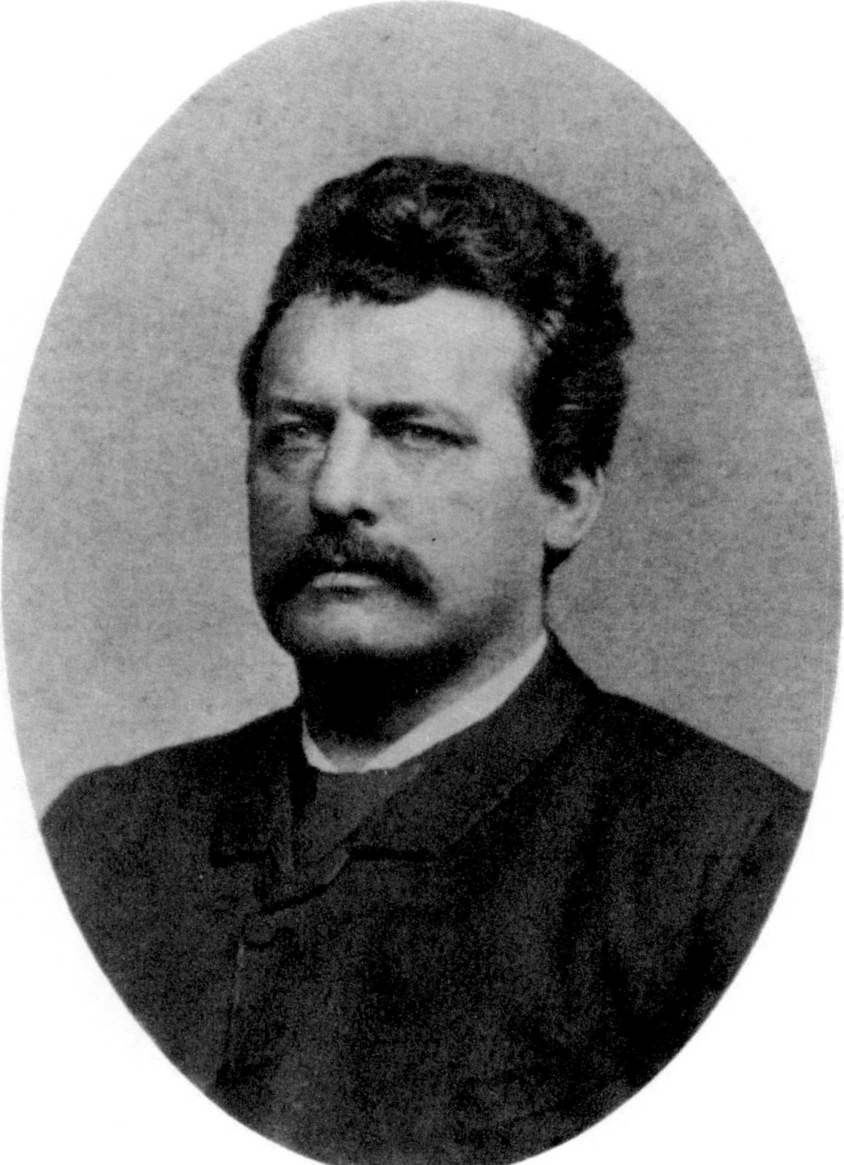

Abbildung 1
Hendrik Wegman 1884

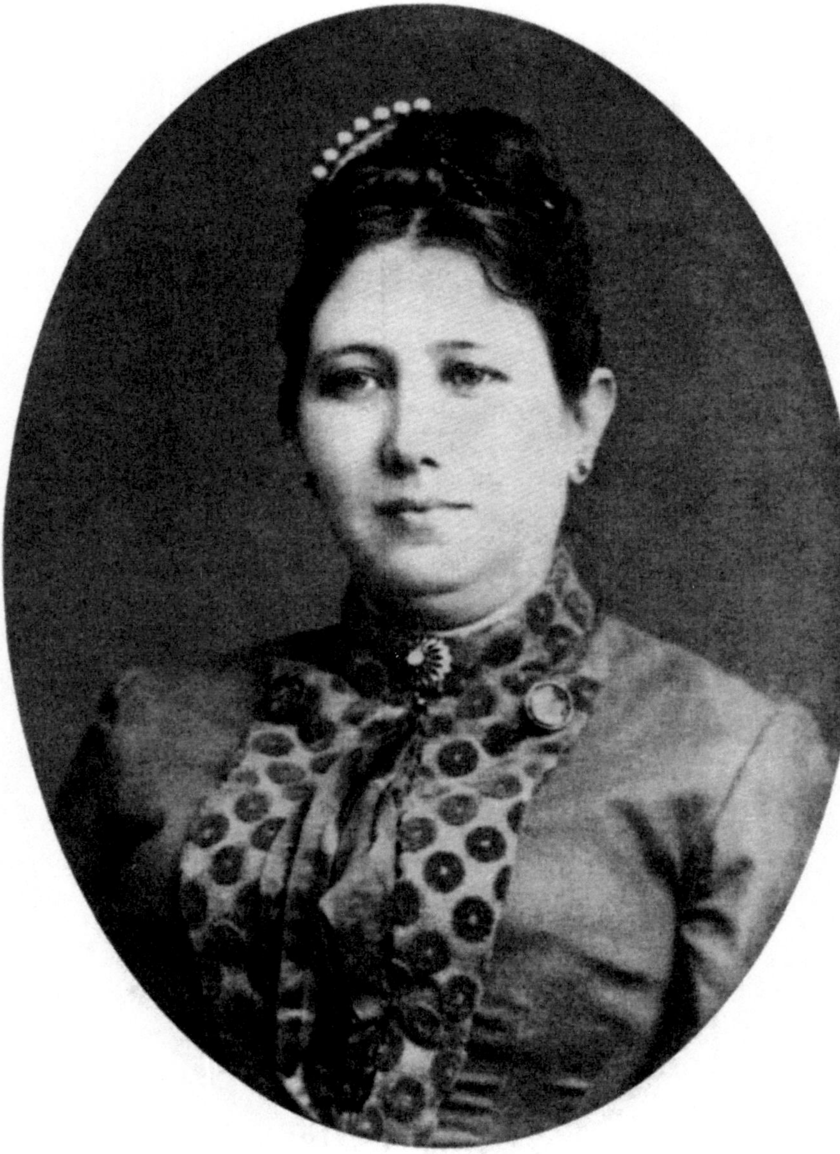

Abbildung 2
Henriëtte Wegman-Offers 1884

KINDHEIT UND JUGEND

Der Erbstrom, in den sie hineingeboren wurde, schenkte Ita Wegman einige vorzügliche Gaben: eine kräftige und gesunde Konstitution, praktischen Lebenssinn, ein geselliges, aber nüchternes Wesen und eine fleißige, auf das Konkrete ausgerichtete Natur. Diese Merkmale hatte sie vom Vater, der ein guter und kluger Organisator war, vielseitig sozial und wirtschaftlich begabt, autoritär und kurz angebunden, mit cholerischem Temperament. Er war 1845 in Amsterdam als Sohn eines holländischen Seemannes geboren, hatte dort eine Maschinistenschule besucht und war mit achtzehn Jahren auf dem Segeldampfer ›Electra‹, dessen Kapitän sein Vater war, nach Niederländisch-Indien gefahren, um dort nach der langen Seefahrt – damals noch die weite Ozeanreise um das Kap der Guten Hoffnung an der Südspitze von Afrika herum – auf einer Zuckerplantage seine Laufbahn zu beginnen. Nachdem er Verwalter einer Zuckerfabrik geworden war, heiratete er mit dreißig Jahren ein holländisches Mädchen, Henriëtte Maria Offers.

Durch diese Mutter empfing Ita Wegman weitere Erbgaben der Vorfahren: eine feingliedrige Leibesgestalt mit guter Haltung, einen instinktiven Spürsinn für menschliche Zusammenhänge und die Möglichkeit, Leiden des Lebens nervlich durchzuhalten. Zwei Elemente fallen in der mütterlichen Linie auf: einmal eine größere Zahl militärischer Vorfahren, welche sowohl in Europa als im frühen Niederländisch-Indien gedient hatten, unter ihnen ein Bombardier aus Solo, zwei Artillerie-Leutnants, ein Marineoffizier aus Rotterdam und der in der Kolonialgeschichte bekannt gewordene General Wetters; vielleicht kamen die militärischen Begabungen ihrer Ahnen ihrem ohnehin streitbaren Charakter entgegen. Zweitens waren einige Frauen unter ihren Vorfahren wie sie selbst nicht in Europa, sondern in Asien zur Welt gekommen und hatten ihre Jugend auf asiatischem Boden verbracht. Der Name Maria war in der mütterlichen Linie seit fünf Generationen sehr beliebt: Maria de Bonelle aus Paris, Maria Bach aus Sachsen, Maria de Charlet aus Ceylon, Maria Wetters aus Batavia und eben Ita Wegmans Mutter. So erhielt auch sie 1876 als Erstgeborene der neuen Familie diesen Namen.

Der Vater, Hendrik Wegman, hatte durch seine Verheiratung mit Henriëtte Maria Offers nicht nur eine edle, feinsinnige und treue Frau erhalten (die Ehe währte zweiundvierzig Jahre bis zu seinem Tod 1917), sondern auch eine gewichtige Geschäftsverbindung gefestigt: Sein Schwiegervater war ›Algemeen Pakhuismeester‹ in Bandung, das heißt Vorsteher der kolonialen Lagerhäuser einer der großen Handelszentren Javas.

Die Familie Wegman lebte im javanischen Binnenland im Distrikt Krawang auf einer Plantage in der Nähe einer Zuckerfabrik, wo der Vater die Aufsicht über wenige europäische Mitarbeiter und eine Schar inländischer Arbeiter hatte und für den Anbau, die Züchtung, Ernte und Verarbeitung von Zuckerrohr verantwortlich war; die technischen, wirtschaftlichen und sozialen Belange der Plantage lagen in seiner Hand.

Anderthalb Jahre nach der ersten Tochter kam 1877 eine zweite zur Welt, mit der zusammen Ita ihre Kindheit und Jugend verbrachte, dann eine dritte Tochter, die 1879 einjährig starb. Im gleichen Jahr kam der seelenpflegebedürftige Sohn Manta zur Welt. Wiederum anderthalb Jahre später war die Geburt des fünften und letzten Kindes Henri (1881), das mit neun Jahren starb. In der Familie lebte auch der Halbbruder Victor, drei Jahre älter als Ita, der einer vorehelichen Verbindung des Vaters entstammte; er starb 1900 siebenundzwanzigjährig. So wuchs Ita Wegman als Kind in einer Familie auf, die in ihrer Mitte schon früh Leid und Tod erfuhr. Dies kann das lebenslang innige Verhältnis zu ihrer Mutter und ihren Geschwistern verständlich machen. Von ihren Großeltern kann sie nur die auf Java lebenden Eltern ihrer Mutter gekannt haben; der holländische Seekapitän und seine Frau waren schon gestorben, bevor sie zur Welt kam.*

Bis zu ihrem vierzehnten Lebensjahr wuchs Ita Wegman in diesem Familienkreis auf, unter Asiens Himmel, auf Java, einer der schönsten Inseln Indonesiens, einem Inselreich, das sich *»wie ein Gürtel von Smaragden um den Äquator windet.«**

Java gehört heute zur Republik Indonesien, ein Reich von vielen Inseln zwischen dem Pazifik und dem Indischen Ozean. Zu den größten gehören Sumatra, Borneo und Celebes, durch die der Äquator läuft. Etwas südlicher, als westlichste Insel einer Gruppe von über zehntausend Inseln und Inselchen, die wie eine Kette von Ost nach West hingestreut sind, liegt Java. Sucht man diese Insel auf dem Globus, so findet man sie leicht: vom Norden, mitten von der Wüste Gobi aus auf demselben Längengrad, südlich vom Äquator; auf ihrem Breitengrad liegt in Afrika etwa der Kilimandscharo.

So wie Japan sich mit seinen Vulkanketten am Rande des Pazifischen Ozeans ausbreitet, erhebt sich der Indonesische – eigentlich Malaiische – Archipel am östlichen Rande des Indischen Ozeans. Aus einem siebentausend Meter tiefen Meeresgraben erheben sich die mächtigen Gebirge dieser Inseln bis weit über dreitausend Meter. Sie sind vor den Ost-West-Strömen des Pazifiks durch die

Philippinen und Neu-Guinea geschützt. Sie gehören eigentlich noch zur Welt des Indischen Ozeans und zu Südostasien. So liegen Java und die kleinen Sundainseln Indonesiens – zu denen auch Bali gehört – gleichsam im Schatten des alten asiatischen Festlandes.

Bevor Menschenhand den Boden zu bearbeiten begann, bedeckten tropische Monsunwälder auch Java. Viele, heute zum Teil erloschene Vulkane erheben sich über die fruchtbaren Ebenen dieser Insel. Schon im dritten Jahrtausend vor Christus war Java durch die Überfülle reicher Ernten bis nach China bekannt. Der Ruhm dieser Insel drang bis nach Ägypten, wo der griechische Geograph Ptolemäus von Alexandrien die Insel ›Jabadion‹ oder ›Jawadwipa‹ als die *»allerfruchtbarste«* im fernen Osten erwähnt. Indische Kaufleute holten aus Java Getreide, Vieh und Früchte.*

Die ursprüngliche Bevölkerung stammte vermutlich aus Kambodscha und Thailand. Ihre Kultur wurde durch Schamanen geführt, die ihre Anweisungen in kultischen Tänzen von den Göttern empfingen. Ihre Gesichter waren hinter Masken verborgen: durch sie sprachen die Götter zum Volk. Wenn der Abend dämmerte, zeigten sie sich unter offenem Himmel in den geheimnisvollen Wajangspielen, wo unter monotonen Gesängen und den Klängen des Gamelan-Orchesters die zeitlosen Göttermythen in den Schatten der bunten Figuren auf dem Schirm sichtbar wurden. Die Männer saßen an der einen Seite, wo sie die farbigen Figuren sehen konnten, die Frauen an der anderen, wo die Schattenbilder zu sehen waren.

Erschien am östlichen Horizont das Siebengestirn, so wußten die Javaner, daß sie die Felder bepflanzen sollten, und wenn wenige Monate danach am Abendhimmel der ›Pflug‹ aufging (der Gürtel des Orion), so waren für vier Monate alle auf dem Land beschäftigt bis zur Ernte, wenn der Pflug im Westen wieder verschwand. Reich waren die Ernten, in Fülle schenkte die Natur ihre Gaben und ihre Schönheit mit heißen Quellen, fischreichen Gewässern, wilden Flüssen und mächtigen, heiligen Vulkanen.

Zu Beginn unserer Zeitrechnung zog die uralte Weisheit der Hindus in die javanische Religion ein. Durch die Handelsverbindungen kamen Brahmanen ins Land. Sie fügten ihre Götter in die alten Wajangspiele ein, wo der Schöpfergott Brahma nunmehr zwischen den Drachengeistern und Dämonen des javanischen Seelenreiches erschien, wo der große Vischnu sich zeigte und Schiva, der Allvernichter, unter den vertrauten Schattenfiguren auftrat. Mit den Heldengeschichten des Ramajana und der Mahabarata zog die indische Kultur in Java ein, und binnen weniger Jahrhunderte war die Insel so ein Teil des mächtigen Hindureiches geworden.

Die frühesten historischen Berichte sind von chinesischen Geschichtsschreibern überliefert worden. Mit dem Kaiser von China haben die Javaner immer Freundschaft gepflegt; regelmäßig wurden Abgesandte mit reichen Geschenken an den kaiserlichen Hof entsandt. Mit seiner nördlichen Küste lag Westjava besonders günstig für die Schiffsrouten der alten chinesischen Handelsflotten. So haben die Chinesen früh in Java bleibend Fuß gefaßt. In den Berichten des venezianischen Weltreisenden Marco Polo, der einige Jahre am chinesischen Hof lebte, wird Java denn auch als ein wichtiges Handelszentrum erwähnt. China wußte überdies die reiche Insel als ein unabhängiges Umschlagszentrum seiner Waren wohl zu schätzen. Später ordnete einer der großen Maharadschas, Erlangga, der sich selbst als eine Verkörperung Vischnus ansah, sein javanisches Reich sogar nach chinesischem Modell.

Im achten Jahrhundert war dann vom benachbarten Sumatra der Buddhismus eingedrungen. Reiche Sultane bauten die zahlreichen Tempel und Statuen, deren schweigende Reste heute im Urwald gefunden werden. Schon im vorigen Jahrhundert ist als Zeugnis dieser Kultur im Herzen Javas das gewaltige Bauwerk der Borobudur zum Vorschein gekommen und mit seinen fünfhundert Buddhas, um den heiligen Stupa herum geschart, später restauriert worden.

Nach einer längeren Hochblüte im vierzehnten Jahrhundert unter dem König Hajam Wuruk – einem goldenen Zeitalter des Friedens und asiatischer Fröhlichkeit, mit märchenhaften Festspielen, reicher Literatur und Kunst – begannen in der Müdigkeit des Überflusses die ersten Vertreter des Islam in Java einzuwandern. Die neue Lehre wurde von eifrigen Kaufleuten aus Indien, China, Japan und Persien in das Land hineingetragen und verbreitete sich zunächst nur unter den höheren Schichten der Bevölkerung. Sie fand zusehends Anklang durch ihre Mystik und ihre dem asiatischen Menschen entsprechende Lust am Disputieren und verdrängte auf Dauer den alten Dämonenglauben. Persischen Lehrmeistern wurde die Erziehung der Fürstenkinder anvertraut. Die feurigen Lehren Mohammeds lagen dem streitbaren Charakter der Javaner sehr, und sie konnten sich dadurch von der alten Hindu-Oberherrschaft befreien. Die islamischen Missionare hatten im Grunde leichtes Spiel; mit intellektueller Überlegenheit gewannen sie große Teile des javanischen Adels, indem sie hinwiesen auf das ›neue Zeitalter‹, das begonnen hatte. Das war am Ende des sechzehnten Jahrhunderts, als die ersten Holländer auf Java landeten.

Manche Amsterdamer Kaufleute hatten sich schon lange gefragt, wo die Portugiesen ihren guten Pfeffer und die anderen so seltsam duftenden Gewürze holten. Es hieß, sie hätten einen Weg nach Indien gefunden, aber die Seekarten wurden geheim gehalten, und es waren keine genügenden Reisebeschreibungen zu haben, um die gefährliche und unheimliche Seefahrt zu wagen. Kurz nach der Entdeckung Amerikas hatten die Portugiesen den Seeweg zum Indischen Archipel gefunden; 1498 setzten sie den ersten Fuß auf javanischen Boden.

Fast hundert Jahre lang wußten sie unter strengster Geheimhaltung ihrer geographischen Kenntnisse (es stand die Todesstrafe auf den Verrat der Karten) das Monopol für die in Europa so begehrten orientalischen Gewürze für sich zu behalten, bis es einem gelehrten und gewandten holländischen Pfarrer, Plancius, 1592 gelang, die geheimen Seekarten zu bekommen. Im gleichen Jahr erforschten die Amsterdamer endlich durch Entsendung eines Spions in ein Handelskontor in Lissabon die Geheimnisse des indischen Handels; und als auch noch ein vielgereister Landsmann nach langer Abwesenheit mit einem Schatz von Informationen in sein Vaterland zurückkehrte, war die Zeit reif: Die Holländer stachen mit vier kleinen Schiffen in See, passierten das Kap der Guten Hoffnung, überquerten den Indischen Ozean und landeten 1596 in Bantam auf Java. Damit begann ein großes, bewegtes Schicksal zwischen Indonesien und den Niederlanden, das dreieinhalb Jahrhunderte währte und Holland zeitweilig zu einer der reichsten Kolonialmächte der Erde machte.

Zunächst waren es die einflußreichen Amsterdamer Kaufleute, die sich in der ›Vereinigten Ostindischen Kompagnie‹ zusammentaten, die ›Herren Siebzehn‹, welche die Handelsbeziehungen mit der unschätzbar reichen Inselgruppe pflegten. Durch Konzessionsverträge mit den holländischen Regenten waren ihre Monopole abgesichert. Während im Vaterland das Goldene Zeitalter des siebzehnten Jahrhunderts begann, besetzten sie in Indonesien Gebiete, gewannen Land, entsandten Soldaten, verhandelten mit viel Geschick und wenig Gewissen mit den inländischen Fürsten und erlangten so im Laufe der Zeit die Macht über den gesamten Archipel.

Bis zum Ende des achtzehnten Jahrhunderts stand das Land unter der Obergewalt dieser ›Kompagnie‹. In Zusammenarbeit mit den Sultanen und Maharadschas und mit Hilfe einer rücksichtslosen Armee übte sie ihre Herrschaft aus. Durch den natürlichen Reichtum des Landes und die Fähigkeit der vielschichtigen Inselbevölkerungen, fremde Oberherrschaft mit Gleichmut und asiatischer Leidensgeduld zu ertragen, gelang es den Holländern mit ihrer Erfahrung, ihrem Geschick im Umgang mit fremden Völkern und Rassen und ihrem Organisationstalent, diese Oberherrschaft zu behalten.

Nach dem Fall Napoleons wurden die Niederlande 1815 zu einem Königreich zusammengeschlossen, und die ostindischen Kolonien gerieten unter direkte holländische Staatsverwaltung. Gewaltige Gebiete des Landes kamen in holländischen Privatbesitz. Der Erlös der Reis- und Zuckerplantagen, Monopole von Tee- und Kaffeekulturen, Gummi, Zimt, Muskat, Vanille und herrliche tropische Holzsorten bildeten eine märchenhafte Goldquelle mancher niederländischen

Familie. Von den dreizehntausend Inseln des Niederländisch-Indischen Archipels waren etwa dreitausend von Menschen bewohnt.

Ita Wegman wurde am 22. Februar 1876, einem Dienstag, geboren. Der Geburtsort liegt sechzig Kilometer östlich von der damaligen Hauptstadt Batavia (heute Jakarta) in der Residenz Krawang, einer schönen Küstenlandschaft inmitten von Kaffee-, Tee-, Zucker- und Gummiplantagen. Im Süden erheben sich die ›Sawahs‹ (Reiskulturen) wie im Amphitheater bergaufwärts, wo das Gebirge bis zu zweitausend Meter emporragt.*

Kleine und größere Flüsse, warme Brunnen und mancher rauchende Vulkan prägen die dichtbewaldete Landschaft, in der die Inländer – Javaner und Sundanesier – seit dem siebzehnten Jahrhundert ihre sauber gepflegten Dörfer gebaut haben und wo englische, chinesische und holländische Kolonisten damals ihre Plantagen und Fabriken betrieben.

Der Vater, Hendrik Wegman, war zu dieser Zeit Verwalter der Zuckerfabrik ›Parakanterus‹, das heißt ›der Weg, der geradeaus geht‹. Das Haus des Verwalters einer Zuckerfabrik auf Java soll man sich nicht allzu bescheiden vorstellen; solche Dienstwohnungen waren großangelegte, einstöckige Wohnhäuser ohne besonderen Stil, freizügig gebaut und offen, mit marmornen Fußböden. Die Einteilung glich sich überall: eine geräumige Galerie mit Stucksäulen nach vorne, innen und zur Rückseite des Hauses ebenfalls Galerien, links und rechts anliegend die Schlafzimmer, Gästezimmer, das Ankleidezimmer der Frau des Hauses, das Arbeitszimmer des Hausherrn. Die Holzdecken waren hoch, die Zimmer kühl und groß. Das Dach, mit Ziegeln belegt, glich einem gewaltigen, tief über die Augen gezogenen Sonnenhut. Im Hause herrschte dämmeriges Licht. Die Fenster waren tagsüber durch Jalousien geschlossen; man tat alles, um das gleißende Sonnenlicht abzuwehren. Jedes Haus war von einem Garten mit hohen, schattenspendenden Bäumen umgeben, in dem weißgekalkte, große Blumenschalen aufgestellt waren; darin züchtete die Hausfrau allerlei Pflanzen, zum Beispiel auch Rosen und manchmal Heilkräuter.

Eine europäische Familie lebte in einem solchen Haus mit javanischer Dienerschaft, welche für den Haushalt, die Kinder, die Küche, die Wäsche, den Garten, die Pferde sorgte und die samt ihrer Verwandschaft zum Haushalt der Familie gehörte. Das konnte ein recht umfangreicher Anhang sein. Die europäischen Kinder spielten wie selbstverständlich mit den inländischen Kindern. Jedes Kind hatte seine ›Babu‹, ein Kindermädchen, das unzertrennlich mit dem Kind verbunden war. Auch die Hausfrau hatte ihre Leib-Babu, mit der sie auch die intimeren Dinge des Familienlebens besprechen konnte. Diese Babu war oft die hauptsächlichste Verbindung zur javanischen Welt, in der man lebte. Mit den Bedienten sprach man malayisch, die allgemeine Umgangssprache Indonesiens. Auch die Europäer aßen nach Art der indischen Küche.*

Die Natur Javas ist von überwältigender Größe und Wucht. Man war auf dem Lande damals noch oft vom Urwald umgeben mit seiner brütenden Stille am Tag und mit seinen vielen Lauten von Vögeln, Affen und wilden Tieren des Nachts. Auf dem weiträumigen ›Alun-alun‹ (Dorfplatz) grasen einige Ziegen; zur Mittagsstunde ist kein Mensch zu sehen, still steht der gewaltige, heilige Waringinbaum in der Mitte. Abends und nachts spielt hier bei Festen das Gamelan-Orchester, und hier trifft sich die Bevölkerung, aus ihren verstreut liegenden Hüttenansammlungen zusammengekommen.

Als Hendrik Wegman als junger Mann nach Java kam, herrschte noch Staatskolonialismus. Erst ab 1870, durch ein neues Agrargesetz, konnten Privatpersonen und Kulturgesellschaften Grund und Boden in Erbpacht erwerben und von Holland aus ›in Übersee‹ eigene Industrien beginnen. Dadurch strömte mehr westliches Geld in die Kolonien, und als 1869 der Suezkanal eröffnet wurde, erwachte in den Niederlanden in bezug auf den Fernen Osten der Kaufmannsgeist der liberalen Kreise. Kurz nacheinander wurden zwei Dampfschiffahrtsgesellschaften gegründet. Nun konnte der Kolonist in weniger als sechs Wochen per Segeldampfer vom Mutterland aus Batavia erreichen und brauchte nicht mehr den mühsamen, teureren und gefährlicheren Weg um das Kap der Guten Hoffnung zu fahren. Dadurch stiegen auf Java, wo früher nur Kolonialbeamte und Militärs den Ton angegeben hatten, mit einem Mal auch die Pflanzer und Kaufleute im Ansehen.

Ita wird uns als sehr energisches Kind geschildert, mit bemerkenswertem Selbstgefühl und durchgreifendem Organisationstalent; für ihre Geschwister und die anderen Kinder ersann sie oft die Spiele. Wenn sie sah, daß alles klappte, zog sie sich zurück und ging ihre eigenen Wege. Selbst spielte sie nicht mit Puppen oder sonstigem Spielzeug. Sie galt schon früh als eigenartiges Kind; kam sie mit den Eltern bei anderen Menschen zu Besuch oder empfing man zu Hause Gäste, so schaute sie die Menschen erst schweigend von oben bis unten an, bevor sie sie begrüßte – sehr zum Unbehagen der Eltern, die mit der schönen Tochter Eindruck machen wollten. Doch war sie wohl schon als Kind kein verschlossener Typ, was aus der kräftigen Persönlichkeit zu erklären ist, die in diesem Kinde lebte. Sie konnte auch leicht in Zorn geraten, hatte aber ein sonniges, frohes Wesen.

Als Ita sechs Jahre alt war, etwa 1882, verließ die Familie West-Java und zog ostwärts in die Nähe der Stadt Probolinggo an der Nordküste Javas gegenüber der Insel Madura. Hier nahm der Vater in der Zuckerfabrik ›Gending‹ eine Verwaltungstätigkeit auf.*

Die Natur ist in dieser Gegend Javas noch kräftiger als in Krawang. Wer sich vom Meere her der Küste nähert, wird beeindruckt von den drei großen Vulkanen, die die Landschaft beherrschen, Tengger, Jang und Idjen, und von dem höchsten Berg Javas, dem Semeru (3676 m). Der Gegensatz zwischen dem klaren blauen Meer mit den kleinen grünbewachsenen Inseln davor, den langen, blaßgrauen Stränden mit den dahinterliegenden Fischteichen und dann der wuchtigen Gebirgslandschaft mit Schluchten bis zu tausendfünfhundert Meter Tiefe, in denen sich die wüsten ›Kali‹ (Gebirgsflüsse) herunterstürzen – im Hintergrund, hoch in der Luft, die feinen grauen Konturen der Gebirgsketten gegen den weiten Himmel gezeichnet –, diese Gegensätze haben immer wieder Menschen in Entzücken versetzt, und es ist verständlich, daß der Ausspruch des berühmten holländischen Schriftstellers Multatulis von Indonesien als dem *»Insulinde, das sich wie ein Gürtel von Smaragden um den Äquator windet«* sich tief in die Seelen der Menschen eingeprägt hat.

In späteren Jahren konnte man von Probolinggo aus täglich in der Abenddämmerung vom südlichen Horizont wie eine Art Wetterleuchten den Feuerschein aus den Kratern im Lemongangebirge hinüberscheinen sehen. Die historische Eruption der ›Krakatau‹ in der Sundasee in den frühen Morgenstunden des 27. August 1883, wobei eine ganze Insel samt dem darauf gelegenen zweitausend Meter hohen Vulkanberg binnen einiger Minuten vollständig explodierte, wurde auch in Probolinggo wahrgenommen. Als Beispiel für die in diesem Inselreich herrschenden Naturgewalten sei sie hier kurz erwähnt: *»Die aufsteigende Rauchwolke, vermischt mit glühendem Magma und Asche, soll sich achtzig Kilometer erhoben haben. Die Gewalt der Explosion wurde später von den Vulkanforschern auf die zweihunderttausendfache Sprengwirkung der über Hiroshima abgeworfenen Bombe geschätzt. In das durch die Explosion aufgerissene Loch stürzte Meereswasser. Kolossale Wellen von dreißig bis vierzig Meter Höhe vernichteten Städte und Dörfer in Südsumatra und West-Java, schleuderten Schiffe und Fischerboote weit ins Binnenland. Es fanden rund vierzigtausend Menschen den Tod. Die große Flutwelle überquerte mehrfach die Weltmeere. Der Donner der Explosion wurde noch in Entfernungen von dreitausend Kilometern gehört.«**

Im Gegensatz zu dieser geologischen Wucht ist der Anblick der Gemüsekulturen auf den Tenggerabhängen einzigartig für ganz Java, *»wie ein großer gemusterter Teppich«,* durch den sich die Pfade schlängeln; die Dörfer liegen dazwischen, ihre Häuser nicht unter Bäumen verbergend; wohl aber sind viele Äcker und Pfade von Tjemarabäumen umsäumt, den bekannten Casuarinen, die mit dem Dunkelgrün ihrer nadelförmigen Blätter sich stark abheben von den hellen Flächen des Ackerlandes. Zwiebeln und Grünkohl, Kartoffeln und Mais werden hier angebaut, auch viele andere Gemüsesorten sowie Pfirsiche und Erdbeeren.

Typisch für diese Gebirgslandschaft sind die in den erloschenen Vulkankratern entstandenen Bergmeere. Gerade in der Gegend, wo die Familie Wegman lebte, war eine ganze Kette solcher Seen, manche bis zu hundert Meter tief. Sie wurden wegen ihrer wilden Schönheit von vielen Reisenden besucht und von manchen Forschern, wie dem bekannten, hier lebenden deutschen Geologen Franz Wilhelm Junghuhn, beschrieben.*

Die Bevölkerung besteht vornehmlich aus Maduresen, einer fleißigen, intelligenten und sparsamen, aber auch leidenschaftlich und kämpferisch veranlagten Menschenart, die es zu einem gewissen Wohlstand gebracht hat. Die Oberschicht wird jedoch von Javanern gebildet, die mit ihrer viel älteren Kultur und ihrem reifen Charakter die Aristokratie unter den Eingeborenen bilden.

Das Klima ist sehr trocken; besonders von August bis Oktober fällt kein Regen; im November kommen die ersten schweren tropischen Regengüsse, welche den gelbweißen Staub von Bäumen und Gras abspülen. Meistens herrscht in dieser Küstenlandschaft Südostpassat, ein warmer, trockener, unangenehmer Wind.

In dieser Landschaft liegt die kleine Hafenstadt Probolinggo, wo Ita Wegman von 1882 bis etwa 1888 zur Schule ging. Im Gegensatz zu manchen anderen Orten wird Probolinggo als schmuckes Handelsstädtchen beschrieben mit dazumal achttausend Einwohnern, unter ihnen etwa fünftausenddreihundert Inländer, zweitausend Chinesen, fünfhundert Europäer, hundertneunundneunzig Araber und ein Bengalese. In den Beschreibungen werden besonders die gut beschatteten Straßen gerühmt. Der Hafen, ein langgestrecktes gemauertes Viereck, ist umrahmt von Gebäuden für die Lagerung von Kaffee, Zucker und Tabak.

Der tägliche Schulweg von der Fabrik ›Gending‹ nach Probolinggo dauerte eine Stunde. Vor eine Droschke wurden zwei Pferdchen gespannt, dann fuhren die Kinder – Ita, Charlien und zwei Brüder – mit einem Bedienten zur Stadt. Charlien erinnert sich, wie es ihrer Schwester oft zu langsam ging: *»Wenn der Kutscher nicht flott fuhr oder wenn andere uns überholten, stieg Ita auf den Bock, nahm die Zügel in die Hände und übernahm die Führung. Der Kutscher mußte neben ihr sitzen, und die Pferde, die ihre Hand durch die Zügel schon spürten, taten ihr Bestes, so ging es in kräftigem Galopp in die Stadt und zur Schule. Wir fuhren dann gloriös vor, es war eine Lust, Ita zu sehen; sie klopfte ihren Pferden mit freundlichen Worten gleich den Rücken und betrat strahlend die Schule.«**

Ita war eine gute und ehrgeizige Schülerin; sie lernte alles genau und gründlich und wollte immer die Beste der Klasse sein. Wenn sie sich zu Hause nicht mit den Pferden beschäftigte, was sie gerne tat – die Fabrik hatte in dieser Zeit, wo es noch keine Autos gab, einen Stall mit zwanzig Pferden –, las sie und suchte sich oft mit ihren Büchern, am liebsten historischen Werken, einen schattigen Platz unter einem der großen Bäume, wo sie dann für Stunden in ihrer Lektüre versank. Doch wird sie auch mit den anderen Streifzüge unternommen und den Urwald erspäht haben, in Bäumen herumgeklettert sein und Sport betrieben haben; sie hatte einen kräftigen Körper, war immer unternehmungslustig und machte später eine Ausbildung zur Turnlehrerin.

Als Ita acht Jahre alt war, erlebte die Familie die Erschütterung der Zuckerindustrie durch eine Wirtschaftskrise. Ein Preissturz in Europa, verursacht durch die neu eingeführte Zuckerrübe, ließ die Banken, welche gewohnt waren, schon lange im voraus die zu erwartenden Ernten mit Krediten zu belasten, in große Schwierigkeiten geraten, als der Preis plötzlich auf die Hälfte fiel. In dem Tumult und der Panik dieser berüchtigten ›Zuckerkrise‹ ist Hendrik Wegman, so die Überlieferung, in verdienstvoller Weise aufgetreten. Charlien spricht von seinen besonderen sozialen Einsichten, womit er auch später Gutes bewirkt habe. Für Ita soll sein Auftreten mehr in wirtschaftlicher Hinsicht beispielhaft gewesen sein; als sie selbst einmal in den zwanziger Jahren dieses Jahrhunderts gefragt wurde, wo sie ihren Durchblick in wirtschaftlichen Dingen eigentlich her habe, sagte sie: *»Von meinem Vater, in meiner Jugend habe ich erlebt, wie er es gemacht hat.«**

Den Banken mußte damals, um einen Untergang der indonesischen Zuckerindustrie zu vermeiden, mit vielen Millionen aus dem Mutterland geholfen werden, was eine grundlegende Umstrukturierung der Zuckerbranche zur Folge hatte; die Plantagenbesitzer zogen sich mit ihren oft märchenhaften Vermögen nach Holland zurück und bauten sich ihre Landsitze, die man heute noch in Holland bewundern kann, während die Banken fortan Zuckerfabrikation und -handel in Händen hielten, nach westlich-ökonomischem Modell. In den Dienst einer solchen Bank trat Hendrik Wegman, und so mag von beidem etwas stimmen: Sowohl durch seine soziale Begabung wie durch wirtschaftliche Einsicht hat der damals achtunddreißigjährige Mann sich die Basis für seinen Berufsaufstieg gelegt.

So wuchs Ita mit ihren Geschwistern in dem großzügigen Lebensstil der holländischen Kolonisten heran, wo europäische Herrschaften Besitz und Macht haben, in einem Haus mit viel Geselligkeit und einer unbeschränkten, sprichwörtlich ›indischen‹ Gastfreiheit – mit viel Vergnügen und wenig Kultur, inmitten einer Bevölkerung, welche noch im Hintergrund, dem Bewußtsein längst entschwunden, eine uralt-ehrwürdige Hindu-Zivilisation hatte, seit Menschengedenken gewohnt, in asiatischer Gelassenheit und in der Unterwerfung unter irgendeinen Fürsten zu leben. Die ›Eingeborenen‹ waren mit wenig zufrieden, der natürliche Reichtum des Landes genügte für jeden.

Aber das Kind wird von seiner Babu oft auch die schauerlich-geheimnisvollen Geschichten von bösen Geistern und fürchterlichen Dämonen erzählt bekommen haben, wie man jene nur durch in geheimen Riten dargebrachte Opfer befrieden könne und von der ›stillen Kraft‹, mit der man magisch einen Übeltäter beseitigen kann. Und, angelockt von den eigenartig singenden Klängen eines Gamelan-Orchesters, wird sie sicher einmal eine Wajang-Vorstellung mit angeschaut haben, still sitzend zwischen den schweigenden Dorfbewohnern unter freiem Sternenhimmel, wo bei schwachem Lampenschein die zierlich geschnitzten Puppen die Götter- und Heldengeschichten aus heiliger asiatischer Urzeit spielten, die großen Tragödien, die Kämpfe von Göttern und Monstern, die Überlieferungen aus der Bhagavad Gita ...

Nachdem sie die Volksschule in Probolinggo durchlaufen hatte, erhielt Ita mit ihrer Schwester noch während einiger Jahre Hausunterricht. Als sie vierzehn Jahre alt war, starb im Juli 1890 ihr neunjähriges Brüderchen Henri-Charles. Die Todesursache ist uns nicht bekannt, nur wissen wir, daß in Niederländisch-Indien damals viele Kinder der Cholera erlagen. Da nahm das Leben für die beiden Mädchen eine große Wende – sie kamen für ihre weitere Ausbildung nach Europa.*

In Begleitung ihrer Mutter machten sie die Seereise nach dem ›Vaterland‹, das sie noch nie gesehen hatten, und schon diese fünfwöchige Fahrt auf einem der Segeldampfer, der hundert Passagiere befördern konnte, wird für die beiden Backfische ein spannendes Erlebnis gewesen sein. Solche Schiffsreisen sind in der holländischen Literatur vielfältig beschrieben; für manchen Reisenden war es der langersehnte Urlaub in der Heimat nach oft jahrelangem schweren Tropendienst, manch einer kehrte für immer zurück.

Das wochenlange Zusammenleben auf engem Raum unter damals noch reichlich primitiven Bedingungen fiel manchem nicht leicht. Das Leben an Bord spielte sich in enger Gemeinsamkeit mit der Mannschaft ab, die Mahlzeiten wurden je nach hierarchischem Rang am Tisch des Kapitäns, des ersten Steuermannes, des Administrators oder des ersten Maschinisten eingenommen – und wie wichtig waren die Mahlzeiten, um die Langeweile zu vertreiben! Wenige hielten es in ihren engen Kajüten unter tropischer Sonne lange aus, und man atmete auf, wenn im Salon abends Tanz war. Kaum ein Schiff hatte damals schon elektrisches Licht – beim Schein der Öllämpchen wurde getanzt, mit Maskenbällen und Gesellschaftsspielen. Man tauchte in eine Sphäre neuer Bekanntschaften ein, mit Klatsch und Verliebtheiten; unvergeßlich waren die Abendspaziergänge an Deck unter dem weiten Sternenhimmel des Indischen Ozeans. In jedem Hafen, wo man anlegte, lernte man eine neue Welt kennen: Aden, Port Said, Neapel, Southampton. Besonders spannend war für viele die Fahrt durch den Suezkanal und erst recht der Aufenthalt in Port Said, wo das Schiff Kohle bunkern mußte. Schließlich setzten sie den Fuß an Land, um das europäische Leben kennenzulernen mit vier Jahreszeiten, mit eiskalten Wintern und mit Schnee, in einem Land mit alter westlicher Kultur: Europa anno 1890.

Bis zu ihrem neunzehnten Lebensjahr hat Ita Wegman, zusammen mit Charlien, in Arnheim gelebt, wo sie die Mittlere Mädchenschule besuchte. In Arnheim gab es damals eine Anzahl Schulen, die wegen ihres guten Unterrichts einen besonderen Ruf hatten, weshalb oft Eltern von auswärts ihre Kinder in diese Stadt schickten. Ob dies der Grund ist, wieso Ita just nach Arnheim kam, oder ob schon persönliche Bande mit ihrer Hauswirtin, Frau Wenting, bestanden, ist nicht überliefert. Es gibt Gründe, das letztere zu vermuten, da im Familienalbum der Wentings Jugendfotos der Eheleute Wegman gefunden wurden. Wie dem auch sei – für Ita war es wohl ein Glück, die Jahre ihrer Adoleszenz gerade in der Familie Wenting zu verbringen.

Frau Wenting, damals achtundvierzig Jahre alt und seit sechzehn Jahren verwitwet, hatte aus ihrer kurzen Ehe zwei Kinder. Mit der jüngeren Tochter Nieske, die Elly genannt wurde, befreundete Ita sich bald; Elly war zwei Jahre älter als sie. Die Familie, in der öfter ältere Schulmädchen von auswärts aufgenommen wurden, hatte eine warmherzige und kultivierte Atmosphäre. Das Seelenhafte in diesem Hause war stark verinnerlicht, wohl auch durch den frühen Tod des Vaters, dessen Andenken immer lebendig gehalten wurde. Arend Wenting war Freimaurer gewesen, in seinen Sprüchen erkennt man den idealistisch gesinnten Menschen. Nach seinem Tod hatte seine Frau schwer ringen müssen mit dem frühen Verlust, wie man aus manchen Tagebucheintragungen sehen kann. – *»o Christus, wäre es möglich, für einen Augenblick jene wiederzusehen, die uns vorangingen, um von ihnen zu hören, was und wo sie nun sind.«* – Aber Frau Wenting hatte sich zur Bejahung ihres Schicksals durchgerungen, und das strahlte beispielhaft auf ihre Umgebung und auf die jungen Töchter in ihrem Hause aus.*

Die Schule in Arnheim muß für ein lernbegieriges Mädchen wie Ita eine Erfüllung gewesen sein. Auf einem Stundenplan aus dieser Zeit finden wir die folgenden Fächer: die modernen Sprachen Niederländisch, Französisch, Deutsch und Englisch mit deren Literatur. Dann: Geschichte, Geographie und Kosmographie; Botanik, Biologie und Physik; Mathematik und Chemie; Staatslehre und -ökonomie; Handwerken, Singen, Zeichnen, Turnen und schließlich: Gesundheitslehre und Ästhetik. Man braucht sich auch ihre Fotografien aus diesen Jahren nur anzusehen, um zu bemerken, mit wieviel Wachheit und Begeisterung sie den Unterricht aufgenommen haben wird. Sie hat zeitlebens die Möglichkeit gehabt, sich ein neues Wissensgebiet aus eigener Initiative anzueignen. Und obwohl sie für fremde Sprachen keine große Begabung hatte, sprach und schrieb sie später doch, wie viele Holländer, in drei modernen Sprachen, manchmal alle durcheinander. Wahrscheinlich war sie etwas wortblind, spätere Briefe lassen diese Vermutung aufkommen. Sicher werden Chemie und Physik sie interessiert haben, sie wird Biologie und Anatomie mit reger Anteilnahme gepaukt und sich auf die nächste Turnstunde gefreut haben. Ob sie in den großen Wäldern um Arnheim auch geritten ist? Sicher ist man oft gewandert, geschwommen und hat viel, viel Tennis gespielt und Klavier geübt.

Wegen seiner herrlichen geographischen Lage war Arnheim schon ein von den alten Römern bevorzugtes Wohngebiet, wo der Rhein sich nach drei Himmelsrichtungen verzweigt. Die mit Wäldern bewachsene parkartige Landschaft an beiden Ufern des alten Rheins hatte gerade im letzten Jahrhundert Immigranten angezogen; bis nach Oosterbeek bauten sich die reichen Leute, darunter auch viele Deutsche, ihre Villen mit großzügigen Gärten und Parks wie Sonsbeek und Zijpendaal.

Ita lernte in Arnheim eine alte, typisch europäische Provinzstadt kennen, mit gemütlichen alten Gassen im schönen alten Stadtzentrum, mit Bücherläden, dem Kornmarkt und dem melancholischen Glockenspiel im Turm – eine Gartenstadt mit liberalem Lebensstil, ein Einkaufszentrum für die ganze Provinz mit einem erstaunlich reichen Kulturleben.

Das kulturelle Leben Arnheims hatte gerade in diesen Jahren seine Sternstunden. Was da an Opern, Theaterstücken und Konzerten aufgeführt wurde, würde man gar nicht für möglich halten, wenn nicht die Programme aus dieser Zeit es bezeugten. Und da man im Hause Wenting nichts verpaßte, erlebten die Wegman-Mädchen die schönsten Vorstellungen. Ob es nun Ibsen oder Molière, Dumas oder Sudermann war, Verdi oder Gounod, Bizet, Mozart, Wagners Rheingold, es wurde alles in Fülle genossen. Die deutschen und österreichischen Operngesellschaften kamen angereist; Arnheim hatte sein eigenes Symphonieorchester und baute sich seine berühmte Konzerthalle ›Musis Sacrum‹. *»Wir hatten herrliche Jahre in Arnheim«,* schreibt Charlien später, *»in vollen Zügen genossen wir, was Europa der Menschheit schenken konnte.«*

In den Schulferien durften sie die umliegenden Länder besuchen, lernten Köln, London, Paris, Berlin kennen und erlebten da die großen Museen, die Kunstaufführungen, die Architektur des alten Europa. Etwas von dieser alten Kultur sogen sie wie kulturell Ausgehungerte in sich auf, und in Itas Seele zog die Sehnsucht nach ›Mitteleuropa‹ ein, eine Sehnsucht, die ihr später den Weg nach Berlin zeigen sollte. Nimmt man die soziale Kontaktfreudigkeit, welche sie von zu Hause gewohnt waren, hinzu, so kann man sich vorstellen, wie die beiden Schwestern in Holland viele alte Bekannte trafen, neue Freundschaften schlossen und sich immer wieder bei einem mit der Familie Wegman befreundeten Ehepaar in Brüssel einfanden. Als der Abschied herannahte und sie wieder nach Indien zurückkehren mußte, schrieb Ita Wegman in das Album von Frau Wenting folgendes Gedicht:

Erinnerung

Die Menschen begegnen einander auf Erden
Und schließen sich innig an
Sie leben und arbeiten und leiden zusammen.

Und die sich am liebsten gewesen sind
Die lassen einander allein,
Und die sich am engsten verbunden gewußt,
Müssen am weitesten auseinander sein.

Der Strom des Lebens reißt sie ruhelos fort.
Der Kampf, ach für viele so schwer,
Entfernt die Herzen, so nah vereint,
Voneinander weg, endlos weit oft von hier.

Die, für die Trennung am bittersten war,
Sehen sich manchmal nicht wieder.
Nur in Träumen vor ihrer Seele schwebt
Das Bild ihnen, sorgenlos einst.

Und es gibt ihnen Trost in bitterstem Schmerz,
Ein Lichtstrahl in dunkelstem Streit,
An Freunde zu denken und Lieb' und Genuß
In der alten glücklichen Zeit.

»*Meine liebe Mevrouw,*« schrieb sie darunter, »*denken Sie, wenn Sie dies lesen, an Ihre Sie herzlich liebende Iet Wegman, die Sie nimmer vergessen wird. Arnheim, 16. Dezember 1894*

Boulevard 11b«

Das war kurz bevor sie neunzehn Jahre alt wurde. Während der Zeit in Arnheim war sie erwachsen geworden. Es sollte nicht das letzte Mal sein, daß Ita in Arnheim war.

Weihnachten 1894 wurden Ita und Charlien von Freunden der Familie nach Java mit zurückgenommen. Bevor sie das Leben alten Stils wiederaufnahmen, holten sie noch einmal tief Luft, feierten den Abschied in Paris und Weihnachten und Silvester an der Riviera in Nizza und stiegen in den ersten Tagen des neuen Jahres in Genua an Bord – mit einer Seele voll ›Europa‹.

Auf der Rückreise nach Batavia, auf dem Dampfer, lernte Ita einen jungen Offizier kennen, mit dem sie sich kurze Zeit später verlobte. Er war in der Stadt Buitenzorg, fünfzig Kilometer südlich von der Hauptstadt Batavia, in Garnison. Inzwischen war Hendrik Wegman bei der Kolonialbank in Probolinggo zum Superintendenten aufgestiegen, und so war die Familie in diese kleine Hafenstadt gezogen.*

Itas Verlobung dauerte nicht lange: Der junge Mann bekam eine Lungenentzündung und erkrankte anschließend an Tuberkulose. Kurze Zeit später verstarb er. *»Sie hat sich sehr damit herumgeschlagen«,* berichtet Charlien, *»und hat noch lange mit der Familie ihres Verlobten korrespondiert.«* Aber die Verbindung war nur von kurzer Dauer gewesen, der Abstand von Probolinggo nach Buitenzorg groß – und so konnte sie sich doch bald wieder fassen.

Nun wurden ihre Schwester und sie stark in das Gesellschaftsleben einbezogen; es waren immer Parties, kleine Feste, Bälle, Tennisspiele zu erleben, und Ita fühlte sich verpflichtet, Charlien überallhin zu begleiten, sehr gegen ihren Wunsch übrigens, denn sie fand diese Existenz mit Flirt und Tanz leer. So war es gewiß eine Befreiung für sie, als ihre Schwester Oktober 1896 heiratete. Nun konnte sie sich ihr eigenes Leben einrichten.

In diesen Jahren hatte sie in Probolinggo eine junge Holländerin kennengelernt, die damals dreißigjährige Frau eines Beamten der Kolonialbank, Henny Steinbuch geborene Bastiaans. Henny Steinbuch hatte eine Musikausbildung an der Amsterdamer Musikhochschule hinter sich und fühlte sich in Indien wie Ita Wegman nicht sehr glücklich. Sie war noch nicht lange verheiratet, hatte ein kleines Kind und gab Musikunterricht. Ita nahm bei ihr Gesangs- und Klavierstunden, und alsbald entwickelte sich zwischen den beiden Frauen eine herzliche Freundschaft.

Ita hatte damals, wie auch als Kind schon, immer wieder unter heftigen Malariaanfällen zu leiden; das Küstenklima bekam ihr nicht gut, und sie mußte zu ihrer Genesung in die Berge. Ihr Vater hatte in den Bergen ein Haus gekauft, wo sie öfter hinzog. Hier konnte sie in dem weiten Garten nach Herzenslust Pflanzen züchten; sie ließ Samen aus Holland kommen und legte eine Rosenallee an, *»die die Glo-*

rie des Gartens war«. Nach Charliens Heirat zog sie wohl ganz in dieses Haus, und da ihr Vater öfter längere Zeit auf Reisen war, konnte auch ihre Mutter zu diesem Berghaus kommen. Auch Henny Steinbuch kam oft zu Besuch.

Die Freundschaft mit Henny wurde durch eine gemeinsame Liebe verstärkt: Sie entwickelten beide eine Leidenschaft für Theosophie. Wodurch sie darauf gekommen waren, ist nicht überliefert. Ob die neun Jahre ältere Freundin mit der theosophischen Literatur bekannt war oder ob Ita in Arnheim schon etwas davon gehört hatte – auf jeden Fall vertieften sich die Freundinnen eifrig in das theosophische Schrifttum, das damals in Niederländisch-Indien eine rege Verbreitung fand.*

Wir wissen nicht, wo das Haus in den Bergen lag. Ein Reisender in dieser Gegend hat aber einige Jahre später eine Wanderung von Probolinggo aus in die Berge beschrieben: *»Mit kleinen Kampongpferdchen, auf Holzsätteln, reiten wir den Tengger hinauf, – der Weg ist gut gepflegt, da er für den Transport von Kaffee und Gemüse benützt wird. Erst geht es zwischen Maisfeldern durch, dann durch Kaffeeplantagen, wo es furchtbar still und einsam ist; die Luft wird immer frischer und kühler. Die Schluchten werden tiefer. Nach vier Stunden Ritt sind wir in Nongkodjadjar, tausendzweihundert Meter hoch; wir übernachten in einem kleinen Hotel und machen den einzig möglichen Spaziergang, den es hier gibt: auf dem Bergkamm hin und her, zwischen zwei Schluchten, welche voller Nebel sind; wir sehen nun auch die ersten europäischen Gemüse des Tengger und einen Überfluß von Rosen, fast so schön wie an der Rivièra!, besonders in dem Garten des Landhauses eines Notars aus Pekalongan. Am nächsten Tag langten wir in Tosari an.«**

Der Tod des Verlobten wurde für Ita Wegmans Leben entscheidend. Es war nicht der erste Todesfall in ihrer nächsten Umgebung; als sie dreieinhalb Jahre alt war, war ihr einjähriges Schwesterchen Hendrika gestorben; in der Zeit, bevor sie nach Holland fuhr, 1890, sie war vierzehn, starb das neunjährige Brüderchen Henri-Charles. Bei Wentings hatte sie erlebt, wie es ist, wenn man im Gedenken an einen Verstorbenen lebt. Aber nun erlebte sie den Tod des liebsten Menschen, mit dem sie ihr Leben hatte verbinden wollen, ihres zukünftigen Lebensgefährten. Führte sein Tod sie zum Verzicht auf Ehe und Familie, auf Mutterschaft? Öffnete der Freund ihr durch seinen Tod das Tor zur Theosophie?

*»Weise trauern nicht um die Lebenden, noch um die Toten. Nimmer war ich nicht, weder Du, noch die Beherrscher der Menschen; und nicht wird einer von uns im Jenseits aufhören zu sein.«** Solche Worte aus der Bhagavad Gita waren in dem Büchlein *Die Stimme der Stille* von H. P. BLAVATSKY zitiert nebst anderen ausgewählten Fragmenten aus dem Buch der goldenen Regeln, dazu *Die zwei Pfade* und *Die sieben Pforten.* Hier konnte Ita Wegman die tibetischen Erklärun-

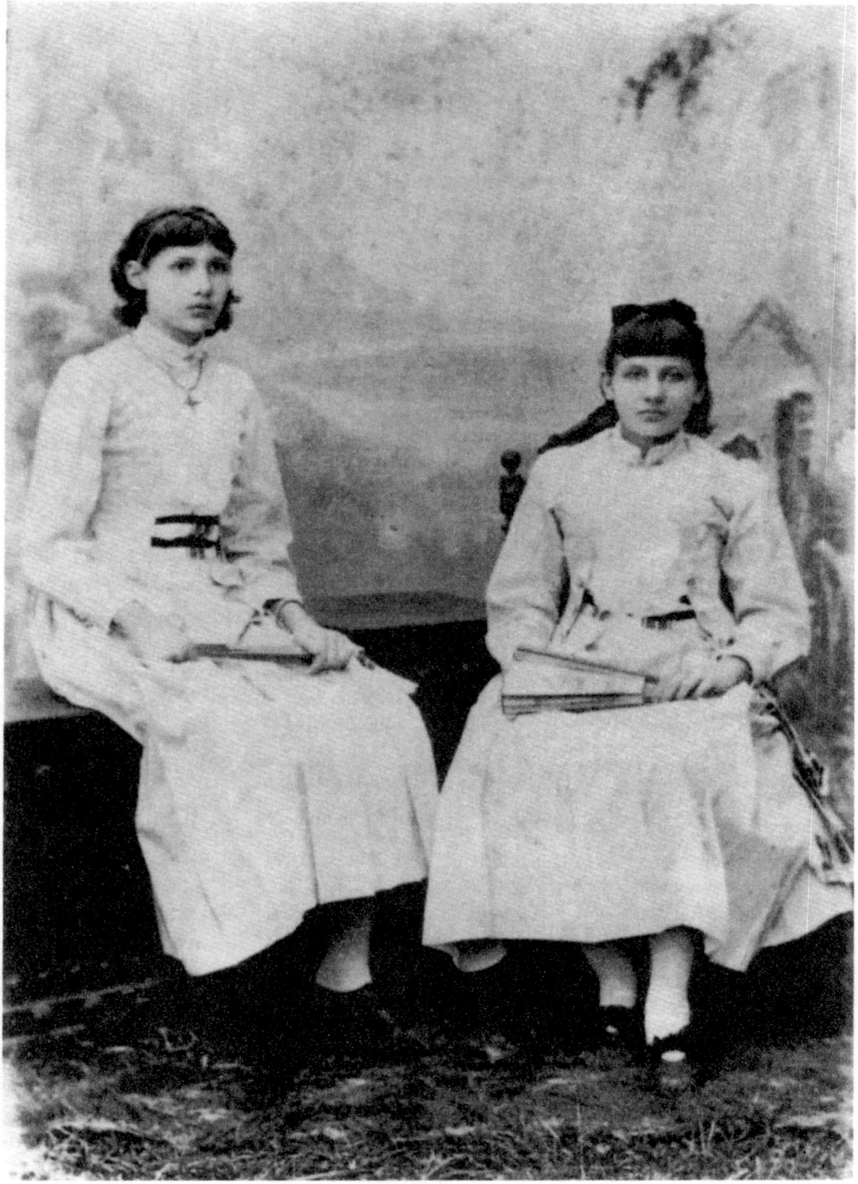

Abbildung 3
Ita Wegman (links) mit ihrer Schwester Charlien in Probolinggo (Indonesien) 15. Mai 1890

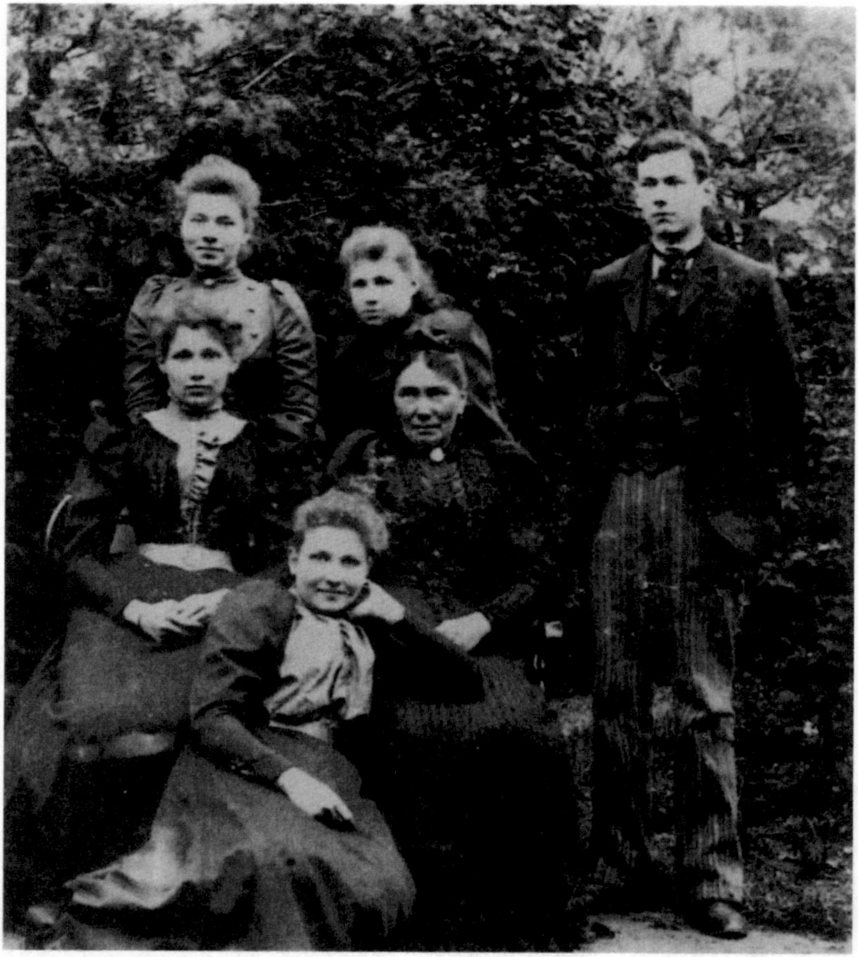

Abbildung 4
Ita Wegman (links, sitzend) und ihre Schwester Charlien
im Garten von Frau Wenting. März 1893

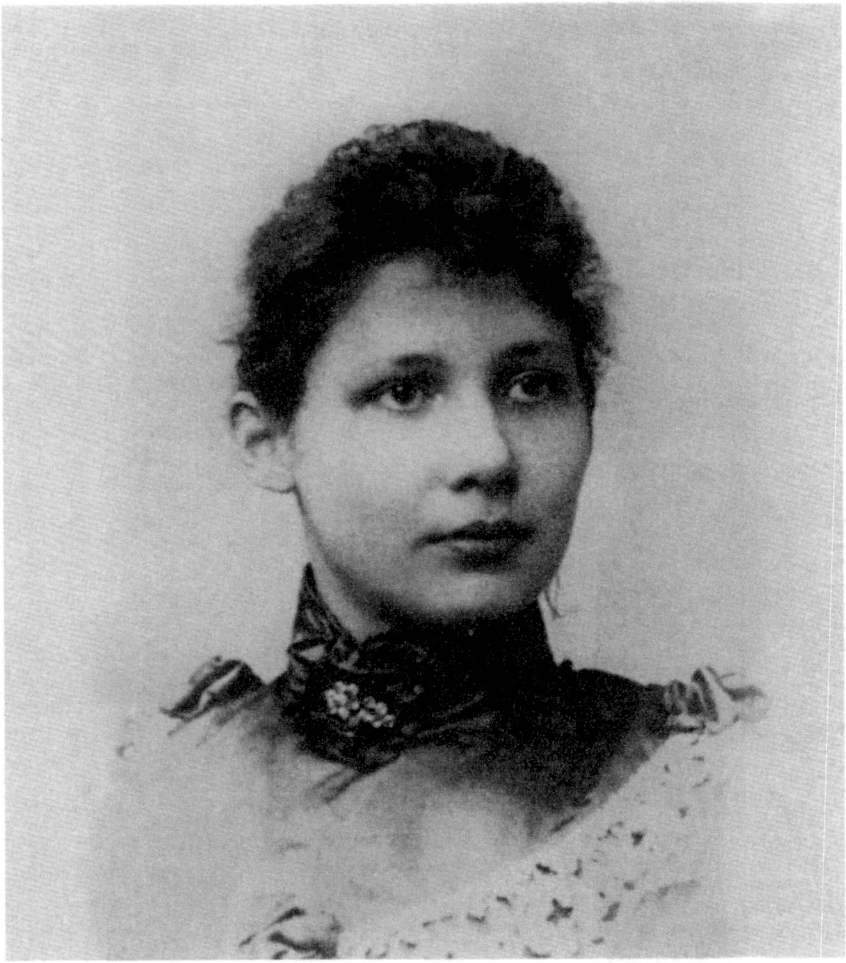

Abbildung 5
Ita Wegman in Arnheim 1892

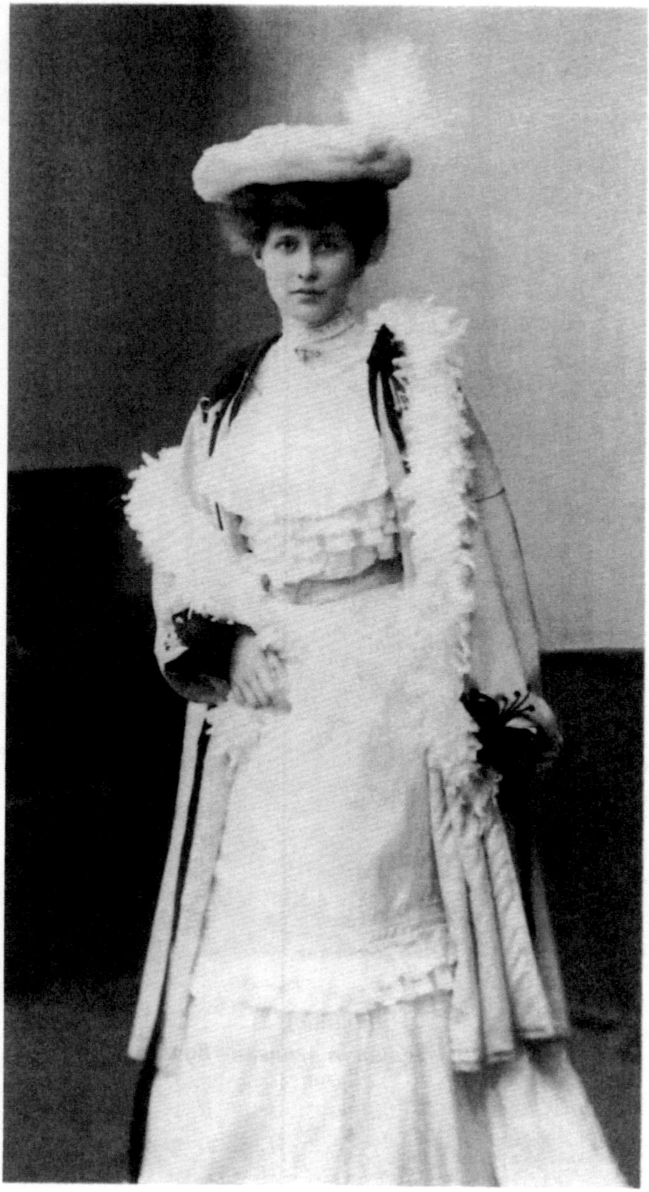

Abbildung 6
Ita Wegman während eines Aufenthaltes in Berlin vor der Jahrhundertwende

gen finden, die Hintergründe dessen, was in den Wajangspielen immer gezeigt wurde, der göttlich strahlende Krishna im Gespräch mit dem Helden Arjuna. *»Wenn Deine Seele den irrenden Sinnen folgt, macht es den Buddhi hilflos wie ein Boot, das der Wind auf den Gewässern wegtreibt.«* – Hier öffnete sich ein Weg, aber ein Weg *»für die wenigen«*, an welche Blavatsky sich wandte. Hier wurden das Wesen der Welt und die eigene Seele in Beziehung zueinander gebracht. *»Wer die Stimme des Geistes außer sich vernehmen will, der muß das Wesen seines eigenen Geistes erst verstehen.«*

Es ist nicht bekannt, ob Ita Wegman damals in Java schon Mitglied der Theosophischen Gesellschaft wurde oder erst nach der Jahrhundertwende in Holland. Die Logen der Theosophischen Gesellschaft waren auch in Niederländisch-Indien verbreitet, das Interesse war rege genug. Auf jeden Fall wird sie sich mit Henny Steinbuch in BLAVATSKYS *Isis entschleiert* vertieft und Mabel Collins wunderbare kleine Schriften studiert haben. Auch kamen schon die ersten Werke von Annie Besant heraus, der sie später in Holland begegnen würde. Zunächst kam für Ita Wegman das Licht aus dem Osten – ›Ex Oriente Lux‹ –, und hier, im großen Orient, begegnete sie zum ersten Mal der Befriedigung ihrer Sehnsucht nach den Mysterien der Menschheit.

Ita muß in der Zeit, als sie einundzwanzig Jahre alt wurde, in einer starken Art zu sich gefunden haben; sie änderte ihren Lebensstil, fing an, sich vegetarisch zu ernähren, und entwickelte das Ideal, einmal selbständig berufstätig zu werden.

Das Verhältnis zu ihrem Vater wurde dadurch etwas getrübt. Dem strengen und konservativen Mann waren die Interessen seiner Tochter peinlich, er hielt nichts von Vegetarismus und konnte sich nicht beruhigen, weil, wie er immer wieder sagte, Fleischkost eben so gesund sei, wenn man unter Malariafieber litt. Auch wird es ihn wohl gestört haben, daß seine Tochter nach dem Tod ihres Verlobten lieber in den Bergen Rosen züchtete und mit einer Freundin theosophische Bücher studierte, statt sich am gesellschaftlichen Leben zu beteiligen, wo sie doch eher zu einem Mann finden würde.

Man braucht aber nur einen Blick auf die damaligen Fotografien Ita Wegmans zu werfen, um zu der Überzeugung zu kommen, daß sie sich durch die Bedenken ihres Vaters nicht im geringsten von ihrer Lebensführung abbringen ließ. Die Bilder zeigen diesen unverwandten, fast herausfordernden, selbstsicheren Blick ohne jeden ›Schleier‹, den Blick eines Menschen, der für sein Leben den Weg gewählt hat, der geradeaus geht. Dabei zeigen die Bilder ein ausgesprochen schönes Mädchen mit vollem Gesicht, hohen Wangenknochen, reichem, üppigem braunem Haar, einem vollen, regelmäßig geformten Mund und schlanken, sehr kräftigen Händen. Auch wegen ihrer Gestalt und ihres sehr auffallenden elastischen Ganges wurde sie später manchmal für ›asiatisch‹ gehalten. In dieser jungen Frau wohnte ein sonniges, energisches Wesen mit großer Offenheit für seine Mitmenschen, mit cholerischem Temperament, so daß sich der Zorn wie ein Vulkanausbruch entlud.

Sie hatte viel Humor und konnte gewaltig laut lachen, aber eher über komische Situationen als über ausgedachte Witze. Ob ihrer Herzlichkeit und Begeisterungsfähigkeit haben Menschen oft gestaunt. Sie hatte einen Blick für Menschen – sie wußte, wie sie waren. Sie war ein Mensch, der nicht in Vorstellungen, sondern im Tun lebte. Ihr Wort hatte eine unmittelbare Wirkung auf Menschen durch die ihm innewohnende Kraft.

LEHRJAHRE IN HOLLAND UND BERLIN

Hendrik Wegman erkrankte 1899 plötzlich schwer. Nach sechsunddreißig Jahren Berufsleben in den Kolonien zwang ein Herzleiden ihn, nach Holland zurückzukehren. Der damals vierundfünfzigjährige Mann hatte eine starke Natur; nach einer Behandlung in Europa soll er sogar nochmals nach Java gegangen sein, bis zu seiner Pensionierung 1906. Die ungewöhnliche Länge seiner Laufbahn in Indonesien ist bemerkenswert, die Regel ›Tropenjahre zählen doppelt‹ war sicher auch zu dieser Zeit schon gebräuchlich. Als Gouvernementsbeamter wäre er vor seinem fünfzigsten Lebensjahr schon Rentner gewesen. Er hatte eine steile Karriere hinter sich, gehörte als Superintendent mehrerer Plantagen zum höheren Stab der Kolonialbank und konnte auch nach seiner Pensionierung in gesicherten Verhältnissen leben. Das war ein Glück, da er den seelenpflegebedürftigen Sohn Manta zu versorgen hatte, der von seinem siebenundzwanzigsten Jahr an in Rotterdam in einer Anstalt gepflegt wurde. Zwei seiner Kinder waren früh gestorben; Charlien, seine zweite Tochter, hatte inzwischen geheiratet; sein ältester Sohn Victor, Itas Halbbruder, starb im März 1900, siebenundzwanzig Jahre alt, in Probolinggo. Nur die älteste Tochter Ita lebte bei den Eltern.

Im Februar 1900 hatte ihr fünfundzwanzigstes Lebensjahr begonnen. Die Erkrankung des Vaters gab ihr Gelegenheit, sich aus den bisherigen Lebensverhältnissen zu lösen und ihren eigenen Weg zu suchen. Sie konnte bei ihm eine Ausbildung in Gymnastik durchsetzen und ging dazu mit den Eltern nach Holland. Schon damals war es ihr Ziel, sich in Heilgymnastik und Massage auszubilden. Dafür war das Studium der Gymnastik Vorbedingung. Dem hiermit eingeschlagenen Weg folgte sie dann zweiundvierzig Jahre lang.*

In welchem Ort sie diese Gymnastikausbildung absolvierte, ist nicht bekannt. Der Vater mußte sich in die Behandlung eines Arztes in Amsterdam begeben und ging etwa Ende 1900 mit seiner Frau zur Kur nach Bad Nauheim bei Frankfurt am Main. Ita habe dann, so erinnert sich Charlien fast ein halbes Jahrhundert später, in Haarlem bei ihrer theosophischen Freundin Henny Steinbuch an dem Raamsingel 44 gewohnt. Henny Steinbuch war zugleich mit ihr nach Europa zurückgekehrt. Da Ita Wegman dort erst im Juni 1905 abgemeldet wurde, ist denkbar, daß sie hier bis zu ihrer Übersiedlung nach Zürich ihren Wohnsitz hatte und von Haarlem aus für kurze oder längere Perioden nach Berlin – vielleicht auch nach anderen Städten – reiste. Sie studierte vermutlich in Haarlem oder in der nahegelegenen Metropole Amsterdam. Ihr Vater finanzierte ihren Lebensunterhalt und ihre verschiedenen Studien bis zum Jahre 1912 – ein gütiges Schicksal!

Eine Fotografie (siehe Abbildung 16) zeigt Ita Wegman sitzend vor der Kamera. Ihr unverwandter, offener Blick schaut den Betrachter ruhig und fest an; sie trägt ein dunkles, festliches Kleid mit einer schönen Bluse aus Spitzen, mit hohem Kragen und Manschetten, ebenfalls aus Spitzen; den rechten Unterarm hat sie vor sich auf die Stuhllehne gelegt, so daß man eine Hand sieht. Sie hält ihr Haupt ein wenig nach links geneigt, ihre braunen Haare kommen üppig zum Vorschein unter dem enormen Hut, der dem heutigen Betrachter als erstes auffällt, damals eine selbstverständliche Mode für die Damen aus den besseren Kreisen. Ist das Bild in Holland aufgenommen? Stammt es etwa aus den Jahren 1900–1902? Das dunkle Kleid läßt eher auf Europa als auf Indien schließen – dort trugen die Damen meistens helle Kleider, wie auch manche Fotos von Ita Wegman aus Indien zeigen. Für die Arnheimer Schulzeit vom fünfzehnten bis zum achtzehnten Lebensjahr scheint sie hier aber doch zu alt. Vergleicht man diese Fotografie mit der Gruppenaufnahme aus den ersten Züricher Studienjahren (siehe Abbildungen 11 und 12), so könnte das Bild mit Hut sogar aus noch späterer Zeit stammen.

Man hat den Eindruck, daß dieses Foto einen etwa fünfundzwanzigjährigen Menschen zeigt, der seinen Lebensweg gefunden hat und sich mit Entschiedenheit der Verwirklichung seiner Ziele widmet. Einerseits scheint der Blick zu sagen: ›Ich möchte jetzt studieren und das Leben der Menschen endlich kennenlernen‹, andererseits kann man sich diese junge Dame auch so vorstellen, daß sie sich eine Situation anschaut und sagt: ›Alles gut und schön, aber etwas gefällt mir nicht.‹ Jedenfalls ist es das Porträt einer sehr selbstbewußten jungen Frau.

Was brachte sie alles aus Asien mit? Sie hatte eine kräftige Konstitution, die ihr durch ihre gesunde Lebensweise unbelastet zur Verfügung stand – nur die vielen Malariaanfälle und auch eine gewisse Anfälligkeit für Erkältungen bildeten eine Schwäche. Man kann sich dieses Fräulein Wegman gut als Turnlehrerin an einer Mittleren Mädchenschule vorstellen, wozu sie 1902 das Diplom erwarb. Sie weiß die endlich errungene Selbständigkeit zu schätzen und auch zu nützen; sie will einen Rückstand in ihren Lebenserfahrungen aufholen und hat nach dem leeren indischen Leben einen wahren Hunger nach europäischer Kultur und Bildung.

Kultur war in den Niederlanden um die Jahrhundertwende im modernen, weltweiten Sinne noch nicht so leicht zu finden wie zum Beispiel in Paris oder Berlin. Für eine nach Bildung hungrige Seele war das Land klein, seine Menschen zu kleinbürgerlich. Namentlich in Amsterdam begann das kulturelle Leben, z. B. die Musik, erst zehn Jahre später zu blühen. Holländische Maler zog es oft in die Ferne, meist nach Paris. Die vaterländische Literatur suchte sich mühsam in den ›Strom der Völker‹ hochzuschwingen. Aber Ita Wegman hatte in Java die theosophische Bewegung kennengelernt und konnte sich nun in Holland mit deren Anhängern treffen. Die Theosophical Society fand hier bereits früh Interesse. Durch die weitverbreitete Freimaurerei, die in den Niederlanden seit mehr als einem Jahrhundert zu den öffentlich angesehenen Gesellschaften zählte – so waren etwa die Angehörigen des königlichen Hauses von Oranien Maurer –, fand auch die Theosophie überall Anklang. Es wird noch zu untersuchen sein, an welchen theosophischen Veranstaltungen Ita Wegman teilgenommen haben kann. Auf der Rückseite einer Fotografie von Annie Besant hat Ita Wegman *»Mrs. Besant, Amsterdam 26. u. 27. August 1902«* geschrieben. Jedenfalls war sie mit den Theosophen in Holland 1902 so vertraut, daß sie im Sommer dieses Jahres über Rudolf Steiner erzählen hörte, dieser sei *»ein Mann, der in der Esoterik eigene Wege gehe.«* Vermutlich hatte sie sich schon in Java einer Loge der Theosophical Society angeschlossen.

Obwohl Ita Wegman in den etwa zwei Jahren ihres Aufenthaltes in Holland, fünfundzwanzig- und sechsundzwanzigjährig, keine nahen Verwandten in ihrer Umgebung hatte, da ihre Schwester Charlien in Indonesien geblieben war, waren ihr aus ihrer Schulzeit in Arnheim Bekannte und Freunde geblieben. Die für Holländer sprichwörtliche soziale Geselligkeit und Gastfreiheit galt unter den ›indischen‹ Holländern ganz besonders; diese sozialen Eigenschaften waren ihrem Wesen gemäß, sie pflegte sie zeitlebens. So fand sie nicht nur bei der Schwester ihrer Freundin Henny Steinbuch Unterkunft, sondern auch in der Tochter ihrer ehemaligen Arnheimer Pflegemutter Wenting eine Studienfreundin; mit Elly gemeinsam absolvierte sie die Gymnastikausbildung. Frau Wenting selbst war inzwischen von Arnheim nach Apeldoorn umgesiedelt, einer schönen alten Provinzstadt, nördlich von Arnheim am Rande der ›Veluwe‹ gelegen. Dort haben sie sich oft getroffen, bis Frau Wenting achtundfünfzigjährig im November 1901 starb.*

Ita Wegman wird während ihres Studiums den heftigen Kontroversen begegnet sein, welche sich zwischen den Anhängern der verschiedenen Methoden der medizinischen Gymnastik gebildet hatten. Auf der einen Seite standen die traditionellen medizinischen Methoden, die durch orthopädische Werkzeuge und Apparate, von den Gegnern als Foltermaschinen bezeichnet, die kranken Glieder zu heilen versuchten, auf der anderen Seite stand die sogenannte Schwedische Heilgymnastik, die an die Eigenbewegung der Patienten anknüpfte und durch ein System von exzentrischen und konzentrischen Bewegungsübungen den ›Muskelmenschen‹, den ›Knochenmenschen‹ und den ›Bewegungsmenschen‹ in einem ausgeklügelten System von Übungen behandelte. Die Heilgymnastik mußte sich in diesen Jahren erst einen Platz als selbständige neue Therapie erobern, und gerade die Schwedische Gymnastik und die neuen schwedischen Massagemethoden erfreuten sich großen Interesses.* (Siehe Nachtrag auf Seite 387.)

Am 30. August 1902 bestand *»Maria Hendrika Wegman aus Java«* die zweitägige Prüfung in Gymnastik und erhielt an diesem Tage in Utrecht das Diplom mit dem Recht, an Mittleren Schulen Turnunterricht zu geben. Unmittelbar danach reiste sie nach Berlin.*

Im Gegensatz zu anderen europäischen Hauptstädten wie Wien, Rom, Paris oder London trug Berlin damals alle Merkmale einer schnell groß gewordenen Provinzstadt. Erst vor wenigen Jahrzehnten zur Hauptstadt des neuen Kaiserreiches geworden, konnte sich Berlin nach allen Richtungen schnell ausbreiten, sowohl räumlich wie auch kulturell. So gediehen hier in hohem Maße die Naturwissenschaften, die zu Anfang des zwanzigsten Jahrhunderts ohnehin zu unerhörtem Aufschwung kamen. Durch die deutsche Begabung für Wissenschaft wurde Berlin bald ein Weltzentrum vieler Forschungsrichtungen.*

In Berlin blühten aber auch bald die verschiedensten Reformbewegungen, die für Ita Wegman zweifellos interessant genug waren, um sich öfter für längere Zeit in dieser Stadt aufzuhalten. Von den vielen Beispielen, die zu nennen wären, sei hier nur eines erwähnt: In Berlin zählte man um die Jahrhundertwende mehr als fünfzig vegetarische Restaurants. Für jemanden mit therapeutischen Idealen und Interesse an Erneuerungen im medizinischen Bereich hatte Berlin 1902 viel mehr Möglichkeiten zu bieten als Holland.

In welche Richtung ihre Berufsideale gingen, zeigt ein Diplom, das sie bereits im Dezember 1902 im Institut eines Dr. Thure-Brandt erhielt und das eine Ausbildung und Prüfung in Schwedischer Heilgymnastik und Massage einschließlich der Thure-Brandtschen Behandlungsmethode gegen Frauenleiden bestätigt. Unter diesem Namen war ein Massagesystem der weiblichen Beckenorgane bekannt geworden, das von einem schwedischen Heilgymnasten, Martens Thure Emil Brandt (1819–1895), entwickelt worden war, der mit dieser Massage im letzten Viertel des neunzehnten Jahrhunderts für kurze Zeit überraschende Heilerfolge erzielte. Seine Methode richtete sich besonders auf die Senkung und Verschiebungen der Gebärmutter, die, wie man damals vermutete, durch die extremen Einschnürungen der Damenkleidung katastrophale Ausmaße erreicht hatten. Das bimanuelle Massagesystem war schwer zu erlernen; es setzte anatomische Kenntnisse und eine sachgemäße Diagnose voraus, und die Behandlung nahm stets lange Zeit in Anspruch.

Ein vermutlicher Nachkomme dieses schwedischen Masseurs, Dr. med. Thure-Brandt, führte in diesen Jahren in Berlin in der Bülowstraße und an der Woltersdorfer Schleuse jeweils ein Therapeutikum, wo Ita Wegman sich diese Methode aneignete. Ein umfangreiches Heft, in dem sie die verschiedenen gymnastischen Übungen und Massagebehandlungen aufgeschrieben hat, trägt die Spuren jahrelangen Gebrauchs. Vermutlich hat sie die Thure-Brandtsche Methode in ihrer späteren gynäkologischen Praxis auch angewandt.

Die kurze Zeitspanne ihrer Ausbildung kann uns heute verwundern; sie kann den Kurs frühestens Anfang September 1902 begonnen haben und erhielt bereits am 20. Dezember ihr Diplom. Auf einem Foto aus ihren letzten Lebensjahren sind deutlich ihre Hände zu sehen, mit denen sie einen Enzian oder eine ähnliche Blume festhält; sie hatte schmale, aber außerordentlich kräftige Hände – *»wer einmal von ihr massiert wurde, vergaß das nie mehr«.*

In Holland hatte Ita Wegman bereits erlebt, unter welch erniedrigenden Umständen die arbeitende Bevölkerung in diesem industrialisierten Zeitalter lebte: Die Arbeitsbedingungen in den Städten waren oft unsagbar schlecht, die zunehmende Frauenarbeit in den Fabriken zerrüttete die Familien, die schlechten Ernährungszustände unterminierten in immer schlimmerem Maße die Gesundheit der Bevölkerung. Obwohl es in diesen Jahren in Deutschland für eine Frau noch nicht möglich war, Medizin zu studieren, gab es doch Gelegenheiten genug, sich in einem paramedizinischen Beruf auszubilden. Namentlich in Berlin erfreuten sich die Naturheilverfahren eines allgemeinen Zulaufs. Im Jahre 1902 eröffneten die ersten ›Licht-Luft-Sportbäder‹ ihre Tore. Dr. Paul Jaerschky veröffentlichte 1904 einen Aufsatz über den Heilwert des Lichtluftbades mit Abbildungen aus dem Kreiskrankenhaus in Lichterfelde. Die Methoden Prießnitz, Kneipp, Hessing kamen mehr und mehr in Schwung. Man begann sich für gesunde Ernährung zu interessieren. Die Kleidung, namentlich die Frauenmode, wurde vom Gesichtspunkt der Gesundheit betrachtet und geriet in einen revolutionären Umbruch. Die systematischen Leibesübungen der Gymnastik erweiterten sich zu Systemen der Heilgymnastik für Kranke; die Schwedische Massage von P. H. Ling (1776–1839) wurde erweitert zu einer Heilmethode, die durch Ausnützung der Eigenbewegungen des Patienten zur Genesung führt. Die Unterwassermassage wurde entwickelt. Aus Finnland kam die Sauna nach Mitteleuropa. Mit Wasserdampf und Heißluft begannen neue Heilverfahren zu wirken.

Solche therapeutischen Reformbewegungen hat Ita Wegman in Berlin zwischen September 1902 und Frühjahr 1905 verfolgen können. Sie selbst arbeitete einige Zeit in einem Institut für physikalische Therapie in Berlin, zusammen mit einer drei Jahre jüngeren Freundin, Ella Köhler. Wahrscheinlich war es das Institut für Naturheilkunde von Ernst Köhler an der Frobenstraße, wo sie sich in den verschiedenen Systemen der Heilgymnastik, Schwedischen Massage und Hydrotherapie ausbildete.*

Mit Sicherheit hat sie in diesen Jahren das aufblühende und weltweit sich entfaltende kulturelle Leben der Stadt Berlin verfolgt, Theatervorstellungen besucht, die großen Museen besichtigt, den Tiergarten genossen, Ausflüge in die Wälder von Pankow gemacht und den ganzen Aufstieg an der Spree wahrgenommen, die ungeheure Fortschrittsstimmung erlebt, den Bau der Firmenpaläste in der Straße ›Unter den Linden‹ gesehen. Und die Wissenschaften! Wie heißt es vierundachtzig Jahre später im Katalog zu den Berliner Festwochen in der Akademie der Künste? *»Die Wissenschaft in Berlin um 1900 war eine der leistungsstärksten der Welt!«*

›Leistungsstark‹ war in dieser Zeit in Berlin auch ein unbekannter einundvierzigjähriger Gelehrter, der in den gleichen Monaten, da Ita Wegman nach Berlin kam, sich nach langem Zögern bereit erklärte, die Leitung einer neuen Gesellschaft zu übernehmen, die sich als Ziel gesetzt hatte, »[...] *den Kern einer allgemeinen Brüderschaft zu bilden, welcher sich die ganze Menschheit ohne Unterschied der Rasse, des Glaubensbekenntnisses, des Geschlechts, der Kaste oder der Farbe anschließen soll.«* Es war der österreichische Schriftsteller Dr. Rudolf Steiner, der am 20. Oktober 1902 in Berlin Generalsekretär der deutschen Sektion der Theosophical Society wurde.

Ita Wegman, die schon seit mehreren Jahren Mitglied dieser Theosophical Society war, hatte in Holland im Sommer 1902 vom Auftreten dieses Herrn Steiner in London gehört. Dort hatte er Anfang Juli bei einem theosophischen Kongreß eine Rede gehalten, aus der man schließen konnte, daß er in der Esoterik eigene Wege, das heißt andere Wege ginge als jene, welche namentlich von Blavatskys Schülerin und Nachfolgerin Annie Besant bis dahin gelehrt worden waren. Das weckte Wegmans Neugierde, und da er nun die Führung der deutschen Sektion übernahm, besuchte sie ihn in seiner Wohnung in Friedenau, um sich für die theosophische Arbeit anzumelden oder sich wenigstens nach den Veranstaltungen in Berlin zu erkundigen. Die gerade gegründete deutsche Sektion war im Vergleich zu der holländischen Theosophischen Gesellschaft noch recht bescheiden; sie hatte keine hundert Mitglieder, während es in Holland schon über siebenhundert Anhänger gab.

Später stellt sie ihre erste Begegnung mit Steiner kurz dar, ohne ihn freilich selber zu beschreiben. Sie erwähnt lediglich seine Frage, was sie in Berlin tue. Ihre Antwort war: *»Studieren – und das Leben kennenlernen.«* Daraufhin »[...] *sah er mich forschend an«*, erzählt sie, *»und übergab mir schweigend ein Programm seiner Vorlesungen; er wollte ganz sicher damit dem Ausdruck ›das Leben kennenlernen‹ eine Richtung geben.«**

Sie berichtet von diesem Treffen nur noch: *»Wir verstanden uns sehr gut.«* Was sie damit meint, hat sie nicht gesagt. Es mag eine weitere Verständigung über ihre Lebensanschauung zwischen ihnen stattgefunden haben, denn sie fügt hinzu: *»Ich versprach, seine Vorlesungen zu besuchen und verabschiedete mich.«*

Durch eine spätere Äußerung Steiners wissen wir, daß Ita Wegman damals Mitglied der deutschen Sektion geworden ist; selber war sie aber von dieser Begegnung wohl nicht sonderlich angeregt, denn als sie danach das Programm näher besah, wunderte sie sich: *»Alles deutsche Literatur und keine Theosophie, dachte ich, weil nirgends das Wort Theosophie stand.«*

Es scheint, daß Ita Wegman die Gründungsversammlung der deutschen Sektion nicht besucht hat, sonst hätte sie Steiners Vortrag über *Praktische Karmastudien* am 20. Oktober 1902 erlebt, von dem er selber Jahre später berichtete. Auch hätte sie dann bereits ein Programm seiner theosophischen Vorträge erhalten.

Jedenfalls ist ihre eigene Darstellung auffallend, weil sie darin erzählt, wie es weiterging: *»Ich besuchte nicht viele seiner Vorlesungen.«* Das trifft für den Winter 1902/03 zu und dann, wie aus ihrem weiteren Bericht folgt, wahrscheinlich bis zum April 1904.

Ita Wegman gehörte also nicht, obwohl sie ihn kennengelernt hatte, zu dem engsten Kreis der theosophischen Mitglieder um Steiner in Berlin. Sie hat offenbar nicht geahnt oder sich nicht dafür interessiert, welche Lehrtätigkeit Steiner in diesen Jahren entfaltete. Sie hätte während dieser Zeit allein in Berlin über sechshundert (!) seiner Vorträge hören können.

Was sie damals interessierte, war etwas völlig anderes, als was die Theosophen in diesen Jahren beschäftigte. Sie strebte einen praktischen Heilberuf an und wollte sozial tätig sein.

Mit welchen Menschen sie zusammenlebte, wo sie wohnte, ob sie lange in Berlin blieb – es ist nicht bekannt. Unter alten Fotos befindet sich in ihrem Nachlaß eine Postkarte aus Amsterdam, adressiert an Frl. I. Wegman, Pension Bruhn, Nürnbergerstraße 65, Berlin W, vom 21. Oktober 1903. Aus ihrer Bemerkung *»Ich besuchte nicht viele seiner Vorlesungen«* kann man schließen, daß sie wenigstens einige gehört hat. Welche das aber waren, wissen wir nicht. Sie hatte ihren Studienplan, wollte *»das Leben kennenlernen«,* genoß die Kultur. Für einen Theaterfreund war Berlin in diesen Jahren ein Paradies: Von den etwa hundert Bühnen im Deutschen Reich waren allein achtzig in Berlin. Sie streifte wahrscheinlich, wie es ihre Art war, kreuz und quer durch Europa. Zu einer Kollegin hat sie später von ihrer *»Sehnsucht nach Mitteleuropa«* gesprochen, die sie schon in Indonesien, wohl nach der Rückkehr aus Arnheim, gespürt habe. Diese Sehnsucht konnte sie nun voll befriedigen.

Wann und unter welchen Umständen die junge Wegman eine nähere Beziehung zu Rudolf Steiner aufnahm, ist historisch – obwohl nur in Andeutungen – überliefert. Nach ihrem Tod hat man unter ihren Papieren einige Notizen gefunden, welche sie zur Vorbereitung eines Vortrages in London im Jahr 1933 über ihre Begegnungen mit Steiner gemacht hatte (siehe Anhang). Darin heißt es:

Ich besuchte [nach der ersten Begegnung in Berlin, 1902] nicht viele seiner Vorlesungen, bis ich eines Tages im Architektenhaus in Berlin einen Vortrag von ihm hörte über Goethes Märchen von der Lilie und der grünen Schlange, der mich sehr interessierte. Nach Ablauf des Vortrages frug ich Rudolf Steiner, ob es nicht möglich sei, mehr noch von esoterischer Weisheit zu erfahren. »Kommen Sie in die Motzstraße 17 an dem bestimmten Tag«, sagte er kurz und bedeutungsvoll zu mir. An dem genannten Tag erschien ich und erlebte dort eine esoterische Stunde. Von dem Momente ab wußte ich, Rudolf Steiner war mein Lehrer, ist mein Lehrer und wird in der Zukunft mein Lehrer sein. Theosophie, wie sie in Holland durch Annie Besant gelehrt wurde, fand ich kindlich im Vergleich zu dem, was Rudolf Steiner gab. Die rege Arbeit in Berlin und Deutschland, die wunderbaren Vorträge, die überall von ihm gegeben wurden, begründeten die spirituelle Bewegung, die von ihm ausgeht und die jetzt unter dem Namen Anthroposophie über die ganze Welt bekannt geworden ist. – Mein Schicksal führte mich, nachdem ich einige Zeit in Berlin diese rege Vortragsarbeit habe mitmachen dürfen, in die Schweiz, um dort meine Studien in der Medizin fortzusetzen. (Notizheft Nr. 42)*

Ihre Frage, *»mehr noch von esoterischer Weisheit zu erfahren«,* führte dazu, daß sie zu Steiners internen Vorträgen in geschlossenem Kreise eingeladen wurde, die sie selbst mit dem Ausdruck *»theosophische Vorlesungen in Privathäusern«* charakterisiert. Es handelt sich dabei um die ersten Zusammenkünfte, die dann im Jahr darauf im Rahmen einer sogenannten Esoterischen Schule begannen. Viele dieser frühen Zusammenkünfte sind weder nach Datum noch inhaltlich überliefert; so können wir nur vermuten, durch welche Art Unterricht Ita Wegman in die Geisteswissenschaft Rudolf Steiners eingeführt wurde. Sie bemerkt nun auch den Unterschied zwischen der Theosophie Annie Besants, die ja damals in ihrer Heimat studiert wurde, und Rudolf Steiners Anthroposophie, der auch in dem erwähnten Vortrag bereits kräftig betont wird.

Sie selbst beschreibt, wie sie seine rege Vortragstätigkeit einige Zeit verfolgt, vornehmlich in Berlin, aber wahrscheinlich auch in Amsterdam, wo sie im Sommer 1904 unter den Mitgliedern aus Haarlem als Teilnehmerin am Internationalen Theosophischen Kongreß als Frl. M. Wegman aufgeführt ist. (Das ›M.‹ steht für Maria, wie sie sich damals nannte).*

Es waren zu diesem Kongreß Mitglieder aus den Niederlanden und Belgien, aus Frankreich, Italien, Deutschland, aus Skandinavien und England zusammengekommen, mehr als vierhundert Theosophen, die drei Tage lang im Concertgebouw tagten. Es gab viele verschiedene, oft gleichzeitig ablaufende Darbietungen; die einzelnen Abteilungen beschäftigten sich mit Naturwissenschaft, vergleichender Religionswissenschaft, Philologie, Menschenverbrüderung, Okkultismus, Philosophie, theosophischer Arbeitsmethode und Kunst; es gab Konzerte und eine Ausstellung. Der alte Colonel Olcott konnte nicht dabei sein, dafür war aber das Auftreten der Präsidentin des Kongresses, Annie Besant, um so eindrucksvoller.

In ihren Notizen deutet Ita Wegman für die nun folgende Herbst- und Wintersaison 1904/05 Steiners Publikumserfolge in Berlin an: *»Architektenhaus (kleiner, mittelgroßer, größter Saal)«*. Sie hatte damals miterlebt, wie seine frühen öffentlichen Vorträge zunächst in dem kleinsten der drei Säle des Architektenhauses stattfanden und später, als ein zahlreicheres Publikum auf ihn aufmerksam wurde, im mittleren, dann im größten Saal gehalten werden mußten.

Ihre Aufnahme in die erwähnte Esoterische Schule wird gewiß auch einen näheren persönlichen Kontakt zu Rudolf Steiner und Marie von Sivers zur Folge gehabt haben. Ihre Schwester Charlien erwähnt in ihrem Lebensbericht: *»Sie besuchte dort* [in Berlin] *Rudolf Steiner und Marie von Sivers, die ihr rieten, das Studium der schwedischen Massage aufzugeben und lieber Medizin zu studieren. Dr. Steiner hat ihr geholfen, bei Professor Lemmel in Zürich ihr Gymnasium nachzuholen und nach einem Jahr die Universität in Zürich zu besuchen.«** In ihren Notizen spricht Ita Wegman von einem *»Gespräch* [mit Steiner], *das zum Medizinstudium führt«*. Sie wollte ja schon immer *»medizinisch anverwandte Wissenschaften* [...] *studieren«* und hatte es, wie sie später einmal sagte, *»satt, immer nur zu machen, was die Ärzte sagten«*.*

Dieses Gespräch wird wahrscheinlich in den ersten Monaten des Jahres 1905 stattgefunden haben. Es war für Ita Wegman ein bedeutender Entschluß, den sie wohl nicht ohne die Zusicherung finanzieller Unterstützung ihres Vaters, der damals nach seiner Gesundung schon wieder auf Java lebte, gefaßt haben wird.

Wie Rudolf Steiner damals über die Auswirkung eines Universitätsstudiums auf den jungen Menschen dachte, geht aus einem Brief hervor, den er am 28. April 1905 an Marie von Sivers schrieb. Darin heißt es von einem Düsseldorfer Mitglied:

Peipers ist wenig entwickelt. Die medizinischen Studien haben den Armen eher in Verwirrung als zur Klarheit gebracht. Er will ja das Beste. Aber er hat noch kein inneres Zentrum gefunden. Das ist das Schlimme bei den jetzigen offiziellen Studien, daß sie in den Menschen Gedankenformen schaffen, die einer höheren Erfassung der Dinge – selbst beim besten Willen – geradezu Widerstand leisten. Es ist unbedingt notwendig, daß gerade solche Studien wie die medizinischen von theosophischem Geiste durchtränkt werden. Denn darauf kommt es an, daß *mit* der Wissenschaft sich die theosophische Auffassung verbinde. Die naturärztliche laienhafte Pfuscherei kann und darf nicht von uns in Schutz genommen werden. Das wäre eine Gefahr. [...] (H. W. Zbinden, H. Wiesberger [Hg.], *Rudolf Steiner – Marie Steiner-von Sivers, Briefe und Dokumente* 1901–1925, GA 262, Dornach 1967, S. 61)

Eine beachtenswerte Äußerung, auch im Hinblick auf Ita Wegman, die ein Jahr später ihr Medizinstudium beginnen sollte. Die Meditationen und okkulten Übungen, welche sie von Steiner bekommen hatte, und ihre Schülerschaft im Rahmen der Esoterischen Schule der Theosophischen Gesellschaft, mit denen sie unter seiner ständigen Führung eine esoterische Entwicklung begann, werden eine Hilfe für sie gewesen sein, die von ihm erwähnten wissenschaftlichen ›Gedankenformen‹ ohne Schaden zu verkraften.

Der Entschluß, Ärztin zu werden, war durch eine Anregung Rudolf Steiners gefaßt; doch muß der Wille zu einem therapeutischen Beruf schon vor der Jahrhundertwende in ihr gelebt haben. Dabei waren eher soziale als wissenschaftliche Triebfedern im Spiel; obwohl sie leicht lernte und gründlich studieren konnte, war sie doch eher auf das praktische, konkrete Leben gerichtet. Durch die Ausbildung als Gymnastiklehrerin, dann für Massage und Heilgymnastik, näherte sie sich der Heilkunst von der Seite der Tätigkeit, nicht so sehr von der ›Wissensseite‹. Durch ihre Kindheit und Jugend in Indonesien war der im europäischen Unterrichtswesen stark vorherrschende Intellektualismus ihr weitgehend erspart geblieben; erst nach ihrem vierzehnten Lebensjahr lernte sie für wenige Jahre eine holländische Mittelschule kennen.

In ihrem Wesen lebte, auch nach dem Jahre 1905, die Wirkung einer orientalischen Geistigkeit, die nicht nur in ihren theosophischen Studien in Java zum Ausdruck kommt; sie trug auch noch lange, nachdem sie nach Europa gegangen war, den Lebensatem von ›Asia‹ als dem ›achten Himmel‹, dem Kontinent, wo die Himmelsmysterien zur Erde niederstiegen, wie in ihrem Umkreis mit sich; uralte Mysteriensehnsucht war in ihrer Seele. Rudolf Steiner empfand auch 1907 noch die *»Scheidelinie zwischen Asien und Europa im karmischen Abbild«* zwischen ihnen.

Die drei Freundinnen, die wir aus ihrem Leben bis 1905 kennen, mit denen sie ihre Studien betrieb, hatten jede etwas von diesen Wesenszügen. Henny Steinbuch wurde später aktive Theosophin und leitete die Loge in Surabaja; Nieske (Elly) Wenting, Tochter eines Freimaurers, studierte Heilgymnastik und Massage; Ella Köhler in Berlin, die spätere Frau Dr. Büsselberg, wurde Frauenärztin und schloß sich der anthroposophischen Bewegung an.

Mit dem definitiven Wegzug aus Indonesien um die Jahrhundertwende beginnt in Ita Wegmans Leben ein lichtes Zeitalter, doch wirkt altes Schicksal noch lange in ihrer Biographie nach. Durch die ausführlichen Beschreibungen der javanischen Natur, dieser ›Insel der hundert Vulkane‹, wurde versucht, dieses Merkmal ihrer Herkunft zu charakterisieren. Es lebte eine große Glut in dieser Frau, ein außergewöhnlich starkes Selbstbewußtsein, auch eine ausgeprägte Abneigung gegen Dinge, die ihr nicht gefielen. Noch in ihren Erinnerungsnotizen aus dem Jahr 1933 kommt dieses ›Nein-Sagen‹ zum Ausdruck, von den Jugendschilderungen ihrer Schwester bestätigt: wie sie für ihre Geschwister zwar die Spiele organisiert, aber selbst nicht mitspielt; wie sie die Gäste im Elternhaus erst von oben bis unten mustert, bevor sie ihnen die Hand gibt; wie sie nach Rückkehr aus Arnheim eine Abneigung gegen das indische Gesellschaftsleben empfindet, keinen Alkohol trinkt, kein Fleisch mehr ißt; wenn sie Steiner zum ersten Mal trifft: *»Alles deutsche Literatur und keine Theosophie, dachte ich«* und: *»Ich besuchte nicht viele seiner Vorträge«.* Auch in den späteren Notizen kommt öfter der Ausdruck *»etwas gefiel mir nicht«* vor.

Von Rudolf Steiner, für den sie sich 1904 doch als ihren Lehrer in Vergangenheit und Zukunft entschieden hatte, gibt sie auch in den genannten Erinnerungen nur wenige Beschreibungen; es sind eigentlich nur Andeutungen: *»Er sah mich forschend an, übergab mir schweigend* [...]*«*; *»Er sagte kurz und bedeutungsvoll* [...]*«*; *»Er interessierte sich für alles«* und später, 1907: *»Sein Blick war ernst, fragend, strahlend«.*

Aber zwei Mal, 1902 und 1907, kommt in ihren Notizen eine Äußerung vor, die alles andere überstrahlt und das spätere Verhältnis zu Rudolf Steiner charakterisiert: *»Wir verstanden uns sehr gut«.*

Ita Wegman war immer lernbegierig. Durch ihre Turnausbildung und die anschließenden physio-therapeutischen Studien – Heilgymnastik, Hydrotherapie, Schwedische Massage – hatte sie sich gründlich mit dem physiologischen und therapeutischen Wissen ihrer Zeit auseinandergesetzt. Namentlich für Massage hatte sie Begabung und geriet öfter, zuletzt in dem Köhlerschen Institut für Naturheilkunde in Berlin, in Konflikt mit den ärztlichen Behandlungsvorschriften, welche in diesen frühen Jahren noch nicht sehr weit fortgeschritten waren, zumindest oft recht widersprüchlich sein konnten.

Ihre theosophischen Studien hatten ihr aber auch nicht weitergeholfen; zwischen den täglich zu verrichtenden Massageanwendungen an den hilfesuchenden Patienten und dem Menschenbild nach Blavatsky, Sinnet oder Collins klaffte ein Abgrund; konkret konnte diese Weltanschauung sie in ihrem Beruf keinen

Schritt weiterbringen. Auch das Wissen um Rudolf Steiners Lehrtätigkeit in Berlin hatte sie nie auf den Gedanken gebracht, daß hier vielleicht eine Erweiterung und Vertiefung für die Fachkenntnisse einer Physiotherapeutin zu finden seien.

Eines Tages, vermutlich am 4. April 1904, hatte sie die Intuition, doch wieder einmal in einen seiner Vorträge zu gehen. Da hörte sie seine Ausführungen über die okkulten Hintergründe von Goethes Märchen ›Von der grünen Schlange und der schönen Lilie‹ aus den *Erzählungen deutscher Ausgewanderten*. Hier war mehr als deutsche Literatur und auch noch anderes, als was Blavatsky oder Besant über den Menschen zu sagen hatten – hier stellte sich die bunte Erzählung des deutschen Dichters als eine in den wunderlichsten Symbolen verschlüsselte geheime Wissenschaft vom Menschenwesen heraus! Hier wurden fantastische Märchenbilder zum exakten Ausdruck für eine Menschenerkenntnis, von der sie noch nie gehört hatte. Königliche Statuen, die in einem unterirdischen Tempel zu den Menschen sprechen…, ein großer Fluß, der das Diesseits vom Jenseits trennt…, eine gebannte Jungfrau, ›Lilie‹, ein verzauberter, totgeweihter Königssohn…, eine grüne Wunderschlange, die sich opfert und in eine Brücke über den wilden Strom verwandelt. Was ging während dieses Vortrages in Ita Wegman vor? Was weckten diese Beschreibungen in ihrer Seele? Stiegen Schicksalsahnungen in ihr auf, Fragen vielleicht, die bis dahin unbewußt in ihr gelebt hatten, Bilder, die schon immer schweigend in ihr gewesen waren und jetzt zu sprechen begannen?*

Gleich nach dem Vortrag ging sie auf Rudolf Steiner zu: *»Kann man noch mehr von solcher Esoterik erfahren?«* Mit dieser Frage durchbrach sie einen Bann, der seit der ersten Begegnung, anderthalb Jahre früher, eine nähere Bekanntschaft verhindert hatte. Er schaute sie bedeutungsvoll an und sagte kurz: *»Kommen Sie an dem und dem Tag in die Motzstraße 17.«*

Heute weiß man, daß Rudolf Steiner in diesen frühesten Jahren der Theosophischen Gesellschaft in Berlin neben seiner öffentlichen Vortragstätigkeit und seiner schriftstellerischen Betätigung in kleinen, verschwiegenen Studienkreisen mit wenigen vertrauten Menschen an den Grundlagen seiner Anthroposophie baute. Die theosophischen Lehren wurden durchgenommen und entsprechend korrigiert, die ersten Grundzüge einer systematischen westlichen Esoterik entwickelt und geübt. An gewissen Tagen versammelte sich in der Motzstraße eine kleine Zahl von Geladenen, um Lehrstunden seines höheren okkulten Unterrichts beizuwohnen. Zu einer solchen Stunde war nun auch Ita Wegman eingeladen, und als sie ihn da – für sie zum ersten Mal – unverhüllt als Lehrenden des Okkultismus erlebte, wußte sie: *»Rudolf Steiner war mein Lehrer, ist mein Lehrer und wird in Zukunft mein Lehrer sein.«*

Nun war ihr Interesse geweckt; sie begann den Unterschied zwischen den üblichen theosophischen Lehren, wie diese etwa von Annie Besant in Holland unterrichtet wurden, und Steiners Anthroposophie zu erkennen und erlebte erstere nun als *»kindlich«*. Besonders stark wird sie das wahrscheinlich im Juni 1904 beim Internationalen Theosophischen Kongreß in Amsterdam erfahren haben, wo man Steiner in seiner ganzen Eigenart drei Tage lang zwischen seinen theosophischen Zeitgenossen aus ganz Europa wahrnehmen konnte.

Obwohl sie bis Sommer 1905 noch in den Niederlanden, in Haarlem, ihre Wohnung hatte, scheint sie nun öfter für längere Zeit nach Berlin gefahren zu sein, um seine Vorträge zu hören und seinem Unterricht beizuwohnen.

Ein Jahr lang nahm sie Steiners Lehrtätigkeit in sich auf, auch seine Aufsätze in der neuen Zeitschrift *Lucifer-Gnosis* sowie seine Bücher über Mystik, über Christentum und über Theosophie. Während dieser Zeit scheint ihr bewußt geworden zu sein, wie unbefriedigend ihre weitere Ausbildung in den damals üblichen Massage- und Bademethoden sein würde und, durch ein Gespräch mit Rudolf Steiner dazu angeregt, entschloß sie sich, Medizin zu studieren. Es ist darüber nichts weiter bekannt als eine Notiz: *»Gespräch, das zum Medizinstudium führt«*. Dabei war auch Marie von Sivers, Rudolf Steiners Mitarbeiterin und spätere Ehefrau, anwesend. Als Ita Wegman mit den beiden überlegte, an welcher Universität sie ihr Studium beginnen solle, und äußerte, daß sie am liebsten in Berlin studieren würde, damit sie Steiners Vorträge immer hören könne, sagte Marie von Sivers: *»Gehen Sie in die Schweiz – unsere ganze Bewegung kommt doch in die Schweiz!«* Ein reguläres Arztstudium war in diesen Jahren für eine Frau in Berlin noch nicht möglich – erst 1908 wurden Frauen an deutschen Universitäten zu den medizinischen Prüfungen zugelassen.*

Bei dieser Gelegenheit soll Steiner die Schweiz als das Land bezeichnet haben, von dem er erwartete, daß es im Vergleich mit den anderen europäischen Ländern noch am längsten den Ärzten Therapiefreiheit gestatten würde. Er versprach Ita Wegman, sich nach einem Repetitor in Zürich umzusehen, weil sie für das Medizinstudium die Matura, das Abitur, nachholen mußte.

STUDIUM UND ARBEIT IN ZÜRICH

Den Entschluß zum Medizinstudium faßte Ita Wegman in einem Alter, in dem die Menschen in der Regel ihre Ausbildung bereits hinter sich haben, im Berufsleben stehen, sich ihrer Familie und der Erziehung ihrer Kinder widmen. Im Februar 1905 war sie neunundzwanzig Jahre alt geworden. Im Frühling darauf zog sie nach Zürich. Dort studierte und arbeitete sie beinahe ein Viertel ihres Lebens, bis sie im Herbst 1920 in Arlesheim bei Basel ein Haus kaufte, um eine eigene Klinik zu beginnen. In ihrem Werdegang nehmen sich die Züricher Jahre wie die zweiten Lehr- und Wanderjahre aus, obgleich dieser mittlere Lebensabschnitt die Zeit bis zum vierundvierzigsten Jahr umfaßt. Laut Züricher Wohnungsregister ist sie während dieser fünfzehn Jahre elf Mal umgezogen. Nachdem sie ihre Matura nachgeholt hatte, absolvierte sie neun Semester in Zürich und zwei in München. Für die Doktorarbeit war sie anschließend kurz an einer Kinderklinik tätig, dann als Assistenzärztin an Spitälern in Winterthur, St. Gallen und in Liestal; die nächsten zweieinhalb Jahre am ›Theodosianum‹ wieder in Zürich und als Assistenzärztin anderthalb Jahre an der dortigen Frauenklinik, bis sie ab 1917 eine eigene Praxis führte und schließlich die letzten Jahre in Zürich gemeinsam mit einer Kollegin eine sogenannte Belegklinik betrieb. Diese bewegte und vielseitige Lebensperiode spielte sich in der friedlichen Schweiz zu Beginn des zwanzigsten Jahrhunderts und in den Jahren des Ersten Weltkriegs ab. Eine Lebensperiode großer Umgestaltungen, voller neuer Erfahrungen, eine Zeit des Reifens, fiel zusammen mit einer dramatischen, tiefgreifenden Epoche gewaltiger Umwälzungen in Europa. Die ersten zwanzig Jahre des neuen Jahrhunderts bilden den Hintergrund ihres ärztlichen Werdeganges.

Die Medizinstudentin *»M. Wegman von Java«*, wie sie sich 1906 ins Universitätsregister eintrug, hatte in Zürich zwar keine Verwandten, traf aber manchen holländischen Bekannten unter den Studenten. Die Universität zog seit langem viele ausländische Studenten an. Unter den sechshundertvierzig Medizinstudenten des Wintersemesters 1906 hatten nur hundertsechzig die schweizerische Nationalität. Von den Ausländern war die Hälfte russischer Herkunft, die andere Hälfte kam aus den umliegenden Ländern, dem Balkan, Skandinavien, Italien, Holland, der Türkei, den USA, Japan und – eben aus Java. Ungefähr ein Drittel der medizinischen Studentenschaft waren Frauen – hundertachtzig aus Rußland, einundzwanzig aus der Schweiz und vierundzwanzig aus anderen Län-

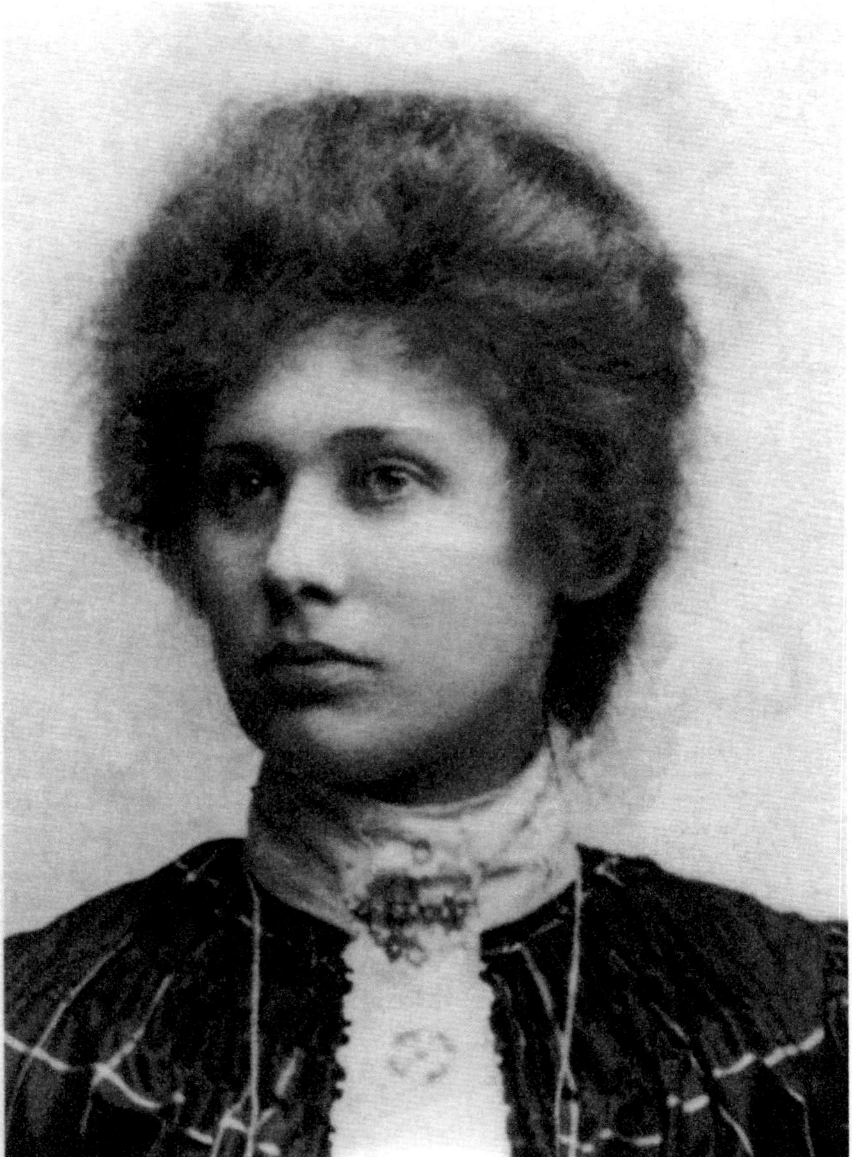

Abbildung 7
Ita Wegman 1899 in Berlin
Ausschnitt aus Abbildung 8

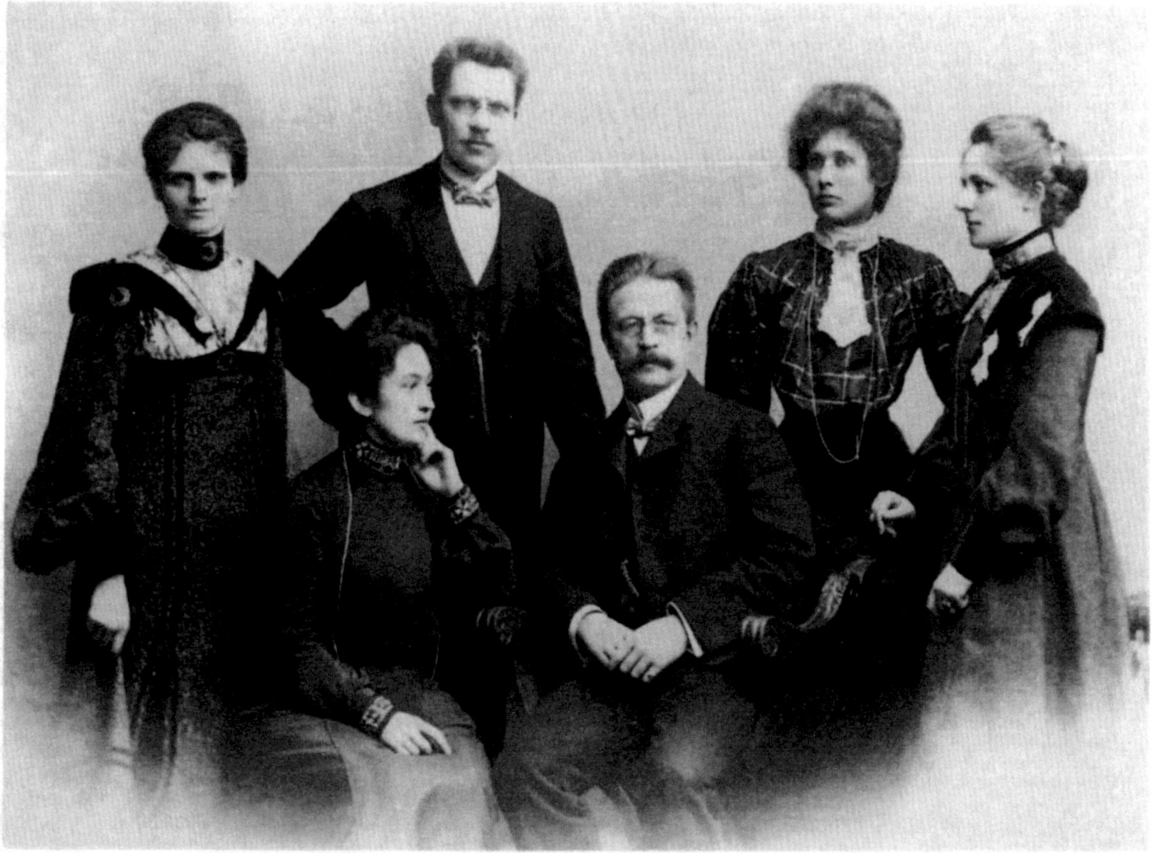

Abbildung 8
Ita Wegman mit einer befreundeten Familie in Berlin ca. 1899

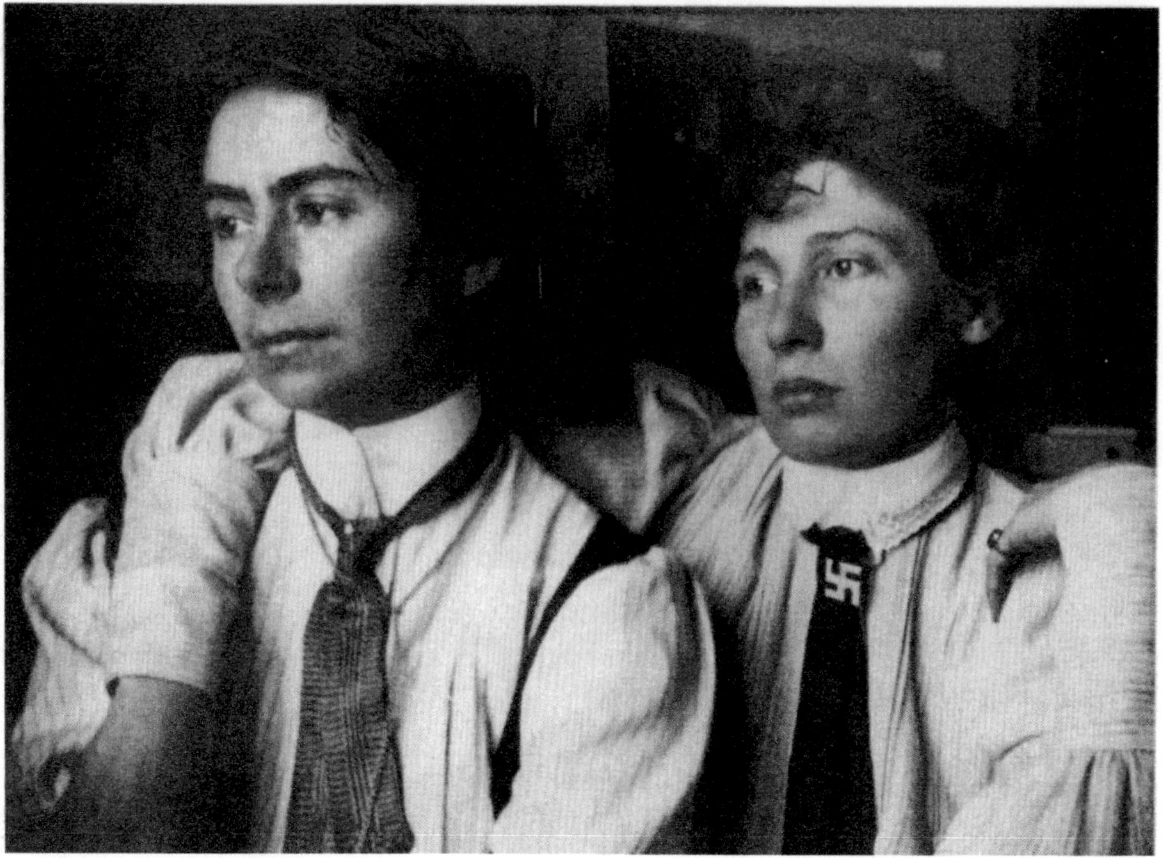

Abbildung 9
Ita Wegman mit einer Studienfreundin ca. 1908

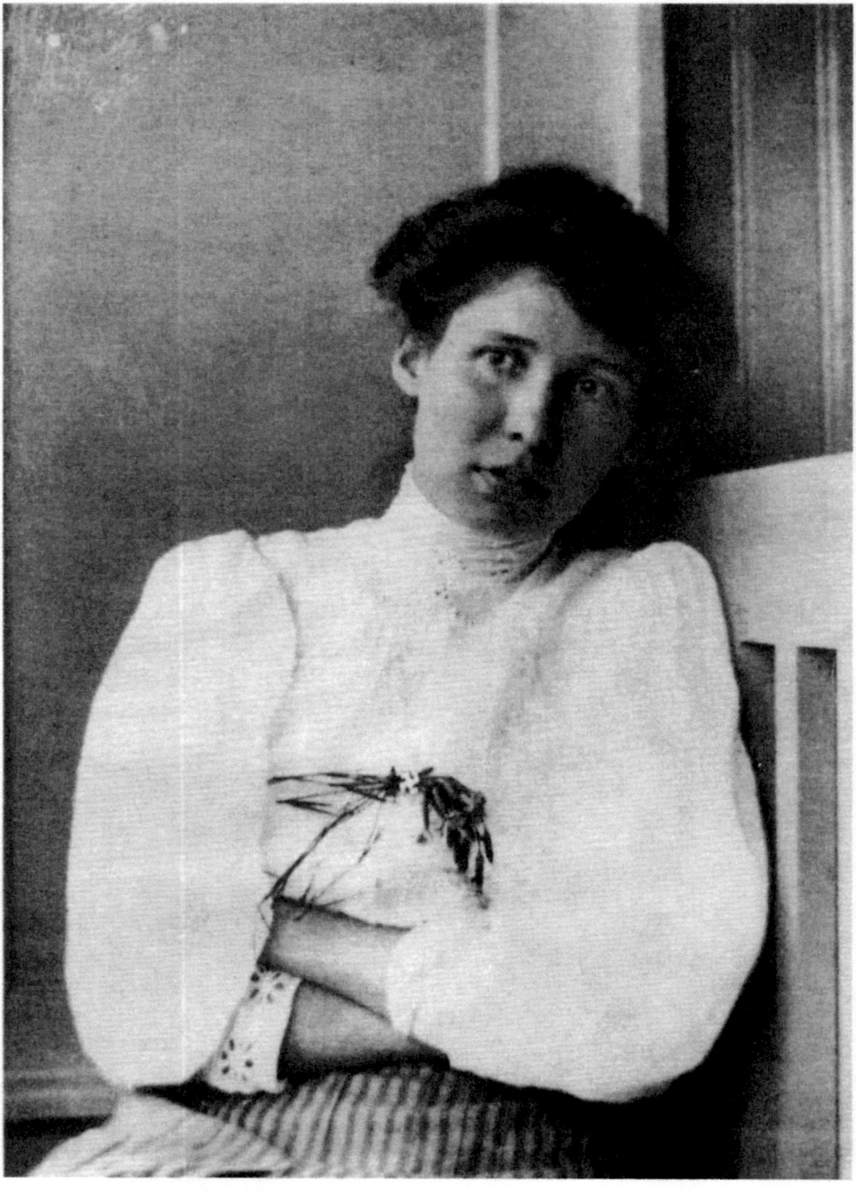

Abbildung 10
Ita Wegman

dern. Auch an den anderen Fakultäten waren viele ausländische Studenten; im ganzen waren an der Züricher Universität zu Ita Wegmans Zeit knapp anderthalbtausend Hörer eingeschrieben.

Diese Verhältnisse zeigen die Internationalität dieser Stadt und machen verständlich, daß Ita Wegman sich dort von Anfang an wohl fühlte. Bis zum Ausbruch des Ersten Weltkrieges war nicht nur die Schweiz, sondern ganz Europa für sie ein großes Haus, in dessen verschiedenen Zimmern man sich gerne aufhält. Zürich war für sie wie eine Heimatstadt, gleichsam die Wohnstube dieses europäischen Hauses. Nach den Berliner Jahren konnte sie auch hier die Kultur genießen und die Vielseitigkeit und den Reichtum des Lebens kennenlernen.

In Zürich hat sie fünfzehn Jahre lang gewohnt, und zwar immer in der Gegend rechts der Limmat, nahe des Universitäts- und des Kinderspitals, von der Frauenklinik, die am südöstlichen Abhang des Zürichberges liegt, bis zum Theodosianum am Ende der Asylstraße, das damals noch ein Spital war. Sie mietete ein Studentenzimmer in der Gloriastraße, wo sie jahrelang blieb. Von dort waren es nur wenige Minuten Fußweg zur Universität.

Alte Züricher Adreßbücher zeigen, daß damals in dieser Gegend in fast jedem zweiten Haus Studenten wohnten. Auch die schöne Gloriastraße, die in einem scharfen Schwung bergaufwärts führt, war eine solche Studentenstraße. Aus den höheren Stockwerken vieler Häuser hat man einen weiten Blick über den Zürichsee. Das Großzügige und Stilvolle dieser Stadt – obwohl Anfang des Jahrhunderts in ihren dörflichen Außenvierteln noch recht ländlich – hatte gleich ihr Herz gewonnen. Wie anders war es hier als in Berlin! Eine alte Tradition kam ihr entgegen. Die demokratische Gesinnung dieser Stadt zog aus allen Sprachen und Völkern die Menschen an. Hier arbeitete schon Paracelsus, hier lebten Menschen wie Lavater und Pestalozzi – viele Menschen hatte Zürich angezogen, wissenschaftlich liberal, kulturell vielseitig und modern. Auch hier konnte Ita Wegman ihre Leidenschaft für Theater und Konzert ausleben. Zudem war die Umgebung das wundervollste Ausflugsgebiet, das man sich denken kann: Mit dem Salondampfer konnte man den Zürichsee befahren oder zu Fuß weite Wanderungen unternehmen, während in der Ferne die Berge schimmerten.

In einer autobiographischen Notiz von 1933 über ihre Begegnungen mit Rudolf Steiner heißt es: *»Mein Schicksal führte mich, nachdem ich einige Zeit in Berlin diese* [R. Steiners] *rege Vortragsarbeit habe mitmachen dürfen, in die Schweiz, um dort meine Studien in der Medizin fortzusetzen.«* Sie meldet sich nun auch in ihrem ursprünglichen Wohnort Haarlem ab und läßt sich in Zürich

Auf den Abbildungen 9 und 10 trägt Ita Wegman eine Swastika, ein altes asiatisches Symbol einer Lebenskraft, als Halsschmuck. Dieses Symbol wurde in den frühen Jahren der theosophischen Bewegung auch als Buchschmuck benutzt. Es wurde später für politische Zwecke mißbraucht.

nieder, wo sie am 25. Mai 1905 zum ersten Mal im Einwohnerregister, am Zehnderweg 4, auftaucht.*

Sie hat dort nicht lange gewohnt – als Rudolf Steiner sie am 10. September 1905 besucht, ist sie bereits in die Gloriastraße 57 umgezogen, wo sie bei der Vermieterin Danioth wohnt; kurz danach findet sie aber nebenan in Nr. 55 bei Hedwig Schläpfer ein geeignetes Zimmer, wo sie bis 1910 bleibt. Von Steiners Besuch heißt es in ihren Notizen:

> Es würde zu weit führen, wollte ich jedes Gespräch, jede wichtige Begegnung erwähnen. Rudolf Steiner interessierte sich für alles und viele [...] werden sich nicht vorstellen können, daß er damals Zeit hatte, große Spaziergänge zu machen, um die Umgebung auf sich wirken zu lassen; so wurde auch die Villa Wesendonck in der Nähe von Zürich besucht und das Gartenhäuschen, in dem Richard Wagner den Anfang seines Parzival dichtete, in Augenschein genommen. Es machte auf mich einen großen Eindruck, wie vorgegangen wurde: es war hauptsächlich die Umgebung, die ihn in diesem Falle am meisten interessierte. Die Nüchternheit, aber zugleich auch die Reinheit der Umgebung waren wohl notwendig, um – als Gegensatz – bei Wagner den inneren Reichtum seiner Seele zur Entfaltung zu bringen. In diesem Sinne sprach Rudolf Steiner. (Notizbuch Nr. 42)

Es ist bemerkenswert, daß sich unter Ita Wegmans wenigen schriftlich festgehaltenen Erinnerungen an Rudolf Steiner gerade diese Beschreibung des Spazierganges mit ihm auf dem ›Grünen Hügel‹ findet. Richard Wagner lebte dort in den Jahren 1857 bis 1859 in einem Haus, das heute nicht mehr existiert. Wagner erzählt in seinen Lebenserinnerungen:

> [...] am Karfreitag erwachte ich zum ersten Mal in diesem Hause bei vollem Sonnenschein: das Gärtchen war ergrünt, die Vögel sangen, und endlich konnte ich mich auf die Zinne des Häuschens setzen, um der langersehnten verheißungsvollen Stille mich zu erfreuen. Hiervon erfüllt, sagte ich mir plötzlich, daß heute ja ›Karfreitag‹ sei, und entsann mich, wie bedeutungsvoll diese Mahnung mir schon einmal in Wolframs Parzival aufgefallen war. Seit jenem Aufenthalte in Marienbad, wo ich die ›Meistersinger‹ und ›Lohengrin‹ konzipierte, hatte ich mich nie wieder mit jenem Gedichte beschäftigt; jetzt trat sein idealer Gehalt in überwältigender Form an mich heran, und von dem Karfreitagsgedanken aus konzipierte ich schnell ein ganzes Drama, welches ich, in drei Akte geteilt, sofort mit wenigen Zügen flüchtig skizzierte. (RICHARD WAGNER, *Mein Leben*, 3. Band, München 1915, Seite 133 f.)

Rudolf Steiner hat die okkulte Bedeutung dieses Erlebnisses am 29. Juli 1906 eindrucksvoll dargestellt. In München erlebte Ita Wegman später, am 27. und

30. August 1909, wie Rudolf Steiner in zwei esoterischen Stunden Übungen gab, um diesen Gralsgeheimnissen auf die Spur zu kommen.

Ita Wegman wurde im September 1905 in den Srăvaka-Orden der Esoterischen Schule der Theosophischen Gesellschaft aufgenommen, wie ein Brief Rudolf Steiners an sie zeigt:

Zürich, 11. Sept. 1905 Verehrtes Fräulein Wegman! Mitfolgend sende ich Ihnen die gestern versprochenen ersten Regeln der Esoterischen Schule der T. S. Weiteres folgt dann in entsprechender Zeit. Das ›Versprechen‹ (Promise) bitte ich Sie auszufüllen und mir in etwa 14 Tagen nach Berlin zu senden. In der Hoffnung, Sie recht bald wieder zu sehen, bin ich mit herzl. Gruß Ihr Dr. Rudolf Steiner

Die Rudolf Steiner-Nachlaßverwaltung hat die Regeln dieses Ordens 1984 im Band 264 der Gesamtausgabe der Werke Steiners auf den Seiten 131 bis 149 veröffentlicht. Ita Wegman war drei Jahre Novizin in dieser Schule und wurde im Herbst 1908 in eine höhere Klasse aufgenommen. Da sie sich an die Bedingungen der Schule hielt, sind nach ihrem Tod keine weiteren Einzelheiten ihrer Schulung bekanntgeworden. Vermutlich gab Rudolf Steiner auf seinen Vortragsreisen damals schon im Rahmen seiner Esoterischen Schule seinen Schülern okkulte Unterweisungen.*

Rudolf Steiner hatte ihr einen Repetitor in Zürich besorgt, damit sie sich auf die Zulassung zum Studium vorbereiten konnte. Als er Zürich im November nochmals besucht, steckt Ita Wegman mitten in den Examensvorbereitungen. Er schreibt am 14. November an Marie von Sivers:

[...] In Zürich war ein vollbesetzter Saal. Viel innere Zustimmung, aber auch viel innere Opposition, die aber in der nachfolgenden Diskussion *nicht* hervortrat. Grass war auch wieder da. Der allein wollte eine ›natürliche‹ Theosophie. Viele Russen und Polen waren da. Die sind am längsten geblieben. Dr. Gysi ist voll von ›der hat gesagt‹, ›der wird sagen‹, ›man soll nicht zu weit gehen‹ usw. Fast hat er schon die gute Wegman damit angesteckt. Von der würde ich Ängstlichkeit sogar begreifen, da sie doch vor dem Examen steht, und die Professoren doch in Zürich die Scheuleder aus derselben Riemerwerkstätte haben wie anderswo. [...] (H. W. Zbinden, H. Wiesberger [Hg.], *Rudolf Steiner – Marie Steiner-von Sivers, Briefwechsel und Dokumente* 1901–1925, GA 262, Dornach 1967, S. 70)

In Zürich gab es damals nur wenige Mitglieder der Theosophischen Gesellschaft – erst im Oktober 1908 fand sich die Mindestzahl von sieben Theosophen zusammen, um dort eine Loge zu gründen. Als Wegman im Frühling 1905 nach Zürich zog, traf sie hier nur zwei Geistgenossen: den vierzigjährigen Zahnarzt Alfred Gysi und vermutlich den Künstler Wilhelm von Megerle. Gysi war Theosoph der ersten Stunde: Er gehörte zu jenen drei Schweizern, die 1902 bei der Gründung der deutschen Sektion in Berlin mitarbeiteten. Durch ihn wurde 1908 die Zweiggründung in Zürich möglich; 1913 organisierte er mit einigen anderen Schweizern den Ankauf des Baugeländes für das Goetheanum in Dornach.

Ich konnte mit diesen zwei alten Mitgliedern einen Vortrag für Dr. Steiner arrangieren, und bald machte er daraufhin seinen Einzug in die Schweiz. [...] Es war der Anfang einer Reihe von wichtigen Besuchen in Zürich, Basel und Bern. [...] Die ganze esoterische Christologie wurde in der Schweiz gegeben, wie eine Vorbereitung für die spätere Arbeit, die von Dornach ausgehen sollte. (Notizbuch Nr. 42)

Zu den Regeln der Esoterischen Schule gehörte die Verpflichtung, dem Lehrer Störungen bei der meditativen Praxis *unverzüglich* schriftlich zu melden (dies war einer der Gründe, weshalb diese Schule bei Kriegsbeginn 1914 geschlossen wurde). Ein Briefchen Ita Wegmans an Steiner vom 24. Februar 1906 zeigt sie in einer solchen Situation (seine Antwort ist nicht erhalten):

Sehr geehrter Herr Doktor, Zürich, 24. Febr. 1906
einmal sagten Sie zu mir, ich sollte zu Ihnen kommen, wenn irgend etwas mich drücke oder ich Rat brauche. Jetzt ist, glaube ich, die Zeit gekommen, daß ich Bedürfnis habe zu Ihnen zu kommen, vielleicht können Sie mir helfen?

Dieses hastige Arbeiten, dieses Pauken für ein Examen hat auf mich einen ganz miserablen Einfluß und ich bin unbefriedigt von mir selber.

Um richtig zu meditieren, habe ich gar nicht die Ruhe, bin oft auch müde und abgespannt. Doch will ich, wenn möglich, das Examen machen, um so schnell wie möglich dies von mir ab zu werfen, weil es sehr viel Zeit und Kraft in Anspruch nimmt. Und doch frage ich mich ab, ob es das richtige ist, eine Prüfung zu machen wo man fühlt, daß man noch nicht genügend die nötigen Kenntnisse dafür gesammelt hat.

Immer noch ist Mathematik meine schwache Seite, je mehr ich mich konzentrieren will, desto schlechter gelingt es mir. So sehen Sie, wie schlecht es mit mir gestellt ist.

Sagen Sie mir, ist es richtig, daß ich das Examen mache? Ist es möglich, daß ich es bestehen werde? Das Examen wird am 21. oder 22. März stattfinden entweder in Zürich oder in Basel. Wenn Sie mir doch ein wenig helfen wollten!

Dr. Gysi habe ich schon lange nicht gesehen, weil ich die Theosophischen Abende seit einiger Zeit nicht mehr besuche aus Mangel an Zeit. Er klagte aber das letzte Mal sehr über die wenigen Fortschritte, die er machte mit der Verbreitung der Theosophie auf diesen Abenden. Es tut mir sehr leid, so wenig wirksam sein zu können. Wann kommen Sie wieder nach Zürich?

In der Hoffnung, einige Zeilen von Ihnen empfangen zu dürfen bleibe ich mit freundlichen Grüßen auch an Frl. von Sivers Ihre Ita Wegman

Von Zürich aus verfolgte Ita Wegman in den nun folgenden Jahren Steiners Tätigkeit in der Schweiz, wo er vor allem in Basel, Bern, St. Gallen und Zürich eine umfangreiche Vortragsarbeit leistete mit den Zyklen über die vier Evangelien: Johannes-Evangelium (Basel 1907), Lukas-Evangelium (Basel 1909), Matthäus-Evangelium (Bern 1910) und Markus-Evangelium (Basel 1912).

Man hat später Spekulationen darüber angestellt, inwieweit Wegman während ihrer Züricher Zeit mit dem Logenleiter Alfred Gysi befreundet war. Dieser vermögende Theosoph hatte neben seinen hochqualifizierten wissenschaftlichen Tätigkeiten – er leitete ab 1905 das Zahnmedizinische Universitätsinstitut und war Pionier auf dem Gebiet der Zahnprothetik – vielseitige okkulte und alchimistische Interessen. Bisher konnte aber kein einziger Anhaltspunkt für Wegmans Freundschaft mit Alfred Gysi gefunden werden.*

Wenn sie sich 1933 an ihre ersten Jahre in Zürich erinnert und von einem *»blühenden Leben«* in dieser Stadt spricht, meint sie damit aber gewiß nicht das theosophische Leben, sondern das Züricher Kulturleben, das in diesen Jahren außerordentlich reich und vielfältig war.

Am 22. Februar 1906 wurde Ita Wegman dreißig Jahre alt. Im April dieses Jahres, zu Beginn des Sommersemesters, schrieb sie sich an der medizinischen Fakultät der Universität Zürich ein. Für die Fächer Anatomie, allgemeine Physiologie, spezielle Bewegungslehre, Ernährung, Frauenkrankheiten, Orthopädie und ähnliches brachte sie durch ihre bisherige Ausbildung gute Voraussetzungen und manche Erfahrung mit. Das damalige Medizinstudium ist mit der heutigen Universitätsausbildung kaum zu vergleichen; für jemand mit einer leichten Auffassungsgabe und Veranlagung für diesen Beruf galt eine Ausbildungszeit von elf Semestern damals nicht als besonders schnell. Auch war die medizinische Fakultät in Zürich für heutige Begriffe klein, so daß sich von selbst eine viel engere, persönliche Beziehung zu den Dozenten ergab, als das heute der Fall ist.

Der Studiengang wird damals etwa so ausgesehen haben, daß sie in den ersten Semestern zunächst Botanik, Zoologie (Parasiten) und vergleichende Anatomie studierte, denn diese wurden im Ersten Propädeutischen Examen nach dem zweiten Semester geprüft. Nach dem Zweiten Propädeutischen Examen, das sie wohl erst nach dem vierten Semester abgelegt haben wird, begannen die klinischen Vorlesungen. Innere Medizin und Chirurgie wurden dann durch alle Semester hindurch bis zum Staatsexamen besucht. Die klinischen Praktika absolvierte sie, wie damals üblich, in den Semesterferien. Spezielle Therapievorlesungen gab es mit Ausnahme von Diätetik und Säuglingsernährung nicht. Therapie hörte man in der Pharmakologischen Vorlesung.*

In den dreißiger Jahren dieses Jahrhunderts hat Ita Wegman ihrer jüngeren Reisegefährtin Kalmia Bittleston erzählt, wie sie in ihrer Studentenzeit nie Mühe hatte, eine Diagnose zu stellen. Sie hatte von Anfang an eine intuitive diagnostische Begabung, es fiel ihr aber schwer, in Worte zu fassen, wie sie auf die jeweilige Diagnose gekommen war. Dabei konnten ihre Mitstudenten ihr helfen, und sie versuchte dann wieder, ihnen behilflich zu sein.

Als Ita Wegman wieder einmal ihrer ausgeprägten Reiselust nachgab und während des Semesters in Leipzig auftauchte, um Vorträge Rudolf Steiners zu hören, wies er sie sehr unmutig – *»was sie hier suche«* – auf ihre Studien in Zürich.* In den Ferien reiste sie meist nach Holland, wo ihre Eltern seit 1906 wohnten. Die schon erwähnte großzügige Unterstützung ihres Vaters ermöglichte ihr ein von finanziellen Sorgen befreites Leben.

In den Pfingsttagen des Jahres 1907, das dritte Semester hatte gerade angefangen, besuchte sie in München den Jahreskongreß der Föderation europäischer Sektionen der Theosophical Society. Nach Ablauf des Kongresses, Ende Mai, fanden hier die Gespräche zwischen Rudolf Steiner und Annie Besant, der Präsidentin der Theosophical Society, statt, die dazu führten, daß Steiner fortan innerhalb der Theosophischen Gesellschaft eine eigene Richtung in seinem esoterischen Unterricht pflegen konnte. Dazu wurden die Schüler der Esoterischen Schule gebeten, sich zwischen den beiden Wegen zu entscheiden, also für den bisherigen östlichen Weg oder für den von Rudolf Steiner gelehrten ›christlich-rosenkreuzerischen‹, also westlichen Weg.

Ita Wegman hatte in diesen Tagen eine wichtige Begegnung mit Steiner, deren Bedeutung sie aber nicht gleich durchschaute. Eine kurze Beschreibung davon aus dem Jahre 1933 fand man nach ihrem Tode in einem ihrer Notizbücher (siehe Anhang). Am 29. oder 30. Mai wurde sie zu Rudolf Steiner gerufen. Zuvor hatte sie ein Gespräch mit Annie Besant, die sie aus der Zeit in Holland kannte. In einem Notizblatt stehen ihre Worte: *»Münchner Kongress. Alles schön, aber etwas befriedigte mich nicht. Streit zwischen Annie Besant und Rudolf Steiner. Dazwischen stand ich. Mein Entschluß, ganz mit Rudolf Steiner zu gehen.«* Was sich bei dieser Gelegenheit abgespielt hat, scheint ihr erst siebzehn Jahre später, 1924, zum Bewußtsein gekommen zu sein. Auch Steiner hat sich zu dieser Begegnung zu Pfingsten 1907 erst im Jahr 1924 geäußert.

In ihren Notizen hat sie festgehalten, wie Steiner damals auf sie wirkte: *»Ich möchte hier einschalten die Art, wie R. Steiner mit den Menschen sprach, die in Freiheit zu ihm kamen. R. Steiner als ›Arzt‹. Erzählen, wie er die Menschen auf sich einwirken ließ, welche Fragen wichtig waren, welche Meditationen. Er wollte stets ein ›Geisterinnern‹ in den Menschen erwecken!«*

Das theosophische Leben in Zürich war recht bescheiden, so daß Ita Wegman gern für einige Zeit ihr Studium in einer anderen Stadt fortsetzte und mit einigen ihrer Kommilitonen im März 1909 für zwei Semester nach München zog. Unter ihnen waren auch die Medizinstudenten Victor Müller aus Bern und Hugo Remund aus Zürich. Obwohl Steiner in dieser Zeit selten in München war, hat sie gewiß Vorträge von ihm gehört und am regen theosophischen Leben teilgenommen. Da sie selbst aus ihrer ersten Lebenshälfte wenig überliefert hat, kann man nur anhand der bekannten Vortragsdaten Steiners darüber reflektieren, welche Vorträge sie in diesen Jahren gehört haben könnte. So erlebte sie in dieser Münchner Periode vielleicht die Vorträge vom 6. bis 8. März 1909 über *Gesundheitsfragen im Lichte der Geisteswissenschaft,* in denen er unter anderem die Farbentherapie des Arztes Felix Peipers sowie das Hellsehen besprach. Am 7. März behandelte er vor den Münchner Mitgliedern *Intimere Reinkarnationsfragen* in einem grundlegenden Vortrag, der später in dem Band *Das Prinzip der spirituellen Ökonomie …* (GA 109/111) veröffentlicht wurde. Außerdem unterrichtete er in diesen Tagen seine esoterischen Schüler.*

In München wohnte sie wahrscheinlich in der Pension ›Serno‹, Theresienstraße 78. Als Absender kommt auch Schraudolfstraße 2a bei Frau von Vacano vor, gegenüber der neuen Pinakothek, wo Anthroposophen 1907 das vegetarische Restaurant ›Der Fruchtkorb‹ eröffnet hatten; einmal schreibt sie als Absenderadresse Schwantalerstraße.

Sie nahm an Steiners Zyklus *Der Orient im Lichte des Okzidents* und an der Uraufführung von Eduard Schurés *Die Kinder des Luzifer* teil. Sie wird damals auch den drei Jahre älteren Arzt Felix Peipers kennengelernt haben; vielleicht hat sie auch sein Sanatorium besucht, wo dieser sich mit Farbtherapien für seine Patienten beschäftigte. Auch Albert Steffen war damals in München und hat später die Vielseitigkeit der Peiperschen Persönlichkeit ausführlich beschrieben.

Im Winter 1909/10 hielt Steiner wieder in München eine Serie von Vorträgen – *Das Ich, der Gott im Innern und der Gott der äußeren Offenbarung* (GA 117) –, die gerade für sie besonders aufschlußreich gewesen sein mag, außerdem am 5. Dezember 1909 den öffentlichen Vortrag *Die Mission des Zornes*, der später in den Bänden *Metamorphosen des Seelenlebens* (GA 58/59) veröffentlicht wurde, sowie zwei esoterische Stunden über das Parzivalmysterium. Auch im März 1910 hielt Steiner sich einige Tage in München auf, wo er über *Die Mission der Andacht* und den menschlichen Charakter vortrug. Auch zwei Zusammenkünfte der Esoterischen Schule fanden in diesen Tagen statt.

Manches zeugt von diesen Münchner Studiensemestern. So ihre Nachschriften der Kollegs bei Professor von Bauer an der Müllerschen Klinik und bei Professor Kraepelin an der Psychiatrischen Klinik (Winter 1909–1910).

Bis Ende März 1910 studierte sie in München und setzte dann in Zürich ihr Medizinstudium mit dem neunten Semester fort.

In Ita Wegmans Nachlaß fand sich ein Umschlag, in dem sie einige alte Fotos und Ansichtskarten aufgehoben hatte. Manche sind so klein oder so undeutlich, daß sie sich für eine Reproduktion nicht eignen. Auf einem Bild sitzt sie zusammen mit einer Freundin, zwei schöne junge Frauen, vor einem großen fächerartigen Wandschirm; mit verhaltenem Lächeln halten sie einen Totenschädel und einige Menschenknochen vor sich – sie spielen ernstes anatomisches Studium. Ein Schnappschuß, nur mit der Lupe zu erkennen, zeigt ›Iet‹ inmitten einer Schar junger Leute bei einem Ausflug auf dem ›Lumbrain‹. *»Aus der Zeit der Matura«* hat sie auf der Rückseite geschrieben. Sie hat auf diesen Bildern immer ein schlichtes und zugleich elegantes Wesen, mit einem langen hellen Rock oder in weißem Kleid. Ihr Gesicht hat einen leisen asiatischen Anflug, der Kopf ist meist etwas zur Seite geneigt, das linke und rechte Auge sind sehr verschieden; sie strahlt Wärme und Ernsthaftigkeit aus.

Aus Berlin empfängt sie noch jahrelang Post von der Schauspielerin Valérien Saint-Cyr, mit der sie offenbar befreundet war: *»Fröhliche Ostergrüße!«*, schreibt Valérien auf ihrem Selbstbildnis oder: *»Geliebtes Herz! Tausend innige Grüße.«* Von anderen Berliner Freunden findet sich ein Gruppenbild: *»Der geliebten Ita von Aenne und Dacki. 1906«*, aus 1907: *»Meiner geliebten Ita von Aenne Micaëla«* aus Wilmersdorf. Die winzigen Lebenszeichen aus alter Zeit stammen aber nicht nur von Freundinnen, sondern auch von Freunden, wie diese Zeilen des Grafen August von Platen:

Ein jedes Band, das wohl so leise
Die Geister aneinander reiht
Wirkt fort in seiner stillen Weise
Für unberechenbare Zeit.

»Seiner lieben Freundin zur freundlichen Erinnerung an die schöne Marburger Zeit. Bern-Luzern, IX 08, Victor J. Müller«. Auch ein Scherenschnitt dieses Münchener Freundes befindet sich unter den Erinnerungen. – Ein anderer Freund sendet August 1911 aus Zürich eine Postkarte: *»Empfangen Sie in Ihre glückliche Ruhepause neidische, darum aber nicht weniger herzliche Grüße von Ihrem Paul Cattam«*; die Karte ist nach Den Haag adressiert und dann umadressiert *»an Frl. Dr. med. Ita Wegmann, Park Hotel Bad Nauheim«* (wo sie damals ihre Eltern besuchte, bevor sie zu den Münchener Festspielen reiste). Auch ihr Kommilitone Hugo Remund sendet ihr in dieser Zeit sein Foto: *»Seiner lieben Freundin Ita Wegman zur freundlichen Erinnerung an das schöne Semester in München.«*

Noch 1916 empfängt sie ein Familienfoto ihrer Studienfreundin Frieda Wulf aus Bremen, mit der sie 1909 und 1911 in Zürich zusammenwohnte. Frieda schreibt: »*Mein liebes It, sieh mal wie unser Junge groß wurde. Er ist nun fast zwanzig Monate alt und läuft wie ein Wiesel. Was machst Du, It? Ich hörte wieder lange nichts von Dir. Schreib uns doch mal eine Karte, daß man ein wenig Fühlung miteinander behält. Kürzlich war Paul Pfeiffer hier in den Osterferien. Das war sehr nett. Sie haben ein Kind, ein reizendes Mädel angenommen, ca. sieben Monate älter wie unser Junge. Ade liebes It. Viele herzliche Grüße auch an Victor. In treuem Gedenken Deine Wully*« (21. Mai).

Nur kleinste Lebenszeichen ihrer Freunde deuten auf Ita Wegmans vielfältige freundschaftliche Beziehungen, die sie gewiß auch in dieser Züricher Studentenzeit gepflegt hat. Mündliche Überlieferungen, die Widmung auf einer Broschüre in späteren Jahren und ähnliche Spuren lassen erkennen, daß sie in Zürich mit Flori Hämmerli-Schindler befreundet war. So ist es für den Biographen kaum möglich, mehr als Vermutungen anzustellen, wie sie während dieser Studentenjahre in ihrer freien Zeit lebte. Daß sie manchen Verehrer hatte, ist klar zu sehen: »*Du – auf diesem Bilde denke ich: das ist alles dummes Zeug – ich sehe jetzt die Wiesen von Oberwaid und den Sommer und ... ja, Dich*«, schreibt ein nicht genannter junger Mann ihr 1912 – da war Ita Wegman dann allerdings schon Ärztin und sechsunddreißig Jahre alt. Von Oberwaid aus schickte eine ganze Gesellschaft »*der lieben Fräulein Wegmann*« ein Gruppenbild von einem »*Teil ihrer Verehrer*« (siehe Abbildung 18). Besuchte sie wie später gerne Ausstellungen und Konzerte? Ging sie damals auch oft in die Oper? Sicher ist, daß sie in der Schweiz viele Freunde und einen großen Bekanntenkreis gewann, wie immer mit ganzem Herzen interessiert an den Mitmenschen und deren Schicksalen.

Auch unter den Professoren scheint sie Verehrer gefunden zu haben, wie ein Brief Rudolf Martins, des Ordinarius der Mathematisch-Naturwissenschaftlichen Sektion der Universität Zürich, vom Sommer 1908 zeigt:

Liebes Fräulein Wegman,

ich habe etwas so Schönes und Liebes über Holland gelesen, daß ich es Ihnen *gleich* schreiben muß. Max Liebermann sagt in einem Buch über Israel: »Mit Recht hat man Holland das Land der Malerei par excellence genannt, und es ist kein Zufall, daß Rembrandt ein Holländer war. Die Nebel, die nur vom Wasser emporsteigen und alles wie mit einem durchsichtigen Schleier umfluten, verleihen dem Lande das spezifisch Malerische; die wässerige Atmosphäre läßt die Härte der Konturen verschwinden und gibt der Luft den weichen, silbrig-grauen Ton; die grellen Lokalfarben werden gedämpft, die Schwere der Schatten wird aufgelöst durch farbige Reflexe: alles erscheint wie in Licht und Luft gebadet. Dazu die Ebene, die das Auge meilenweit ungehindert schweifen läßt, und die mit ihren Abstufungen vom kräftigsten Grün im Vordergrunde bis zu den zartesten Tönen am Horizont für die Malerei wie geschaffen erscheint.

Holland erscheint auf den ersten Blick langweilig und wir müssen erst seine heimlichen Schönheiten entdecken. In der Intimität liegt seine Schönheit. *Und wie das Land, so die Leute*: nichts Lautes, keine Pose oder Phrase.«

Und über Israel heißt es: »Mit der ganzen *Innerlichkeit seiner Natur* versenkt er sich in die Natur. Aus ihm spricht Versöhnung, etwas von der heiteren Ruhe des Philosophen, der alles verzeiht, weil er alles versteht.«

Ist dies nicht wunderschön gesagt? Und es paßt auch alles so gut auf Sie, liebes Fräulein Wegman, – das weiß Ihr Rud. Martin

Die einzige Freundschaft, die wir etwas genauer verfolgen können, ist die, welche Ita Wegman mit dem Medizinstudenten Victor Müller verband. Victor Müller (1884–1973) war der Sohn des Apothekers Josef Müller am Weinmarkt in Luzern. Er studierte in Zürich zur gleichen Zeit wie Ita Wegman, war fast acht Jahre jünger als sie und wohnte ab 1910 in dem gleichen Studentenhaus an der Gloriastraße 55, in dem sie jahrelang gelebt hatte und aus dem sie Ende 1910 auszog. Sie kannten sich, wie das von-Platen-Gedichtchen zeigt, mindestens schon seit 1908 und studierten zusammen die beiden Semester in München. Dort hat Müller vielleicht auch die Vorträge von Rudolf Steiner gehört.

Ita Wegman versuchte, ihm wenigstens die Grundbegriffe der Theosophie zu erklären:

An Vicky. Nun will ich versuchen, eine theosophische Arbeit aufzuschreiben, etwas was ich schon lange versprochen habe, aber keine Zeit bis jetzt dafür fand. [...] Durch die Kürze, an die ich gebunden war, ist vieles vielleicht dadurch nicht deutlich geworden, aber ich hoffe, wir werden noch Gelegenheit haben, darüber zu sprechen. [...] Vor allem will ich Dir sagen, was Theosophie ist. [...]

Müller ist damals kein Theosoph geworden. Er hatte mit sechs Jahren seine Mutter verloren, der Vater heiratete nach ihrem Tod deren Schwester Bertha Vogt. Es heißt, daß Victors Familie sich damals gegen Wegmans theosophische ›Bekehrungsversuche‹ gewendet habe. Das hat das Verhältnis offenbar aber nicht getrübt.

Victor Müller war sportlich intensiv engagiert, er gewann manche Bob-Meisterschaft und spielte oft Tennis. Er scheint ein lustiger Student gewesen zu sein, wie aus einem Brief an seine *»adhaerierende* [anhängende] *Nebenniere«* vom 26. Mai 1911 hervorgeht: Es war Himmelfahrtstag, sie hatten einen gemeinsamen Ausflug nach Bern vereinbart, aber am Abend zuvor hatte sich herausgestellt, daß sie nicht reisefähig war. In aller Frühe sitzt er am Fenster und schreibt seiner *»Leidens- und Freudensgefährtin«* in Form einer *»Krankengeschichte«* seinen Zustand und seine Überlegungen. Beide standen sie vor dem letzten medizinischen Examen, und so benützt er ein Formular, auf dem sie im Spital die Krankengeschichten einzutragen hatten: Seine Darstellung ist voller witzig verdrehter Fachausdrücke und Anspielungen auf das Medizinstudium; in ausgelassener Stimmung verfaßt er eine Selbstanamnese und beschreibt seinen *»status praesens«* [gegenwärtigen Zustand]:

Krankengeschichte Nr. 10 Jahrgang 1911

Name: Müller Victor I. Krankheit: Feifenjägerei mit ulcus pepticum [eine Übersäuerung des Magens, die zu einem Geschwür im Magen führen kann] *Anamnese:* Vater lebt und ist gesund, trinkt hin und wieder gern ein Gläschen, Mutter lebt und wird immer dicker. Die Geschwister sind geistig normal. Sonst alles o. B. [ohne Befund]. Seit einigen Jahren verspürt Pat. einen großen Hang für St. Gallen, aus welchem Grunde er hin und wieder in geistige Verwirrtheit geraten ist. *Status praesens:* Junger, nicht gerade blühend aussehender Mann mit normalen Herz + Nierengrenzen. Atemgeräusch wild pfauchend beim Exspir [Ausatmung], Inspirum [Einatmung] leise flötend. Spuckt viel und hat noch manch andere mediz. Unart.

6 $^1/_2$ h morgens sitzt er, nur mit einem Schlafgewand bekleidet am Fenster und überlegt folgendes:

Da seine Leidens- und Freudensgefährtin heute nicht reisefähig ist, im Grunde aber Bern gerne besuchen möchte, beschließt er, heut nicht nach Bern zu reisen, sondern zuerst St. Gallen mit den reichen Menschen zu erledigen. Er reist daher um 8 h dorthin. Wann er zurückkommen wird, das weiß er, wegen der wieder aufgetretenen geistigen Inkohärenz [Verwirrung], nicht, hat aber dem behandelnden Arzt (Dr. Egger) alle nötigen Angaben wegen Zirkus etc. gemacht. Nach erledigter St. Gallerostomia posterior retrocolica [Fachausdruck der Chirurgie für eine hinter dem Dickdarm verlaufende Ankoppelung] wird er dann in den nächsten Tagen mit seiner ihm adhaerierenden Nebenniere nach Bern reisen und darauf per vias naturales [auf natürlichem Wege], id est über Langnau direkt Luzern zueilen, wo sie sich dann den ventrikulus [Magen] mit Auberginen und anderen Gemüsen von der Typhus-Coli-Gruppe austamponieren können, damit ein restitutio ad integrum [Wiederherstellung der Gesundheit] stattfinden kann.

Der Puls ist gut, Herzschlag im Gegensatz dazu beschleunigt (neues Müllersches Phänomen, auch: geistig verblödeter negativer Galopprhythmus genannt).

Pat. hat viel Durst und noch größeren Appetit, woraus die *Diagnose* erhellt: Doppelte Anlage der Eingeweide.

Prognose: ad bonam vergens [es neigt sich zum Guten], so er nicht dem Sauerbruch ausgeliefert wird oder die geistige Verblödung nicht noch einen Schub bekommt, denn dann wirds genügen fürs Burghölzli: Abteilung: Unruhige.

Grüß Di' Gott, liebes Fräulein Doktor. Gell, das ist ein schönes Aufwachen!

Man sieht: er steht unter Examensdruck und will seinem *»lieben Fräulein Doktor«* mit dem ulkigen Schrieb seine frühe Abreise erklären.

Später wohnten beide mit anderen Medizinern, Schwestern und Hebammen im Ärztehaus der Züricher Frauenklinik, bis Wegman 1917 ihre eigene Praxis begann. Müller wurde ein angesehener Gynäkologe; ihre Freundschaft mit ihm und seiner Frau setzte sich auch in späteren Jahren fort; manchmal sandte er ihr – und auch sie ihm – Patienten zu; sie besuchte ihn auch mehrmals. In ihrer Studentenzeit war sie für ihn wohl ein herzerquickender, vielleicht auch – durch ihre Lebenserfahrung – wertvoller Studienkamerad.

DIE ERSTEN JAHRE ALS ÄRZTIN

Unmittelbar nach Erhalt ihres Arztdiploms reiste Ita Wegman im Juli 1911 nach Holland und besuchte dann im August die Aufführungen der Mysteriendramen Rudolf Steiners in München. Danach begann sie in Zürich die Untersuchungen für ihre Dissertation *Zur Kenntnis der Heimkehrfälle bei Scharlach,* die sie unter der Leitung von Professor Feer an der Kinderklinik durchführte. Unter Heimkehrfällen (return cases) verstand man damals die Ansteckungen von Geschwistern oder sonstigen Kindern, die von aus dem Krankenhaus entlassenen, wegen Scharlach behandelten Kindern ausgelöst wurden.*

Nachdem ich aus den Krankenjournalen und Krankengeschichten die Heimkehrfälle ausgesucht und gesammelt hatte, machte ich bei den Familien, wo diese Fälle aufgetreten waren, Besuche, um, wenn möglich, auszuforschen, welche Ursachen mitgewirkt hatten, um einen Return-case hervorzurufen.

Ich habe meistens auf die Fragen, die ich stellte, zuverlässige Antworten bekommen und habe nur diese gelten lassen und alle anderen, die zweifelhaft waren dadurch, daß die Erinnerung getrübt war, oder weil die Beobachtungsgabe der Eltern nicht groß war, nicht mitgerechnet. Ich habe mich nicht nur über den Gesundheitszustand der heimgekehrten Scharlachpatienten bei den Eltern erkundigt, sondem auch eine Anamnese sämtlicher Kinder in einer Familie aufgenommen, um auf diese Art Aufschluß zu bekommen über das Säuglings- und das erste Kindesalter und in manchen Fällen auch über die Pubertät.

Wenn möglich habe ich mich auch von dem gegenwärtigen Gesundheitszustand überzeugt, indem ich die Kinder besichtigt und untersucht habe.

Auf diese Art war es möglich, einer exsudativen Diathese auf die Spur zu kommen. Weiter ließ ich mir Auskunft geben über den Desinfektionsvorgang des Zimmers und der Gegenstände, untersuchte die hygienischen Verhältnisse der Wohnung und der Straße, und ließ mir die Zeit angeben, wann die Evakuation und Desinfektion des Zimmers vorgenommen wurde, als Scharlach vom Arzt konstatiert worden war. Diese Angaben verglich ich mit denjenigen, welche ich mir aus dem Büro des Städtischen Gesundheitswesens holte und ich muß hier erwähnen, daß selten Unterschiede in den verschiedenen Angaben vorgekommen sind.

In manchen einfachen Familien hatten sogar die Väter Tagebuch gehalten über alle möglichen Krankheitsfälle der verschiedenen Kinder und ich kam zu der Überzeugung, daß, wenn man sich nur die Mühe nimmt, eingehende Fragen zu stellen, weit bessere Anamnesen von Kinderpatienten zu erhalten sind, als diejenigen waren, die ich in den Krankengeschichten vorfand. (*Zur Kenntnis der Heimkehrfälle bei Scharlach.* Inaugural-Dissertation zur Erlangung der Doktorwürde der Hohen Medizinischen Fakultät der Universität Zürich. Vorgelegt von Maria Ita Wegman, praktische Ärztin aus Java (Holländisch-Indien). Genehmigt auf Antrag von Herrn Prof. Dr. E. Feer. Zürich 1912, S. 17 f.)

Im Januar 1912 waren diese Arbeiten abgeschlossen; im April begann ihre Assistentenzeit an verschiedenen Spitälern in der Schweiz: in Winterthur, dann im Frühsommer oder Herbst in Liestal, Juli und August im Sanatorium Oberwaid in St. Fiden (St. Gallen).

Von Winterthur stammt das Foto, das Ita Wegman als junge Ärztin inmitten einiger Krankenschwestern zeigt. Auf der Rückseite steht: *»Ab*[schluß?] *Winterthur, 13. Mai 1912.«*

Im Sommer 1913, als in München Steiners viertes Drama *Der Seelen Erwachen* aufgeführt wurde, waren in Dornach bereits Vorbereitungen im Gange, den ›Johannesbau‹ zu errichten. Anläßlich der Grundsteinlegung für diesen Bau am 20. September 1913 erinnerte sich Ita Wegman an Marie von Sivers' Ausspruch von 1905 in Berlin: *»Gehen Sie nach Zürich. Unsere ganze Bewegung kommt doch in die Schweiz.«*

Vom Oktober 1912 bis etwa August 1914 war Ita Wegman als Ärztin am Spital Theodosianum in Zürich tätig. Sie wohnte dort auch einige Zeit. Victor Müller war während dieser Zeit schon als Assistenzarzt an der Frauenklinik tätig, sie selbst begann dort ihr Fachstudium erst im Juni 1915. Es sind Konzepte ihrer Schwesternkurse aus diesen Jahren erhalten geblieben. Daß unter ihren Patienten in Zürich auch Anthroposophen waren, geht aus einem Brief vom 16. Mai 1913 an Rudolf Steiner hervor, der sie durch Professor Gysi hatte wissen lassen, daß er über die Erkrankung eines Herrn Wuhrmann nähere Informationen wünsche. Ausführlich beschreibt sie ihm den Zustand des Patienten und ihre Behandlung. Am Schluß heißt es: *»Mögen Sie eine andere Therapie einschlagen oder diese ergänzen, so würden Sie wohl so gut sein Herrn Prof. Gysi benachrichtigen zu wollen. – Ich hatte das große Glück in Köln die intimen Veranstaltungen mitmachen zu dürfen. Ich kann mich leider nicht immer frei machen. In der Hoffnung, Sie bald wieder zu sehen, sehr geehrter Herr Doktor, verbleibe ich mit vorzüglicher Hochachtung Ihre Ita Wegman«.* Sie hatte also Steiners esoterische Stunden in Köln am 11. und 12. Mai mitgemacht, in denen er unter anderem über die okkulten Hintergründe der zwölf menschlichen Sinne und deren Zusammenhang mit dem Tierkreis gesprochen hatte – ein Thema, mit dem sie sich, besonders während ihrer letzten Lebenszeit, eingehend befaßte.*

Kurz vor Vollendung ihres achtunddreißigsten Lebensjahres, im Dezember 1913, bat Ita Wegman einen holländischen Astrologen, den Theosophen Johan Hardeman aus Arnheim, um Rat. Ihre Briefe an ihn sind nicht erhalten; aus seiner ausführlichen Antwort vom Januar 1914 geht hervor, daß sie sich damals nicht im klaren war über eine berufliche Lebensentscheidung von großem Gewicht *(»een onderneming van groot levensbelang«)*, die offenbar 1914 auf sie zukam, weswegen sie Hardeman um eine Interpretation ihres Horoskops bat. Seine umständliche und weitschweifige, hin und wieder auch moralisierende Antwort enthält einige bemerkenswerte Äußerungen über Ita Wegmans Leben und ihren Charakter in der damaligen Zeit.

So erfahren wir, daß sie wiederholt bewußt auf eine Ehe verzichtet habe. Er sieht eine Diskrepanz zwischen ihrem Bedürfnis, im Rampenlicht zu stehen, und ihrer Tendenz zu stiller Absonderung im Krankenzimmer. Er warnt sie vor Schwierigkeiten, die ihr mit *»Jan Publiek«*, der öffentlichen Meinung, bevorstehen durch Untergebene und eifersüchtige Menschen – besonders Frauen –, und betont ihre natürliche Veranlagung des *»Seelenfühlens und seelischen Denkens«*.

Am eindrucksvollsten in ihrem Horoskop sei der Ort des Mondes, senkrecht über dem Haupt, das Mondzeichen *»und die scharfe Quadratur, welche Frau Luna eben verlassen hat mit Ihrem gewaltigen Herrscher Mars, in seinem eigenen Zeichen Widder. Eine Stunde früher war die funkelnde stella maris Venus aufgegangen.«* Und: *»Bei Ihnen herrscht eine Ambition des persönlichen vergänglichen Menschen, nicht der Individualität. Die Polarität von Sonne und Mond ist bei Ihnen sehr schön, aber der Mond allein – wenn Ihre persönlichen Wünsche sich geltend machen und sich dann und wann lösen von der Seelenevolution – läßt Ihren stofflichen Menschen (den gegenwärtigen, aber mehr noch den der vorigen Inkarnation) ehrgeizig werden; bei einem weniger entwickelten Menschen als Ihnen wären damit wohl Gefahren verbunden. «*

Er fragt sich, ob Mabel Collins' Schrift *Light on the Path* ihr helfen könnte, da diese mit der Bekämpfung der Gefahr des Ehrgeizes beginne. *»Sie haben gute Chancen für eine okkulte Entwicklung«*, schreibt er; in dieser Linie lägen ihre Begabung für Mystizismus, Psychismus *»und das Okkulte der Astralwelt«*. Ihr Horoskop zeige mehrfach den Konflikt zwischen okkulter Entwicklung und reiner Hingabe an ihre Kranken als Lebensaufgabe. *»Was soll ich raten?«* schreibt er. *»Engel stürzten einst durch Machtbegierde – Menschen können durch Erkenntnisbegierde stürzen … aber Hingabe kann man nie genug schenken.* […] *Wenn Sie nur Hingabe schenken, werden Sie bei ihrem Tode (der wird befriedet, aber vermutlich einigermaßen plötzlich kommen) auf der Evolutionsleiter weitergekommen sein, als mancher, der nur Weisheit suchte …«*

»Sie werden in der zweiten Lebenshälfte wahrscheinlich einen älteren Mann heiraten«; oder, so fährt Hardeman fort, *»haben Sie, statt einer glanzvollen Hochzeit, eine große Freundschaft – oder gar Leidenschaft gehabt? die Sie unterdrückten? Oder wurde es, durch Ihren keuschen Capricornus-Mond, die Vereinigung mit Ihrer höheren Mission?«*

Ita Wegman und Hardeman kannten sich persönlich nicht. Aber Hardeman kannte ihren Schwager Hupkes und hatte so einiges, allerdings wenig, über Wegman erfahren. Da ihre Geburtsstunde nicht genau festzustellen war (9.30 Uhr oder 9.40 Uhr) und der Geburtsort ›Parakanteroes‹ nicht exakt zu lokalisieren war – auch die Zeitberechnung in den damaligen niederländischen Kolonien war für den 22. Februar 1876 nicht einwandfrei zu ermitteln –, konnte Hardeman keine exakten Berechnungen machen. Aber ob es nun der Widder oder der Stier waren, die zu ihrer Geburtsstunde über dem Horizont aufstiegen, auf jeden Fall stehe ihr großer Herrscher Mars in seinem Zeichen Widder, und dies bedeute im Leben Fräulein Wegmans eine gewaltige Energie. Außerdem bedeute die Stellung der Venus im Widder, daß sie die Zügel selbst in Händen halten wolle. »[...] *solche Leute wollen führen.* «

Für eine Unternehmung von großem Lebensgewicht schien ihm das Jahr 1914 nicht günstig. *»Rein exoterisch-astrologisch würde ich raten: Betrachten Sie die Hingabe für Ihre Kranken als ihre Lebensaufgabe und warten Sie, in aller Stille arbeitend, die günstigste Gelegenheit in den Jahren 1918 bis 1922 ab, um dann ›eklektisch‹ den geeignetsten Augenblick selbst zu finden oder finden zu lassen, um ein Institut von Belang zu eröffnen. Die Sonne ist bei Ihnen in diesen Jahren in trine mit Uranus, und die astrologischen Häuser, in denen diese gewaltigen Körper sich dann befinden, fördern beider Eigenschaften und außerdem neue medizinische Linien: Massage, Elektrobehandlung, Hydrotherapie, (Homöopathie?) usw. – Sollten Sie aber ein solches Institut* [jetzt schon] *ohne viel Aufhebens, in einem intimen Kreis von Geladenen, eröffnen wollen – tant mieux* [um so besser].« Er warnt sie davor, ihre Zuneigung zur Astrologie jemals öffentlich zu bekunden, dies könne ihr sehr schaden. Hardemans astrologische Ausführungen fanden sich in einer Mappe *Noch zu erledigen* aus dem Jahr 1941 unter Wegmans nachgelassener Korrespondenz. Daraus läßt sich schließen, daß sie seinen Brief wichtig genug fand, ihn siebenundzwanzig Jahre lang bei sich zu behalten, während sie ihre übrigen Papiere aus alter Zeit, wenigstens bis 1920, vernichtete. Uns interessiert natürlich am meisten, was mit dem *»Unternehmen von großem Lebensgewicht«* gemeint sein kann. Vor welcher Entscheidung stand sie 1913/14? Hat sie sich in diesem Winter mit dem Gedanken getragen, eine eigene Klinik zu beginnen *(»ein Institut von Belang«)*?

In späteren Jahren soll sie ihrer Kollegin Bockholt erzählt haben, Rudolf Steiner habe sie einmal aufgefordert, *»ein Hundert-Betten-Krankenhaus auf dem*

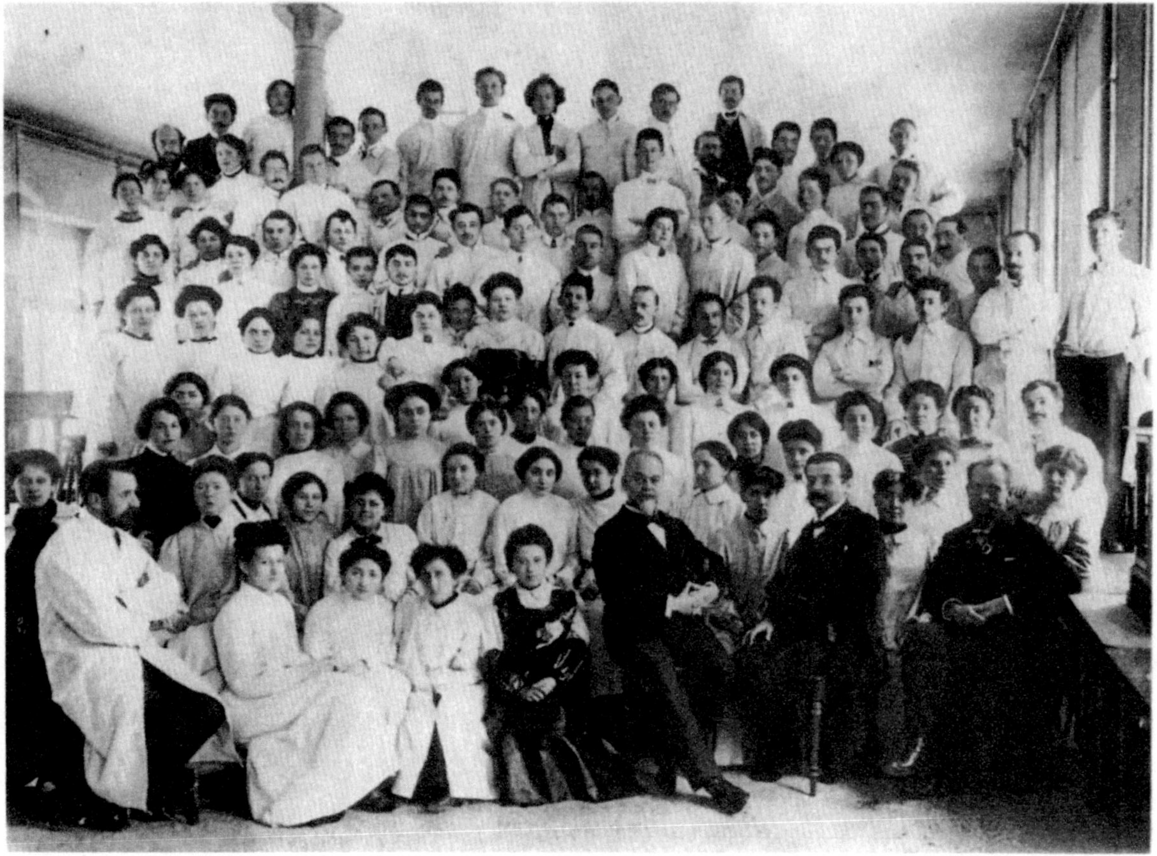

Abbildung 11
Ita Wegman mit ihren Kommilitonen zur Zeit ihres Studiums in Zürich. Siehe Abbildung 12

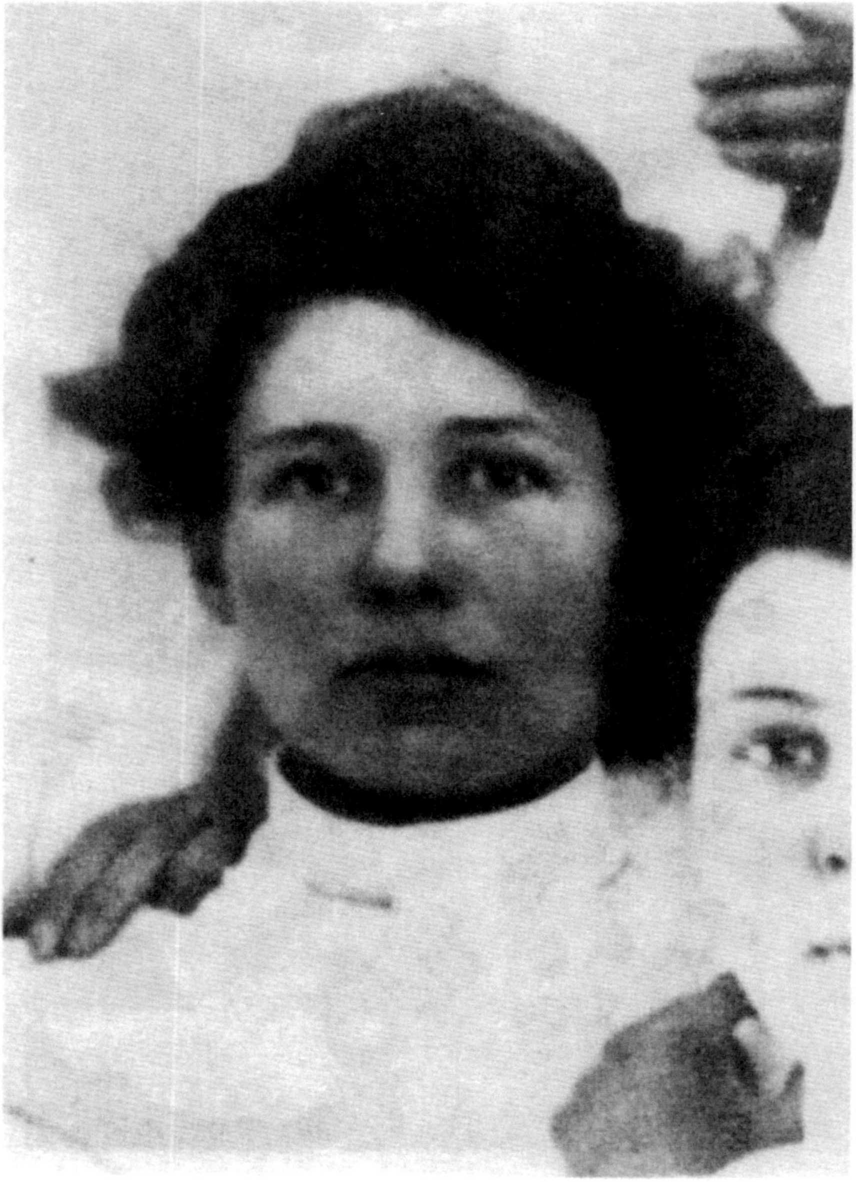

Abbildung 12
Ita Wegman während der ersten Semester in Zürich (ca. 1907)
Ausschnitt aus Abbildung 11

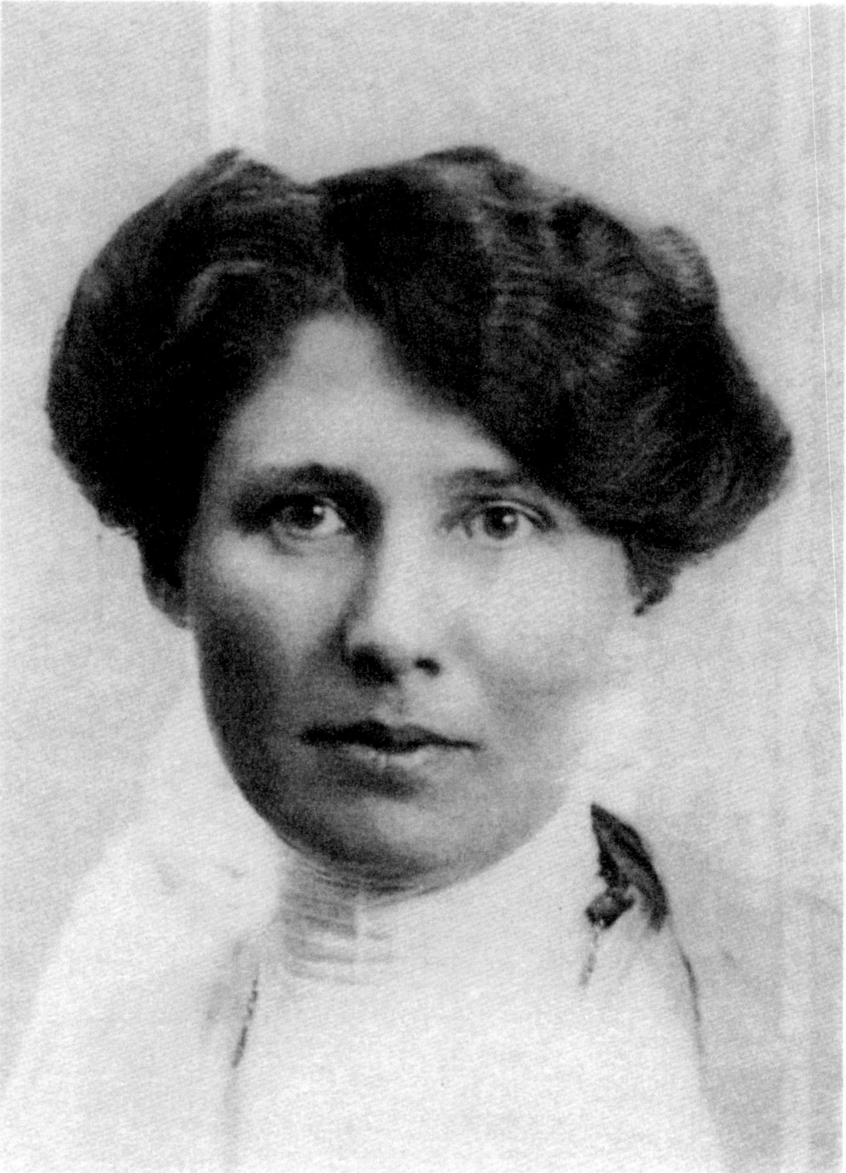

Abbildung 13
Ita Wegman (Paßbild ca. 1913)

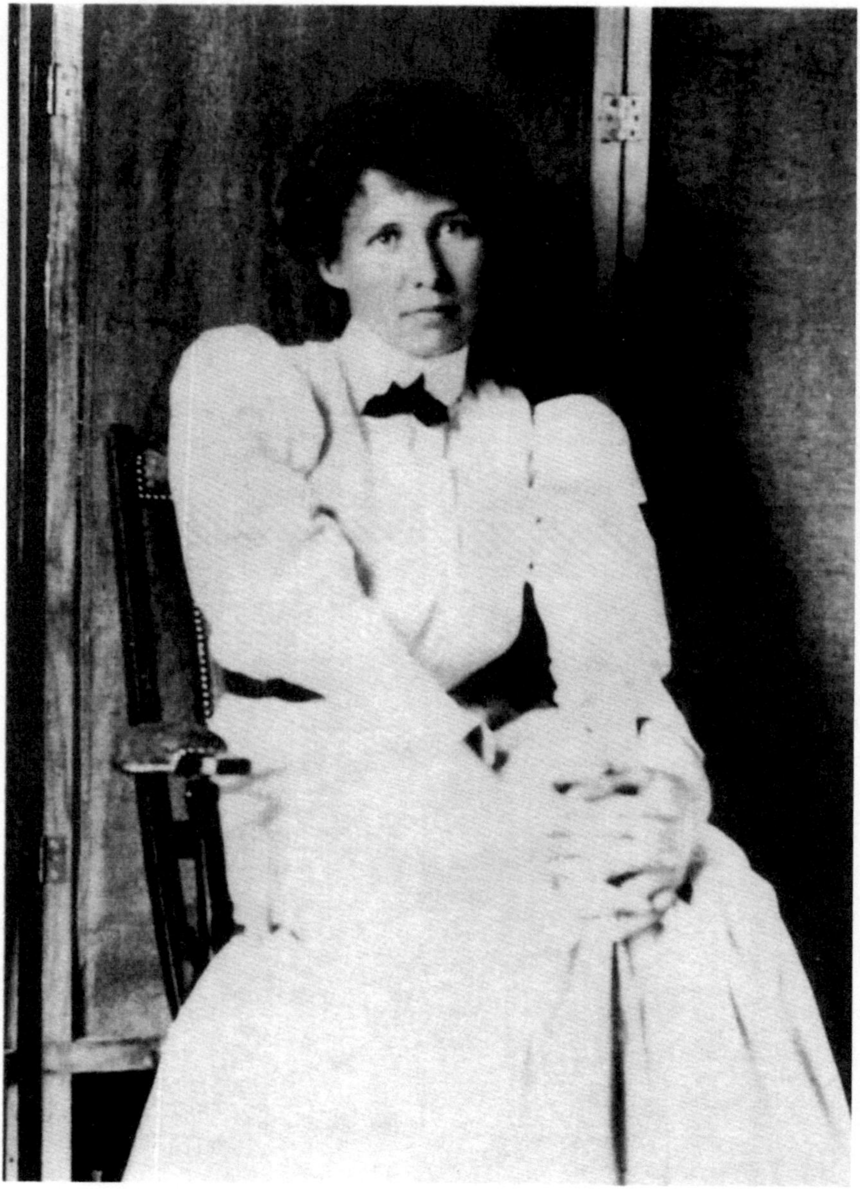

Abbildung 14
Ita Wegman in Zürich

Goetheanumhügel« zu errichten. Ob man diese Überlieferung, falls sie stimmt, auf den Winter 1913/14 beziehen soll?

Steiner begann tatsächlich zu dieser Zeit mit dem Bau des Goetheanums in Dornach. Schon zuvor, in München, war eine Krankenanstalt neben dem damals noch ›Johannesbau‹ genannten Gebäude geplant, das Peipers-Sanatorium. Eine Skizze aus dem Jahr 1911 zeigt die beiden Gebäude, umgeben von Wohnhäusern, nahe beieinanderliegend in Schwabing – die Klinik in einem fünfeckigen Grundriß. In Dornach bestimmte Steiner südöstlich vom Goetheanum ein ziemlich großes, etwas höher gelegenes Grundstück für den Bau eines Krankenhauses. Diese Wiese ist auch heute noch unbebaut.*

Hat er Wegman 1913 nahegelegt, dort ein ›Hundert-Betten-Krankenhaus‹ zu beginnen? Eine solche Idee hat Steiner 1924 offenbar gepflegt; als er im Sommer dieses Jahres ein Holzhaus neben der Arlesheimer Klinik für sie entwarf, war von vornherein vorgesehen, daß es *»jederzeit wieder versetzt werden könne, und zwar in die Nähe des Goetheanum, hinter der Schreinerei, wo Rudolf Steiner Gelände für die Klinik reserviert hatte. Das Haus wurde also ›demontabel‹ hergestellt, d. h. es wurden große Teile desselben in der Schreinerei ausgeführt, nach Arlesheim transportiert und dort aufgebaut. Mit verhältnismäßig wenig Aufwand hätte es wieder demontiert und an neuer Stelle aufgerichtet werden können ... «* (E. ZIMMER, *R. Steiner als Architekt von Wohn- und Zweckbauten,* Stuttgart ²1985, S. 224)

Wenn er diesen Gedanken verwirklicht hätte, was wäre dort wohl für ein Gebäude entstanden? Soll man sich auf dem Dornacher Hügel das Urbild *zweier* Hochschulstätten vorstellen – ein Goetheanum und südöstlich davon ein Therapeutikum? Eine Hochschule für Geisteswissenschaft neben einer Heil- und Forschungsstätte für anthroposophische Medizin? Hätte Ita Wegman dort bereits 1914 ihre Aufgabe ergreifen können? Ging diese Schicksalsfrage damals an ihr vorbei?

Vom August 1914 bis zum 1. Juni 1915 verliert sich ihre Spur. Der russische Schriftsteller Andrej Belyi will Wegman *»fast jeden Tag«* in Domach gesehen haben. Im Juni 1914 war Rudolf Steiner nach Dornach übergesiedelt und hielt dort in der Schreinerei Vorträge für die Mitarbeiter. Belyis Schilderung lautet:

Ita Wegman lebte zu unserer Zeit ständig in Domach; die Tatsache, daß ich ihren Namen nicht kannte, charakterisiert ihre damalige Rolle in Dornach; es gab eine Menge netter, stiller, vom Sehen bekannter Anthroposophinnen – einige grüßte ich, mit einigen wechselte ich gelegentlich ein paar Worte, mit anderen unterhielten wir uns – die, abseits vom Kern der Dornacher Arbeitsgruppe, unauffällig und unbeirrbar ihren eigenen stillen Aufgaben nachgingen. Und als ich [1929] in meinem Gedächtnis nach Ita Wegman suchte, indem ich eine ganze Galerie von Porträts, wohlbekannte Freunde und noch besser bekannte Feinde, an mir vorüberziehen ließ, tauchte sehr bald das angenehme Gesicht einer jungen, großen und schlanken Frau vor mir auf: Sie ging etwas gebeugt, nach vorne und rechts, das war kein Konstitutionsfehler, sondern ihre Haltung. Sie hatte schöne braune Augen, einen aufmerksamen Blick und herrliches Haar (einen großen Knoten); sie trug niemals eine Stola, hielt sich immer reserviert abseits, wirkte jedoch keineswegs unfreundlich. Sie beobachtete die anderen mit wohlwollender Neugierde, ohne jemand Einblick in das eigene ›stille Kämmerlein‹ zu gewähren. Zu meiner Beschreibung sagte man allgemein: »Das stimmt, das ist die Wegman.« – Wenn das stimmt, dann kenne ich sie sehr genau, ohne je mit ihr bekanntgeworden zu sein; über ein Jahr saß sie bei den Vorträgen Steiners in der Schreinerei uns gegenüber, am Fenster, meistens in weißer Bluse und schwarzem Rock; ich glaube, sie war immer allein. Wir begegneten ihr fast jeden Tag. In meiner Erinnerung empfinde ich ihr Bild als wohltuend. – Mehr weiß ich über sie nicht zu sagen. (ANDREJ BELYI, *Verwandeln des Lebens,* Basel 1977, S. 310 f.)

Belyis Bericht ist nicht ganz exakt, denn Steiner hielt dort in diesen dreizehn Monaten fünfundsechzig Vorträge, d. h. durchschnittlich etwa fünf im Monat. Auch hatte Ita Wegman keine braunen Augen, sondern graue. Es kann durchaus sein, daß Ita Wegman in diesen Monaten am Kantonsspital im nahe gelegenen Liestal oder im ›Soolbad Schauenburg‹, wo Kneippsche Wasserkuren, Massage und Moorbäder angewendet wurden, tätig war und so Gelegenheit hatte, in der Zeit zwischen August 1914 und Mai 1915 die Vorträge Steiners in Dornach zu besuchen. Sie selbst hat über diese Kriegsjahre folgende kleine Notiz gemacht in dem Konzept für einen Vortrag 1933 in London: *»Goetheanumbau in Dornach. Krieg. Wenig Menschen, meist Frauen und Kinder. Vorträge in der Schreinerei; wichtig, wenn auch vor wenig Menschen gesprochen. Akashachronik.«*

Es ist übrigens bezeichnend, daß in diesen Notizen, die sich auf ihre Begegnungen mit Rudolf Steiner beziehen, über die Jahre zwischen 1907 und 1914 keine Aufzeichnungen vorhanden sind. Am Samariterkurs, den Rudolf Steiner bei Kriegsausbruch vom 13. bis 16. August 1914 in Dornach hielt, hat sie nicht teilgenommen.

Ita Wegman erlebte in diesen Jahren die Anfänge der Bauarbeiten des ersten Goetheanums mit, sah, wie Rudolf Steiner während des Weltkriegs dieses tempelartige Bauwerk in Dornach errichtete, und hörte, zumindest bis zum Sommer 1915, seine Vorträge in der Bauschreinerei. Es wird überliefert, daß sie in dieser Zeit Patienten in Dornach betreute. Es lebte dort auch die drei Jahre jüngere russische Ärztin Ginda Fritkin, die ebenfalls kranke Mitarbeiter der ›Anthroposophen-Kolonie Dornach‹ behandelte.

Nachdem Ita Wegman im Mai 1915 in Holland war, nahm sie ihre Tätigkeit als Assistenzärztin an der Frauenklinik in Zürich am 1. Juni auf –, sie wohnte dort in der Klinik und blieb bis Ende des Jahres 1916 mit dieser Klinik verbunden. Von einem Paß aus dieser Zeit stammt ein Lichtbild, das etwa 1913 aufgenommen wurde (Abbildung 13). Im gleichen Paß befindet sich noch ein zweites Foto, vom Juli 1916 (Abbildung 20). Die beiden Bilder sind sehr verschieden; das jüngere, auf dem sie etwa siebenunddreißig Jahre alt ist, zeigt einen freundlichen, geradezu lieblichen Ausdruck; sie neigt ihren Kopf etwas nach links, wie auf vielen anderen Bildern auch; man sieht den reichen Haarschwung. Auf dem zweiten Bild trägt sie einen großen dunklen Hut mit ›voile‹, einem kleinen Schleier, wie es damals üblich war; ihr Gesichtsausdruck ist energisch und ernst; sie sieht dort viel älter aus als auf dem ersten Bild, eine Frau von vierzig Jahren.

Nach ihrer Fachausbildung als Frauenärztin eröffnete Ita Wegman am 1. Juli 1917 in Zürich-Hottingen eine eigene Praxis. Wenige Wochen nach Erhalt der Bewilligung der städtischen Behörde starb ihr Vater, Hendrik Wegman, einundsiebzigjährig in Holland. Das Haus in der Gemeindestraße, in dem sie ihre Praxisraume gemietet hatte, macht einen großzügigen Eindruck; sie konnte dort neben Massagebehandlungen auch medizinische Bäder anwenden und einige Patienten unterbringen. Im Adreßbuch erscheint sie als *»Ärztin und Frauenärztin«*. Sofort schreibt sie Marie Steiner nach Berlin, um auf ihre Privatpraxis aufmerksam zu machen. Sie erwähnt darin auch ihren ersten Mistelextrakt für die Krebsbehandlung.

Sehr geehrte Frau Dr. Steiner, Zürich 7, den 14. VII 17

Seit 2 Wochen habe ich mich in Zürich Gemeindestraße 25 etabliert. Der Zweck meines Schreibens ist folgender: Da ich gerne in den anthroposophischen Kreisen als Ärztin bekannt sein möchte, so möchte ich Sie bitten, mich gelegentlich bei kranken Mitgliedern zu empfehlen. Ich bin hübsch und behaglich eingerichtet und kann 3–4 Patienten im Hause aufnehmen. Auch bin ich auf medizinischem Gebiet mit allen Sachen gut versehen. Natürlich werde ich bestrebt sein, nach Dr. Steiners Lehren der Medizin zu dienen; den ersten Schritt in diesem Sinne habe ich schon getan. Es ist gelungen, mir einen Auszug zu verschaffen von der Mistelpflanze. Der Auszug ist aus *frischen* Pflanzen gemacht ohne Alkohol, aber doch haltbar. Alle Bestandteile der Pflanze befinden sich im Auszug, welcher durch ein Dialyseverfahren gewonnen ist. Damit werde ich jetzt Versuche anstellen bei an Karzinom erkrankten Frauen. Klinisches Material steht mir zur Verfügung.–

Ich schicke Ihnen hiemit Karten, die dazu dienen könnten, mich bekannt zu machen. Ich hoffe von Herzen, daß wir Sie und Herrn Dr. Steiner bald in der Schweiz wieder sehen werden. Mit freundlichem Gruß und bestem Dank bleibe ich mit vorzüglicher Hochachtung Ita Wegman Dr. med.

Steiner hatte auf die Frage Marie Ritters, einer Naturheilkundigen aus München, bereits 1908 geraten, für Krebsbehandlungen ein Mistelpräparat zu verwenden. Ritter war diesem Rat auch gefolgt; es ergaben sich aber Schwierigkeiten mit der Konservierung des Präparates. Seine Anregung wurde in den Jahren danach nicht weiter entwickelt, bis Ita Wegman ihn 1917 für einige Krebspatienten um Rat bat. Sie berichtete im April 1921, während eines Kurses für Mediziner in Dornach, wie sie eine Anzahl ihrer Patienten in Zürich nach Steiners Angaben behandelt hatte und wie diese Therapie in einigen Fällen sehr gut gewirkt hatte (siehe Anhang). Aber erst sechzig Jahre später machte ein Mitarbeiter der Weleda in Arlesheim, der holländische Apotheker und Medizinhistoriker Willem Daems, sich daran, die frühesten Krebsbehandlungen mit Mistel nach Angaben Rudolf Steiners historisch zu rekonstruieren. Er hatte Glück und fand im Nachlaß eines Züricher Apothekers, Adolf Hauser, ein Rezeptbuch von 1917 oder 1918, in dem eine *»Krebs-Kur nach Dr. Wegman«* mit einem von Rudolf Steiner stammenden Mistelpräparat beschrieben wird. Das Mittel hieß ›Iscar‹. Im April 1918 wurde es unter Patentschutz gestellt und seitdem von Adolf Hauser vertrieben. Sicher waren durch die erfolgreichen Behandlungen Hoffnungen entstanden, in diesem Präparat ein wirksames Krebsheilmittel gefunden zu haben. Ita Wegman benützte dieses Präparat noch mindestens bis 1921. Es brauchte aber noch viel Forschung und eine jahrelange technische Entwicklung, bis aus diesen allerersten Anfängen das heutige Heilmittel ›Iscador‹ der Weleda geworden war. Sie hat diese Entwicklung immer gefördert und in späteren Jahren entscheidend angeregt. In den *Ärztebeiblättern* ihrer Zeitschrift *Natura* berichtete sie im September 1927 vom Stand der Forschung. Mit Adolf Hauser, dessen Apotheke nur wenige Schritte von ihrer Praxis entfernt war, entwickelte sie in dieser Zeit auch eine erfolgreiche Frostschutzsalbe ›Viscal‹ und eine Heuschnupfencreme, die sie später auch in ihrer Arlesheimer Klinik anwandte.*

Daß Rudolf Steiner sich für die Patientenbehandlungen in Wegmans Praxis interessierte, geht aus einem Briefwechsel zwischen Wegman und ihm hervor. Sie hatte ihn um Rat in einem bestimmten Krankheitsfall gebeten, worauf er sie bat, nachzuforschen, welche Bleisalze in Wasser löslich seien, damit sie in ihrer Praxis Bäder anwenden konnte. Nachdem sie ihm am 4. Dezember 1917 genau Bescheid gegeben hatte, welche Bleisalze in Frage kämen, schickte er postwendend die Anweisung, sie möge Bleijodid verwenden. Der Patient reiste daraufhin von Arlesheim nach Zürich, um sich in Wegmans Praxis behandeln zu lassen, vielleicht ohne zu ahnen, daß die Behandlung auf einem Ratschlag Steiners beruhte. Weitere Ratschläge von ihm sind aus dieser Zeit nicht bekannt. Sie können leicht mündlich gegeben worden sein, da Wegman oft zu seinen Vorträgen nach Domach reiste und er nun auch immer häufiger in Zürich Vorträge hielt.

Im Januar 1918 wechselte das Haus, worin sie ihre Praxis hatte, den Besitzer. Es wurde von einem ›Psychologischen Club‹ erworben, in dem sich Carl Gustav Jung und seine Anhänger zusammenfanden. Beim Kauf übernahm dieser Club die Mietverträge, dennoch wurde ihr die Praxis gekündigt. Es heißt, daß Ita Wegman daraufhin auf Mietschutz geklagt habe und daß sie dadurch noch einige Zeit in dem Haus bleiben konnte, bis sie im April des folgenden Jahres ausziehen mußte. Es zog hernach der Psychiater Alfons Maeder ein, der mit Bircher-Benner und Carl Gustav Jung zusammenarbeitete, ein bekannter Arzt und Verfasser einer größeren Reihe sehr bemerkenswerter Bücher. Heute ist das C.-G.-Jung-Institut in diesem Haus untergebracht.

Aus einem Brief Wegmans vom 31. Mai 1918 an Steiner, der sich in Wien befand, geht hervor, daß sie ihm in diesen Jahren Bericht erstattete über Krankheits- und Todesfälle ihrer anthroposophischen Patienten. Die meisten dieser Briefe, und seine Antworten, sind nicht erhalten geblieben. In diesem Fall berichtet sie den Krankheitsverlauf und das Sterben einer Patientin. Am Schluß heißt es:

> [...] Ich hatte vor der schweren Erkrankung Gelegenheit, mit der Frau K. einige ernste Gespräche zu führen, die sie sehr erschütterten. Könnte dies den Ausbruch der Krankheit beschleunigt haben? Ich hoffe, noch einmal über diesen Fall eingehend mit Ihnen sprechen zu können, da viele Rätsel mir da vorliegen, die große Verantwortlichkeit meines Postens mir klar zum Bewußtsein kam, und das Ganze mich sehr erschüttert hat. Mit vorzüglicher Hochachtung und bestem Gruß I. Wegman Dr. med.*

1918 brach in Europa eine Grippeepidemie aus, die viele tausend Todesopfer forderte. Auch Ita Wegman erlitt, wie ihre Schwester berichtet, im Sommer eine schwere Grippeerkrankung mit Lungenentzündung.* Während sie mit hohem Fieber krank lag, traf ein Brief Marie Steiners ein, in dem diese ihr mitteilte, daß sie in Arlesheim die Verfügung über ein Haus bekommen habe, in welchem sie ein Erholungsheim einzurichten beabsichtige. Sie richtete an Wegman die Frage, ob sie die Leitung des Hauses übernehmen könne. Wegman soll damals umgehend geantwortet haben, daß sie dazu nicht bereit sei, und ohne weitere Überlegung habe sie einen anderen für diese Aufgabe empfohlen. Erst später, so berichtet M. van Deventer, sei ihr bewußt geworden, daß Marie Steiners Bitte wohl auch im Sinne Rudolf Steiners sei und daß sie sowohl mit ihrer Absage und durch die unüberlegte Empfehlung eines anderen, wie auch durch ihre abrupte, vielleicht sogar taktlose Art der Absage Marie Steiner brüskiert habe.

Marie Steiners Vorhaben, in Arlesheim ein Erholungsheim einrichten zu lassen, scheint nach Wegmans Genesung weiter im Gespräch gewesen zu sein, wie ihr Brief aus Zürich an Emil Grosheintz, den Präsidenten des Goetheanumvereins in Dornach, vom 11. Oktober 1918 zeigt. Man sieht daraus auch, wie sie sich die Verwirklichung im Detail dachte:

Sehr geehrter Herr Dr. Grosheintz, Zürich 11/X. 18, Gemeindestr. 25

da sich der Zeitpunkt naht, daß man zu einem Entschluß kommen muß, ich diese Woche aber wegen Überhäufung von Arbeit nicht nach Dornach kommen kann, so will ich versuchen, per Brief meine Ideen Ihnen klar zu machen.

Ich bin überzeugt davon, daß ein Erholungsheim in Arlesheim eine Notwendigkeit ist. Es ist mir aber unmöglich, die ärztliche Leitung plus wirtschaftliche und finanzielle Leitung auf mich zu nehmen, allein, ohne Hilfe von anderen.

Das, was ich hier in der Stadt angefangen habe, darf ich nicht aufgeben. Es ist die Brücke, die geschlagen ist zwischen anthroposophischer und äußerer Medizin. Hier gibt es ungemein viel Arbeit, und ich muß mich darauf konzentrieren, ich muß auch die vielen Aufgaben, die Dr. Steiner mir gegeben hat, ausarbeiten können. Dafür brauche ich Zeit und Kraft. Aber das Erholungsheim in Arlesheim ist eine Notwendigkeit und deshalb müssen wir versuchen, zusammen einen Ausweg zu finden.

Wir haben einen Fond von 5000 Franken. Ist es nun nicht möglich ein Komitee zu bilden, das diesen Fond verwalten könnte, dadurch, daß es die wirtschaftliche und finanzielle Leitung aufnehmen würde? Das Erholungsheim könnte so geführt werden, daß es sich selbst beköstigt, wenn man das Wirtschaftliche richtig und umsichtig führt.

Hat man einmal einen Fond, so ist es sehr gut möglich, daß von hier und dort Gifte [Spenden] einkommen, so daß der Fond größer wird. (Mir wurde aus München etwas versprochen in dieser Richtung). Mit dem Fond deckt man das evtl. Defizit, bis das Haus einmal frei ist und die Geldverhältnisse dadurch besser werden. Das Erholungsheim soll frei sein für alle, auch jeder Arzt, der Lust hat, soll seine Patienten dort bringen können und behandeln. Wenn der Krieg vorbei ist und die Grenzen offen, würde man das Haus sicher gut füllen können.

Worauf es jetzt ankommt ist: die geeigneten Menschen zu finden für ein Komitee. Ich habe an Frau Schieb und an Ihre Frau gedacht; und II. Geld zu kriegen für den Fonds.

Dadurch, daß das Erholungsheim neutral ist, der Anthroposophie gehört, und nicht *einem bestimmten* Menschen, kann man besser um Geld betteln, hier und da. Das Komitee bestimmt die Plazierung der Patienten in den Zimmern, die Preise der Zimmer und Pension der Leute, die dort wohnen. Das Personal steht direkt unter dem Komitee. Der Arzt hat die ärztliche Leitung zu besorgen und beratschlagt alles mit dem Komitee. Auf diese Weise wird die Sache eine gesunde Basis bekommen und sicherlich auch lebensfähig werden.

Das Personal muß bestehen aus einer Haushälterin, die gleicherzeit kochen kann, einem Mädchen und einer Krankenschwester. Die Krankenschwester kann auch Haushälterin sein, so daß dann eine Köchin und Mädchen nur nötig sind. Der Garten muß vom Mädchen und von freiwilliger anthroposophischer Hilfe besorgt werden. Auch eine Beschäftigungstherapie im Garten unter Leitung der Schwester von den Patienten ist gut.

Das Personal soll, wenn möglich, schweizerisch sein; die Schwester eine Anthroposophin sein.

Dies sind meine Gedanken und Vorschläge.

Sie wissen, wie wichtig es ist, daß die Medizin die großen Impulse bekommt und deshalb ist es nötig, daß der Versuch gemacht wird mit dem Erholungsheim.

Sie haben vielleicht die Güte, noch einmal gut über alles nachzudenken.

Es ist für mich unmöglich, die große Sache allein zu tragen, deshalb unmöglich, weil ich in Zürich schon etwas angefangen habe, was momentan nicht ohne weiteres aufgegeben werden kann.

Seien Sie freundlich gegrüßt. Hochachtungsvoll Dr. I. Wegman

Inzwischen hatte die Besitzerin des betreffenden Hauses, der ›Villa St. Georg‹, Finkelerweg 14, das Anwesen an den Goetheanumverein verkauft. Es wurde jahrelang unter Frau Lindes Leitung als Gästehaus mit Küche zur Verköstigung der Goetheanumschauspieler geführt. Als Ita Wegman später wegen Raummangels in der Arlesheimer Klinik nach Dependancen suchte und sie Rudolf Steiner um die Villa St. Georg bat, habe er, so M. van Deventer, schroff abgelehnt: dies sei jetzt kein Thema mehr. Wenn sie sich später in Arlesheim aufhielt, um Patienten zu behandeln, stieg sie selbst öfter in diesem Gästehaus ab.*

Das Jahr 1919 ist in Ita Wegmans Leben von einschneidender Bedeutung. Im Dezember 1918 war der österreichische Chemiker Dr. Oskar Schmiedel aus dem Krieg nach Dornach zurückgekehrt, wo er am Goetheanum ein kleines chemisches Labor betrieb und nach Anweisungen Steiners auch Heilmittel hergestellt hatte. In den ersten Monaten des Jahres 1919 besprach sie sich mit ihm wegen der Herstellung des neuen Mistelpräparates. Rudolf Steiner interessierte sich sehr für die Entwicklung neuer Heilmittel und beriet Schmiedel im Beisein Wegmans, wie er durch Destillieren von Eisen ein Mittel gegen Lungentuberkulose herstellen könne. Von da an begann eine immer intensiver werdende Zusammenarbeit Wegmans mit Schmiedel, die später zum Heilmittellabor des Futurums, dann zur ›ILAG‹ (Internationale Laboratorien AG) und schließlich zur Weleda führte.

Ihr Patientenkreis hatte sich in den letzten Jahren rasch erweitert. Die Behandlungen anthroposophischer Patienten in Dornach nahmen mehr und mehr zu, da Rudolf Steiner sie oft zu Konsultationen heranzog, so daß sie sich überlegte, nach Basel umzuziehen. Am 7. Januar 1919 berichtete sie ihm wiederum von einer solchen Behandlung:

Sehr geehrter Herr Dr. Steiner, Montag Vormittag habe ich Frl. Sch. besucht und untersucht und fand, daß sie in der Blinddarmgegend auf Druck ziemlich stark Schmerzen empfand. Da sie aber kein Fieber hatte, keinen Brechreiz und das allgemeine Befinden gut war, fand ich den Zustand nicht bedrohlich. Ich erlaubte ihr, da sie über Hunger klagte, eine etwas weniger streng gehaltene Diät, als ich den Tag vorher verordnet hatte. Daraufhin reiste ich Montag Nachmittag nach Zürich ab.

Heute morgen (Dienstag) telephonierte mir Frau Ricardo, das Frl. Sch. in der Nacht wieder über starke Schmerzen in der Blinddarmgegend geklagt hatte. Ich habe ihr per Telephon angeraten Dr. Reber zu konsultieren, damit sie nicht ohne Arzt ist, und der dann die Verantwortlichkeit auf sich nehmen kann.

Ich hoffe, daß Sie hiermit einverstanden sind.

Es ist mir nicht Recht, nicht in Dornach sein zu können, wo ich doch so viele Patienten habe, so daß in der letzten Zeit sehr oft bei mir die Frage aufkommt, ob es nicht besser ist, meinen Wohnsitz nach Basel zu verlegen um in der Nähe von Arlesheim und Dornach zu sein. Ich bin bereit, das zu tun, was im Sinne der Anthroposophie liegt und was Sie für gut erachten.

Es ist vielleicht möglich, daß, bevor Sie abreisen, ich diese Frage mit Ihnen besprechen kann.

Mit vorzüglicher Hochachtung ergebenst Ita Wegman

Auf dieses Angebot scheint Steiner damals nicht eingegangen zu sein. Vom 3. bis 5. Februar 1919 war er zu Vorträgen in Zürich und wird bei dieser Gelegenheit die Sache mit ihr besprochen haben. Bemerkenswert ist, daß sie eine Übersiedlung nach Basel von seinem Einverständnis abhängig macht. Offenbar war er nicht einverstanden.

Rudolf Steiners Vortragstätigkeit in Zürich war 1919 sehr rege. In einem Hotel begann er gleich Anfang Februar, seine die Dreigliederung betreffenden Vorträge zu dem Buch *Die Kernpunkte der sozialen Frage* (GA 23) umzuarbeiten. (Vgl. EMIL MOLT, *Entwurf meiner Lebensbeschreibung,* Stuttgart 1972, S. 180.) Marie Steiner hatte Wegman mitgeteilt, daß sie in Zürich eine Dreizimmerwohnung suche – vielleicht, um für die geplanten Aktivitäten eine ruhige Bleibe zu schaffen. Sie antwortet am 6. März 1919:

Sehr geehrte, liebe Frau Dr. Steiner,

als ich Sie das letzte Mal sprach, sagten Sie mir, daß Sie gerne eine kleine, möblierte Wohnung, bestehend aus 3 Zimmern, in Zürich haben möchten.

Ich habe mich sofort auf die Suche gemacht und zuerst bei den Mitgliedern angefragt. Nun hat Frau Prof. Boshardt mir für Sie ihr Parterreappartment zur Verfügung gestellt mit der Bitte, Ihnen zu sagen, daß Sie dasselbe benutzen könnten, bis für Sie eine geeignete Wohnung gefunden sein wird.

Auch ich stelle Ihnen 2 Zimmer zur Verfügung, damit mit Suchen keine Zeit verloren geht, da, wie Sie wissen, hier in Zürich Wohnungsnot herrscht.

Meine Wohnung liegt mehr im Zentrum, wie Sie wissen, während Sie bei Prof. Boshardt mehr Platz haben werden.

Es haben sich für die Einführungskurse *100 Leute* angemeldet. Sie sehen daraus, wie groß das Interesse ist für die Geisteswissenschaft. Es wäre deshalb sehr wichtig, wenn Dr. Steiner regelmäßig nach Zürich kommen könnte um öffentliche Vorträge zu halten, so nach Muster Berlin-Architektenhaus. Der Saal im Schulhaus Hirschengraben ist zu bekommen, so daß der Doktor nur zu bestimmen hat, wann er kommen kann.

Ich schreibe dies mit Wissen und Übereinkommen von Prof. Gysi und von der Loge. Ich persönlich habe stark das Gefühl, daß momentan in Zürich die Aufnahmefähigkeit für die Geisteswissenschaft eine sehr gute ist. In der Hoffnung, bald von Ihnen zu hören, verbleibe ich mit vorzüglicher Hochachtung und freundlichen Grüßen

Ihre ergebene Ita Wegman

In der Neuen Zürcher Zeitung vom 18. April 1919 erschien bereits ein Inserat von Adolf Geering (Basel), das das Erscheinen der *Kernpunkte der sozialen Frage* ankündigt: *»Das epochemachende und mit Spannung erwartete Werk erscheint in wenigen Tagen in unserem Kommissions-Verlag«*.

Am 11. April 1919 begann Wegman mit der gleichaltrigen Züricher Frauenärztin Anna Baltischwiler eine ›Genossenschaft Privatklinik und Sanatorium Holderstraße 9‹ in Zürich. Dieses Haus, eine große Doppelvilla mit zweiundzwanzig Krankenbetten, war bisher von dem berühmten Arzt Ferdinand Sauerbruch als Privatklinik geführt worden. Dieser hat seine Tätigkeit dort ausführlich in seinen Memoiren *Das war mein Leben* erzählt. Der gewaltige Mann hatte in diesem Haus, das er zu einer Klinik hatte umbauen lassen, von 1915 bis 1918 neben seiner Tätigkeit an der Universitätsklinik Zürich eine Privatklinik geführt, bis er im Herbst 1918, bei Kriegsende, nach München umsiedelte. Seine Frau hatte die Aufgabe übernommen, einen Nachfolger für das kostbar eingerichtete Haus zu finden, was ihr jedoch nicht nach Wunsch gelang.

Ein Inserat in der Neuen Zürcher Zeitung vom 8. April 1919 (Abendblatt) macht den Umzug bekannt: *»Frau Dr. med. Ita Wegmann hat Praxis und Privatklinik verlegt nach Holderstraße 9. Tram 8 und 11 (ehemalige Klinik Prof. Sauerbruch). Eröffnung Montag 14. April. Sprechstunden 10–11 1–3. Tel. H. 311«*.

Unter welchen Bedingungen Wegman und Baltischwiler dort schließlich die Räume übernahmen, ist nicht bekannt. Sie sprachen von der ›Holderklinik‹, weil das Haus mit einer Seite an der Holderstraße, heute Hölderlinstraße, lag. Ita Wegman betrieb hier eine sogenannte Belegklinik, wo Hausärzte ihre Patienten unterbringen und weiterbehandeln konnten wie sie selber und Baltischwiler auch. Als

Wegman das Haus anderthalb Jahre später verließ, *»enträumte«* sie es, wie sie schrieb, und ließ die Möbel lagern, bis ihre eigene Klinik in Arlesheim im Juni 1921 fertig war. Ob das Inventar, von dem sie spricht und mit dem sie dann die Arlesheimer Klinik einrichtete, etwa zum Teil von Ferdinand Sauerbruch stammte?

In dieser Holderklinik kann man das sehen, was M. van Deventer einmal als Ita Wegmans *»kleine Krankenstation in Zürich«* bezeichnete. Sie konnte dort für kurze Zeit das Modell eines Therapeutikums verwirklichen, das sie später für jede moderne Großstadt wünschte und in Berlin und London, anfänglich auch in Paris, verwirklichte. Sie konnte in der Holderklinik alle Arten von Heilgymnastiken, Massagen und Bädern anwenden, Patienten aufnehmen, es waren eine Kollegin und eine Schwester im Hause, und sie führte dort ihre Krebsbehandlungen fort. Weniger zahlungskräftige Patienten ließ sie im Theodosianum aufnehmen, wo sie ja zu Hause war und privat behandeln konnte.

In Dornach hatte sich inzwischen das soziale Klima geändert. Rudolf Steiner hatte 1919 begonnen, sich für die Dreigliederungsbewegung einzusetzen. In Stuttgart wurde die Freie Waldorfschule gegründet. Ans Goetheanum kamen nun neue Menschen, die man bisher nicht gesehen hatte. Die anthroposophische Bewegung wurde auch für berufstätige Leute; die sich Impulse holten und ihre Ideen verwirklichen wollten, interessant. Die ›alte Garde‹ hatte es nicht immer leicht, die vielen neuen Gäste zu empfangen; ›der Doktor‹ war immer seltener ansprechbar und fuhr in dem großen Geschäftsauto mit Direktor Molt über das Goetheanumgelände. Eine Bank wurde geplant; es kamen Vorschläge, eine Heilmittelfabrik am Goetheanum zu gründen.

In dieser Zeit muß ein Gespräch zwischen Rudolf Steiner und Ita Wegman stattgefunden haben, das sie später als wichtig bezeichnete. Es könnte Anfang Februar 1919 in Zürich gewesen sein. Ihre stichwortartige Notiz: *»Vorschlag, in Dornach ein Erholungsheim zu übernehmen, von mir abgeschlagen. Jetzt schwere Verhältnisse, ich müsse aufpassen. Er könne keinen Rat mehr geben. Ich müsse aus eigener Kraft jetzt das tun, was mein Wesen mir sagt zu tun.«*

Was war inzwischen in ihr vorgegangen? War ihr Plan, in Dornach eine Klink zu gründen, während oder nach der Lungenentzündung in ihr gereift? Etwa in Dornach, während der Rekonvaleszenz? War die Zusammenarbeit mit der Kollegin Baltischwiler nicht gut? War die Holderklinik ohnehin nur ein Provisorium? Und was bedeuten die Äußerungen Steiners: Jetzt schwere Verhältnisse, sie müsse aufpassen? Man könnte zunächst denken, daß sich dies auf die getrübte Beziehung zu Marie Steiner bezieht. Wer aber weiß, wie sich die Situation in Dornach in dieser Zeit entwickelte, kann die Worte auch auf die Lage dort beziehen, die ab jetzt tatsächlich schwieriger und auch menschlich immer komplizierter wurde; daher kann man die Äußerung Steiners als eine Warnung an Wegman auffassen: Paß auf mit deinen Klinikplänen, denn die menschliche Situation ist jetzt bei uns schwierig; ich kann dir nicht mehr – wie früher – raten, tue jetzt das, was du tun willst, ganz aus eigener Intuition.

Was sich nun in Dornach entwickelte und von Rudolf Steiner wohl vorausgesehen worden war, hätte womöglich Wegmans Klinikprojekt in eine Katastrophe hineingerissen. Durch sein Wort, er könne *»nun nicht mehr raten«*, mag sie genau den Anstoß erhalten haben, den sie brauchte, um ihre Sache unabhängig von Dornach zu verwirklichen. In diesem ›Gegenwind‹ begann sie nun, nach einem geeigneten Haus für ihr Sanatorium in der Nähe des Goetheanums zu suchen.

»MEIN ENTSCHLUSS, NACH DORNACH ZU ZIEHEN«

Nachdem Ita Wegman vierzehn Jahe in Zürich gelebt und gearbeitet hatte, reifte in ihr der Plan, in Dornach, möglichst in Übereinstimmung mit Rudolf Steiners Absichten, eine Klinik zu gründen. Als es zu diesem Entschluß kam, hatte sie schon in mehreren schweizerischen Spitälern und Sanatorien Erfahrungen gesammelt, eine eigene Praxis eröffnet und mit der Frauenärztin Anna Baltischwiler im ehemaligen Sauerbruchschen Haus eine Belegklinik geführt.

Sie hatte in dieser Zeit mit den verschiedensten Kollegen zusammengearbeitet, freundschaftliche Verbindungen waren entstanden, erste Heilerfolge bei Krebspatienten waren durch ihre Behandlungen mit ›Iscar‹ eingetreten, ihre Praxis lief gut und hatte einen festen Patientenkreis. Es ergaben sich Berührungen mit neuen medizinischen Richtungen, wie zum Beispiel mit der Diättherapie des bekannten Dr. Bircher-Benner.

Ihre Kollegin Baltischwiler war seit Jahren als Nachfolgerin der bekannten Ärztin Anna Heer im Züricher ›Frauenwerk‹ tätig und leitete die 1906 in Verbindung mit dem Frauenspital gegründete ›Schweizer Pflegerinnenschule‹. Dort wurden unter der betonten Leitung von Frauen Krankenpflege und Geburtshilfe mit großem idealistischen Einsatz entwickelt. Diese Atmosphäre war für Ita Wegman sehr anziehend, hier wurden Ideen realisiert, die ihrem Wesen und ihren Impulsen entsprachen. Dennoch konnte sie sich nicht entschließen, auf Dauer im ›Frauenwerk‹ mitzuarbeiten.

Für diese abwartende Haltung waren drei Motive ausschlaggebend: Ita Wegman wollte ein eigenes Institut führen; die Kollegen und Mitarbeiter des Frauenwerks hatten keine Beziehung zur Anthroposophie; in der anthroposophischen Bewegung zeigten sich erste Symptome eines sozialen Interesses, so daß in ihr die Hoffnung entstand, ihre therapeutischen Impulse innerhalb der anthroposophischen Bewegung verwirklichen zu können.

Rudolf Steiners Bemühen, die sozialen Fragen der damaligen Zeit zu einer Lösung zu führen, die einem wirklichkeitsgemäßen Menschenbild und den ökonomischen Problemen gleichermaßen Rechnung trüge, berührte Ita Wegman im Innersten ihrer Seele. Wenn auch der Krieg für die in der Schweiz lebenden Menschen nicht entfernt die Auswirkungen gehabt hatte wie zum Beispiel für die Deutschen, war doch das Zittern Europas, der Zusammenbruch der alten Ordnungen deutlich erlebt worden, und die um 1919 einsetzende Aufbruchsstimmung begann sich auch hier der Menschen zu bemächtigen. Die Notwendigkeit, der sozialen Not, dem sozialen Chaos mit neuen Ideen zu begegnen, die auch das Zusammenleben der Völker in Europa auf einen neuen Boden stellen könnten, war überall mit Händen zu greifen.

Zürich war der Ort, an dem Rudolf Steiner viele seiner neuen Ideen einem größeren Publikum in Zweig- und öffentlichen Vorträgen entwickelte. Ende Oktober 1919 gab er dort im großen Saal des Konservatoriums eine grundlegende, systematische Darstellung der *Sozialen Zukunft*. Einige Monate zuvor hatte er in Deutschland begonnen, für eine Umwandlung der sozialen Strukturen zu kämpfen, eine Tätigkeit, die ihn außerordentlich beanspruchte, seinen Einsatz doppelt und dreifach forderte und für deren Erfolg dennoch auch bei ihm nur geringe Hoffnung bestand.

Vor diesem Hintergrund steht Ita Wegmans Notiz: *»Kriegsende. Goetheanum fertig.* [...] *Mein Entschluß, nach Dornach zu kommen«*. Die Möglichkeiten, Anthroposophie praktisch zu verwirklichen, waren ihr deutlicher geworden. Die ›Wende‹ in der anthroposophischen Bewegung wirkte auf eine Frau wie Ita Wegman, deren Impulse stets auf das Soziale gerichtet waren und die in der therapeutischen Betätigung gelebt hatte, wie ein Weckruf. *»Ich mußte aus eigener Kraft jetzt das tun, was mein Wesen mir sagt zu tun«*, schreibt sie.

Im Stillen machte sie sich damals an die Verwirklichung ihres Lebensideals; es scheint, daß zunächst nur wenige Menschen davon erfuhren. Nachdem sie ihre Pläne mit Rudolf Steiner besprochen hatte (er könne *»keinen Rat mehr geben«*), war der Weg frei. Gegen Weihnachten 1919 erzählte sie der jungen Medizinstudentin Madeleine van Deventer aus Utrecht von ihren Baseler Plänen; im übrigen schwieg sie sich aus. Erst im April 1920, beim Ersten Medizinerkurs, weihte sie Hilma Walter aus Mannheim in ihr Vorhaben ein und forderte sie zur Mitarbeit auf.

Eine ihrer Helferinnen, Martha Staub, suchte mit ihr nach einem geeigneten Haus in der Nähe des Goetheanums;* im Sommer sprach sie mit Mien Viehoff über ihre Klinik. Ihre anthroposophischen Kollegen kümmerten sich in dieser Zeit nicht um sie – im Gegenteil: Als in Dornach in dieser Zeit einmal der Vorschlag gemacht wurde, eine anthroposophische Klinik zu gründen, wurde Ita Wegman nicht einbezogen. Oskar Schmiedel schlug vor, diese Klinik in Dornach unter der Leitung von Ludwig Noll aufzubauen mit zwei Laboratorien, einem pharmazeutischen und einem chemisch-technischen unter Leitung von Eugen Kolisko und ihm selbst, sowie einer Heilpflanzenanlage, für deren Leitung er Maria Hachez vorschlug. Rudolf Steiner unterstützte diese Idee, Roman Boos aber ließ sie bald als nicht finanzierbar wieder fallen. Bei der Gründung der ›Futurum AG‹ war von einer anthroposophischen Klinik in Dornach nicht mehr die Rede.

Schon beim Ersten Medizinerkurs (April 1920) hatten dessen Teilnehmer eine Erklärung verabschiedet, die zu Geldspenden für ein medizinisch-wissenschaftliches Arbeitsinstitut am Goetheanum aufforderte, ein Aufruf, der ohne Echo verklang.

Dieser erste Kursus, den Steiner vom 21. März bis 9. April 1920 für Ärzte hielt und der später unter dem Namen *Geisteswissenschaft und Medizin* als Band 312 in der Gesamtausgabe erschienen ist, hatte eine Vorgeschichte: Im Rahmen dreier öffentlicher Vorträge in Basel über *Geisteswissenschaft und die Lebensforderungen der Gegenwart* hatte er am Dreikönigstag 1920 über *Die geisteswissenschaftlichen Grundlagen der leiblichen und seelischen Gesundheit* gesprochen und darauf hingewiesen,

> [...] wie gerade auf einem solchen Gebiet, wie dem einer wirklichen intuitiven Medizin, es das Ideal des Geisteswissenschafters wäre, einmal sich aussprechen zu können vor denjenigen, die ganz sachverständig sind. Würden sie sich einfinden und würden sie ihre Sachverständigkeit vorurteilslos sprechen lassen, dann würden sie sehen, welche Befruchtung gerade diese Sachverständigkeit erfahren könnte von seiten der Geisteswissenschaft. Geisteswissenschaft fürchtet die Kritik der Sachverständigen nicht. Geisteswissenschaft ist kein laienhafter Dilettantismus. Geisteswissenschaft versucht zu schöpfen aus tieferen wissenschaftlichen Grundlagen heraus, als die gewöhnliche heutige äußere Wissenschaft ist. Geisteswissenschaft weiß, daß laienhafter Sinn, nicht Sachverständigkeit dasjenige ist, vor dem sie sich vielleicht fürchten könnte, wenn sie sich nicht das Fürchten längst abgewöhnt hätte aus leicht begreiflichen Gründen. Vor Sachverständigkeit, vor Vorurteilslosigkeit hat Geisteswissenschaft keine Scheu zu tragen, sich nicht zu fürchten. Sie weiß: je sachverständiger man ihre Ergebnisse betrachten wird, desto mehr wird man im positiven Sinne auf sie eingehen. Gerade an dem, was einem als Perspektive einer intuitiven Medizin vorschweben kann, möchte man erinnern an ein altes Wort, dessen Universalwert ich heute nicht untersuchen möchte, das aber in einem gewissen eingeschränkten Sinne ganz gewiß für diejenige Anschauungsweise gelten muß, die sich willig zeigt, ihre Anwendung zu finden in der Behandlungskunst des kranken Menschen. Alte Weise haben gesagt: Gleiches werde nur von Gleichem erkannt. Um den Menschen zu heilen, muß man ihn erst erkennen. Was vom Menschen heute in der Wissenschaft sich betätigt, ist nicht der ganze Mensch, darum nicht der Mensch, darum nicht ein dem Menschen Gleiches. Wenn der ganze Mensch aufgerufen wird zur Erkenntnis des Menschen, dann wird Gleiches – der Mensch – von Gleichem – von dem Menschen – erkannt werden. Und dann wird eine Menschenerkenntnis und eine Menschenbehandlungskunst entstehen, welche auf der einen Seite des

Menschen Gesundheit erhalten wird im sozialen Zusammenleben, soviel sie nur erhalten werden kann, und welche auf der anderen Seite die Krankheit so behandeln wird, wie sie nur aus der Zusammennahme aller wirklichen Heilfaktoren heraus behandelt werden kann. (RUDOLF STEINER, *Vom Einheitsstaat zum dreigliedrigen sozialen Organismus*, GA 334, Dornach 1983, S. 55 f.)

Das war ein Wort – das allerdings von keinem der anwesenden Ärzte, sondern von dem Chemieingenieur Schmiedel aufgegriffen wurde. Die Wirkung dieser Ausführungen beschreibt er folgendermaßen:

Es gilt also für den Ersten Ärztekurs nicht, daß er auf Bitten von Ärzten und Medizinstudierenden oder überhaupt auf irgendwelche Bitten hin gehalten wurde.

Der Grund, daß Dr. Steiner damit von seiner sonstigen Gepflogenheit abging, liegt wohl darin, daß er es für wichtig hielt und an der Zeit fand, über medizinische Fragen zu sprechen und daß er nicht warten konnte, bis die Ärzte mit der Bitte um einen solchen Kurs an ihn herantreten würden. Dieser erste Ärztekurs bewies auch, wieviel er zu sagen hatte. Jeder, der daran teilgenommen hat, konnte das Gefühl haben, daß sich etwas wie Schleusen öffnete. Die Zukunft zeigte, wie wichtig es war, daß gerade zu dieser Zeit der Kurs gehalten wurde. Dadurch konnte die Voraussetzung geschaffen werden, daß das Klinisch-Therapeutische Institut von Frau Dr. Wegman in Arlesheim und dasjenige in Stuttgart eröffnet werden konnte. Meine eigene Rolle dabei war nichts anderes, als daß ich die äußere Möglichkeit verschaffte, daß Rudolf Steiner die von ihm gewünschten Vorträge halten konnte. (OSKAR SCHMIEDEL, *Memorandum über die Entstehung des ersten Ärztekurses*, private Vervielfältigung. Schwäbisch Gmünd 1957)

Der Medizinerkurs war also nicht »*auf Fragen von Ärzten hin*« entstanden, wie später öfter behauptet wurde, sondern durch die Initiative Oskar Schmiedels. Steiner sprach für die zu Ostern nach Dornach gekommenen Anthroposophen schon am 20. und 21. März über Medizin; diese Vorträge geben ein Bild von der Situation dieses Jahres. Schmiedel erinnert sich:

Zu Ostern 1920 sollte nun dieser Kurs stattfinden. Es war gerade die Zeit der Inflation und des stärksten Elendes in Deutschland. Um es trotzdem möglich zu machen, daß auch eine Anzahl deutscher Ärzte nach Dornach kommen und sich dort aufhalten konnten, sammelte ich Geld und veranstaltete auch Vorträge, deren Reinertrag für diese Zwecke bestimmt waren. Vielfach wurden die deutschen Ärzte auch von Freunden in Dornach als Gäste aufgenommen. Es war für alle Teilnehmer eine wunderbare Zeit, zudem war ein herrliches Frühlingswetter. Ursprünglich war der Kurs nur auf vierzehn Tage festgesetzt, und wurde auf Bitten der Teilnehmer von Dr. Steiner auf drei Wochen verlängert. Rudolf Steiner hielt vormittags einen medizinischen Vortrag, abends waren entweder Vorträge von ihm oder von anderen. Dr. Steiner war äußerst streng in der Zulassung der Zuhörer. Es wurde nur Ärzten und Medizinstudierenden die Erlaubnis an der Teilnahme gegeben. Immer wieder baten andere unter allen möglichen Vorwänden um eine Ausnahme. Wenn ich Dr. Steiner diese Bitten vortrug, erklärte er scharf, daß er die Vorträge ganz anders halten würde, wenn eine Ausnahme gemacht werden würde. Es wurden so nicht zugelassen zum Beispiel Heilpraktiker, Hebammen, Schwestern. Auch ein russischer Feldscher wurde abgewiesen. Rudolf Steiner machte meiner Erinnerung nach nur eine Ausnahme bei Frau Dr. Steiner, Dr. Walter Johannes Stein und Dr. Roman Boos. Es berührte mich eigentümlich, daß Dr. Steiner mir gegenüber fast wie entschuldigend sagte, daß er diese Persönlichkeiten selbst eingeladen habe. Die medizinischen Vorträge wurden in dem mittleren Saale des ›Glasateliers‹ gehalten. An dem Kurs nahmen mehr als dreißig Ärzte und Medizinstudierende teil.* Es wurde von vielen von ihnen immer wieder ausgesprochen, daß es nach den Vorträgen von Rudolf Steiner nun eine dringende Notwendigkeit wäre, Laboratorien für eine Heilmittelerzeugung und Kliniken zu errichten. (OSKAR SCHMIEDEL, *Aufzeichnungen*. Siehe Band 3)

In diesen Tagen ereignete sich auch die Begegnung Ita Wegmans mit Hilma Walter, die diese in ihren Lebenserinnerungen schildert:

Die Teilnehmer dieses Kurses waren eingeladen zur Besichtigung des homöopathischen Krankenhauses in Basel. Sie fuhren mit Dr. Steiner in der Tram dorthin und hatten noch ein Stück Weges zu Fuß zurückzulegen. Auf diesem Wege fügte es sich, daß Dr. Steiner, Dr. Wegman und ich gemeinsam gingen, als Frau Dr. Wegman – mich am Arm fassend – mir den Entschluß mitteilte, sie werde sich um die Möglichkeit bemühen, eine kleine Klinik zu gründen, als Keimstätte für die Entwicklung der durch die Anthroposophie möglich gewordenen Erweiterung der Medizin. Dabei richtete Frau Dr. Wegman die Frage an mich, ob sie mit meiner Mitarbeit rechnen dürfe, wenn es soweit sei. Ich war dazu bereit. (HILMA WALTER, *Lebenserinnerungen*, unveröffentlichtes Manuskript)

Man sieht, daß Ita Wegman ihren Plan, eine Klinik zu gründen, nicht *»aufgrund«* des Ersten Ärztekurses gefaßt hat, obwohl dies später auch von Rudolf Steiner und ihr mehrfach so formuliert wurde. Ihre Klinik ist nicht aus den Impulsen der damaligen anthroposophischen Ärzteschaft entstanden. Sie versuchte aber, Ludwig Noll zur Mitarbeit zu gewinnen. Noch vor dem Ende des Medizinerkurses, am Ostermontag, 5. April 1920, schrieb sie ihm:

Sehr geehrter Dr. Noll, Zürich, den 5/IV. 1920
hier ist die Schachtel mit Iscar. Hoffentlich haben Sie Glück damit? Bevor Sie sich endgültig entschließen nach Deutschland abzureisen, möchte ich Ihnen doch noch einiges

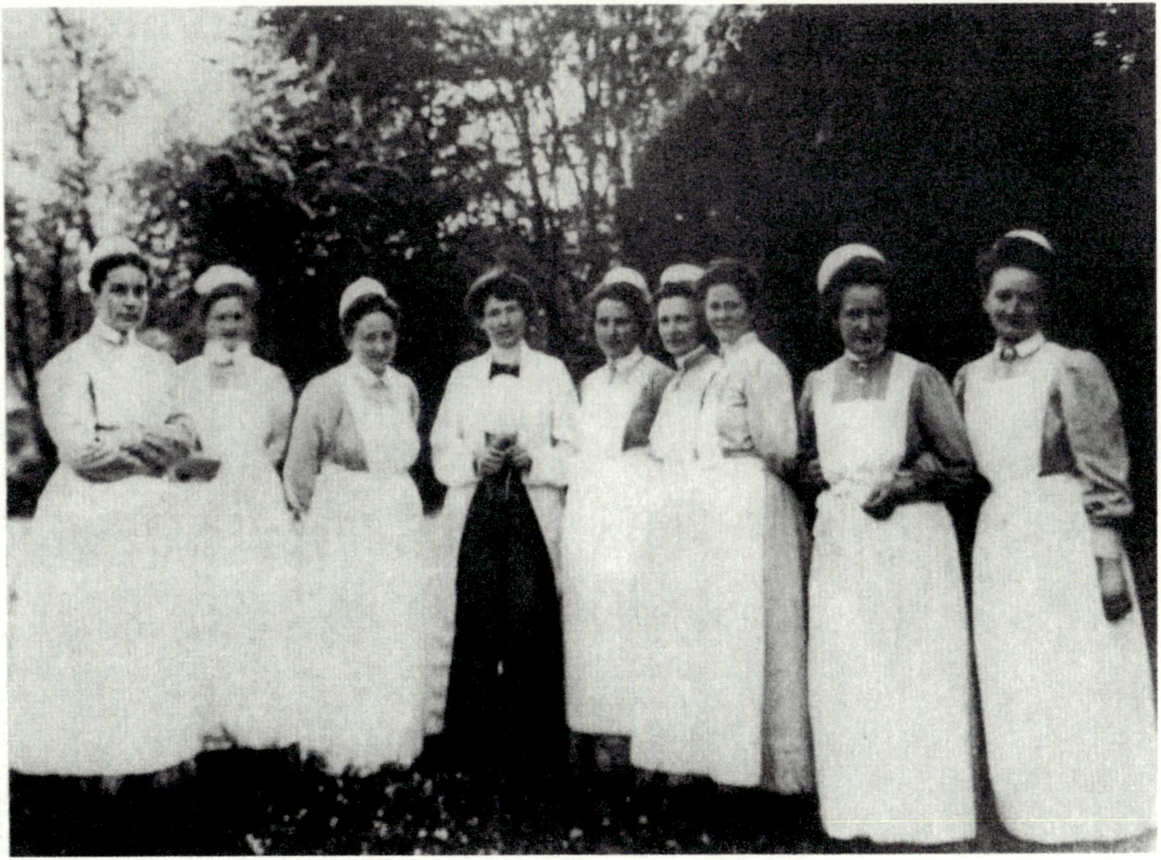

Abbildung 15
Ita Wegman mit den Krankenschwestern vom Spital. Winterthur 13. Mai 1912

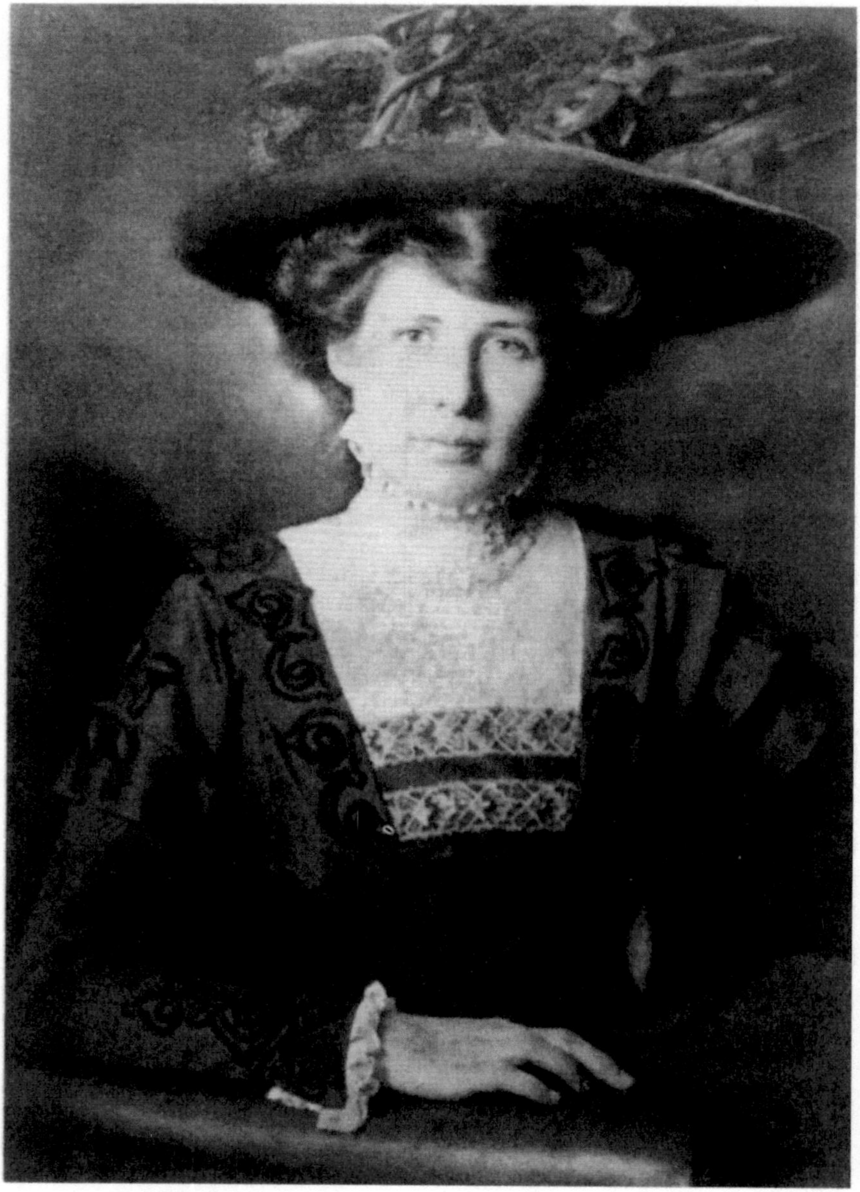

Abbildung 16
Ita Wegman

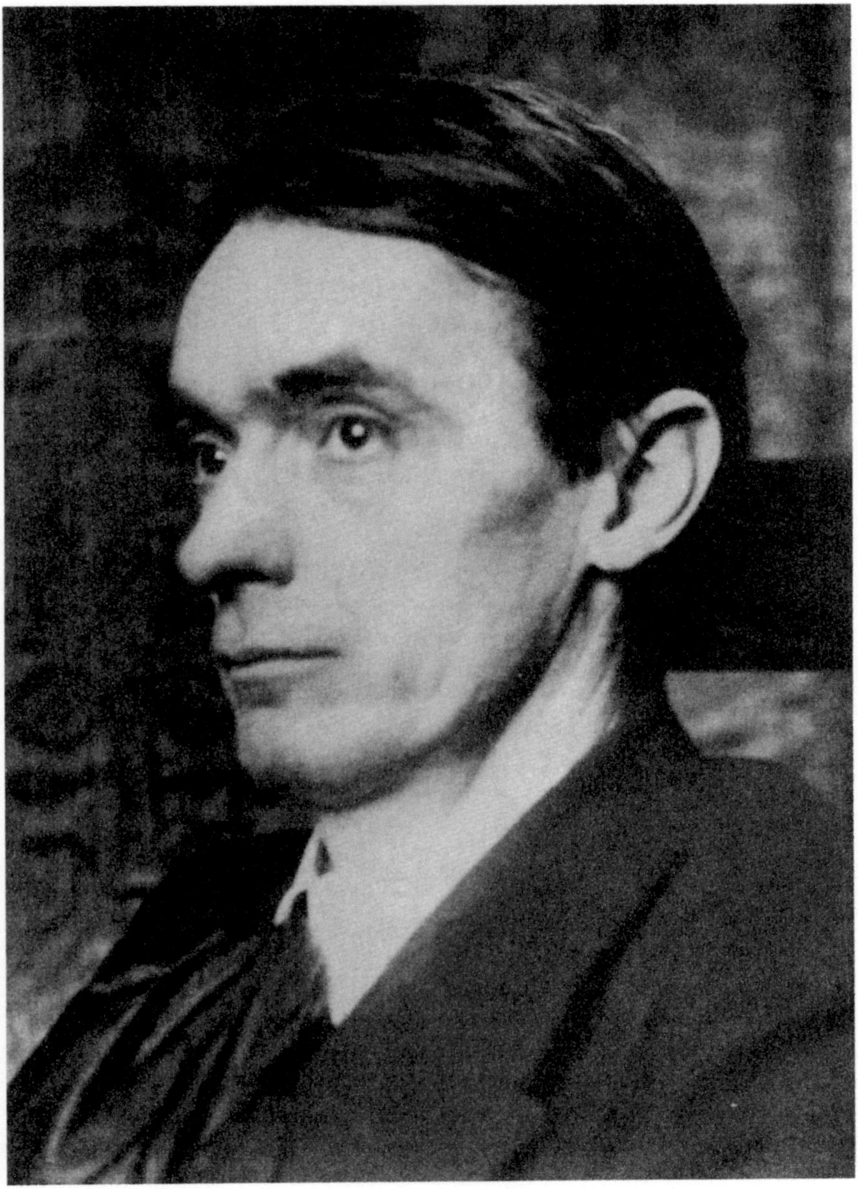

Abbildung 17
Rudolf Steiner 1910

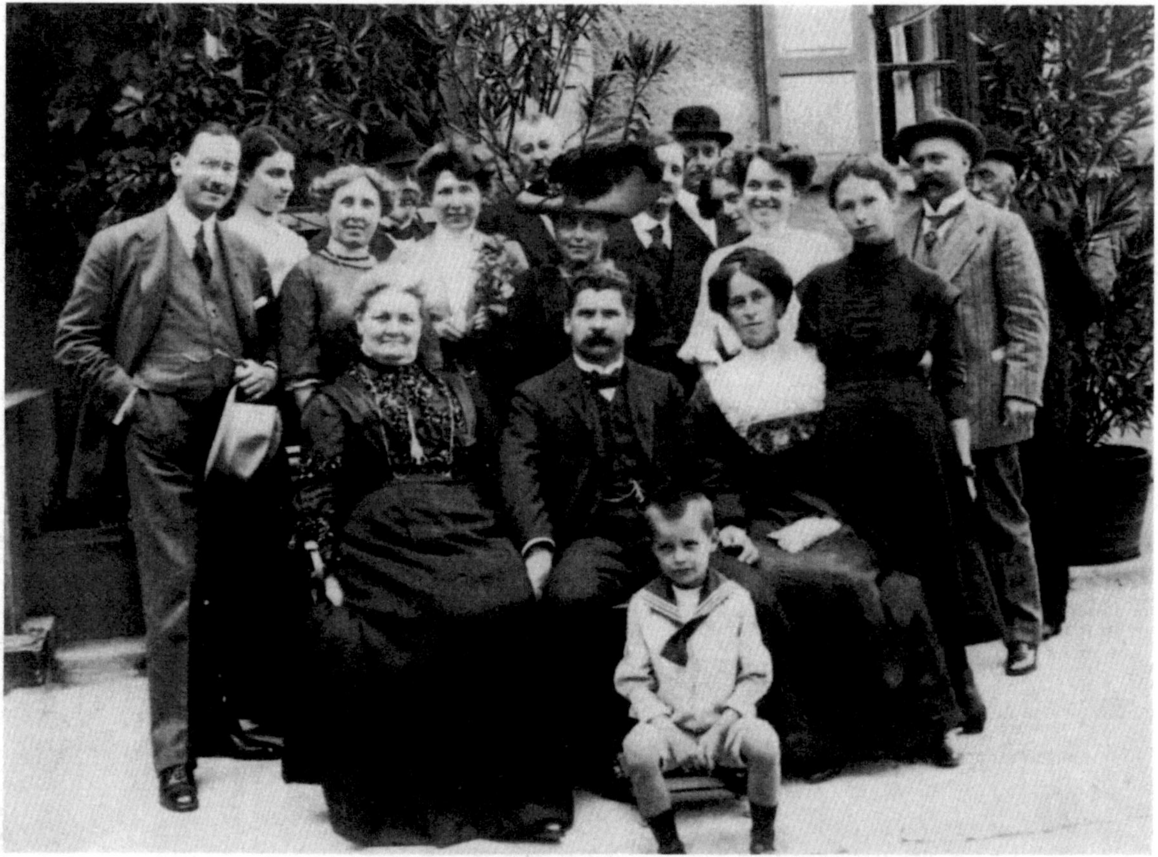

Abbildung 18 »Der lieben Fräulein Doktor Wegman von einem Teil ihrer Verehrer, 23. September 1912. Oberwaid«

vorschlagen, mit der Hoffnung, daß Sie dem Vorgebrachten sympathisch gegenüberstehen werden.

Sie wissen, daß ich bestrebt bin, ein Sanatorium zu gründen, worin Patienten nach Angaben von Dr. Steiner behandelt werden können. Dieses Sanatorium soll *frei* für alle Ärzte da sein, niemand persönlich angehören.

Da die große Sache von der Schweiz ausgehen muß, um von der *ganzen Welt* aufgenommen werden zu können, so muß das Sanatorium in der Schweiz sein, wie auch das Forschungsinstitut.

Nun meine Frage: wollen wir nicht unsere Kräfte vereinen um dieses zustande zu bringen? Bleiben Sie in der Schweiz und arbeiten wir zusammen an dieser so nötigen Gründung! Allein können Sie die Sache nicht machen, weil Sie das schweizerische Diplom nicht haben, ich allein kann es auch nicht machen, weil ich die Erfahrung und Tüchtigkeit Ihrer langen Praxis nicht besitze und als Frau doch andere Fähigkeiten habe als Sie als Mann. Unsere Kräfte aber vereint, und wir werden etwas zustande bringen, was gut und tüchtig ist. Ich meine es also so: wir als Ärzte versuchen, eine Gruppe zu bilden, die sich zum Ziel setzt, die wissenschaftliche Arbeit kräftig vorwärts zu bringen 1) das Forschungsinstitut 2) das Sanatorium in Arlesheim oder Dornach, klein erst, und 3) ein Sanatorium im Süden wegen der Heilungsmöglichkeiten in dem schönen Klima. Diese 3 Sachen gut durchgeführt könnten ein wunderbares Resultat geben. Glauben Sie mir, wenn wir es richtig anfassen würden, wir hätten das Vertrauen aller Leute und würden auch das Geld zusammenbekommen, das nötig sein wird. Ich habe bei den holländischen Freunden schon angefangen, Interessenten zu suchen und habe ca. 45000 Franken schon versprochen bekommen.

Meine Möbel und medizinische Einrichtung kommen frei, so daß auch diese Sachen verwendet werden können. Eine gute Wirtschafterin, gewöhnt, große Erholungsheime zu führen, wartet auf eine Anstellung, auch sie hat für 14 Zimmer Möbel und Wäsche, so daß für die innere Einrichtung nichts zu kaufen wäre, wenn sie durch uns eine Tätigkeit bekommen könnte. Ich selber bin trotz medizinischen Studiums bewandert in der Haushaltung und in der Diätküche, könnte also Haushälterinnen sehr gut anlernen und beaufsichtigen.

Alles Nähere müßte mündlich besprochen werden; aber die Idee an sich ist lebensfähig und ich glaube, das einzige, wodurch etwas erreicht werden kann. Ich habe bis zuletzt gewartet, weil ich hoffte, daß Sie mit mir sprechen würden. Die Zeit drängt aber, und die große umfassende Sache liegt mir *zu* nahe, als daß ich nicht noch einen Versuch wagen werde, damit doch von meiner Seite alles gemacht worden ist um zu einer gemeinsamen Arbeit zu gelangen.

Überlegen Sie die Sachen ganz genau. Es ist so nötig, daß alles sich um Dornach gruppieren muß, durch die Schweiz muß das Goetheanum eine Weltsache werden. Deutschland muß für sich die neuen Ideen annehmen, aber es kann in dem Zustand, in dem es sich jetzt befindet, nicht für die Welt propagandieren.

Es ist hier ein feiner Unterschied zwischen früher und jetzt. Meinen Sie nicht auch? Wenn Sie und Dr. Steiner einverstanden sind, so soll ein Schriftstück aufgestellt werden, worin besagt wird, daß wir beide die Initiative ergreifen um genannte Sache zu verwirklichen und eine Stoßkraft zu geben, und ich bin überzeugt, daß wir bald bauen werden können oder zu einem Kauf übergehen.

Ich hoffe, Sie nicht beleidigt zu haben, und daß Sie mich richtig erkannt haben um zu wissen, daß ich es ernst meine mit der Verwirklichung der Ideen und Anregungen Dr. Steiners. Lassen Sie mich, nachdem Sie mit Dr. Steiner gesprochen haben, per Brief oder Telephon etwas hören, wie Sie der Sache gegenüberstehen und ich werde sofort nach Dornach kommen. Mit freundlichem Gruß Dr. I. Wegman

Als Noll auf ihren Vorschlag nicht einging, überlegte sie, wie sie auf einem anderen Wege diese Idee verwirklichen könnte. Zwei Tage vor Himmelfahrt schreibt sie Oskar Schmiedel:

Sehr geehrter Herr Dr. Schmiedel, 11/V 1920

nach unserem gestrigen Gespräch bin ich der Ansicht, daß wir so rasch wie möglich handeln müssen. Ich habe auf der Rückreise nach Zürich mit [Ernst] Gimmi gesprochen und er war auch meiner Ansicht und gab mir den Rat, mit Ihnen ein Komitee zu bilden, das zum Zweck hat, das Forschungsinstitut und das Sanatorium zu gründen. Wir wollen aber nicht zu viel darüber reden, das Wichtigste ist, daß Sie und ich zusammen gehen.

Es ist mir vollkommen klar, daß diese Sachen von dem Kommenden Tag [in Stuttgart] nicht unterstützt werden können vorläufig, dieser muß Unternehmungen gründen, die Geld einbringen, um dem Goetheanum zu helfen. Wir müssen also dafür sorgen, daß wir auf irgend eine Art zu Geld kommen. Nun habe ich von holländischen Freunden schon 50.000 Franken versprochen bekommen, und es wird noch mehr kommen. Dieses Geld wurde wohl für die Gründung des Sanatoriums gegeben. Natürlich ist diese Summe noch lange nicht genügend, aber der Anfang ist da. Gimmi erzählt mir, daß Sie ein Haus im Auge hätten, das evtl. gekauft werden könnte. Wo befindet sich dasselbe? Es ist unbedingt nötig, daß Sie Vertrauen in mich haben, und nicht so tun, daß Sie links gehen und ich rechts. Damit werden wir nichts erreichen. Wir wohnen nun einmal in der Schweiz und müssen nun hier etwas gründen, damit wir mit dem Doktor arbeiten können. Wenn in Stuttgart das gleiche gegründet wird, so soll es mich freuen, hat aber mit unseren Plänen nichts zu tun, aber es ist auch nicht nötig, daß wir durch Stuttgart verdrängt werden.

Sind Sie so gut und machen Sie die Medikamente fertig, hauptsächlich das Krebsmittel, sonst sehe ich kommen, daß Deutschland das lanciert, obgleich wir in der Schweiz die Mühe und die Arbeit der ersten Versuche gehabt haben. Machen Sie also bitte diese Ampullen fertig, wie ich es Ihnen gesagt habe; 0,01 Substanz auf 1 ccm phys. Kochsalzlösung, dann 0,02, 0,03 und 0,05. Sie geben diesen Ampullen den Namen »Iscar«, weil dieser Name schon von mir patentiert ist, mit meinem Apotheker [Adolf Hauser in Zürich] werde ich schon einen Ausgleich treffen. Dieses Iscar ist vorläufig nur an anthroposophische Ärzte abzugeben und Sie schicken an alle Ärzte eine Probe mit einem Zettel, worauf die Gebrauchsanweisung angegeben ist. (Diesen Zettel werde ich mit diesem Brief mitgeben). Zugleich schicken Sie auch einen Topf mit Silbersalz. Ich schicke Ihnen einige leere Schachteln, damit Sie sofort etwas haben. Auf die Stelle wo steht ›phys. Laboratorium Adler Apotheke Hauser Zürich‹, kleben Sie einen Zettel und schreiben darauf »nach Angaben Dr. Wegman«. Wir umgehen dadurch Schwierigkeiten für später. Verstehen Sie? Wir müssen jetzt fieberhaft arbeiten.

Es ist nicht nötig, daß wir bei allem, was wir tun, zuerst bei Dr. Steiner um Rat fragen, er sagt es doch nicht, weil wir aus uns selber handeln müssen. Wenn es recht ist was wir tun, wird er uns schon helfen, sonst nicht, nun ja, dann müssen wir das auf uns nehmen und sind eine Erfahrung reicher geworden.

Das, was wir jetzt zu tun haben ist »handeln« und nicht reden und nicht länger warten, es braucht nicht gleich das Große zu sein, nur ein Anfang muß gemacht sein, und Sie haben es in der Hand, Sie haben schon sogar ein Laboratorium, wenn es auch noch behelfsmäßig ist. Wie steht es mit dem Krötenextrakt? Wir wollen anfangen. Dr. Steiner hat früher noch viele Sachen mir gesagt, was jetzt in Angriff genommen werden könnte, zum Beispiel ein Mittel für epileptische Anfälle.

Da die Deutschen viel aktiver sind als alle anderen Nationalitäten, so wird langsamerhand Stuttgart vielleicht doch Dornach überflügeln, und dann wird es *unsere* Schuld sein, weil wir nicht aktiv genug gewesen sind. Unsere Devise soll sein:

Schulden ist beharren und *dulden: gewinnen*, ist nicht lange sich *besinnen.* Goethe

Freundl. Gruß   Ihre I. Wegman

Schreiben Sie mir bitte, welches Haus Sie in Sicht haben? Ich stehe auch mit verschiedenen Häusern in Unterhandlung.

Iscar B heißen die Beeren.

Schicken Sie also jedem Arzt eine Probe = 2 Schachteln Iscar und Iscar B mit Gebrauchsanweisung.

Vielleicht ist es gut, wenn Sie persönlich jedem Arzt schreiben würden, daß die Nachbestellungen in deutscher Währung bezahlt werden können. Mit diesem Geld werden die Gegenstände gekauft in Deutschland, die Sie für Ihr Laboratorium nötig haben. Zum Beispiel: 1 Schachtel 10–12 Mark oder mehr. Die Proben vielleicht erst gratis, oder? Ausgaben hier werden wir zusammen bestreiten. Ausfuhrbewilligung müssen Sie aus Bern verlangen, sonst versuchen zu schicken als Muster ohne Wert an Dr. [Max] Bachem in Frankfurt.

Fast ein Jahr lang suchte Ita Wegman in der Umgebung des Goetheanums nach einem Haus, das sich für eine Klinik eignete. Sie kannte die Gegend gut und unternahm lange Spaziergänge, um sich die angebotenen Objekte anzuschauen. Sie benachrichtigte die örtlichen Makler und Notare von ihren Wünschen und schickte Freunde und Bekannte auf die Suche. Lange Zeit war alle Anstrengung vergeblich. Aus dem Briefwechsel mit Mien Viehoff wird – ebenso wie aus dem Brief an Ludwig Noll – deutlich, daß sie zugleich auch ein Sanatorium im Süden der Schweiz eröffnen wollte.

Mien Viehoff (1895–1973) war eine junge Buchbinderin aus Amsterdam, die 1920 auf einer Reise in die Schweiz im Zug über das anthroposophische Zentrum in Dornach erzählen hörte und sich unmittelbar entschloß, dorthin zu gehen. Am zweiten Pfingsttag lernte sie Ita Wegman im Goetheanum kennen. Kurz darauf erkrankte sie in Zürich und bat Wegman um medizinische Betreuung. Natürlich kümmerte diese sich gerne um sie; in der jungen Frau hatte sie offenbar gleich eine künftige Helferin und Mitarbeiterin erkannt. Sie bemühte sich intensiv um diesen gesundheitlich gefährdeten Menschen, der auch seelisch erst sein Gleichgewicht finden mußte. Aus ihren Tagebuchnotizen und Wegmans Briefen an sie (Viehoff hob zeitlebens die Briefe und jedes noch so kleine Zettelchen von ihr auf) erfahren wir von ihrer spontanen heftigen Zuneigung zu Wegman und ihrem Entschluß, das ganze Leben in deren Dienst zu stellen. Dieser Briefwechsel gibt einen Eindruck, wie Wegman ihre Klinik zu verwirklichen suchte und auch wie sie sich um einen Menschen kümmern und sich für ihn einsetzen konnte. Während Viehoffs einige Monate dauernden Aufenthaltes in schweizerischen Sanatorien korrespondierten die beiden miteinander, und Viehoff unterwarf sich einer liebevoll-herzlichen, aber äußerst strengen Lebensunterweisung: *»Ich weiß es, Gott hat mich aus Holland zu Ihnen geschickt«* schreibt sie, und: *»Meine Hysterie habe ich jetzt überwunden. Ich habe das Wort hier* [in Grindelwald] *in der Enzyklopädie nachgeschaut und festgestellt, daß Sie auch da wieder einmal Recht hatten... Es ist gut, daß Sie es mir so glattweg sagten und mich wachrüttelten – jetzt sehe ich es auch selbst ein.«*

In ihren Briefen an Viehoff lernen wir Wegmans pädagogische Leidenschaft kennen, die besonders in den ersten Jahren während des Aufbaus der Klinik sehr im Vordergrund stand und die nicht jeder ihrer Mitarbeiter immer ertragen konnte.*

»Das Leben ist kein Traum und auch kein Spielchen«, heißt es da, oder: *»Man soll diplomatisch sein; das ist Deiner impulsiven Art gänzlich entgegen, aber Du mußt Dir diese Eigenschaft aneignen, Du wirst sehen, daß dann alles leichter geht, und nicht so katastrophal, wie es so oft bei Dir der Fall ist. Was diese Geschichte mit der Wahrsagerin betrifft: diese möchte ich lieber nicht miterleben, im Grunde meines Herzens bin ich dagegen. Solche Leute wissen oft nur die halbe Wahrheit, sie sind nicht genügend gebildet um die großen Phänomene zu*

verstehen; und wenn sie auch manchmal guten Rat geben, sie können auch Übles stiften.« (Wegman an Viehoff, 11. August 1920)

Im gleichen Brief berichtet Ita Wegman von einem eindrucksvollen Vortrag Rudolf Steiners, den sie am 7. August 1920 in Dornach gehört hatte (heute in GA 199): *»Der Doktor sprach sehr ernst. Es gibt nur zwei Möglichkeiten: Bolschewismus oder die Dreigliederung* [des sozialen Organismus]. *Und daß ersterer alle Chancen hat, sich durchzusetzen, wirst Du wohl jeden Nachmittag in der Zeitung lesen können. Ich glaube, ich werde vorläufig in mein Häuschen in Arlesheim ziehen, meine Möbel dort aufschlagen und alle großen* [Klinik-]*Pläne fahren lassen, bis bessere Zeiten kommen – oder besser gesagt: bis die Gefahr gewichen ist. Ich hoffe nur, daß Frau Staub die Verhandlungen zu einem guten Ende bringt.«*

Verhandelt wurde zu der Zeit über einen Hauskauf, der sich aber kurz danach zerschlug. Auch die Suche nach einem geeigneten Ort für ein Sanatorium im Süden hatte keinen Erfolg. Die Räume ihrer Belegklinik in Zürich waren aber unwiderruflich gekündigt; Wegman hatte *»ihre Absichten«* auf die Umgebung von Dornach gerichtet und ließ sich letztlich auch von Rudolf Steiners Mahnrufen über die bolschewistische Gefahr nicht von ihren Plänen abbringen. In Arlesheim mietete sie provisorisch eine Wohnung (die sie aber nie bezog), dann in Basel vorläufig ein Zimmer in der Neuensteinerstraße 32. Am 16. September liquidierte sie in Zürich ihre ›Holderklinik‹ und ließ die Möbel der zwanzig Patientenzimmer lagern. Ihre Praxis in Zürich führte sie im Hause von Dr. Baltischwiler weiter und wohnte *»bei Frl. Hermann, Asylstraße 69«*.

In Dornach wurden inzwischen die Vorbereitungen für die vorläufige Eröffnung des noch nicht ganz fertiggestellten Goetheanums getroffen. Mit einer großen, drei Wochen dauernden öffentlichen Veranstaltung sollte der neue Bau in Gebrauch genommen werden: Vom 26. September bis 16. Oktober waren über hundert Vorträge von etwa dreißig Rednern vorgesehen. Auf allen naturwissenschaftlichen, sozialen, wirtschaftlichen und künstlerischen Gebieten, auf denen die Anthroposophie Erneuerungen bringen will, sollte nun der Welt gezeigt werden, was die Geisteswissenschaft zu sagen hat. Dornach wurde von vielen hundert Besuchern aus den verschiedensten Ländern überflutet. Mitten während dieser großen Tagung, am 30. September 1920, erhielt Rudolf Steiner folgenden Brief von Ita Wegman:

Sehr geehrter Herr Dr. Steiner, Basel, 30/IX 20

da ich nicht die Möglichkeit fand Sie zu sprechen, so will ich Ihnen per Brief dasjenige mitteilen, was Sie wissen müssen. Nach langem Suchen ist es mir gelungen unter nicht zu schlechten Bedingungen und mit meinen bescheidenen Geldmitteln in Arlesheimdorf ein kleines Häuschen zu kaufen in einem schönen Garten.

Wie Sie wissen, wurde mir im Frühjahr in Zürich gekündigt. Das Mietamt schützte noch bis September, aber dann mußten ich und meine Kollegin die Klinik aufgeben.

Da sich die Gelegenheit so gut gab, etwas Neues anzufangen, habe ich meine Absichten auf Arlesheim und Basel gerichtet, wie ich Ihnen damals schon sagte. Ich will das kleine Häuschen ein wenig umbauen lassen und Patienten aufnehmen und in Basel eine ambulante Praxis eröffnen. Später wird sich vielleicht die Gelegenheit bieten die Sache zu vergrößern oder etwas Neues zu bauen. Aber so lange der [Goetheanum-]Bau nicht fertig ist, ist hieran nicht zu denken. Ich hoffe, daß Sie einverstanden sind. Sollte es nicht der Fall sein, so könnte das Häuschen ganz gut für Pension eingerichtet werden.

Mit Frau W. in Basel geht es, was die Infektion der Beine betrifft, sehr viel besser. Die Zuckerbehandlung hat gute Resultate gegeben. Wassersucht hat sie aber noch ebenso stark, die Leber ist verhärtet und vergrößert und das Herz arbeitet mühsam.

Ihr Sohn sagte mir, daß Sie, Herr Doktor, noch ein Mittel erwarten zur Heilung. Sollte dies der Fall sein, so bitte ich Sie, mir die nötigen Anweisungen geben zu wollen.

Mit vorzüglicher Hochachtung und Dankbarkeit Ihre ergebene I. Wegman Dr. med.

Es war also gelungen, sie hatte ihr Häuschen gekauft. Bemerkenswert ist, daß sie Steiner sofort davon benachrichtigt, ihm ihren Plan mitteilt und die Ausführung von seinem Einverständnis abhängig macht. Ist ihr Hinweis darauf, die Sache später zu vergrößern oder etwas Neues zu bauen, eine Anspielung auf das *»Hundert-Betten-Krankenhaus«* auf dem Goetheanumhügel? Oder hatte Steiner für die Leitung dieses von ihm erhofften Institutes einen anderen Arzt vorgesehen, z. B. Eugen Kolisko oder Ludwig Noll oder den damals achtundvierzigjährigen Professor Emil Bürgi aus Bern oder vielleicht die junge Frauenärztin Ida von Wartburg-Boos, die 1919 in Aarau eine Praxis eröffnet hatte?

Jedenfalls war die Entscheidung gefallen. Ita Wegman hatte am Montag, dem 27. September, den Kauf in Arlesheim getätigt und sich entschlossen, in Basel eine Praxis zu eröffnen. Rudolf Steiner hat ihr sein Einverständnis offenbar mündlich gegeben, was ihm gewiß – auch wegen ihrer Versicherung, das Haus mit ihren eigenen *»bescheidenen Geldmitteln«* finanzieren zu wollen – nicht schwer gefallen ist. Dafür hatte sich Ita Wegman ihr väterliches Erbe auszahlen lassen; es betrug 94.675 Franken.

Das *»kleine Häuschen in einem schönen Garten«* am Pfeffingerweg 1 in Arlesheim-Birseck war ihr bereits im Frühling 1920 aufgefallen. Durch einen sehr großen, blühenden Apfelbaum vor dem Haus hatte sie das Anwesen mit dem großen verwunschenen Garten angezogen. Sie hatte geklingelt und der Besitzerin, Frau Anna-Maria Metzger-Barth, von ihrem Plan, eine kleine Klinik zu eröffnen, erzählt und daß ihr dieses Haus dazu geeignet erschiene. Die Besitzerin war aber damals nicht zum Verkauf bereit. Fünf Monate später war das Haus ganz unerwartet doch verkauft – aber an einen anderen Menschen. Aus ungeklärten Gründen verkaufte dieser, Professor Braun-Millaner, zwei Wochen später das Anwesen an die Verkäuferin zurück. Am gleichen Tag erwarb es Ita Wegman und konnte nun daran gehen, die Idee eines Klinisch-Therapeutischen Instituts zu verwirklichen.*

»MEIN UNTERNEHMEN«

In Basel fand Ita Wegman geeignete Praxisräume in dem Haus Blumenrain 1, wo sie ab Januar 1921 tätig war. Von hier aus organisierte sie den Umbau des Arlesheimer Hauses, das nur fünf Zimmer hatte und für die Aufnahme von mindestens zwölf Patienten erweitert werden sollte.

Im April 1921 hielt Rudolf Steiner abermals einen Fachkurs für Mediziner, der von Eugen Kolisko in der Wochenschrift *Das Goetheanum* ausführlich referiert wurde.* Hier demonstrierte Steiner erstmals die Grundlagen der Heileurythmie. Ita Wegman wurde gebeten, bei diesem Kurs von ihren Krebsbehandlungen zu berichten (siehe Anhang).* In Stuttgart waren inzwischen ebenfalls Vorbereitungen für eine anthroposophische Klinik im Gange; es entstanden nun auch Pläne, die von Steiner entwickelten Heilmittel zusammen mit den von Ludwig Noll erfundenen für den allgemeinen Verkauf zu fabrizieren.

So wurde es nötig, das Laboratorium in Forschungs- und Herstellungsabteilung zu gliedern.

Ein Briefkonzept Wegmans aus diesen Tagen gibt etwas von ihrer regen Aktivität wieder. Der Empfänger war eine vermögende holländische Dame:

> [...] Durch Mama werden Sie wohl gehört haben, daß ich nun meine Praxis in Basel angefangen habe und meine Sanatorium-Klinik in Arlesheim bei Basel habe. Die letztere wird im Mai eröffnet werden; im Augenblick ist man dabei, umzubauen und einzurichten.
>
> Ich habe in der kurzen Zeit, daß ich mich in Basel niedergelassen habe, schon sehr viele Patienten, hauptsächlich in der Umgebung von Basel, wo noch keine weiblichen Doktoren praktizieren. Ich habe sogar so viele Patienten, daß ich binnen kurzem gezwungen sein werde, mir ein Auto anzuschaffen, will ich nicht auf Kosten meiner Gesundheit die Praxis weiter ausdehnen und vergrößern.
>
> Wie Sie wissen, habe ich mein väterliches Erbteil, das klein ist, ausgezahlt gekriegt, und dieses Geld habe ich verwendet, um das kleine Haus in Arlesheim zu kaufen, das nun als Sanatorium-Klinik eingerichtet wird. Ich mußte dieses tun, um endlich einmal Ruhe zu haben vor dem Zwang, immer umziehen zu müssen, nachdem ich mich mit Mühe, Zeit und Geld ordentlich und angenehm eingerichtet hatte.
>
> Mir fehlt jetzt aber das nötige Kleingeld, um mir ein Auto anzuschaffen. Ich bräuchte dazu eine Summe von 10–15 000 Gulden.

[...] Ich benötige für diesen Umbau und die Vergrößerung des Sanatoriums ein Kapital von 150 000 Schweizer Franken, welches ich in Form von Obligationen zu beschaffen hoffe. Es ist hierfür bereits ganz schön eingezeichnet worden, hauptsächlich von dankbaren Patienten, so daß dieses Jahr noch an den Bau einer Dependance gedacht werden kann.

Sie werden sich vielleicht wundern über meinen Unternehmungsgeist, aber es geht mir auch gut, und wenn ich gesund bleibe, hoffe ich noch viele nützliche Dinge zu tun und anzufangen.

Ich bin auch beschäftigt mit einem Krebsmittel, das im Augenblick durch viele Doktoren in Deutschland und in der Schweiz ausprobiert wird und gute Resultate zu geben scheint. Die Untersuchungen sind noch nicht abgeschlossen, weil gute Resultate auch über mehrere Jahre gut bleiben müssen, will man von einem absoluten Erfolg sprechen. Aber damit komme ich auf ein anderes Thema, was eigentlich meine Absicht nicht war. (Notizheft Nr. 81)

Es wird gewiß nicht der einzige Bettelbrief Ita Wegmans aus dieser Zeit gewesen sein – das Auto wurde übrigens bald angeschafft. Sie hatte eine faszinierende Begabung, Geld für ihre Pläne zu sammeln, und regte auch Viehoff an, in ihrem Bekanntenkreis nach Geldgebern Umschau zu halten (*»Mien, setze Feuer in Deinen Briefen!«*). Für den Umbau des Hauses nahm sie eine Hypothek auf, die Bank war zu einem Darlehen bereit, weiteres privates Kapital folgte bald. Mien Viehoff beteiligte sich selbst am Kapital und veranlaßte eine Begegnung Wegmans mit ihrer Schwester Annie, die auch gleich um finanzielle Beteiligung gebeten wurde. Darüber hinaus fand Ita Wegman in ihr eine weitere erfahrene und zuverlässige Mitarbeiterin: Annie Viehoff kündigte bald ihre Stelle am ›Wilhelminagasthaus‹ in Amsterdam und wurde eine der ersten Krankenschwestern der neuen Klinik.

Zwischen Wegmans hastigen Notizen vom Ersten Heileurythmiekurs finden sich aus diesen Aprilwochen des Jahres 1921 weitere Entwürfe von Briefen und Heilmittelbeschreibungen, die ihren Einsatz für die beginnende medizinische Bewegung zeigen:

Sehr geehrter Herr Ith [der frisch ernannte Direktor der Futurum AG], es sind da doch noch einige Sachen vergessen worden zu besprechen: [ich will kurz] rekapitulieren:

Nachdem das Anti-Migräne-Mittel zu den uns befreundeten Ärzten zur Probe geschickt worden ist, folgt als zweiter Akt die Probemuster an die verschiedenen Ärzte.

Es soll ein Begleitschreiben mitgeschickt werden und Gebrauchsanweisung. Wie soll das unterschrieben werden? Soll unterschrieben werden mit Futurum A.G. Basel-Dornach Pharmazeutische Abteilung? Gut wäre es, wenn wir einige Apotheken interessieren könnten, die dann das Mittel mit Plakat am Schaufenster ausstellen könnten, weil die Einnahmen vom Publikum kommen müssen und weniger von den Ärzten. Haben Sie bei Ehninger Apotheker Glarusplatz angefragt? Am schönsten wäre es, wenn Futurum eine Apotheke kaufen könnte, dann wäre die Kette geschlossen, und wir hätten den Großbetrieb, den Kleinbetrieb, den Kontakt mit dem Publikum, mit den Ärzten, usw. usw. Es könnte dann auch vieles von der Apotheke unterschrieben werden. Ich möchte Ihnen diesen Gedanken so recht zur Prüfung empfehlen, Herr Ith! Apotheken sind Goldgruben! (Notizbuch Nr. 81)

Ihrem Züricher Apotheker Hauser schreibt sie:

Sehr geehrter Herr Hauser, es ist mir nun gelungen, den Ihnen seinerzeit geäußerten Plan in Wirklichkeit umzusetzen. Ich habe mit [der] Aktiengesellschaft Futurum, pharmazeutische Abteilung, Sitz Basel, ein Übereinkommen getroffen zwecks kaufmännischen Vertriebes meiner Medikamente, Iscar inbegriffen. Dasselbe habe ich in letzter Zeit tüchtig ausgearbeitet in diesem dazu eingerichteten Laboratorium.

Ich prüfte die Wirkung der verschiedensten Mistelarten, so wie ich auch genötigt war die Zusammenstellung einer Veränderung zu unterziehen. Dazu habe ich momentan gut Gelegenheit, weitgehende praktische Versuche vorzunehmen, so daß die wissenschaftliche Ausarbeitung in absehbarer Zeit wird erfolgen können.

Sobald diese Sache der Öffentlichkeit übergeben werden kann, wird Futurum A. G. sehr gerne mit Ihnen Unterhandlungen anknüpfen betreffend alleinigen Vertrieb in Zürich und Umgebung. Infolge dessen möchte ich Sie hiermit höflichst anfragen, wie wir am besten unser Patent auf den Namen Iscar lösen können oder läßt sich dasselbe ohne weiteres übertragen?

Wäre es Ihnen vielleicht auch angenehm, wenn [die] Futurum A. G. den Vertrieb der Frostbeulensalbe Viskal für das Ausland übernehmen würde; eventuell bei zu großer Nachfrage Ihnen bei der Herstellung behilflich sein würde?

Zum Schlusse teile ich Ihnen mit, daß als erstes Produkt von Futurum A. G. pharmazeut. Abteilung ein Kopfwehmittel demnächst in Vertrieb gelangen wird.

Wir dürfen doch gewiß davon auch Ihnen Proben schicken. Mit freundlichem Gruß und vorzügl. Hochachtung zeichnet Dr. I. Wegman (Notizbuch Nr. 81)

Große Hoffnung setzte man in dieser Zeit auf ein von Rudolf Steiner entwickeltes Migränemittel, das später als ›Kephalodoron‹ bekannt wurde. Wegman entwarf dazu einen Werbetext:

Kopfschmerz- und Migränemittel. Es handelt sich hier um ein Heilmittel und nicht um ein Narkoticum wie bei den meisten solcher im Handel sich befindenden Mittel, die wohl den Kopfschmerz auf kurze Zeit beseitigen, aber nicht heilen können.

Kopfschmerzen, die nicht auf Organerkrankungen zurückzuführen sind, sondern die durch Übermüdung der Kopfnerven entstanden sind oder durch einen allgemeinen Schwächezustand wie bei der Bleichsucht, werden am besten beeinflußt.

Man nimmt bei habituellem Kopfschmerz vormittags und nachmittags eine Tablette. Die Tablette am Vormittag muß so früh als möglich genommen werden. Will man einen Kopfschmerz- oder Migräneanfall beseitigen, so nimmt man eine Tablette, was man alle halbe Stunden wiederholt, bis der Anfall vorbei ist, man kann auf diese Art hintereinander 3–4 Tabletten nehmen. Sehr zu empfehlen ist, bei diesen Gaben auch Ruhe zu nehmen, damit die Wirkung rascher vor sich geht.

Das Medikament ist so zusammengesetzt, daß es keine schädlichen Bestandteile hat, sondern nur dem Körper sehr nützliche, wie das Eisen.

Die Furcht des Publikums, daß Eisen die Zähne angreift, ist auch hier unbegründet, weil das Eisen so zusammengestellt ist, daß dies nicht möglich sein kann, so wie auch die Tablettenform, die man herunterschlucken kann, ohne daß das Medikament mit den Zähnen in Berührung zu kommen braucht. Das Mittel ist bei einer Anzahl Patienten probiert worden. (Notizbuch Nr. 81)

Ein Gerücht besagt, daß Ita Wegman in Zürich den Beinamen ›der Schwarze Panther‹ hatte. Nun ist ein schwarzer Panther zwar ein besonders schönes, aber auch sehr unheimliches Tier. Einige Fotos aus dieser Zeit zeigen zumindest eine Seite ihres Wesens, die eine solche Bezeichnung zulässt. Zu Mien Viehoff äußerte sie damals in Zürich, sie *»habe Feinde«*. Gewiß wird es Zeitgenossen, die sich gegen Wegmans Absichten querlegten, beim Austragen von Meinungsverschiedenheiten mit dieser Frau Doktor nicht besonders vergnüglich zumute gewesen sein. Andererseits darf man bei diesem Willensmenschen nicht die Herzlichkeit übersehen, mit der sie ihren Mitmenschen – Patienten und Mitarbeitern – entgegentrat und zu ihnen stand. Sie ließ Menschen nie im Stich und setzte sich voll für sie ein. Die Wärme und Herzlichkeit, die Ita Wegman in hohem Maße besaß, kommen in dem Bild vom schwarzen Panther nur unvollkommen zur Geltung. Steiner nannte diese cholerische Frau *»einen Menschen der Tat«*. Später allerdings betonte er in einem Spruch für sie auch die *»Milde«*, die sie sich vielleicht in noch höherem Maße anzueignen habe.

Als Mien Viehoff sich in einem Brief einmal wegen eines Zerwürfnisses mit einem Menschen beklagte, schrieb Ita Wegman ihr einen Satz, der wie ein Rezept anmutet und als Maxime für ihr ganzes Leben und Wirken gesehen werden kann: *»Halte Dein Herz warm, dies ist das einzige Mittel um sich nicht von einander zu entfremden, auch wenn die Meinungen auseinandergehen.«* Mit dieser Wärme eröffnete Ita Wegman am Mittwoch, dem 8. Juni 1921, ihre Klinik.*

Wenn man sich die Frage vorlegt: Wann hat Rudolf Steiner begonnen, für die Erweiterung der Heilkunst zu wirken, dann kann man wohl die Antwort geben, daß, obgleich wohl innerhalb der Anthroposophie stets Fragen über Heilkunst, über Krankheitslehre eine große Rolle gespielt haben, doch erst von 1920 ab eine systematische Arbeit, eine systematische Belehrung an diejenigen, die in irgend einer Weise mit dem Heilen zu tun haben, von Rudolf Steiner begonnen wurde. Und es war der Kursus, der 1920 in Dornach vor vierzig Medizinern gehalten wurde, der einen Anfang machte mit dieser Arbeit, die dann weiter fortgesetzt wurde und zuletzt einmündete in die bei der Weihnachtstagung 1923 neu begründete *Medizinische Sektion*.

Und von diesem Wirken innerhalb der Medizinischen Sektion, sowie auch von der Arbeit vorher, möchte ich jetzt erzählen. Wenig ist dieses Wirken noch bekannt, weil die Art der Sache es mit sich bringt, daß langsam und gediegen vorgegangen werden muß, ja oft im Verborgenen, da das Heilen etwas sehr Subtiles ist, so daß es nicht verwunderlich ist, daß wenige nur wissen von der Medizinischen Sektion und ihrer Arbeit.

Als 1920 der medizinische Kursus stattfand, der drei Wochen dauerte, war die Frage sehr akut geworden, wie dasjenige, was theoretisch an Wissen durch Rudolf Steiner gegeben worden war, in die Praxis umzusetzen [sei]. Welche Möglichkeiten standen da offen? Daß man dieses Wissen in seine eigene Ärzte-Praxis hinein fließen lassen konnte, das war uns allen klar, aber es stand noch die andere Frage: wie werden wir Ärzte uns weiter belehren, wie können wir in Ruhe und in jedem Augenblick Patienten beobachten und behandeln, wie können wir einen Ort schaffen, wo die gemachten Erfahrungen gesammelt werden können, die dann wieder dazu dienen sollten, andere Ärzte anzuregen?

Und die Notwendigkeit, Institutionen ins Leben zu rufen, in denen man das alles haben kann, stand uns klar vor Augen. Allerdings erst ein Jahr später entstanden dann die Klinisch-Therapeutischen Institute in Stuttgart und Arlesheim, die sich als Ziel gesetzt hatten, die Belehrungen und Anregungen, welche Rudolf Steiner auf medizinischem Gebiet aus der anthroposophischen Weisheit heraus gegeben hat, zu verwirklichen und in Taten umzusetzen.

Unvergeßlich wird für mich der Moment bleiben, als Rudolf Steiner zum ersten Male das Klinisch-Therapeutische Institut in Arlesheim besuchte. Es war noch ein kleiner Anfang; ein Landhaus, das in einem schönen Garten stand, wurde von mir angekauft, umgebaut und zur Klinik eingerichtet mit Platz für zwölf bis fünfzehn Patienten. »Versuchen Sie alles aus eigener Kraft zu gestalten«, sagte er einmal zu mir, als die Rede war, daß das Klinisch-Therapeutische Institut entstehen sollte. Und ich gestaltete es auch aus eigener Initiative, aus eigener Kraft, wie mir angeraten wurde.

»Wie wird wohl alles aufgenommen werden«, war bei mir die Frage, als ich unsern verehrten Lehrer Rudolf Steiner einlud, das Institut zu sehen, als es ganz fertig war zum Empfang der Patienten.

Mit klopfendem Herzen zeigte ich ihm die Zimmer, die in den verschiedenen Farben gemalt [waren], das Behandlungszimmer, die Veranden, was wird er sagen? Und unvergeßlich bleibt mir der Moment, als wir in der obersten Etage angelangt zur offenen Veranda uns begaben, um den schönen Ausblick zu sehen, den Arlesheim auf die Vogesen hat, Rudolf Steiner sich mir zuwendete, mir die Hand gab und die Worte aussprach, daß er mit mir arbeiten wolle, und daß es ihm Freude gemacht, daß das Institut zustande gekommen ist, dem er den Namen Klinisch-Therapeutisches Institut geben wollte und für das er jetzt mit mir zusammen einen Prospekt ausarbeiten wollte. (Vgl. ITA WEGMAN, *Rudolf Steiners Wirken für die Erweiterung der Heilkunst*, in: Natura, 1. Jg. Heft 9, März 1927, S. 267 ff.; siehe auch Anhang.)

Ita Wegman hat später nur sehr anfänglich Versuche unternommen, die Entstehungsgeschichte ihrer Klinik zu schreiben. Es blieb bei diesem Entwurf, der im Anhang vollständig abgedruckt ist, und einigen Konzepten in ihren Notizbüchern. Auch ihren Plan, ein Buch über die letzten Jahre Rudolf Steiners zu schreiben, hat sie nicht ausgeführt. Man kann das bedauern, muß aber auch anerkennen, daß es dazu kaum kommen konnte. Es ist sehr schwer, zugleich zu handeln und über seine Handlungen Niederschriften anzufertigen, wenn man ein ›Mensch der Tat‹ ist, Neues ins Leben rufen will und mit vielen anderen, deren Schicksal berücksichtigend, zusammen agiert. Um dies alles zu beschreiben, sind Begriffe und Urteile notwendig, man muß sich für eine Zeit aus dem Quellpunkt des Geschehens etwas zurückziehen – und es gab doch so viele Bereiche, in denen sie selbst dieser Quellpunkt war! Es gab aber auch Gründe, sich zurückzuhalten, sie hat über vieles geschwiegen. Dennoch war sie der Auffassung, *»daß es für die Geschichte der Anthroposophie schon nötig* [sei], *alles zu sagen.«* Dieser Auffassung soll im folgenden Rechnung getragen werden.*

Hilma Walter, ihre erste Kollegin in der Klinik, erinnert sich an den Tag der Eröffnung:

Bis zur endgültigen Fertigstellung für die Eröffnung gab es aber zunächst noch einige Verzögerungen, bis die letzten Handwerker, als letzte noch die Maler, das Haus verlassen konnten. So mußte auch der in Aussicht stehende Besuch von Dr. Steiner wiederholt zurückgestellt werden. Auch am Morgen des 8. Juni war das Haus für diesen Besuch noch nicht empfangsbereit. Das Reinmachen im ganzen Hause war noch im Gange, auch fehlte noch Vieles an dem letzten Zurechtmachen der Zimmer. Nochmals aber den Empfang von Dr. Steiner zu verschieben, fand Frau Dr. Wegman nicht mehr gut möglich. Und im Vertrauen, daß ihre vier Mitarbeiter wenigstens noch ihr Bestmögliches an Vorbereitungen für den Empfang tun würden, fuhr sie wie gewohnt nach Basel in ihre Praxis und holte am späteren Nachmittag nach ihrer Sprechstunde Dr. Steiner zu seinem Besuch der Klinik ab. Und da war für sie das Wunder geschehen, denn das Haus war wirklich empfangsbereit, als sie es mit Dr. Steiner betrat; das Haus von unten bis oben geputzt, und alle

Zimmer bis aufs Letzte ausgestaltet und für den Empfang bereit. Die große Freude darüber war auch spürbar. Wir vier Mitarbeiter wurden dann als solche vorgestellt, jeder auch von Dr. Steiner persönlich mit einem herzlichen Händedruck begrüßt. Danach ging Dr. Steiner allein an der Seite von Dr. Wegman von unten bis oben durch das Haus mit all seinen Zimmern und Nebenräumen, sie besichtigend. Davon zurückkommend und sich auch wieder herzlichst von den Mitarbeitern verabschiedend, begleitete ihn Dr. Wegman zu seinem Atelier zurück. Und von außen gesehen hatte sich die Eröffnung der Klinik vollzogen. (HILMA WALTER, *Lebenserinnerungen*, unveröffentlichtes Manuskript)

Die erwähnten Mitarbeiter neben Hilma Walter waren: die erste Krankenschwester Käthe Krebs, Wegmans Praxishelferin Martha Staub, wegen ihrer weißen Schürze öfter auch *»Schwester Martha«* genannt, und Mien Viehoff – auch sie erscheint in der nun beginnenden Arbeitsfülle, sicher zu ihrer eigenen Freude, manchmal als *»Schwester Mien«*.

Da Rudolf Steiner erkannt hatte, daß die schriftstellerischen Fähigkeiten Ita Wegmans nur bescheiden entwickelt waren, nahm er ihr gleich die Arbeit ab, einen Prospekt für die neue Klinik zu entwerfen (siehe Anhang). Er gab ihr mit diesem kurzen Werbetext eine beachtenswerte Grundsatzerklärung für ihre medizinische Aufgabe mit auf den Weg, ohne jegliche halbherzige Formulierung, ganz im steinerschen Stil. Die Medizin der Gegenwart habe, so heißt es da, eine geisteswissenschaftliche Erweiterung und Vertiefung nötig. Denn die zeitgenössische Pathologie gewinne ihre anatomisch-physiologischen Erkenntnisse am isolierten Menschen, und das sei, so deutet er an, etwa so, als ob der Physiker die Stellung einer Magnetnadel aus dieser selbst zu erklären suche, statt aus ihrem Verhältnis zum Erdmagnetismus.

Was not tue, sei das lebendige Anschauen der Stellung des Menschen innerhalb seiner ganzen Weltumgebung, und Geisteswissenschaft liefere für eine dazu notwendige Forschung die Grundlage. Doch solle man nicht denken, daß es sich dabei um ein dilettantisches Ignorieren der heutigen Wissenschaft handele – jede nebulose Mystik liege der Geisteswissenschaft fern. Durch andere (als die heutigen) Methoden aber erhebe sie die Pathologie und Therapie aus einer Summe von äußeren Erfahrungsresultaten zu einem wirklichen Wissen, zu einer Vertiefung der Erkenntnis des leiblichen Menschen, seines Sinnes-Nervenorganismus, seines rhythmischen Systems und seiner gesamten Stoffwechseltätigkeit.

Der Kranke werde in dieser Klinik also nicht etwa gegen die heutige Medizin, sondern im Sinne einer Erweiterung derselben behandelt. In einer Fußnote weist Steiner noch auf die beiden inzwischen von ihm gehaltenen medizinischen Fachkurse *»zur Belebung der Medizin durch Geisteswissenschaft«* hin, die eine wesentliche Erweiterung des pathologischen Erkennens und der therapeutischen Möglichkeiten geben. So richtet sich dieser Prospekt nicht nur an die künftigen

Patienten, sondern deutlich auch an die zeitgenössischen Ärzte und die medizinische Fachwelt. Es steckt gewissermaßen eine Willenserklärung in dieser Prosa: In diesem Hause wird Anthroposophie mitwirken. Es lebt die Stimmung ernsten, aber auch freudigen ›Anbeginnens‹ in den Worten – die erste anthroposophische Klinik im zwanzigsten Jahrhundert eröffnet ihre Tore.

Ita Wegman und Hilma Walter müssen sich vom Schicksal besonders begünstigt gefühlt haben. Sie hatten den ersten Besuch Rudolf Steiners als eine Segnung ihres Hauses empfunden; nun schrieb er ihnen die Leitsätze für ihre Arbeit nieder und zeichnete überdies noch eine Vignette für den neuen Prospekt: einen kräftig aufstrebenden, nach rechts abgewinkelten Balken, etwa in der Gestalt zweier Seiten eines regelmäßigen Fünfecks, um die sich andeutungsweise eine Schlangengestalt windet. Großzügig in seiner Gebärde birgt das Bild eine Metamorphose des Merkurstabes.

Hatte zunächst das neugeborene Kind von ihm seinen Namen erhalten, so zeichnete er nun diesen Namen in der für ihn typischen Art ohne großes Federlesen gleich als Titel des Faltblattes: *Das Klinisch-therapeutische Institut in Arlesheim, Leiterin: Dr. Ita Wegmann* (mit zwei ›n‹).

Der Prospekt wurde auch in französischer, englischer und holländischer Sprache gedruckt, und so begann die Klinik ihr Leben ganz in Übereinstimmung mit Ita Wegmans Wesen: willensfreudig, international ausgerichtet, ganz aus eigener Kraft und mit einem gehörigen Maß an Überzeugung und Mut des Heilens. Das kleine Haus war von Anfang an voll besetzt, und Steiner ließ auch in späteren Jahren keinen Zweifel daran bestehen, daß die Arlesheimer Klinik ein Unternehmen nach seinem Herzen war.

Seine Zusage, gemeinsam mit ihr zu arbeiten, setzte er bald in die Tat um, indem er damit begann, an Sprechstunden in ihrem ›blauen Zimmer‹ teilzunehmen. Sie führte ihm dann manche ihrer Patienten vor, er gab seine Ratschläge zur Therapie, besprach den Krankheitsfall mit ihr und besuchte Patienten am Krankenbett.

Diese Besuche Steiners im Klinisch-Therapeutischen Institut vom Juni 1921 bis September 1924 sind bisher nur vom medizinisch-therapeutischen Gesichtspunkt aus aufgearbeitet worden, und zwar hauptsächlich von Hilma Walter, die von Anfang an, aber wahrscheinlich nicht jedes Mal, dabei war. Aus begreiflichen Gründen war das Interesse der Ärzte – später kamen Dr. Margarete Bockholt und andere hinzu – auf die medizinische Behandlung gerichtet. Steiners Diagnosen, Therapieangaben und Gespräche mit den Ärzten wurden jedoch nicht systematisch protokolliert und datiert, sondern vielmehr gleich in die Tat umgesetzt. Zu Schmiedel, der nebenan arbeitete, gingen sofort, auf Zettel und Rezeptbriefchen geschrieben, die neuen Heilmittelangaben mit der Bitte um Anfertigung in seinem Labor. Wegman fragte vermutlich wenig, ihre Aufmerksamkeit galt wahrscheinlich kaum der rein wissenschaftlichen Bedeutung der Steinerschen Angaben, als vielmehr der Heilung ihrer Patienten; außerdem hatte sie ein ausgezeichnetes Gedächtnis, so daß sie keinen Grund hatte, gleich alles für spätere Generationen aufzuschreiben. In manchen Notizbüchern und Kalendern aus dieser Zeit finden sich eine große Anzahl Patientennotizen – durchgehend undatiert – mit vielen rasch hingekritzelten Diagnosen und Heilmittelangaben, von denen zweifellos viele aus solchen Sprechstunden stammen. Das erhalten gebliebene Material erweckt den Eindruck, daß Hilma Walter erst später eine größere Anzahl Patientengeschichten dokumentierte. Dabei beschrieb sie Rudolf Steiners Behandlungsangaben sehr genau, oft aber ohne Datum.

So sind die Besuche Steiners in der Klinik damals nicht nach Zeit, sondern nach Krankheitsfall gesammelt worden; anhand der Aufzeichnungen Hilma Walters lassen sich aber die Daten einer größeren Zahl von Besuchen feststellen.*

Aus etwa dreihundertvierundsiebzig Patientengeschichten zwischen Juni 1921 und September 1924 sind mit ziemlicher Sicherheit die Tage von etwa hundertzweiunddreißig Besuchen Rudolf Steiners in der Klinik zu ermitteln: 1921 drei, 1922 sechsundzwanzig, 1923 fünfundvierzig, 1924 achtundfünfzig.

Die Patientengeschichten sind sehr verschieden; manchmal betraf Steiners Mitarbeit nur eine kurze Bemerkung, öfter sind es eingehende Diagnosen und Therapien. In vielen Fällen sah er die Patienten mehrmals, oft verfolgte er den Verlauf der Behandlungen durch Wochen, Monate oder gar Jahre hindurch.

Die eingehende Prüfung der vielen übrigen nicht datierten Krankengeschichten, bei denen Rudolf Steiners Mitarbeit ersichtlich ist, läßt vermuten, daß er an mehr als den datierbaren hundertdreißig Ordinationen in der Klinik teilgenommen hat. Im ganzen könnten es im Laufe dieser dreieinhalb Jahre hundertachtzig Sitzungen gewesen sein. Dabei sind Ordinationen in London, Den Haag, Wien, Paris, Arnheim und Stuttgart nicht mitgezählt.

Bei seiner regen Reisetätigkeit in diesen Jahren war Rudolf Steiner oft wochenlang nicht in Dornach. Seine Besuche in der Arlesheimer Klinik nehmen laut Walters Darstellungen ab August 1922 deutlich zu und zeigen ab Juli 1923 nochmals eine größere Häufigkeit, so daß man annehmen kann, daß ihm in den letzten Jahren, wenn er in Dornach war, mindestens zwei- bis dreimal wöchentlich Patienten in der Arlesheimer Klinik vorgeführt wurden.

Wie viele Patienten Rudolf Steiner in diesen Jahren in der Arlesheimer Klinik beraten hat, ist also nicht mehr festzustellen. Auf Grund der Notizbucheintragungen Wegmans und sonstiger Daten in Veröffentlichungen kommt man auf etwa fünfhundert Krankheitsfälle, die ihm in Arlesheim vorgestellt wurden. Viele Ratschläge werden nur aus kurzen mündlichen Angaben bestanden haben,

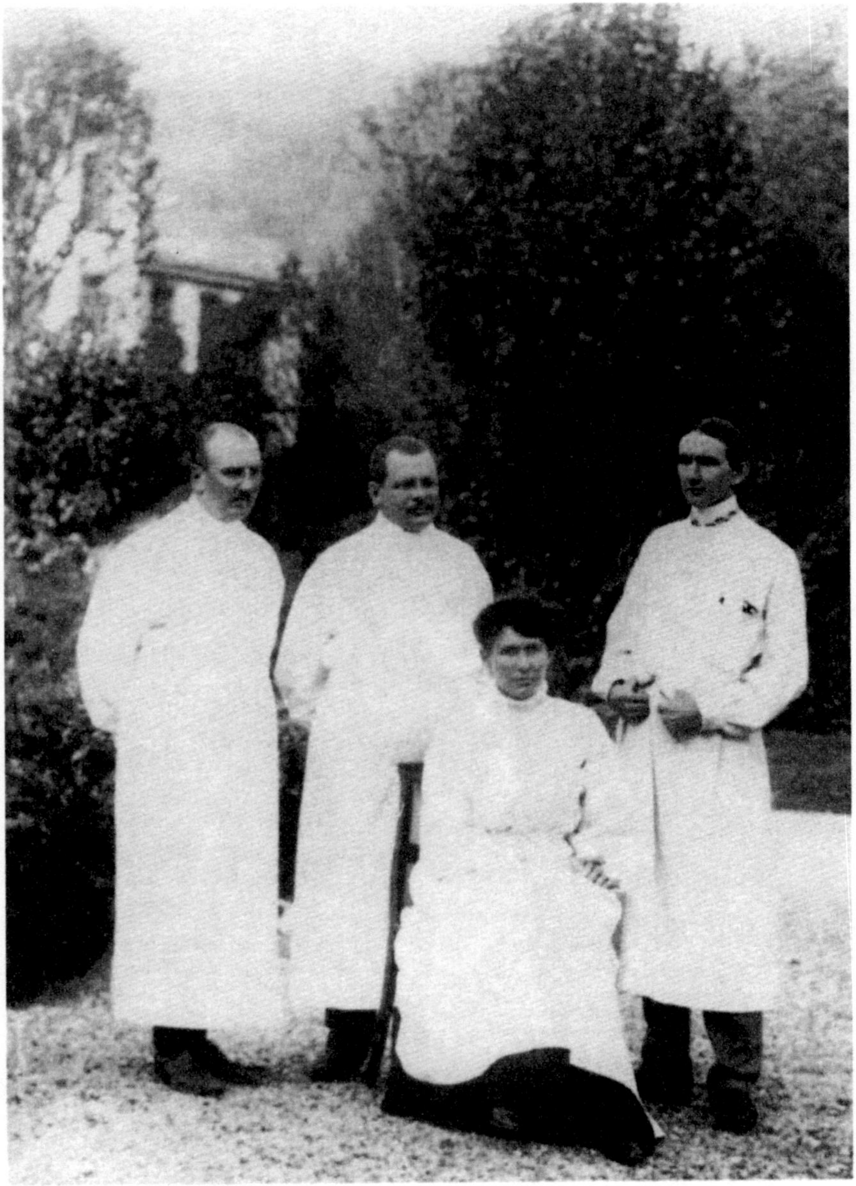

Abbildung 19
Ita Wegman im Garten der Universitätsfrauenklinik mit ihren Kollegen Dr. Dymont, Dr. Eschler und Dr. Victor Müller (ca. 1916)

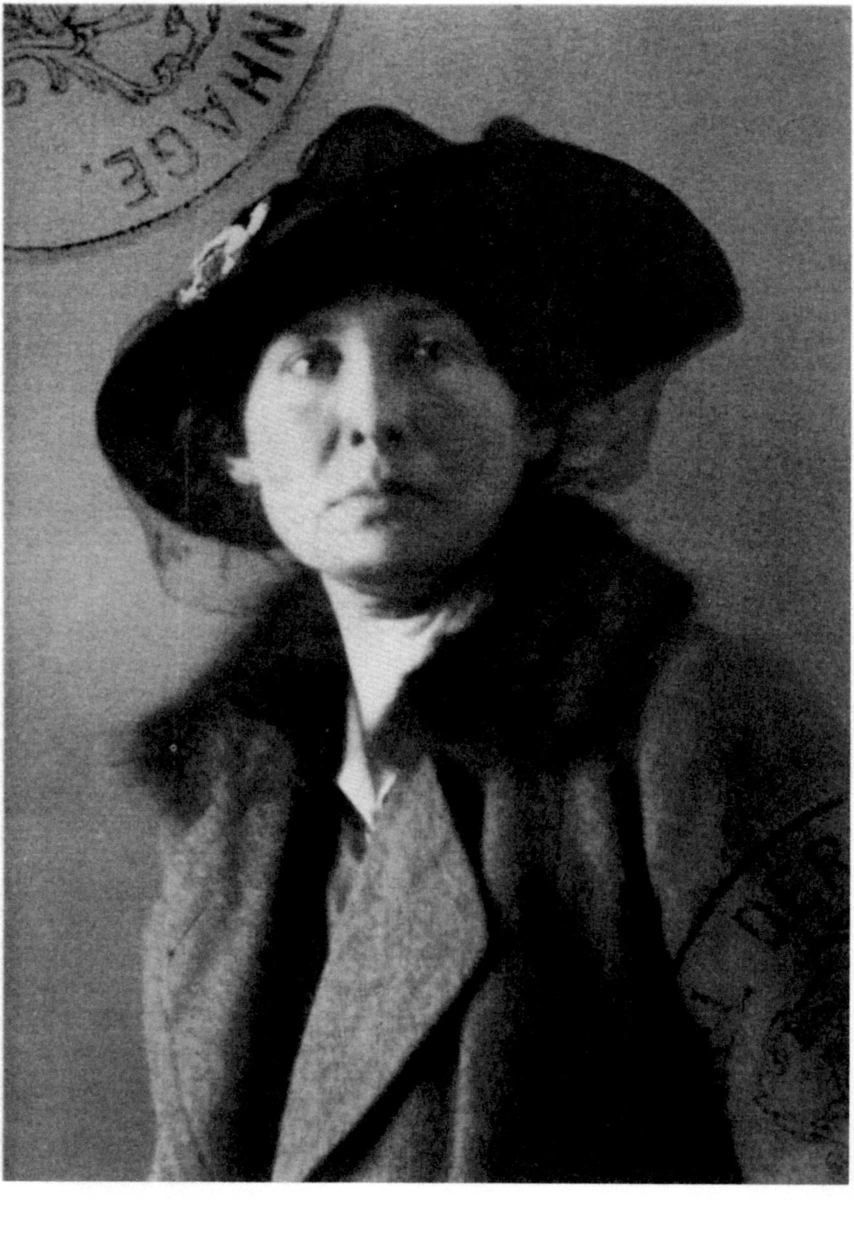

Abbildung 20
Ita Wegman (Paßbild Zürich 1916)

weitere Angaben werden wohl ausgeführt, aber nicht von Walter schriftlich erfaßt worden sein (siehe Anhang).

Die Sprechstunden fanden morgens zwischen neun und elf Uhr statt, jedoch offensichtlich nicht an festen Tagen – er kam z. B. öfter am Sonntag, die meisten Besuche waren aber montags und mittwochs. Es scheint kein fester Besuchstag verabredet gewesen zu sein, was bei den häufigen Reisen und sonstigen Verpflichtungen Steiners auch nicht immer durchführbar gewesen wäre. Oft kam er zwei Tage hintereinander in die Klinik, einige Male war er an drei Tagen hintereinander da, einmal an vier. Natürlich hingen seine Besuche mit der Dringlichkeit der Krankheitsfälle und mit seinen zeitlichen Möglichkeiten zusammen. In der Klinik konnten manche damals den Eindruck haben, *»daß Dr. Steiner in diesen Jahren, wenn er in Dornach war, fast täglich die Klinik besuchte.«*

Wie schon erwähnt, sind Steiners Therapieangaben, seine Ratschläge für einzelne Behandlungen, in bestimmten Fällen von Hilma Walter aufgezeichnet worden. Ihr ist es zu verdanken, daß auch heute noch diese Angaben vorhanden sind und Ärzte damit arbeiten können. (Ebenso wie sie schrieb auch Friedrich Husemann, der eigens dafür Stenographie lernte, bei den Konsultationen Steiners in der Stuttgarter Klinik seine Angaben mit.) Später hat sie das Material gemeinsam mit Ita Wegman bearbeitet, bevor sie es veröffentlichte. Bei der Entstehung der anthroposophischen Medizin hat Hilma Walter Wesentliches geleistet.

Gegen den Widerstand ihrer Familie, aber mit Unterstützung ihrer Schwester Hedwig, die Krankenschwester war, hatte Hilma Walter (1893–1976) in Heidelberg das Medizinstudium aufgenommen. In der evangelischen Kirche war sie auf die Predigten des anthroposophischen Pfarrers Paul Klein aufmerksam geworden und hatte mit ihrer Schwester so den Anschluß an die Anthroposophie gefunden.

Schon als junge Frau verfügte sie über eine sehr gute Menschenkenntnis. In ihrem stillen Wesen lebte ein sehr unabhängiger Wille. Im Jahr 1915 hörte sie in Mannheim Vorträge Rudolf Steiners, *»der in erhabener Ruhe den Vortrag begann, mit von warmem Tonfall getragener, den ganzen Raum erfüllender Stimme.«* Ungewöhnlich früh wurde sie als Studentin in den klinischen Abteilungen für Frauenheilkunde, Chirurgie und Kinderkrankheiten eingesetzt und nach ihrer Approbation 1919 als Volontärassistentin mit überdurchschnittlicher Verantwortung betraut.

Als Ita Wegman ihr im April 1920 eine Mitarbeit in der geplanten Klinik anbot, war Hilma Walter schon reich an praktischer Erfahrung und konnte gleich in die Arbeit einsteigen.

Margarete (später Kirchner-)Bockholt (1894–1973) kam im Sommer 1922 als weitere Ärztin neben Walter ins Klinisch-Therapeutische Institut, wo sie dann zeitlebens gewirkt hat. Ihr verdanken wir eine recht lebendige Beschreibung der Besuche Steiners in der Arlesheimer Klinik, die sie mit Hilfe J. Krück von Poturzyns für deren Sammelwerk *Wir erlebten Rudolf Steiner* 1956 verfaßt hat. Sie erzählt:

Für jeden seiner Besuche bereiteten wir sorgfältig alles vor, Analysen und Untersuchungsbefunde lagen bereit; er sah sich alles genauestens an. Dann aber, als die Patienten vor ihm standen, war seine Methode völlig verschieden von der hergebrachten. In scharfer Konzentration schaute er auf den Patienten, sein Blick wandte sich den Wesensgliedern dieses Menschen zu; ihm war es möglich, mit exaktem Hellsehen die Ursache der Krankheit zu erforschen. Die Symptome drängten sich ihm zusammen zu einem in der Totalität überschaubaren Ursachen-Komplex, der Zeitenablauf wurde fortdauernde Gegenwart. So konnte er einmal bei einem Patienten, der jahrelang an Ekzemen gelitten hatte, sagen, die Ursache liege in einer Vergiftung, die er sich als Kind zugezogen habe. Der Patient konnte sich zunächst an nichts erinnern, dann aber fiel ihm ein, daß er etwa in seinem neunten Schuljahr versehentlich im Physiksaal Salzsäure getrunken habe. Die jahrzehntelang zurückliegende Ursache der Erkrankung hatte Rudolf Steiner in dem heute vor ihm stehenden Menschen wahrgenommen. Somit wird verständlich, daß die üblichen Diagnosen meist hinfällig wurden; denn was sich der Anschauung ergab, war immer das Bild der ganz speziellen Erkrankung in ganz speziellem Fall. Und im Lichte solcher Erkenntnis ergab sich zugleich die Therapie. Während wir heute die typischen Bilder bestimmter Krankheiten beschreiben und bestimmen, sie sozusagen losgelöst vom Einzelmenschen, der sie erleidet, sehen, war es hier gerade umgekehrt.

Einmal führten wir Dr. Steiner eine Patientin vor. Die Diagnose ihrer Erkrankung war bereits in anderen Kliniken gestellt worden, wir stimmten mit dieser Diagnose überein und hielten die Sache für einen charakteristischen Fall multipler Sklerose. Dr. Steiner sah sich die Patientin an und sagte uns dann, hier liege bereits konstitutionell eine gewisse Schwäche im Bulbärteil des Rückenmarkes vor, so daß die Verbindung vom Rückenmark zum Zentralnervensystem gestört gewesen sei, doch sei dies noch durch einen Unfall verschlimmert worden. Nach darauffolgendem Befragen gab die Patientin an, sie sei mit etwa achtzehn Jahren in Paris, als sie aus der Tram springen wollte, gestürzt, doch habe sie damals keine weiteren Schädigungen davongetragen. In ihrem achtundzwanzigsten Jahr war dann jene Krankheit eingetreten, die das Bild der multiplen Sklerose ergab.

Wenn Dr. Steiner den exakten Befund einer Krankheit festgestellt hatte, so suchte er von da aus die Therapie, und man kann schon sagen, daß ihm dafür die ganze Welt zur Verfügung stand. In seiner umfassenden Überschau sah er ja den Menschen herausgeboren aus dem Makrokosmos und verbunden mit der Natur, mit Pflanzen, Mineralien, Metallen… Wenn sich auch die Prozesse innerhalb des Menschen gewandelt haben, so weisen sie doch Ähnlichkeiten auf mit den entsprechenden Prozessen in der äußeren Natur, und es können im Krankheitsfalle die verwandten Naturkräfte zur Heilung herangezogen werden. Für Rudolf Steiners Erkenntnismöglichkeiten waren auch die Prozesse der Natur offenkundig und anschaubar. Dieses sein Wissen war für uns junge Menschen geradezu überwältigend; ob es sich um Mineralien, Metalle mit ihren mannigfaltigen Salzen und Verbindungen, oder um Pflanzen handelte, immer traf er sichere Wahl. Von den Algen, Pilzen und Schwämmen bis zu den höchstentwickelten Pflanzen, – aus allen Bereichen wurden die Heilmittel genommen. Manchmal hielt er es auch für nötig, für einen bestimmten Patienten die Zusammensetzung der Luft zu ändern. Ein Patient konnte schwer aufwachen, und oft war er erst gegen Abend voll leistungsfähig. Er sollte in stark kohlensäurehaltiger Luft aufwachen, um den Aufwach-Prozeß gerade in der Überwindung dieses Hindernisses zu intensivieren. So reicherten wir durch das Schlüsselloch die Luft im Zimmer des Betreffenden mit Kohlensäure an, – es war dies keine einfache Prozedur, vor allem auch, weil man den Augenblick erhaschen mußte, bevor der Betreffende von selbst erwachte. In bezug auf die Herstellung der einzelnen Mittel gab es immer wieder Variationen und neue Angaben; Einzelheiten der Herstellung wurden oft sorgfältig von Dr. Steiner selbst angegeben, so zum Beispiel, daß man ein Metall zuerst in dampfförmigen Zustand bringen sollte, um es dann als Spiegel sich absetzen zu lassen.

Nur eine Heilmethode verwandte Rudolf Steiner nie: die unmittelbare Übertragung der eigenen Kraft, also die in einer gewissen Weise magische Heilung. Gewiß wäre es für ihn, dem alle Kräfte der Umwelt im höchsten und weitesten Sinn zur Verfügung standen, ein Leichtes gewesen, auch Heilungen solcher Art zu vollziehen, doch mußte er aus seinem Wissen um die Entwicklung der Menschen ein solches Vorgehen als nicht zeitgemäß ablehnen. Ihm stand das Erringen der Freiheit in unserer Weltenzeit am höchsten. Er wollte nicht das einmalige Phänomen eines Heilenden darbieten, sondern eine Schule begründen; alle Heilmethoden, die er angab, waren überschaubar und lernbar. (MARGARETE KIRCHNER-BOCKHOLT, *Die Erweiterung der Heilkunst*, in: *Wir erlebten Rudolf Steiner. Erinnerungen seiner Schüler*, hg. von M. J. KRÜCK V. POTURZYN, Stuttgart ^{3}1967, S. 104 ff.)

Margarete Bockholt war mit achtundzwanzig Jahren in die Arlesheimer Klinik gekommen. Nach ihrer Schulausbildung in Köln studierte sie Medizin, zuletzt in Rostock. Nach der Promotion hatte sie einige Jahre an der dortigen psychiatrischen Klinik als Assistentin gearbeitet. Für das Seelenwesen eines Menschen hatte sie eine feine Beobachtungsgabe. Durch Eugen Kolisko kam sie 1921 mit Anthroposophie in Berührung. Nachdem sie in Stuttgart die Vorbereitung einer Eurythmieaufführung erlebt hatte, wurde sie von Marie Steiner zur Eurythmieausbildung nach Dornach eingeladen. Dadurch war sie der wohl erste anthroposophische Arzt, der in Eurythmie ausgebildet war. So konnte sie ab Sommer 1922 in der Arlesheimer Klinik die Heileurythmie praktizieren und diese Therapieform durch die nahe Zusammenarbeit mit Rudolf Steiner aus den Ursprüngen heraus erfassen. Mit der Ärztin Julia Bort behandelte sie in der ›Holle‹ und dann im ›Sonnenhof‹ auch heilpädagogische Kinder. Ihre umfassenden Erfahrungen hat sie später in ihrem Buch *Grundelemente der Heileurythmie* (Dornach 1962, [3]1981) niedergelegt.

Über ihre Erlebnisse in der Arlesheimer Klinik, bei den Patientenberatungen Rudolf Steiners, erzählt sie im oben zitierten Aufsatz:

Es wäre ganz falsch, sich vorzustellen, daß ein Lernen unter den Anleitungen eines solchen Lehrers für uns junge Menschen ohne Überraschungen und Seelenprüfungen vor sich ging. Was sich da an geistigen Offenbarungen und Einblicken in die menschliche Wesenheit auftat, ging oft genug bis an die Grenze dessen, was man fassen und tragen konnte; was als Wissen über Natur und Kosmos vor einem stand, blieb einmaliges Ereignis, und doch mußte man unausgesetzt mit der Frage ringen, wie das eigene unzulängliche Selbst zu solchem Wissen und Können gelange.

Auch die menschlichen Beurteilungen waren bei der Milde und Güte, die man an Rudolf Steiner kannte, oft überraschend. Einmal, als ich eine Patientin behandelte, die Untermieterin in einem Hause war, fragte ich Dr. Steiner, was man noch tun müsse, da die Heilung der Krankheit eigentlich keinen rechten Fortschritt mache, und er sagte darauf: »Ja, es ist nicht leicht, gesund zu werden, wenn man bei einem solchen Giftnickel wohnt«. Seine Weisheit traf immer den Nagel auf den Kopf, seine heilsame Sachlichkeit kannte keine Sentimentalität; was er sagte, atmete immer Wahrheit, und dadurch lebte man in einem Element unbedingten Vertrauens. Dieses Vertrauen gab überhaupt die Möglichkeit eines so ganz anders gearteten Lernens, als wir es auf der Universität gewohnt waren. Wenn man seine Angaben nicht gleich verstand, so legte man sie nicht beiseite, sondern rang darum, selber zu wachsen, um sie zu verstehen. So wurde die eigene Aktivität auf das Kräftigste angeregt. Wenn wir nach den Angaben Rudolf Steiners mit den Patienten arbeiteten, sei es in der ärztlichen Behandlung selbst oder durch Heileurythmie, Massage, Bäder etc., so versuchten wir dabei, das zu verstehen, was er uns über den Zusammenhang der Wesensglieder bei diesen Menschen und die Ursache der Krankheit angegeben hatte. Wenn Rudolf Steiner sagte: »Hier greift der Astralleib nicht richtig ein, machen Sie dies oder das«, so lernten wir an der inneren Frage, mit der wir an die Arbeit herantraten. Man lebte mit dem immer fühlbaren Stachel des Fragens, und so war es kein Lernen durch gedächtnismäßig aufgenommenes Wissen, sondern ein Lernen aus innerer Frage-Aktivität, die schließlich in einen Erkenntnisprozeß hineinführte. Indem man um Antworten rang, mußte man sich selber wandeln, oft Entferntliegendes zum Verständnis heranholen, und wenn man nach einiger Zeit den Eindruck hatte, eine Sache zu verstehen, so ging einem unerwartet ein Licht über ganze Gebiete auf. Lange Zeit hatte mich ein Fall beschäftigt: ein Patient, der mit Magen-Darm-Symptomen zu uns kam. Dr. Steiner sagte, daß seine Gedanken ihn richtig vergifteten und verordnete Leibumschläge mit Klettenwurzel; die Klettenwurzel enthält ja viel Oxalsäure, die immer sehr belebend wirkt. Der Patient, der bisher ein düsteres Aussehen gezeigt hatte, fühlte sich nach kurzer Zeit besser. Verstand man diesen Fall mit allem, was damit zusammenhing, das Heilmittel inbegriffen, so ergab sich die Möglichkeit, sich viele andere Fragen zu beantworten. So zu lernen ist nur möglich, wenn man immer wieder erlebt, daß man berechtigterweise dem Lehrer ein unbegrenztes Vertrauen entgegenbringt. Wie schnell veralten heute medizinische Bücher; Heilmittel, die mit großer Sensation angepriesen werden, verblassen in ihrer Bedeutung oft nach wenigen Jahren. Dr. Steiners Angaben sind ein bleibendes Lehrgut.

Hier muß ich einfügen, daß alles über das Lernen Gesagte nicht in gleicher Art für Frau Dr. Wegman galt. Sie war damals schon ein reifer Mensch; sie hatte sich in ihrem bisherigen Wirken ein außergewöhnliches Einfühlungsvermögen in die menschliche Wesenheit und das individuelle Krankheitsbild sowie eine große ärztliche Erfahrung erworben. Ihre seelische Hingabe an jeden Einzelfall ließen sie das richtige Medikament finden durch eine – wie Rudolf Steiner es nannte – medizinische Inspirations- und Intuitionskraft. Natürlich hatte sie nicht seine klare Überschau und auch nicht seinen großen Einblick in alle Naturkräfte, aber sie konnte sich so intensiv in ein Krankheitsbild einleben, daß ihr die Angaben Dr. Steiners wie etwas Selbstverständliches erschienen. Es ist ein großer Unterschied, ob man ein Rezept an einen guten Koch weitergibt oder an einen, der nicht viel von der Sache versteht; der erstere wird gleich wissen, wie er zu handeln hat, und wird nicht fragen, wie man die Eier schlägt, die Butter bräunt etc. ... Sie verstand, worauf es im tiefsten Sinne ankam. Aus tiefer und schicksalsmäßiger Verbundenheit mit Rudolf Steiner stand Ita Wegman an diesem Platz, berufen dazu, mit Rudolf Steiner zusammen einen neuen Quellort der Heilung zu begründen.

Ebenfalls 1922 kam der junge Norbert Glas (1897–1986) aus Wien für einige Zeit als Arzt in die Klinik. Für die vorliegende Biographie schrieb er 1982 seine Erinnerungen an Ita Wegman nieder, von denen hier der erste Teil abgedruckt wird (der Rest erscheint in Band 2).

Traf man Dr. Wegman im Garten, dann fiel der bestimmte und doch elastische Schritt auf, mit dem sie einem entgegenkam. Ihr Blick aus hell strahlenden Augen grüßte aufmerksam den Menschen, der sie zu sprechen wünschte. Und wieviele suchten ihren Rat! In der ärztlichen Sprechstunde ging sie stets teilnahmsvoll auf die Klagen ihrer Patienten ein, und für diese war es so beglückend, daß der Arzt etwas in ihren Seelen meist lösen konnte: die Angst, die fast alle Kranken belastet. Ihre einfache Gegenwart hob die Leidenden aus der irdischen Schwere, die sie bedrückte. Ita Wegman erreichte dies durch ihre eigene innere Furchtlosigkeit mit einer Selbstverständlichkeit, die wie ein Wunder wirkte. Sie hatte nämlich Mut. Den zeigte sie vor allem in ihrem ärztlichen Handeln. Rudolf Steiner liebte es, bei medizinischen Zusammenkünften von der Wichtigkeit des Heilermutes zu sprechen. Er konnte dies unseren Studenten und Ärzten mit aller Überzeugung vortragen, indem er als Beispiel das Wirken Ita Wegmans nannte. Sie selbst war unvergleichlich tatkräftig, auch wenn sie den schwersten Krankheitsfällen gegenüberstand. Sah sie die größte Gefahr, so daß sie zu zweifeln begann, ob noch eine Hilfe möglich wäre, bat sie manchmal Rudolf Steiner, zu kommen. Er kam dann auch unglaublich schnell, wie einst in der Nacht. Ein fünfzehnjähriger schwerer Asthmatiker schien alle Kraft zu verlieren. Rudolf Steiner, der das Ende des Kranken kommen sah, sagte nur in aller Ruhe, sie möge alles tun, was sie aus ihrem ganzen Wissen bereit habe. Sie folgte dem Rate, aber trotz jeder Bemühung starb der Junge. Aus einem solchen Beispiele durfte man eine Lehre sich zu eigen machen, auf die Rudolf Steiner hinwies: Man müsse zwar alles tun, um das Leben eines Kranken zu retten, aber man könne in Wirklichkeit doch nicht gegen das Karma des Menschen eingreifen; das will wohl sagen, daß das Schicksal auf jeden Fall seinen Lauf nimmt. Der Schreiber dieser Zeilen ist sich bewußt, daß durch diesen Hinweis alle möglichen Fragen und Gegenfragen entstehen – und doch wird man das Richtige tun, wenn im bestimmten Augenblick jener Rat in einem lebendig wird, den der Geistesforscher in der Zusammenarbeit mit Ita Wegman gab.

Befeuernd wirkte ihre Hingabe an Rudolf Steiners Aufgaben, die er ihr gab, und ihre restlose Selbstlosigkeit bei der Ausführung dessen, was sie in seinem Auftrage tat. Dabei bewahrte sie trotzdem die volle Selbständigkeit ihrer Persönlichkeit. Herzerfrischend war die Natürlichkeit, mit der sie sich äußerte. Sie versuchte nie, sich als besser hinzustellen als sie ihrer Meinung nach selbst war. In ihrem Temperamente besaß sie ein gutes Stück Cholerik. Einst scheint ihr Rudolf Steiner manches darüber – vielleicht auch mit einer gewissen Ermahnung zur Besänftigung – gesagt zu haben. Sie kam vom Besuche bei ihm auf die Klinik zurück, hatte die Hände zu Fäusten geballt und sagte lächelnd zu uns: »Es wird dem Doktor noch leid tun, wenn ich zu sanft geworden bin«. (So war der Sinn ihrer Äußerung, wenn auch die Worte nicht genau dieselben gewesen sein mögen.) Rudolf Steiner erlaubte niemandem, etwas gegen sie zu sagen, sich über sie zu beklagen. Wenn ich mich recht erinnere, forderte er, als sich ein Arzt der Klinik bei ihm über Ita Wegman beklagte, den Mann sofort zu entlassen. Allmählich wurde sie Herrin ihres manchmal aufbrausenden Gemütes. Manchmal brach es doch durch. Als später so viele völlig unberechtigte Angriffe von einer ganzen Schar bestimmter Herren gegen sie vorgebracht wurden, platzte sie nur mit den Worten heraus: »Oh, diese bebärteten Männer!«

FUTURUM UND ILAG

Im Oktober 1919 waren Emil Molt, der Zigarettenfabrikant aus Stuttgart, durch dessen Initiative und Tatkraft wenige Monate zuvor die Freie Waldorfschule entstanden war, und der Arzt Dr. Ludwig Noll, Zweigleiter in Kassel, während eines Besuches in Dornach für die Idee einer Wirtschaftsassoziation in der Schweiz eingetreten, nach dem Modell einer in Deutschland geplanten Aktiengesellschaft ›Der Kommende Tag‹. Kurz danach schloß sich der dreißigjährige Jurist Dr. Roman Boos, der in diesen Monaten Leiter des Sekretariats am Goetheanum geworden war, der Initiative an.

Sie hatten die Idee, verschiedene Betriebe zu einer Art Beteiligungs- und Finanzierungsgesellschaft zusammenzuschließen, um mit deren Erträgen ideelle – in diesem Falle anthroposophische – Institutionen zu fördern; so wie Steiner diese Möglichkeit in seinen Ideen zur ›Dreigliederung des sozialen Organismus‹ dargestellt hatte.*

Rudolf Steiner hörte sich die Pläne der Initianten bereitwillig an und ging auf ihre Vorstellungen ein; er warnte aber mit Nachdruck, es würden sich keine geeigneten Persönlichkeiten für eine Verwirklichung und zur Führung des Ganzen finden. In ihrer Begeisterung hörten die Betreffenden nicht auf Steiners Einwände. Bei der Gründungsversammlung der Aktiengesellschaft am 16. Juni 1920 war er nicht anwesend. Nach seiner Rückkehr sah er sich ohne seine Einwilligung zum Präsidenten des Verwaltungsrates der neuen Futurum AG gewählt: *»Mit größtem Widerwillen«,* schreibt er später, *»habe ich den Vorsitz des Verwaltungsrates übernommen«*. In mehrfacher Hinsicht war er mit den Geschehnissen nicht einverstanden: die Situation war wirtschaftlich verworren, die persönlichen Konstellationen waren ungünstig. Anders als beim Kommenden Tag in Stuttgart war es ein ausgedachtes, nicht ein aus dem Leben heraus sich ergebendes Unterfangen, was aber keiner der Beteiligten damals sehen wollte.

Weil die schweizerischen Initiatoren selbst keine Unternehmen hatten, wurde unter den Mitgliedern der Anthroposophischen Gesellschaft Geld gesammelt, um Firmen zu kaufen. Ein Betrag von anderthalb Millionen Franken war bald zusammen; man hatte Idealismus genug, sicher auch, weil Rudolf Steiner als Präsident fungierte. Auch die anderen Mitglieder des Verwaltungsrates weckten Vertrauen. Die Dreigliederungsaktion in Württemberg war politisch inzwischen gescheitert, nun sollte mit der Futurum AG die wirtschaftliche Bedeutung der Dreigliederungsidee gezeigt werden. Man darf nicht vergessen, daß die anthroposophische Bewegung in diesen Jahren – 1919 bis 1921 – eine stürmische, neuartige Entwicklung durchmachte; es herrschte Aufbruchsstimmung; viele hatten die Hoffnung, daß Anthroposophie nun auch unmittelbar in die Praxis des sozialen Lebens fruchtbar und erneuernd hineinwirken würde.

Ita Wegman hatte – außer ihrer Teilnahme durch einige Aktien – in diesem Jahr mit der Futurum AG zunächst keine Berührung. Sie war auf der Suche nach einem Haus, in dem sie ihre Klinik beginnen könnte; der erste Ärztekurs hatte stattgefunden; im September liquidierte sie ihre Belegklinik in Zürich. Wenige Wochen später erwarb sie das Häuschen am Pfeffingerweg in Arlesheim. Die Umbauarbeiten begannen; sie mietete ein Zimmer in Basel und war mit ihren eigenen Vorhaben beschäftigt – sie hatte keine Ursache, sich mit der Futurum AG näher zu verbinden, zumal Roman Boos ihr nicht wohlgesonnen war.

Rudolf Steiner bat Ita Wegman am 1. Februar 1921, ihre geplante Klinik der Futurumassoziation anzugliedern – *»um einmütig vorgehen zu können«;* alle in der Schweiz tätigen anthroposophischen Unternehmungen sollten sich in der Futurum zusammentun. *»Natürlich gehe ich mit Freuden darauf ein«,* schreibt sie einer Freundin, denn sie brauchte für Umbau und Einrichtung der Klinik noch weitere finanzielle Mittel.

Von da an erhielten diejenigen, die die Klinik finanziell unterstützen wollten, für ihre Darlehen Obligationen auf den Namen ›Futurum AG, Abteilung Klinisch-therapeutisches Institut Arlesheim‹. Wegmans Unternehmen war dadurch gleichsam ›entprivatisiert‹, noch bevor es begonnen hatte – es war in den Rahmen einer Kette von Betrieben hineingestellt, die zusammenwirken sollten. Im Juni 1921 erkrankte Dr. Roman Boos schwer und schied aus der Futurumverwaltung aus.

Die Zusammenarbeit war für beide Seiten nicht leicht. Ita Wegman war eine sehr bestimmende Persönlichkeit, die ihre Sache so machte, wie sie es für richtig hielt. Sie hatte eine natürliche Begabung für Organisation und wirtschaftliche Dinge und ließ sich von anderen in ihre Klinik nicht hineinreden – wer sie kannte, kam auch gar nicht auf die Idee, das zu versuchen.

Gleich zu Anfang ergab sich eine immer intensiver werdende praktische Zusammenarbeit mit dem Leiter des chemischen Labors am Goetheanum, Oskar Schmiedel, der neben seinen Arbeiten für das Goetheanum eine Heilmittelherstellung begonnen hatte, zunächst hauptsächlich für die Klinik. Dieses Labor wurde Anfang Februar 1921 der Futurum eingegliedert, auf Drängen Rudolf Steiners und gegen den Willen der Futurumdirektion, die für diese Unternehmung nichts übrig hatte. Das Labor war seit Jahren sehr primitiv und zu klein behaust, in einer Holzbaracke in Dornach. Als Schmiedel Ende Juni 1921 ein für seine Zwecke geeignetes Haus in Arlesheim angeboten bekam, fand er bei der Futurumleitung kein Verständnis für seine Probleme, man war nicht bereit, das Haus für ihn zu erwerben. Er wandte sich daraufhin an Ita Wegman, die die gute Chance erkannte und es sofort selbst kaufte; es war auch günstig gelegen, gleich neben der Klinik – es ist die heutige Weleda, die dort später einen Neubau errichtete. Sie vermietete Schmiedel die für ihn geeigneten Räume und nutzte die übrigen Zimmer für ihre Klinik. Dreieinhalb Jahre später verkaufte sie das Haus dem inzwischen selbständig gewordenen Laborbetrieb.

Die Zusammenarbeit mit Schmiedel war für Wegman sehr wertvoll. Sie brauchte sein Forschungslabor für die Herstellung immer wieder neuer Heilmittel, die durch Rudolf Steiners Beteiligung an ihren Patientenbehandlungen entstanden. Auch sah sie von Anfang an die Notwendigkeit, manche dieser Heilmittel auch in den Handel zu bringen, wie sie das 1918 bereits bei der Entwicklung des Krebsmittels ›Iscar‹ mit dem Züricher Apotheker Hauser versucht hatte. Die Futurumdirektion war daran aber nicht interessiert, und so erwog sie einige Zeit, diese Sache mit Oskar Schmiedel zusammen selbst in die Hand zu nehmen.

Schon bald stellte sich heraus, daß auf der Futurum kein Segen ruhte. Es war ein wunderliches Konglomerat von Firmen: eine Strickwarenfabrik mit großen Vorräten, eine lithographische Werkstatt, eine Fabrik für Kaltleim, die das Goetheanum unter ihren Kunden hatte, eine kleine Fabrik für Stöcke, Schirmgriffe und Pfeifen, eine Firma für den Großeinkauf von Nahrungsmitteln und Südfrüchten, deren Vorräte manchmal zu verderben drohten, ein Torffeld im Berner Seeland, eine Großhandlung in Tabakprodukten. Einige Zeit später kam noch eine Handelsunternehmung für Bürobedarf hinzu, die, wie sich später herausstellte, zu teuer erworben worden war. Die meisten dieser Firmen hatten keine fachmännische Führung, brachten Verluste, hatten unverkäufliche Vorräte und stellten die Direktion vor immer neue, unlösliche Probleme. Von anthroposophischer Seite waren die Klinik, Schmiedels Versuchslabor, die ›Fortbildungsschule am Goetheanum‹ (Friedwartschule) und das Wochenblatt *Das Goetheanum* hinzugekommen. Im Sommer 1921 wurde noch das ›Chemisch-pharmazeutische Fabrikslabor‹ gegründet, das sich auch der Futurum eingliederte.

Im Laufe des Winters 1921/22 wurde allmählich klar, daß die Assoziation in den wirtschaftlich immer schwerer werdenden Zeiten nicht durchkommen würde.

In den nun folgenden Monaten begannen sich die Verhältnisse der Schweizer A.G. Futurum, die im Jahre 1920 mit ungenügenden finanziellen Mitteln gegründet und seither auch mit nicht ausreichenden persönlichen Kräften geführt worden war, schwierig zu gestalten. Da Emil Molt als treibende Kraft an der Begründung dieses wirtschaftlichen Unternehmens beteiligt gewesen war, mußte er jetzt den Versuch unternehmen, durch persönliche Unterstützung der Direktoren helfend einzugreifen und die Leitung des Unternehmens, wenn auch nicht formell, so doch tatsächlich in die Hand zu nehmen. Er war zu diesem Zweck viel in Dornach und Basel, dem Sitz der Aktiengesellschaft. Die damit übernommene Aufgabe war gewiß keine leichte; aber Molt bewies in dieser Sache auch keine sehr glückliche Hand. Die Lage der Gesellschaft verschlechterte sich noch weiter durch die Übernahme der Waldorf-Astoria Zigarettenfabrik in Zürich, eines an sich von jeher notleidend gewesenen Unternehmens; was Molt auch selbst damals – anscheinend wegen der günstigen Valuta-Wirkungen des Schweizer Unternehmens auf die Reichsmark-Bilanz seiner deutschen Aktiengesellschaft – nicht zum Bewußtsein gekommen war. Die Lage bei der Futurum wurde allmählich katastrophal. (EMIL LEINHAS, *Aus der Arbeit mit Rudolf Steiner,* Basel 1950, S. 141 f.)

Die einzigen Zweige, die gesund waren – Schmiedels Labor und die Klinik – waren beide noch ganz im Anfangsstadium ihrer Entwicklung. Zwischen den Mitarbeitern und der Direktion entstanden Konflikte, die im März 1922 zur Demission des Direktors führten. Albert Steffen erinnert sich an ein Gespräch darüber mit Rudolf Steiner:

28. März 1922 [...] »Die Gründung solcher wirtschaftlicher Unternehmungen geht gar nicht von mir aus. Die Art, wie sie geleitet werden, ist von mir auch nicht gebilligt worden.« Er [Steiner] schien sehr unmutig, daß man ihm Fehler gewisser Leute, die nicht auf ihn horchten, in die Schuhe schieben wollte, und sagte sogar, daß er in Zukunft aus der Gesellschaft [gemeint ist die Futurum AG] treten wolle. »Ich will für niemand etwas mehr verantworten«, rief er. (ALBERT STEFFEN in *Das Goetheanum,* Dornach, 1. Februar 1932, S. 36)

Die Verwaltungsratssitzungen waren für Rudolf Steiner eine ungeheure Belastung, und als im März 1922 die Ergebnisse des Jahres 1921 bekannt wurden und der Bankrott drohte, mußte man zu der Einsicht kommen, daß er nach schweizerischem Recht als Präsident für das Gesellschaftskapital von zwei Millionen Franken persönlich haftete.

Im April 1922 stellte es sich heraus, daß ein bestimmtes geschäftliches Unternehmen nicht länger tragbar geführt werden konnte. Leute hatten gehofft, mit dem ›Futurum‹ genannten Geschäft etwas im Sinne der ›Dreigliederung‹ in die Welt setzen zu können. Das Verhängnis wollte es, daß der bevorstehende Zusammenbruch der Firma durch die Zeitungen in die breite Öffentlichkeit drang. Rudolf Steiner wollte mit den verantwortlichen Menschen nichts mehr zu tun haben. Er nahm keine Entschuldigungen entgegen und fand heraus, daß sogar böswillige Angriffe gegen seine Person gemacht worden waren. Denn er erfuhr, daß sogar einer der unfähigen Leute des Verwaltungsrates sich zu der Bemerkung verstiegen hatte: »Nun, nachdem wir den Dr. Steiner los sind (dieser hatte klipp und klar erklärt, von allem zurückzutreten), kann das ›Futurum‹ wieder gute Geschäfte machen!« Er fand es direkt eine Frechheit, daß man gewagt hatte, ihn noch zu einer Generalversammlung des Betriebes in das ›Glashaus‹ einzuladen. »In unseren Räumen haben diese Menschen nichts mehr zu suchen ...« (NORBERT GLAS, *Persönliche Erinnerungen an Rudolf Steiner,* Arlesheim 1987, S. 29 f.)

Am 23. März 1922 trat der Verwaltungsrat ab und wurde neu besetzt; die Mitarbeiterschaft wurde neu geordnet, und der Plan entstand, Wegmans Klinik und Schmiedels Labor aus der Futurum auszugliedern und in einer neuen Aktiengesellschaft zusammenzufügen: ›Internationale Laboratorien und Klinisch-therapeutisches Institut Arlesheim AG‹, abgekürzt ILAG. Die Initiative dazu scheint von Ita Wegman ausgegangen zu sein. Es wird überliefert, daß sie während einer Sitzung des Verwaltungsrates von Albert Steffen ein Zettelchen zugeschoben bekam: *»Retten Sie den Doktor«*. Albert Steffen gehörte durch das Wochenblatt *Das Goetheanum* ebenfalls zur Futurumassoziation. Er scheint bei dieser Sitzung zuerst die Gefahr erkannt zu haben, in welche Rudolf Steiner als Präsident des Verwaltungsrates hineingeraten war. Wegmans Vorschlag ging dahin, Labor und Klinik in einer eigenen Aktiengesellschaft zusammenzufassen, dafür eine Aktienemission auszuschreiben und hinterher die Futurum innerhalb dieser neuen AG weiterzuführen und nötigenfalls zu liquidieren. Sollte diese Überlieferung stimmen – die Sitzungsprotokolle sind bis heute nicht zugänglich –, so wird Steiners Äußerung im Juni 1924, daß das Klinisch-Therapeutische Institut für die anderen Dinge in einem entscheidenden Moment in ganz erheblichem Maße eingesprungen sei, verständlich.* Es würde dies auch übereinstimmen mit einer schriftlichen Bemerkung Ita Wegmans, sie müsse eine Anzahl Aktionäre der Futurum besuchen wegen einer bevorstehenden Herabsetzung des Kapitals.

Nachdem diese Entscheidungen gefallen waren und Rudolf Steiner zu einer Hochschultagung im April 1922 nach Holland abgereist war, erschien ein Prospekt für die neugeplante ILAG, unterschrieben von den Gründern Rudolf Steiner, Ita Wegman und Albert Steffen, in dem um Kapital für das neu zu gründende Unternehmen geworben und die bisherigen Erfolge der sich in ihm zusammenschließenden Institutionen dargestellt wurden (siehe Anhang).

Damit war das Klinisch-Therapeutische Institut organisatorisch in einen neuen Zusammenhang gekommen. Ita Wegman übertrug ihren Klinikbetrieb, das heißt die Immobilien und das Inventar, samt Kliniklabor, am 21. November 1922 der neuen ILAG und erhielt dafür 400 ILAG-Aktien im Nennwert von 200.000 Franken. Sie selbst übernahm mit zwei anderen den Verwaltungsrat der ILAG. Am 4. April 1923 wurde die Fusion der Futurum AG mit der ILAG formell vollzogen, nachdem es gelungen war, ein Kapital von 500.000 Franken für die ILAG zusammenzubringen.

Im Laufe des Jahres 1923 wurden besondere Anstrengungen unternommen, die Heilmittelfabrikation der ILAG voranzutreiben. Die Sache kam aber nur langsam in Gang. Als Rudolf Steiner zu Weihnachten dieses Jahres den Vorsitz der neubegründeten Anthroposophischen Gesellschaft übernahm und damit auch die finanzielle Struktur dieser Gesellschaft und des Goetheanumvereins in neue Bahnen bringen wollte, stellte sich heraus, daß vom Kapital der Futurum AG in Liquidation kaum noch etwas übriggeblieben war. Die ILAG hatte, wie er sich ausdrückte, mit dieser Futurum ein schlimmes Erbe im Bauch. Ita Wegmans Klinik war zu dieser Zeit der einzige ILAG-Teil, der wirtschaftlich auf gesunden Füßen stand. Da Steiner die Klinik in die neue Anthroposophische Gesellschaft eingliedern wollte, wurden die ehemaligen Futurumaktionäre gebeten, wenigstens teilweise ihre Aktien dem Goetheanumverein zu schenken.

Unter dem Datum 25. Februar 1924 schrieb Rudolf Steiner daher folgenden Brief an die Aktionäre der Futurum AG:

Gestatten Sie, daß ich in der Angelegenheit des Futurums an Sie herantrete. Durch die Fusion dieses Unternehmens mit der Internationalen Laboratorien-Aktiengesellschaft in Arlesheim ist der letzteren eine große Last zugewachsen. Diese wirkt um so drückender, als mit der Laboratorien-Gesellschaft das Klinisch-Therapeutische Institut in Arlesheim bisher noch verbunden ist. Dieses Institut ist – unter Frau Dr. Wegmans Leitung – in meinem Sinne eine wirkliche Musteranstalt, wie sich eine solche die Anthroposophische Gesellschaft nur wünschen kann. Es liegt nun im Karma dieser Gesellschaft, möglichst bald dieses Institut ganz in das Goetheanum einzugliedern. Und ich habe ja bei der Weihnachtstagung den entschiedenen Willen ausgesprochen, solchen karmischen Zusammenhängen Rechnung zu tragen. Dazu ist nun notwendig, daß von einzelnen Mitgliedern Opfer erbeten werden. Es wird mir unmöglich gemacht, dies Klinisch-Therapeutische Institut in entsprechender Art dem Goetheanum einzugliedern, wenn der mit ihm verbundenen Laboratorien-Gesellschaft [ILAG] die gesamte Aktienlast des in Liquidation befindlichen Futurums zufällt. Geholfen wäre nur dann, wenn diejenigen Mitglieder, die Aktionäre des Futurums waren, und die in der Lage sind, das Opfer zu bringen, ihre Aktien entweder ganz oder teilweise dem Goetheanum als Geschenk anbieten würden. Dadurch könnte erreicht werden, daß die Aktienlast, welche die Laboratorien-Gesellschaft übernimmt, diese gesund und aussichtsvoll machen könnte, und die Klinik, deren Gedeihen mir vor allem auf dem Herzen liegen muß, würde der Sorgen, die sie drücken, enthoben sein. Denn sie würde in ihrem Wert reichlich dem Aktienkapital entsprechen, das durch die oben gekennzeichneten Geschenke dem Goetheanum zufiele und das aus der Belastung der Laboratorien-Gesellschaft herausgezogen werden könnte. Es wird dann dafür gesorgt werden können, daß durch Gedeihen der Laboratorien-Aktiengesellschaft die dem Goetheanum geschenkten Aktien später für die Schenker wieder Dividenden ergeben.

Es ist ja richtig, daß das Goetheanum dadurch, daß auf diese Art ihm Aktienkapital der Futurum in Liquidation zufällt, nichts an seinem Fonds gewinnt; allein der geistige Gewinn, der durch den Anschluß der Klinik an das Goetheanum erreicht wird, ist ein so bedeutsamer, daß ich bei unseren Mitgliedern, die Aktionäre sind, dafür Verständnis zu finden hoffe.

Es würde dadurch ja auch erreicht, daß für diejenigen Mitglieder, die Aktionäre sind, und die auf ihre Dividenden angewiesen sind, keine weitere Reduktion durch nochmalige Abschreibung eintreten würde.

Ich muß gestehen, daß ich diese Zeilen nur mit schwerem Herzen geschrieben habe. Allein ich muß schon sagen: eben deswegen, weil ich mich durch die Persönlichkeiten, die in der Zeit, als ich kein Amt in der Anthroposophischen Gesellschaft bekleidete, an allerlei Gründungen herantraten und die sich dann mehr oder weniger zurückgezogen haben, so sehr im Stiche gelassen fühle, habe ich mich entschlossen, auf der Weihnachtstagung den Vorsitz der Anthroposophischen Gesellschaft zu übernehmen. Da muß ich dann alles tun, was denjenigen Institutionen, die wie die Dr. Wegmansche Klinik wirklich ganz in dem von mir als anthroposophisch angesehenen Sinne geführt werden, die Wirkungsmöglichkeit gibt. Ich habe mich nur mit dem größten Widerwillen seinerzeit entschlossen, den Vorsitz des Futurums, dessen Gründung nicht von meiner Initiative ausging, zu übernehmen. Ich bin in keiner Weise unterstützt worden von den Persönlichkeiten, die diese Initiative ergriffen haben. Meine Warnungen blieben ungehört. Ich werde es jetzt, da ich selbst den Vorsitz in der Anthroposophischen Gesellschaft innehabe, nicht mehr zulassen, daß anderes geschieht als dasjenige, das in den reinen anthroposophischen Linien liegt. Man wird sagen: warum habe ich damals zu den Dingen »Ja« gesagt? Nun, diejenigen, die sie inauguriert haben, würden, wenn ich anders als warnend aufgetreten wäre, vielleicht heute sagen: hätte man uns damals gewähren lassen, so könnte man jetzt das Goetheanum mit dem erwirtschafteten Futurumerträgnis aufbauen. Man *mußte* den Leuten Gelegenheit geben, zu zeigen, was sie können. Es ist mit dem einen Falle genug; die Auswirkung der Weihnachtstagung wird dafür sorgen, daß er sich nicht wiederhole.

Mit freundlichem Gruß Rudolf Steiner

(Hella Wiesberger [Hg.], *Rudolf Steiner. Die Konstitution ...,* GA 37/260a, Dornach ²1987, S. 441 f.)

Diese Schenkung kam auch zustande: Aktien im Nennwert von 550.000 Franken kamen dadurch in die Hände des Goetheanumvereins, der für 1923 auf Dividende verzichtete und diesen Betrag der ILAG zur Verfügung stellte. So konnte abermals eine Herabsetzung des Futurumkapitals bewerkstelligt werden, und den übrigen Aktionären, für die der Vermögensschwund unerträglich gewesen wäre, blieben wenigstens zweiundzwanzig Prozent ihres ursprünglichen Kapitals. Diejenigen Aktionäre, die ihre Aktien dem Goetheanumverein nicht hatten schenken können oder wollen, erhielten also im Austausch für ihre Futurumaktien Aktien der neuen ILAG.

Die Klinik gliederte sich aus der ILAG aus; das heißt, Ita Wegman bekam ihr Unternehmen zurück, übertrug ihre Aktien dafür wieder an die ILAG und überschrieb am 5. September 1924 ihre Klinik mit dem Sonnenhof, den sie am 5. April 1922 erworben hatte und am 19. Mai 1925 für 160.000 Franken an das Goetheanum verkaufte, für 430.000 Franken an den Goetheanumverein. Die Hälfte der Summe bestand aus Hypotheken, die andere Hälfte wurde in zehn Jahresraten ausgezahlt.

Damit war eine in wirtschaftlicher Hinsicht stürmische Episode von etwa drei Jahren für die Klinik zu Ende gekommen; die ILAG aber, die spätere Weleda, brauchte noch längere Zeit, um das schlimme Futurumerbe auszugleichen.

DAS JAHR 1922

Inmitten einer stürmischen und oft chaotischen Ausbreitung der anthroposophischen Bewegung entwickelte Ita Wegman auf verschiedenen Gebieten große Tätigkeit. Durch Rudolf Steiners Beteiligung an ihren Behandlungen nahm die Zahl der Patienten rasch zu. Am 5. April 1922 konnte sie für hundertsechzigtausend Franken das kleine Landgut ›Suryhof‹ in Arlesheim erwerben, um weitere Patienten und eine wachsende Zahl Mitarbeiter unterzubringen. Auch eine bescheidene landwirtschaftliche Abteilung nahm bald die Arbeit auf. Neben einem großen Kräutergarten, der gleich im Klinikgarten angelegt wurde, wollte sie eine eigene Milchversorgung und einen Gemüseanbau beginnen, *»um eine rationelle Diätküche zu führen«*. Wenige Jahre später wurden hier die ersten geistig behinderten Kinder aufgenommen, der Suryhof wurde das erste heilpädagogische Institut und bekam den Namen ›Sonnenhof‹. Zu Anfang führte Wegman im Suryhof noch einen Gästebetrieb; sie plante auch, dort ein Forschungslabor für Heilmittel einzurichten.

Für die Finanzierung dieser Aktivitäten brauchte sie, weil die Futurum AG nicht nach ihren Wünschen funktionierte, mehr Kapital, als sie selbst zur Verfügung hatte. 1922 reiste sie darum einige Male nach Holland, wo sie mehrere Menschen bewegen konnte, sich finanziell an den verschiedenen Projekten zu beteiligen. Es lebten dort wohlhabende Leute, deren Vermögen nicht von der rasant zunehmenden Geldentwertung in Deutschland betroffen waren.

In ihren Notizen finden sich die Namen solcher Familien: Enschedé, Eschauzier, van Beuningen, Roelvink, Boissevain, Bouricius; manche dieser Familien waren Erben eines großen Kolonialvermögens, andere stammten aus Bankkreisen oder aus Handel und Industrie. In manchen dieser holländischen Kreise gab es Menschen, die sich für Anthroposophie zu interessieren begannen. Sie mußte vorsichtig vorgehen, da das Desaster, in das die Futurum AG manövriert worden war, sich allmählich herumsprach, wodurch die Gefahr bestand, daß die Solvenz der ›Dornacher Idealisten‹ auch in Holland so bezweifelt werden würde, wie dies in der Schweiz schon längst der Fall war; Nationalrat Hirter, Direktor der Nationalbank, war sogleich aus dem Verwaltungsrat der Futurum AG ausgetreten. Zusätzlich stellte sich im Herbst heraus, daß der Mittelzufluß für die Fertigstellung des Goetheanums ins Stocken geraten war, der ›Verein des Goetheanum‹

stand vor leeren Kassen. Ita Wegman mußte vermeiden, durch ihre Bemühungen Rudolf Steiners Projekte zu gefährden.

Ihr Brief an Mien Viehoff vom 14. November 1922 zeigt die Situation, in der sie sich fühlte: »[...] *Es ist hier rasend viel zu tun.* [...] *Ich habe sehr viele Schwierigkeiten mit Futurum, Laboratorien, Leinhas, Schmiedel, Denzler usw., ich kämpfe mit Geldnot. Wir sind wirklich sehr knapp bei Kasse, dazu große Ausgaben. Ich mußte zwanzigtausend Franken zusammensuchen, eine Hypothek abschließen und die Bürgen besuchen* [...]«. Ebenso ein Briefkonzept an Rudolf Steiner vom Juni 1922:

Ich hätte gestern noch gerne etwas Wichtiges mit Ihnen besprochen, aber da die Zeit schon vorgeschritten war, habe ich vorgezogen, meine Sache schriftlich Ihnen zu unterbreiten mit der Hoffnung, daß Sie dieselbe prüfen werden.

Seit einiger Zeit mache ich verzweifelte Anstrengungen, mit Futurum auf rasche Art zu einer Regelung des Betriebes der Medikamente zu kommen. Seit einem Jahr laborieren wir stets noch an dem Anfangsstadium. Das therapeutische Institut steht fertig da, ist in Tätigkeit und mit Patienten gefüllt, während das Laboratorium immer noch in den Kinderschuhen steckt. Es liegt hier weniger die Schuld an Dr. Schmiedel; meiner Ansicht nach wird von seiten Futurums nicht das nötige Verständnis diesen mediz. I[instituten entgegengebracht.] Es wird viel gesprochen, aber nichts getan.

Mein Vorschlag geht nun dahin, ob es nicht möglich wäre, daß Sie, Herr Dr., mir die Kompetenz geben, da handelnd aufzutreten?, so daß direkt die Verhandlungen zwischen Ihnen und mir stattfinden?

[...] Ich beabsichtige, in der Liegenschaft Suryhof Büchler ein pharmazeutisches Laboratorium und eine Dependance meiner Klinik einzurichten und hoffe, daß Sie Ihrerseits dagegen nichts einzuwenden haben. (Notizbuch Nr. 12)

Für die neu gegründete ILAG war sie unentwegt tätig. Einige der neuen Heilmittel, wie Gencydo gegen Heuschnupfen, Kephalodoron gegen Migräne und erste kosmetische Produkte wie Haarwasser und Mundpflegeartikel, waren soweit entwickelt, daß man eine Großfabrikation begonnen hatte. Dafür waren im In- und Ausland Auslieferungsstellen notwendig. In Holland, England, Dänemark, USA und weiteren Ländern begannen sich Menschen für den Vertrieb zu interessieren. Es mußten in diesen Ländern Ärzte und Apotheker gewonnen werden, Einfuhrgenehmigungen eingeholt, Heilmittelbeschreibungen und Reklametexte verfaßt werden. Ein Teil der dazu notwendigen Korrespondenz konnte nur von der Arlesheimer Klinik aus erledigt werden.

Da die Stuttgarter Klinik, das dortige Labor und die Heilmittelfabrik des Kommenden Tages in Schwäbisch Gmünd eine große Aktivität auf dem gleichen Felde entfalteten, die schweizerische ILAG und die deutschen Unternehmungen organisatorisch aber noch unabhängig voneinander arbeiteten, ergab sich die unbedingte Notwendigkeit, dauernd in Kommunikation zu bleiben. Innerhalb weniger Jahre mußten in diesen verschiedenen medizinischen, pharmazeutischen und kosmetischen Unternehmensbereichen wirtschaftliche, wissenschaftliche und menschlich-soziale Verständigung und Zusammenarbeit entstehen.

Dies war zunächst äußerst schwierig. Steiner nahm sowohl in der Stuttgarter Klinik wie in Arlesheim – und zwar in immer kürzeren Abständen – an Patientenbehandlungen teil. In der Stuttgarter Klinik interessierten sich die Ärzte Palmer, Noll, Peipers, Husemann und Knauer und auch die dortigen Apotheker natürlich brennend für das, was er in der Arlesheimer Klinik an Ratschlägen erteilte, welche Therapiemöglichkeiten er vorschlug und welche Medikamente er angab. Um die fortwährend ansteigende Flut dieser ›Doktorangaben‹ aber schriftlich zu fassen, mußten die in Arlesheim tätigen Ärzte Patientengeschichten zusammenstellen, Diagnosen formulieren, Rezepte kopieren und so weiter. Zudem schrieb Steiner manchmal auf die eintreffenden Briefe Antworten, welche die Arlesheimer Klinikleute dann für die Antwort Dr. Wegmans benutzten. Die kleine Schar war damit völlig überfordert, was die Stuttgarter Mediziner, die insbesondere auf die wissenschaftlich relevante Seite dieser Fragen aus waren, manchmal heftig irritierte. Als Wegman deshalb Friedrich Husemann für einige Zeit nach Arlesheim einlud, damit er an Ort und Stelle die nötigen Informationen sammeln und ordnen könne, stellte sich heraus, daß Rudolf Steiner dies nicht recht war. Siegfried Knauer, der für die Laboratorien Heilmittelbeschreibungen verfaßte, ging es ebenso – Rudolf Steiner ordnete an, daß diese Ärzte nicht in Arlesheim bleiben könnten.*

Große Hoffnungen setzte man auf ein Heilmittel gegen Krebs. Nachdem Wegman ab 1917 das Mistelpräparat ›Iscar‹ verwendet hatte, gab Rudolf Steiner 1920 weitere Anregungen zur Herstellung dieses Medikamentes. Einige Jahre lang versuchten Ärzte, Pharmazeuten und auch der Maschinenbauingenieur Carl Unger, diese zu verwirklichen. Die Ärztin Rita Leroi hat in dem Sammelwerk *Misteltherapie* (Stuttgart 1987) diese Entwicklungen und die damit zusammenhängenden Probleme beschrieben. Ita Wegman war an dieser Entwicklung in höchstem Maße interessiert, weil sich unter ihren Patienten immer mehr Krebsfälle befanden und sie öfter sehr gute Heilerfolge verzeichnen konnte. Sie hegte die Hoffnung, eines Tages mit diesem Mittel weltweit Erfolg zu haben, auch um mit den Erträgen ihren Klinikbetrieb finanzieren zu können. Dies war aber auch in der folgenden Zeit nicht oder nur kaum der Fall; erst im Laufe vieler Jahre entstand durch unablässige Anstrengungen und in der Zusammenarbeit mehrerer Forscher ein zuverlässiges Heilmittel, das dann allerdings erfolgreich angewandt werden konnte und heute weltweit als ›Iscador‹ zur Krebsbekämpfung benutzt wird. Nach dem Zweiten Weltkrieg sind Steiners Anregungen auch von anderen anthroposophischen Forschern ausgearbeitet worden. Dies hat zu weiteren Präparaten geführt, die neben ›Iscador‹ zur Krebsbehandlung und -prävention eingesetzt werden.

Ein flüchtig niedergeschriebenes Konzept aus diesen Jahren, vielleicht für einen Prospekt, zeigt Ita Wegmans Ungeduld, ihr ›Iscar‹ nun endlich in alle Welt hinauszuschicken; wissenschaftlich hat der Text keinerlei Wert:

Iscar. Schon manchmal hat man über die Heilkraft des Viscum album (Mistelpflanze) gehört. In alten pharmazeutischen Büchern war viel von ihr die Rede, weil die Pflanze in hohem Ansehen sich befand. Die französischen Chemiker waren die ersten, die durch fachmännische Prüfung der Droge die Aufmerksamkeit der Pharmakologen und Therapeuten auf die Pflanze erneut lenkten. Sie untersuchten die chemischen Bestandteile und es gelang dem Dr. Leprince, verschiedene chemisch charakteristische Stoffe zu isolieren, wie zum Beispiel 1) ein Alkaloid, 2) ein Glycosid, 3) ein Harz, 4) ein Oxydosid. Diese Bestandteile sollte Dr. Leprince nur in der frischen Pflanze gefunden haben, während sie in der getrockneten Pflanze teils in verändertem Zustand oder überhaupt nicht vorhanden sind. Andere Untersuchungen sowie auch die meinen bestätigen diese Versuche. Ich stellte nun aus frischen Mistelpflanzen ein Extrakt [her], welches wieder durch ein besonderes Verfahren durch eine Bewegungsmethode zwecks eigens [mittels eigener] Zentrifugen hervorgerufen wurde, wodurch ihre wirksamen und unwirksamen Bestandteile frei wurden und voneinander getrennt. Mit diesem Extrakt wurden die Injektionen gemacht, welche vorher verdünnt wurden. Die Injektionen wurden spezifisch gegen Karzinombildungen vorgenommen. Es war das Verdienst Dr. Steiners aus Dornach, der durch geisteswissenschaftliche Forschung die große Heilkraft der Mistelpflanze hervorhob. Deshalb hat diese Pflanze eine große Heilkraft, weil sie eine in ihrer Entwicklung stehengebliebene Pflanze ist; aber auch weil sie einer anderen Entwicklung folgt als die anderen Pflanzen; sie zieht ihre Nahrung nicht direkt aus der Erde, sondern parasitenmäßig aus anderen Pflanzen; die Blüte erfolgt im Dezember, was auch zu ihren Eigenarten gehört. Es war hier die Probe zu nehmen, ob dasjenige, was als Theorie gesagt wurde, sich in der Praxis bewähren würde. Eine Anzahl Versuche liegen vor, Versuche an Patienten, die an Karzinom litten.

Zu den Bemühungen, den vielen neuen Patienten gerecht zu werden, ihre Klinik zu erweitern und die dafür nötigen Geldmittel zu finden, die Heilmittelforschung und -herstellung voranzutreiben, die Zusammenarbeit mit den Stuttgarter Ärzten zu verbessern und ihre Baseler Praxis zu führen, kamen die Sorgen, genügend geeignete Mitarbeiter zu bekommen und diese für die neuen Aufgaben auszubilden.

Ita Wegman stellte sehr hohe Anforderungen an ihre Ärzte und Krankenschwestern. Sie wußte, daß der tägliche Umgang mit kranken Menschen eine außerordentliche Belastung sein kann. Zudem wurden in diesen frühen Jahren die wenigen Mitarbeiter sehr flexibel für alle notwendigen Tätigkeiten eingesetzt. Wer in der Verwaltung tätig war, sollte Massage lernen, Krankenschwestern wurde das Führen von Korrespondenz abverlangt – besonders für fremdsprachliche Briefe war der Bedarf natürlich groß –, frühmorgens wurden sie zum Kräutersammeln in den Garten geschickt. Ärztinnen waren im Labor tätig, andere wurden mit einem Patienten auf erholsame Spaziergänge geschickt oder hatten mit ihm *Die Philosophie der Freiheit* in Französisch durchzuarbeiten. Den jungen Norbert Glas bedrängte sie mit dem Ansinnen, er solle Direktor der Heilmittelfabrikation der ILAG werden. Alle machten alles – wenn sie nur wollten und konnten. Sie sah besonders darauf, daß sich diese Menschen, die in bezug auf die neuartige medizinische Bewegung in einer Pioniersituation waren, auch immer wieder gründlich erholten. Sie hat das immer so gehalten, auch für sich selbst; in späterer Zeit schrieb sie den Ärztinnen oder Schwestern manchmal: *»Bleiben Sie noch etwas länger in Urlaub, erholen Sie sich gründlich, Sie sollen sich ganz ausruhen!«*

Zwei Briefe an Hilma Walter vom August 1922 enthalten neben dieser Stimmung zugleich eine Beschreibung davon, wie es in diesem Sommer in der Klinik zuging:

Meine liebe Kollegin, Arlesheim, 23. August 1922

durch Schwester Fanny hörte ich, daß die Reise gut vonstatten ging und daß Sie sich heimisch und wohl fühlen in Erlenbach. Hoffentlich werden Sie besseres Wetter haben wie wir hier. Seit zwei Tagen stürmt es.

Hier geht alles nach dem alten Muster. Das Haus wird wieder besetzt, Frau E. ist abgereist, dafür eine andere finnländische Patientin angekommen. Die Patientin mit Tuberkulose ist auch da, sehr herunter, aber nicht hoffnungslos. Für Anfang September ist eine Engländerin und Frl. Bouricius aus Holland angemeldet. Dr. Glas ist abgereist und ist Millionär geworden (hundert Franken ist eine Million [österreichische] Kronen wert) [...] Sie werden wohl denken, ich sei unverbesserlich, da ich Ihnen sogar in den Bergen solche Sachen erzähle. Es wird Sie solches gar nicht mehr interessieren in der schönen Natur, oder?

Wie fühlen Sie sich? Haben Sie keine Beschwerden durch die hohe Luft? Und ist Schlaf und Appetit besser?

Ihre liebe Schwester Hedwig ist schon bei uns und hilft der Käthe tüchtig sowie mir in der Korrespondenz. Sie kam früher als wir erwarteten. Sie kommt Sie dann schon besuchen. Schwester Fanny scheint Ihre Schwester nicht gerne allein wirtschaften zu lassen und deshalb müssen wir noch ein wenig Geduld haben. Dr. Bockholt ist nachmittags bei uns. Sie macht die Anamnesen, gibt Heileurythmie und ist im Laboratorium beschäftigt, macht auf mich einen tüchtigen Eindruck.

So kommen wir noch ganz gut durch. In Basel ist jetzt wieder viel zu tun.

Seien Sie, Liebes, recht herzlich gegrüßt, gute Besserung und lassen Sie bald von sich hören.

Ihre I. Wegman Wir sind auf einige nähere Nachrichten sehr gespannt.

Hedwig Walter war ausgebildete Krankenschwester und blieb ihr Leben lang in der Arlesheimer Klinik als eine der führenden Krankenschwestern. Drei Tage später empfing Hilma Walter diesen Brief:

Meine Liebe, Basel, 26. August 1922

Ihre beiden Briefe mit guten Nachrichten haben mich sehr gefreut. Nur weiter vorwärts!

Daß Schwester Fanny nicht zurückkommen kann, tut mir sehr leid. Wer ist die Frau de Jong, die die Küche übernehmen will? Meinen Sie die Frau von Herrn de Jong, der bei uns Patient war? Was weiß denn Schwester Fanny von ihr, daß sie sie mir empfiehlt? Kennt Schwester Fanny sie dann? Ist sie dann besser als Frl. de Feyfer? Es ist doch nicht so einfach, jemand abzusetzen um wieder mit jemand anderem zu probieren. Ich muß wirklich still lachen um diesen klugen Rat. Mehr will ich nicht sagen, weil ich es so komisch finde!

In der Klinik geht es ja ordentlich. Dr. Bockholt ist frisch dabei, hauptsächlich bei der Heileurythmie. Sie nimmt die Patienten sehr energisch daran. Ich habe außer der Klinik noch viel anderes zu tun!

Haben Sie wieder schönes Wetter?

Wissen Sie, daß die Eurythmie in England gut empfangen ist? Sie haben viel Erfolg und gute Kritiken gehabt. Hoffentlich kommt dann doch zuletzt nicht eine Enttäuschung.

Ende Oktober wird das Goetheanum kein Geld mehr haben; so muß das Geschäft, das ich jetzt vorhabe, wirklich gelingen; es wird fieberhaft daran gearbeitet.

Genießen Sie, liebes Frl. Doktor, von der herrlichen Natur! Die Berge sind herrlich, nicht wahr? Lassen Sie sich Gesundheit anhauchen und viel Mut.

Mit liebem Gruß auch an Schwester Fanny Ihre I. Wegman

Mit dem *»Geschäft, das ich jetzt vorhabe«* meint Ita Wegman wahrscheinlich die Einrichtung und Eröffnung des Suryhofes.

Mit solchen Briefen pflegte Wegman zeitlebens den menschlichen Zusammenhang mit ihren Mitarbeitern. Sie schrieb stets spontan und berichtete sehr offen von dem, was sie bewegte, was in der Klinik und in Dornach geschah. Sie lebte ständig mit ihren Mitarbeitern mit, dachte über deren Schwierigkeiten und Schicksale nach und hatte die originellsten Einfälle, wie man überanstrengten

Menschen helfen könnte, wieder zu Kräften zu kommen und die Freude an der Arbeit nicht zu verlieren.

Geistige Nahrung empfingen ihre Mitarbeiter in dieser Zeit jedoch von einem anderen Ort. Hilma Walter macht in ihren Lebenserinnerungen darauf aufmerksam: *»So entfaltete sich im Aufgabenbereich in zunehmendem Maße ein reges Leben, und dieses stellte auch entsprechend größere Anforderungen an den Einsatz des Einzelnen, doch auch getragen und immer wieder von Neuem impulsiert durch die Vorträge, die Dr. Steiner an den drei Wochenendtagen am Goetheanum für die Mitglieder gab.«* (Hilma Walter, *Lebenserinnerungen*, unveröffentlichtes Manuskript) Wegman und ihre Mitarbeiter konnten Rudolf Steiner also neben seinen immer häufiger stattfindenden Besuchen auch freitags, samstags und sonntags bei seinen Vorträgen erleben, in denen er in diesen Jahren die Anthroposophie fortentwickelte.

Eine dieser Vortragsserien hatte er im Frühling 1920 begonnen. Sie erschien später in der Gesamtausgabe unter den Nummern 201 bis 209 und trägt jetzt den Titel: *Der Mensch in seinem Zusammenhang mit dem Kosmos*. Darin entfaltete er in umfassender Fülle, was ein Arzt später einmal *»die nach und nach sichtbar werdende Vision des Menschen«* nannte. Marie Steiner sorgte später dafür, daß die Zeitgenossen und wir Heutigen diese grundlegenden Vorbereitungen eines neuen Menschenbildes, das auch für Mediziner eine entscheidende Bedeutung hat, studieren können.

In Ita Wegmans Seele lebten seit der Begegnung mit Rudolf Steiner die Bilder der sogenannten ›Tempellegende‹. In verschiedenen Versionen finden sich in ihren Notizen Interpretationen dieser alten Überlieferung, welche Rudolf Steiner seinen Lehrlingen immer wieder vermittelte. Als sie später einmal gebeten wurde, von ihren Erlebnissen mit ihm zu erzählen (1933, siehe Anhang), gipfelte ihre Darstellung bezeichnenderweise in einer Zusammenschau dieser Überlieferung der Tempellegende, die in ihrer Seele unverbrüchlich verbunden war mit seinem Wirken, das sie ab 1920 aus der Nähe erlebte. Am Schluß beschreibt sie, aus welcher Überzeugung heraus sie sich mit der Anthroposophischen Gesellschaft verbunden hat.

Ich möchte jetzt einen Versuch machen, Verständnis zu erwecken für die Art, wie Rudolf Steiner sein Werk aufgebaut hat und welchen Impulsen er gefolgt ist. Dafür müssen wir uns die Entwicklungsgeschichte der Menschheit und ihrer Kulturen vor den Geist stellen.

Dreitausend Jahre vor Christus fängt das abrahamitische Zeitalter an [siehe Seite 120 unten], sogleich auch ist der Anfang des Kali Yuga und der Schluß des hellen Zeitalters. Die Menschen des abrahamitischen Zeitalters müssen dahin geführt werden, ihr Ich in sich zu fühlen. In alten Zeiten war das Ich noch außerhalb des Menschen, dadurch war der Mensch mehr mit der geistigen Welt verbunden. Abraham war der erste Mensch, der organisch so konstruiert war, daß das Ich Besitz von ihm ergreifen konnte. Als dies geschah, verlor er die Fähigkeit in die geistige Welt zu sehen, und so ging es mit all denen, die nach ihm kamen. Die geistige Welt verschloß sich ihnen und deshalb wird auch dieses Zeitalter das finstere Zeitalter genannt.

Zweitausend Jahre vor Christus war diejenige Zeit, in der Moses gewirkt hat [s. Seite 120]. Der Gott wirkte in diesem Zeitalter von außen, gab sich von außen an den Menschen kund, wie es zum Beispiel bei Moses der Fall war durch Blitz und Donner. Die Menschen wurden geführt durch die äußeren Gebote, weil sie eine äußere Führung haben mußten.

Tausend bis neunhundert Jahre vor Christus war das salomonische Zeitalter. Das Wissen über den Menschen wurde in diesem Zeitalter gepflegt. Man baute den Tempel, den der König Salomo geistig sah, aber nicht auf Erden verwirklichen konnte ohne die Hilfe des Baumeisters Hieram Abiff. Der Tempel war das Symbol für den physischen Leib. In dem Tempel soll das eherne Meer sein als Symbol der richtigen Zusammenwirkung von Ätherleib, Astralleib und Ich. Man wußte, daß es zweierlei Geschlechter auf Erden gab. Dasjenige Geschlecht, das der Priesterschaft, dem Priesterkönige entsprang, von dem der König Salomo ein Repräsentant war; und das andere Geschlecht war das Geschlecht der Kainssöhne, von dem Hieram Abiff ein Repräsentant war. Diese letzteren hatten das Wissen über die Erde sich errungen. Sie wußten umzugehen mit Zahl, Maß und Gewicht, wußten die Materie in eine Form zu schlagen und hatten die Gedanken, wie mit den irdischen Dingen zu hantieren sei. Die Repräsentanten des salomonischen Geschlechts empfingen die Weisheit direkt durch die geistige Welt, konnten aber dieses Wissen nicht auf Erden verwirklichen. Durch die Freundschaft des Salomo mit Hieram entstand ein neuer Einschlag, wodurch es möglich wurde, den geistigen Menschen ganz auf die Erde zu stellen, symbolisiert durch den Tempel, das eherne Meer, das heilige Tao-Zeichen, den Hammer, der mit dem Ich in Zusammenhang gebracht werden konnte und das heilige Dreieck, das Symbol für Manas, Buddhi, Atma.

Während das salomonische Geschlecht die in sich zusammenhängende Weisheit hatte, hatte das Kainsgeschlecht die Weisheit, die mit astralischem Feuer verbunden war. Zur Beherrschung dieses astralischen Feuers war dem Hieram durch eine Einweihung die Handhabe des Tao-Zeichens gegeben, wodurch das Ich Herr werden konnte über Leidenschaften und Triebe. Der Mythos erzählt, daß diese Einweihung Hierams stattfand, während er mit dem Guß des ehernen Meeres beschäftigt war.

Dieser Guß gelang ihm nicht, anstatt ehern wurde der Guß flüssig und Feuer brach aus ihm heraus. Das kam dadurch, weil ein Streit ausgebrochen war zwischen Salomo und Hieram, wo Seeleneigenschaften wie Zweifel, persönliche Selbstgefühle und Aberglaube eine Rolle spielten. Diese verhinderten den schönen harmonischen Guß und Hieram wurde zugerufen, sich in das Feuer zu stürzen. Das heißt, in diesem Augenblick wurde er eingeweiht, er bekam das Tao-Zeichen, das Dreieck und das Wissen über das Wort und konnte, als er wieder zu sich kam, das eherne Meer richtig herstellen. Noch nicht war geendet der Streit zwischen Salomo und Hieram, auch nicht als Hieram getötet wurde. Die zwei Menschengeschlechter konnten nicht zusammen in Harmonie leben. Der Kampf ging um die Seele, symbolisiert in der Königin von Saba, die Seele, die zu allem Verständnis hatte. Salomo wollte durch die Verbindung mit dieser Seele das volle Menschentum erreichen. Hieram sollte durch die freiwilligen Gaben dieser Seele in höhere Sphären gerückt werden.

In dieses Zeitalter fiel das Mysterium von Golgatha. Es gelang dem Christus, diese Gegensätze zu verbinden. Er konnte durch die Einweihung von Lazarus, der in sich trug die wiederverkörperte Individualität des Hierams, zum Jünger Johannes, das Mysterium von Salomo und Hieram überbrücken. Christus, die geistige Welt selber, verband sich mit dem Kainssohn. Es entstand hiermit das esoterische Christentum.

Das Wissen über das esoterische Christentum hat Christian Rosenkreuz. Er hat die direkte Fortsetzung dieses esoterischen Christentums. Alle Menschwesens-Geheimnisse sind bei den Rosenkreuzern, alle wahre Christologie.

Das salomonische Zeitalter setzt sich verchristlicht noch tausend Jahre nach Christus fort. Dann kommt wieder das Moses-Zeitalter, das dann in Mystikern wie Tauler sich kundgab. Nun ist das Göttliche in den Menschen darinnen. Das Gesetz hat der Mensch, der den Christus in sich hat, in seinem Herzen. Das ist das Moses-Zeitalter verchristlicht. Und nun sind wir in dem abrahamitischen Zeitalter. Das Ich hat in den Tausenden von Jahren, in denen es, nachdem es zum ersten Mal in Abraham mit dem physischen Körper sich verband, wirksam sein konnte, erst den Menschen zur Selbstentwickelung gebracht und die Seele geläutert und zur höheren Seelenfunktion geführt.

Nun ist die Zeit wieder gekommen, das Ich von dem Körperlichen zu lösen, seine Wirksamkeit so zu lenken, daß die höheren Wesensglieder der Menschen beginnen können, sich zu entfalten. In diese abrahamitische Zeit fällt die Tätigkeit Rudolf Steiners.

Und nun ging Rudolf Steiner so vor in dem Aufbau seiner Anthroposophie: Er gab in seinen Lehren hauptsächlich im Esoterischen die Salomo-Hieramische Weisheit, beleuchtet durch die Ichkraft, die in einem abrahamitischen Zeitalter immer auf dem Vordergrund sein muß.

Dadurch muß auch jetzt das Prinzip der Freiheit kommen. Zur Freiheit und Einsicht müssen die Menschen gebracht werden und in Freiheit ihre Entwickelung in die Hand nehmen; nicht als äußeres Gesetz das Richtige tun, sondern weil im Innern die Stimme des Gewissens spricht. Zu dieser Entwicklung wollte Rudolf Steiner die Menschheit bringen.

In seinem Werk wollte er zeigen, daß ein richtiges Verstehen der Christus-Wesenheit nur von Griechenland kommen konnte. Die Vorbereitung zu diesem Verstehen wurde in den verschiedenen Mysterienstätten in Kleinasien und Griechenland gepflegt. So wurden in Ephesus die Mysterien des Wortes gepflegt, das Verständnis für den Abstieg des Christus zur Erde vorbereitet. Es war noch Jehova, durch den der Christus sich äußerte. Jehova

Elohim, der als Mondgott die geistige Gleichgewichtslage zwischen Sonne, Mond und Erde zustande brachte. Michael war sein Sendbote.

In der Zeit, in der Michael als Erzengel die Führung dieser griechischen Zeitepoche hatte, war die Blütezeit der ephesischen Mysterien und waren diese Mysterien weit über alle Lande bekannt. Und es war der Philosoph Kratylos, der tief mit diesen Mysterien verbunden war und diese lebendig machen konnte im Herzen des Plato.

Und das, was ephesische Mysterien waren, fand seine Fortsetzung in den eleusinischen Mysterien, in denen vom Leid der göttlichen Seele gelehrt wurde, die auf der Erde wandelt. Von den Geheimnissen der Geburt, Evolution und geistigen Aufstiegs der Seele wurde erzählt. Vom Leben der Erde in ihrer Verbindung mit Sonne und Mond wurde gesprochen und Christus geweihte göttliche Wesenheiten erlebten ihre Schicksale, wie Persephone und Demeter.

Es schlossen sich durch Aristoteles diese Mysterien ab, nachdem soviel in den Seelen der Menschen aufgenommen war, daß eine genügende Anzahl diesen Mysterieninhalt aufgenommen hatten, daß sie weiter damit leben konnten bis über den Tod hinaus und damit diese Lehren noch einmal lebendig gemacht werden konnten in späteren Zeiten.

Dieser Mysterieninhalt wurde noch einmal gegeben in der geistigen Welt in einer geistigen Schule, die von Michael geleitet wurde. Und diese Menschen, die in der geistigen Welt Michaels Ruf gefolgt waren und diejenigen, die tief mit dem esoterischen Christentum verbunden sind, die der Linie Lazarus-Johannes folgen, die Michael als Nachtgeist zum Inspirator gehabt haben, müssen immer zusammen gehen, soll die Menschheit in die richtige Evolution kommen. (Notizhefte Nr. 42 und 43)

(Abraham lebte zweitausend Jahre vor Christus; Moses lebte circa tausendzweihunderfünfzig Jahre vor Christus. Ita Wegman faßt das vorhergehende Jahrtausend als diejenige Periode auf, in der die Missionen Abrahams und Moses' vorbereitet wurden.)

»ALLEIN STAND ER DA«

Im Dezember 1922 waren am Goetheanum die Vorbereitungen für die Weihnachtsspiele im Gang, es sollte eine große Tagung für Naturwissenschaftler beginnen, zu der Rudolf Steiner den Kurs *Der Entstehungsmoment der Naturwissenschaft in der Weltgeschichte und ihre seitherige Entwicklung* (neun Vorträge, GA 326) angekündigt hatte; für die Mitglieder waren seine Vorträge über *Die Geistige Kommunion der Menschheit* (GA 219) vorgesehen. Kurz bevor der Kurs über Naturwissenschaft anfing, also vermutlich am Samstag, dem 23. Dezember, oder an Heiligabend, standen Steiner, Wegman und Steffen bei einem kurzen Gespräch beisammen. In diesem Gespräch hatte Ita Wegman ein einschneidendes Erlebnis. Sie faßte einen Entschluß, der ihr späteres Leben prägte. 1927 gab sie davon eine Beschreibung:

[...] Es ist noch nicht so lange her, daß innerhalb der anthroposophischen Gesellschaft auch das Wissenschaftliche gepflegt wird. Zuerst war es immer nur die Kunst, die hauptsächlich neue Ausdrucksformen in der Anthroposophie suchte. Diejenigen, die sich mit Kunst befaßten, fanden in jeder Art Betätigung, hauptsächlich als das alte Goetheanum aufgebaut wurde. Es dachte niemand daran, daß es auch möglich sein könnte, für die Wissenschaft Befruchtendes aus der Anthroposophie zu holen. Die ersten Schritte dazu wurden gemacht im Jahre 1920, bei dem ersten Hochschulkurs, hier in Dornach gehalten. Da wurde ein Versuch gemacht, die verschiedenen Wissenschaften, die sich von der Anthroposophie haben befruchten lassen, sprechen zu lassen. Dieser Versuch war nicht geglückt, sagte Dr. Steiner. Es gelang nicht, aus der Anthroposophie heraus die Wissenschaft zu gestalten. Es war immer wieder das Alte, das zum Vorschein kam, was die Wissenschaftler in ihren Vorträgen gaben, es konnte das Anthroposophische nicht durchbrechen. Es konnte in die Wissenschaft das nicht hineingebracht werden, was das wirklich Anthroposophische war. Und es erfüllte dies Dr. Steiner mit wirklichem Kummer – oftmals sprach er es aus. [...] Und es war kurz bevor dieser Kurs anfing, daß ein Gespräch stattfand zwischen Dr. Steiner, Steffen und mir, in dem der Doktor seine Sorgen aussprach, daß es nicht anginge, daß das Wissenschaftliche so unanthroposophisch vorgetragen wurde, wie es immer noch Sitte war. [...] Zu abstrakt wurde noch gedacht, nicht konkret wurden hineingenommen die anthroposophischen Wahrheiten, im Mittelpunkte gesetzt und die wissenschaftlichen Forschungen in der Art dirigiert, daß sie zum Beweise desjenigen, was durch die Geisteswissenschaft erforscht war, benutzt wurden. Aber es mußte außerdem dazukommen eine innere, bestimmte Einstellung im Menschen, den *Geist*, der hinter der Materie steht, wahrzunehmen und ihn voll und ganz zu bejahen. Von diesem Bejahen des Geistes sprach Dr. Steiner, und von dem Mut, der dazu nötig [ist], unbeirrt von Anfeindungen und Angriffen, ohne Kompromisse für diesen Geist aufzukommen. Da entstand bei mir der Impuls tief im Herzen dieses zu tun. Das war kurz vor Weihnachten 1922. (Notizblätter für eine Ansprache, ca. 1927. Siehe Anhang)

In diesen Tagen herrschte unter den Dornacher Anthroposophen eine eigenartige Stimmung. Steiner hatte seinen Unmut über das Programm der naturwissenschaftlichen Tagung, die ohne genügendes Einverständnis mit ihm von anderen organisiert worden war, deutlich spüren lassen. Aber auch sonst war die Anthroposophische Gesellschaft in eine Entwicklung gekommen, die ihm sehr mißfiel; die auf persönlichen Ambitionen beruhenden Aktivitäten mancher Mitglieder drohten außer Kontrolle zu geraten, die Situation der Futurum AG war nicht bewältigt, das Goetheanum konnte aus Geldmangel nicht fertiggebaut werden. Seine Gesundheit war angeschlagen, doch nur wenige Menschen in seiner Umgebung schienen das zu bemerken, wie man überhaupt immer seltener auf ihn zu hören schien. Neben vielen anderen Ursachen hatte zur Krisenstimmung in Dornach auch beigetragen, daß viele Anthroposophen in Deutschland sich der im September begründeten Christengemeinschaft zuwandten und diese religiöse Bewegung als den Gipfel seiner anthroposophischen Tätigkeit zu begrüßen schienen; dies als Mißverständnis von vornherein klarzustellen, hatte ein Stuttgarter Anthroposoph, der dazu von Steiner beauftragt worden war, versäumt.

Zu der bedrückten und verwirrten Stimmung am Sonntag, dem 31. Dezember, hatte auch ein Vortrag beigetragen, den ein Mitarbeiter des Labors der Futurum ohne Einverständnis der Tagungsorganisatoren auf eigene Faust im ›Weißen Saal‹ am Vormittag veranstaltet hatte. Ein Augenzeuge berichtete später, wie dieser Vortrag seine schlimmsten Befürchtungen übertroffen habe. Das allgemeine Urteil sei gewesen, daß ein Geisteskranker gesprochen habe. Das, was der Vortragende sagte, sei derart verworren und chaotisch gewesen, daß es überhaupt nicht möglich gewesen sei, einen Inhalt anzugeben. Rudolf Steiner, der etwas später kam, sei entsetzt darüber gewesen. Der Berichterstatter traf Steiner, als er das Goetheanum verließ, und wurde von ihm, der fast außer sich gewesen sei, gefragt, wie es überhaupt möglich gewesen sei, daß ein solcher Vortrag hätte stattfinden können. (Oskar Schmiedel, *Aufzeichnungen*, siehe Band 3)

»Es war [...] während der ganzen Zeit etwas wie eine starke Spannung über Dr. Steiner«, erinnert sich ein Mitglied. Mancher hatte in diesen Weihnachts-

tagen wunderliche Ahnungen, Halluzinationen oder Träume von einer bevorstehenden Katastrophe.

Dann geriet, am Sonntagabend, dem 31. Dezember 1922, das Goetheanum in Brand. Madeleine van Deventer, die später die ärztliche Leitung der Klinik übernahm, schildert ihre Erinnerungen:

> [...] Als nach dem letzten Vortrag über ›Die geistige Kommunion der Menschheit‹ die meisten Mitglieder schon nach Hause gegangen waren, hielt vielleicht eine bange Ahnung mich fest, so daß ich noch lange um den verlassenen Bau herumging. Da kam plötzlich Rudolf Steiner aus dem Atelier – allein, und bei der Begegnung auf der Treppe zwischen Schreinerei und Südportal grüßte er, wie er das zu tun pflegte, schaute aber gerade vor sich hin und warf keinen Blick seitwärts auf den Bau, wo schon damals das Feuer – noch unsichtbar nach außen – brannte. Es war, wie wenn er sich verbot, den schauenden Blick dahin zu richten. Eine halbe Stunde später wurde er vom Brand benachrichtigt und kam eilends zum Bau, leitete selbst die Löscharbeiten, trug Sorge für die durch den Rauch gefährdeten Menschenleben und – nachdem der Bau verloren war, als die Flammen um Mitternacht zur großen Kuppel herausschlugen – war er weiter aufs kräftigste bemüht, alle Anstrengungen auf die Rettung der Schreinerei zu konzentrieren, um so die Fortführung der geistigen Arbeit zu gewährleisten und den Sieg der Gegenmächte unvollständig zu machen. Wie er in dieser Nacht in unserer Mitte umherschritt, oft lange Zeit in das farbige Flammenmeer schaute – dies zu beschreiben fehlen die Worte. Als er dann morgens früh in Begleitung von Ita Wegman den Hügel hinauf kam, versammelten sich die jungen Menschen, die spontan weiter Wache bei der Schreinerei gehalten hatten um ihn. Er sagte dann zu uns: »Die Arbeit geht weiter. Man soll die Schreinerei wieder einräumen.« [...] (M. VAN DEVENTER, *Manuskript für eine Ansprache zum 26. Februar 1961,* siehe Anhang)

In einem Brief beschrieb sie später Einzelheiten:

> [...] Am Sylvester 1922 waren Pieter de Haan und ich zum Abendessen *nach* dem Vortrag in die Klinik eingeladen. Als ich dort – verspätet – eintraf, kam bald das Telefon: »Das Goetheanum brennt. Bitte mit allen verfügbaren Minimaxen hinaufkommen.« So zogen wir alle mit den lächerlich kleinen Löschapparaten zum Goetheanum hinauf. Mit Bangen blickte man auf den Bau, sah kein Feuer, keinen Rauch. Die Hoffnung stieg – bis wir oben ankamen und erfuhren, daß ein gewaltiges Feuer zwischen den meterdicken Außen- und Innenwänden wütete.
>
> Ich sah dann während der Nacht öfter Ita Wegman, einmal wie sie – in späterem Stadium – neben Rudolf Steiner stand und beide in das gewaltige Feuermeer schauten (nach dem Einsturz der großen Kuppel).

> […] Gegen Morgen (vielleicht um fünf Uhr) zog er sich mit Dr. Wegman zurück in die kleine Holzbude zwischen Schreinerei und Verlagshaus, wo Frau Finck die Vorträge tippte. Von dort kamen dann beide gegen acht Uhr morgens wieder zur Schreinerei. […] (Brief vom 17. November 1981 an den Verfasser)*

Sie hat im Laufe ihres Lebens mehrfach von dieser Brandnacht berichtet. In einem Vortragsmanuskript heißt es:

> […] Wer diese Brandnacht mitgemacht hat, für den bleibt sie das einschneidenste Erlebnis seines Lebens. Kein Tag vergeht, ohne daß die Bilder dieser Nacht vor einem auferstehen.
>
> Das erste Goetheanum war ein lebendes Wesen, teurer als irgend ein menschliches Wesen. Sein Verlust machte uns heimatlos. Dazu kam der Schmerz beim Gedanken, was Rudolf Steiner durchmachen mußte. Er aber trauerte, weil die Menschheit beraubt wurde von einem Bau, dessen Formen Karma-Schauen hätten erwecken sollen.
>
> Unter den Bildern dieser Nacht steht eines besonders deutlich vor der Seele, nämlich wie Rudolf Steiner lange Zeit unbeweglich dastand und in die farbige Flammenglut schaute. Ein Jahr später erzählte er uns, daß damals das Bild des Brandes von Ephesus aufstieg.
>
> »Schaue den Logos / Im sengenden Feuer / Finde die Lösung / In Dianens Haus«.
>
> Ita Wegman stand damals an seiner Seite. Auch in ihr mögen Bilder aufgestiegen sein, die Rudolf Steiner ihr später deuten konnte. Jedenfalls entstand in ihr in dieser Nacht der Keim, der dann reifte zu ihrer Frage nach den neuen Mysterien.
>
> Noch etwas anderes geschah in dieser Nacht. Sie hatte immer einen starken Unabhängigkeitswillen, wollte alles aus eigner Kraft zustande bringen. Von jetzt ab konnte sie sich restlos Rudolf Steiner zur Verfügung stellen.
>
> Am frühen Morgen nach der Brandnacht kamen Rudolf Steiner und Ita Wegman den Hügel hinauf. Wir scharten uns schweigend um sie. Da sagte Rudolf Steiner: »Die Arbeit geht weiter – wir werden wieder aufbauen.« […]

Solche Ausschnitte aus den Erinnerungen eines Augenzeugen mögen dürftig erscheinen, wenn man die Dramatik des Geschehens bedenkt. Der Brand des Goetheanums ist von vielen Menschen beschrieben worden, jeder erzählt aus seiner Sicht von seinen Erlebnissen. M. van Deventers Aufzeichnungen haben sich als zuverlässig erwiesen. Sie hat sich im Laufe ihres langen Lebens viele Einzelheiten von Ita Wegmans Lebenslauf eingeprägt und diese in zahlreichen kleinen Aufsätzen, Autoreferaten und Briefen niedergelegt. Dazu gehört, wie Ita Wegman in dieser Nacht Rudolf Steiner in das sogenannte ›Finkh-Häuschen‹ begleitete. In späteren Jahren habe Ita Wegman ihr erzählt, daß Steiner in dieser Nacht ein gesundheitlicher Kollaps gedroht habe, den er dann in ihrer Anwesenheit überstand. Eine andere Zeugin, Sophie Bauer, hat überliefert, wie in diesen Stunden einmal auch Edith Maryon im Finkh-Häuschen anwesend war, während Steiner vor dem Fenster der Feuersbrunst zuschaute.

Ita Wegman selbst hat nur wenig vom Brand überliefert, auch von ihrer Anwesenheit in dem Finkh-Häuschen ist in den autobiographischen Notizen nichts zu finden. Aber zwölf Jahre später, 1935, als sie im Mittelpunkt der Krise der Anthroposophischen Gesellschaft stand, gingen ihre Gedanken zurück zu dieser Sylvesternacht 1922:

Vormittags zehn Uhr 31. Dezember 1922 war der Vortrag von Herrn Imrie innerhalb einer naturwissenschaftlichen Tagung [...]. Dieser Vortrag löste unter den Besuchern eine große Aufregung [aus], weil derselbe einen verworrenen Eindruck machte. So war die Stimmung an diesem Tag eine deprimierende. Man konnte sich nicht frei machen von den Gefühlen der drohenden Gefahr.

Abends fand der Neujahrsvortrag R. Steiners statt. Ich erinnere mich sehr gut, daß viele unruhig waren, trotzdem ging der Vortrag ohne Unterbruch weiter und um zehn Uhr abends war das Goetheanum leer. Der wachtuende Wächter [übergab seine] Wache dem Nachtwächter. Vorher machte Frl. Bauer, die die künstlerische Eurythmie-Garderobe unter sich hatte, noch einen eingehenden Gang durch die Garderobe-Räumlichkeiten, auch aus einer gewissen Sorge heraus. Sie machte die Beobachtung, daß ein starker penetranter Geruch im Treppenhaus war, den sie aber mit den Klosetts, die da waren, in Zusammenhang brachte. Sie begegnete dem Nachtwächter und machte ihn auf den Geruch aufmerksam. Er machte sofort den Rundgang durch den Bau, kam in den weißen Saal und entdeckte da den Saal voll mit Rauch. Sofort wurde mit dem Feuerhorn alarmiert. Das war circa Viertel nach zehn Uhr, Miss Maryon kam aus ihrer Wohnung herübergelaufen in die Schreinerei und telefonierte Dr. Steiner. Er kam sofort und gab allerlei Anweisungen, inzwischen war auch die Feuerwehr aus Basel und den umliegenden Orten gekommen. Von den umliegenden Häusern kamen die Menschen gelaufen und bald war das Gelände schwarz von Menschen. Viele Menschen waren in das Gebäude hereingegangen, um zu helfen mit Löschen oder um zu retten an Inhalt, was zu retten war. Aber trotz aller Mühe wurde man des Feuers nicht Herr. Um elf Uhr schlugen die Flammen aus dem Dache. Als immer mehr Rauch im Bau sich sammelte, gab Dr. Steiner den Befehl, daß alle, die noch in dem Haus sich befanden, dasselbe verlassen sollten. Er rief dann einige Namen, um sich zu vergewissern, ob sie alle heraus waren. Da fehlte plötzlich der Kolisko. Und [es] war ein Moment der größten Aufregung, als man ihn überall suchte und meinte, er könnte im Bau in Ohnmacht gefallen sein. Da kam er dann als letzter in erschöpftem Zustand heraus. Einige andere waren durch den Rauch betäubt, andere wieder verletzt, so daß eine Hilfsstation eingerichtet werden mußte und die Ärzte, die da waren, vollauf zu tun hatten. Die Schreinerei war durch die Glut des Feuers brennend heiß geworden und befand sich, weil sie aus Holzbrettern gebaut war, in höchster Gefahr. Als man einsah, daß das Goetheanum nicht mehr zu retten sei, die Flammen hatten den ganzen Bau in Besitz genommen, es war ein Flammenmeer, das zum Himmel emporstieg, so großartig und gewaltig, wie man es noch niemals gesehen hatte, wurde alle Aufmerksamkeit auf die Schreinerei gerichtet, um sie vor dem Feuer zu schützen. Es wurde anhaltend die Schreinerei unter Wasser gehalten. Nun war das neben dem Schmerz, den man hatte, das Goetheanum von den Flammen verzehrt zu sehen, die größte Sorge, diese Schreinerei zu erhalten, die eigentlich dann die einzige Zufluchtsstätte für unsere Arbeit war. Alles, was wertvoll war, wurde aus der Schreinerei entfernt. Das Atelier R. Steiners wurde ausgeräumt, so wie auch das Archiv. Es war erschütternd zu sehen, wie, um die Arbeit weiterführen zu können, nun plötzlich alles Interesse Dr. Steiners und derjenigen, die um ihm waren, der unansehnlichen Schreinerei sich zuwandten, um den letzten Zufluchtsort zu erhalten. Dr. Steiner sah man überall, bald war er auf dem Gelände, das er in allen Richtungen durchlief, bald in der Schreinerei, immer mit tief traurig-ernster Miene ohne Aufregung, sich voll bewußt, was mit dieser Arbeit der Menschheit verloren gegangen ist. Dieser Bau war einzigartig und barg in seinen Formen und Bildern die ganze Welt- und Menschheitsentwicklung. Sich in ihm befinden bedeutete für jeden dafür Empfänglichen eine Anregung in den tiefsten Gründen seiner künstlerischen Schaffungskraft.

Dieses Gebäude war, durch die Formen, die es innerlich und äußerlich hatte, durch die Wand- und Deckenmalereien, durch die Glasfenster-Malereien, durch die Säulen, die von verschiedenen Holzarten waren, mit sinnvoller Plastik an den Kapitellen ein Wahrzeichen für die Menschen, hauptsächlich für diejenigen Menschen, die verstehen konnten, was sie sahen.

In dem Gebäude waren verborgen, aber doch offenbar, weil jeder es sehen konnte, die Zeichen, die sprachen von den Geheimnissen der Vergangenheit, Gegenwart und Zukunft.

Deshalb ist es auch unvergeßlich in den Seelen aller derjenigen, die das Glück gehabt haben, in ihm verweilen zu dürfen. In einer Nacht war eine zehn Jahre lange Arbeit zunichte gebracht.

Dr. Steiner stand um acht Uhr morgens noch einmal vor den Trümmern des Gebäudes, das immer noch brannte und rauchte. Die meisten waren nach Hause gegangen, das Gelände war leer, während treue Seelen das Atelier wieder einräumten, die Schreinerei wieder einrichteten für die Arbeit.

Allein stand er da und sah die Zerstörung an. Ich wagte mich mit Demut an ihn heran und konnte nur die Worte sprechen, es ist schrecklich für uns. Ja, sagte er, jetzt ist alles im Weltenäther aufgeschrieben. (Notizbuch 74)

»Allein stand er da« – kann man kürzer, genauer sagen, wie es um Rudolf Steiner stand, angesichts der rauchenden Ruine vor ihm? Drückte er selbst es nicht aus, als er später sagte, diese Brandruine sei ihm ein Sinnbild der Anthro-

posophischen Gesellschaft, die in Trümmern lag? Hat Ita Wegman in diesem Augenblick erfaßt, worauf es ankam?

Zu Graf Polzer-Hoditz sagte Rudolf Steiner am nächsten Tag:

Die Differenziertheit der Seelen ist zu groß. Wohl wollen sie alles sehen und hören und bei allem dabei sein, aber erwachen wollen sie nicht. So müssen sie an den Katastrophen und persönlichen Schmerzen wach werden. Hier waltet nicht Karma, sondern allein das Nicht-Wach-Sein der Mitglieder und der eben bis ins Physische wirkende Neid der Menschen. Die Möglichkeit war gegeben, unter uns den Raum des Wortes zu haben, aber der Raum des Wortes kann nur sein, wenn er seine Entsprechungen, sein lebendiges Abbild im Herzen, in der Wortgewissenhaftigkeit hat, das heißt, wenn der Mensch nicht allein zuhört, sondern Verantwortung tragen will und kann, als ein sich verantwortender Mensch vor dem ›Wort der Welt‹. Das war der Sinn des Baues: *Wort und Antwort*, Logos und Mensch.

In Ephesos hatten wir das Inkarnationsgeheimnis des Wortes vor uns. Es mußte zerstört werden, weil sonst die Widersachermächte dort ein bedeutendes Zentrum ihrer Wirksamkeit hätten entfalten können, denn der Neid der Götter war bis in das Atmosphärische hinein wirksam. Hier aber ist es eine Umkehrung. Die Götter schauten erwartungsvoll auf den Raum des Wortes herab, aber die Menschen waren nicht da, die den Bau zu schützen vermochten. Es war eine Möglichkeit gegeben, aber die Antwort der Menschen blieb aus, allein der Neid war nicht stumm. (Aus einem unveröffentlichten *Tagebuch* von LUDWIG VON POLZER-HODITZ)*

ANTHROPOSOPHEN UND MEDIZINER

Im Leben Ita Wegmans bilden die Jahre 1923 und 1924 einen Knotenpunkt, die Ereignisse dieser Zeit wirkten bestimmend für ihr weiteres Leben. Am 22. Februar 1923 hatte ihr achtundvierzigstes Lebensjahr begonnen. Sie war nach Arlesheim gekommen, um eine Klinik in der Umgebung des Goetheanums zu errichten, und hatte dabei auf eine engere Zusammenarbeit mit Rudolf Steiner gehofft. Diese Hoffnung war im Übermaß erfüllt worden. Ihre kleine Klinik blühte und gedieh, die Erweiterung durch die Dependance ›Suryhof‹ war eine kluge Entscheidung gewesen. Durch Rudolf Steiners beratende Teilnahme an ihren Sprechstunden kamen immer mehr Patienten zu ihr. Ihre Praxis in Basel sicherte ihr einen ausreichenden Lebensunterhalt. Tätig wie sie war, befand sie sich oft unterwegs und machte viele Hausbesuche.

Sie hatte zwar nie genügend Personal, ihre Leute waren ständig unter Druck; aber für die Mitarbeiter, die das aushielten, war es eine sinnvolle, unglaublich interessante, menschlich erwärmende Arbeit. Alles in ihrem Umkreis war intensiv, überraschend und lebendig, es kamen Patienten und Gäste aus den verschiedensten Ländern der Welt. Sie hatte junge Kollegen, die sie vertreten konnten, und die Zahl der Krankenschwestern und Mitarbeiter für Küche und Verwaltung nahm allmählich zu. Steiners Ratschläge für die Behandlung der Kranken hatten dazu geführt, daß auch immer mehr neuartige Heilmittel hergestellt wurden. In diesen Jahren hatte sich die Zusammenarbeit mit Oskar Schmiedel sehr befriedigend entwickelt, und sein Labor, das nun neben der Klinik angesiedelt war, hatte sich als sehr nützlich erwiesen.

Da Ita Wegman auch am Vertrieb dieser vielen neuen Heilmittel interessiert war, mußte sie sich, mehr als ihr lieb war, mit dem Schicksal der Futurum AG befassen. Im April 1923 war beschlossen worden, diese Aktiengesellschaft in die von ihr vorgeschlagene ILAG hineinzunehmen, eine Fusion, die auf eine sanfte Liquidation hinauslief. Ihr kluger Einsatz in dieser Angelegenheit hatte maßgeblich dazu beigetragen, Steiner von dieser akuten Last zu befreien. Bei den vielen Sitzungen des Verwaltungsrates hatte er nicht nur Wegmans Geistesgegenwart und ihre gutes Gespür für Geschäftliches erlebt, sondern auch ihre glückliche Hand bei wirtschaftlichen Entscheidungen. Sie mied die Schwierigkeiten nicht – durch ihr Eingreifen wurden sie fruchtbar. Das gefiel ihm.

In den wenigen Jahren, da sie nun in Arlesheim und Dornach das anthroposophische Leben aus der Nähe wahrgenommen hatte, war ihr wohl schon klargeworden, daß dieses Leben keine gute – oder überhaupt keine – Struktur hatte. Steiners Auftreten entfachte bei vielen Menschen einen unerhörten individuellen Tätigkeitsdrang, der sich in manchen Fällen sogar zu wuchernder Aktivität gesteigert hatte; sie hörten oft nicht mehr auf ihn und nahmen nicht wahr, daß ihre Tätigkeit vielleicht keineswegs »*im Sinne des Ganzen*« war, wie sie meinten. Es fehlte eine Zentrale – die sich rasch ausbreitenden anthroposophischen Aktivitäten hatten kein Zentrum.

Es scheint, daß durch den Untergang des Goetheanums einige wenige Menschen allmählich bemerkten, daß ihre Bewegung sich immer nur an Rudolf Steiner als ihrem Lehrer orientiert hatte. Daß ihre ›Gesellschaft‹, von der immer gesprochen wurde, eigentlich kein funktionierender Organismus war, daß keine international gestaltete Organisation entstanden war und jegliche sozialen Strukturen fehlten, kam ihnen aber nicht zu Bewußtsein.

Bei Wegman vollzog sich die Veränderung ihres Verhältnisses zu Rudolf Steiner und zur Anthroposophischen Gesellschaft eher durch einen Willensumschwung als durch einen Erkenntnisprozeß. Vielleicht waren die Erlebnisse in der Brandnacht entscheidend – jedenfalls stellte sie sich nun Rudolf Steiner zur Verfügung. Nachdem sie jahrelang seine Mitwirkung an *ihrem* Unternehmen empfangen hatte, begann sie nun, sich für *seine* Ziele einzusetzen. Ihre Lebenskreise erweiterten sich dadurch unerwartet ganz erheblich – und das sehr rasch. Gleich am Neujahrstag 1923 bildete sie, zusammen mit einigen anderen, ein Komitee zum Wiederaufbau des Goetheanums. Alle für sie erreichbaren Menschen, besonders ihre holländischen Bekannten und Patienten, bat sie um finanzielle Hilfe. Gleichzeitig machte sie den Vorschlag, tausend Menschen zu suchen, die bereit wären, je tausend Franken für ein neues Goetheanum zu spenden. Da die Geldentwertung in Deutschland von dorther keine Hilfe erwarten ließ, richtete sich ihre Hoffnung vornehmlich auf die Schweiz, auf Holland und einige andere Länder; jeder forstete seinen Bekanntenkreis nach potentiellen Spendern durch.

In diesen ersten Monaten nach dem Brand entstand bei einigen Anthroposophen die Frage, ob man die anthroposophische Bewegung nicht auch geistig schützen könne gegen die Angriffe, denen sie in der Öffentlichkeit in ungeheurem Maße ausgesetzt war. Von allen möglichen Seiten wurde schon seit Jahren eine Hetze gegen die Anthroposophie und gegen Steiner inszeniert, in der Presse, durch Veröffentlichung von Broschüren und in Zusammenkünften.* Wolfgang Wachsmuth, der Leiter der Verlagsabteilung des Kommenden Tages in Stuttgart, scheint der erste gewesen zu sein, der Rudolf Steiner diese Frage stellte. Er war 1919 durch Graf Lerchenfeld auf die anthroposophische Bewegung aufmerksam geworden, ihn interessierten besonders die Ideen zur Dreigliederung des sozialen Organismus. Als Steiner bejahend auf seine Frage einging und ihm riet, sich mit anderen darüber zu verständigen, damit diese vor einem Kreis von Menschen behandelt werden könne, der das gleiche Anliegen hatte, wandte er sich an seinen jüngeren Bruder Guenther Wachsmuth, der in Dornach im Sekretariat des Goetheanums tätig war. Dieser hatte einen ähnlichen Impuls gleich nach dem Brand schon verwirklicht, indem er zum Schutz der körperlichen Unversehrtheit Steiners und der übriggebliebenen Dornacher Gebäude eine Wache von dreißig jungen Männern organisiert hatte. Ebenso beschäftigte diese Frage auch Graf Lerchenfeld und mit ihm noch eine Reihe weiterer Anthroposophen. So kam es am Sonntag, dem 27. Mai 1923, in Steiners Wohnung im Haus Hansi zu einer ersten Zusammenkunft dieses Kreises.

Die Krisen in der anthroposophischen Bewegung hatten auch dazu geführt, daß es für Steiners Mitarbeiter und auch für die Mitglieder der Gesellschaft immer schwieriger geworden war, persönlich an ihn heranzukommen. Hatte man früher die Möglichkeit gehabt, ihn einfach anzusprechen und sein Anliegen vorzubringen, so schien er jetzt unzugänglicher und machte den Eindruck, auf seine Leute nicht mehr in der gleichen Weise wie früher eingehen zu wollen.

Bei einer der Vorbesprechungen zu der geplanten Zusammenkunft in Guenther Wachsmuths Wohnung kam diese quälende Situation zur Sprache. Einer der Anwesenden hat festgehalten, wie die Besprechung verlief. Es nahmen teil: Ita Wegman, Oskar Schmiedel, Albert Steffen, Guenther Wachsmuth und Walter Johannes Stein. Wachsmuth habe geäußert: *»Das, was wir allein tun können ist, daß wir uns fest an Dr. Wegman schließen, denn sie ist augenblicklich für uns der einzige Kanal zu Dr. Steiner.«* Der Berichterstatter fand diese Äußerung charakteristisch für die damalige Situation, wie sie von vielen Mitgliedern empfunden wurde. Sie blieb ihm wortwörtlich im Gedächtnis, doch sei sie nur verständlich, wenn man beobachtet habe, wie die Zusammenarbeit Rudolf Steiners mit Ita Wegman sich immer intensiver und intensiver gestaltete. Es sei kein Tag vergangen, so fährt er fort, an dem Steiner nicht vormittags in das Klinisch-Therapeutische Institut gekommen und lange dort geblieben sei. Oft sei auch Wegman nachmittags oder abends noch zu ihm zu Besprechungen gegangen. Später (ab Herbst 1923) sei es so gewesen, daß Steiner regelmäßig nach seinen Vorträgen mit Ita Wegman in sein Atelier gegangen sei, um dort mit ihr an dem medizinischen Buch zu arbeiten. (OSKAR SCHMIEDEL, *Aufzeichnungen*. Siehe Band 3)

Diese Erinnerung zeigt Wegmans verändertes Verhältnis zu Rudolf Steiner, wie es im Frühjahr 1923 für seine nächsten Mitarbeiter sichtbar wurde.*

Die Zusammenkunft mit Rudolf Steiner am 27. Mai in der Villa Hansi ist erst viele Jahre später bekannt geworden durch Aufzeichnungen einer Teilnehmerin,

Maria Röschl. Lange Zeit kursierten handschriftliche Kopien ihrer Notizen, bis die Rudolf Steiner-Nachlaßverwaltung diese, erweitert um Faksimiles aus seinem Nachlaß, 1987 im Band 265 der Gesamtausgabe publizierte. Ita Wegman selbst hat nichts von dieser Zusammenkunft überliefert, doch Wolfgang Wachsmuth las anläßlich einer Gedenkstunde zu ihrem Tod im März 1943 aus diesen Aufzeichnungen vor mit dem Hinweis, Ita Wegman habe sich zeitlebens mit diesen ›Stunden‹ besonders verbunden gefühlt.

Rudolf Steiner trat an diesem Tag zum ersten Mal nach vielen Jahren wieder vor einer größeren Gruppe – es waren etwa fünfzehn Menschen versammelt – als Lehrer der Esoterik auf. Aus den spärlichen Notizen geht hervor, daß die Zusammenkunft diesmal aber nicht von ihm ausging, sondern von den Anwesenden, die er als eine »*Gruppe*«, einen »*Kreis*«, anspricht. Nach Ausführungen über die Bedeutung der Meditation, die keine persönliche Angelegenheit sei – »*der Kosmos ist interessiert daran, ob wir es tun oder nicht*« –, sprach er ein Mantram, das zur Selbsterkenntnis aufruft. Danach folgte eine Darstellung der Tempellegende, wie er sie früher in den esoterischen Zusammenkünften schon wiedergegeben hatte. Gegen Ende machte er eine Andeutung über die »*zwei Strömungen*«, deren in Dekadenz geratene Repräsentanten sich zur Vernichtung des Goetheanums zusammengetan hätten. Zum Abschluß gab er den Anwesenden eine okkulte Übung zum Erwachen für die Bedeutung des Meditierens, eine »*Pilgerschaft nach dem* [höheren] *Ich*«, eine »*Vokalübung*«.

Ita Wegman hat bei dieser Zusammenkunft vermutlich in vertieftem Maße erlebt, was sie bei ihrer ersten Esoterischen Stunde in Berlin achtzehn Jahre früher schon bemerkt hatte: »*Von dem Momente ab wußte ich, Rudolf Steiner war mein Lehrer, ist mein Lehrer und wird in der Zukunft mein Lehrer sein*« (Notizbuch Nr. 42/43), denn im April 1925 schreibt sie: »*Einige Monate nach dem Brand wurden mir geoffenbart die karmischen Zusammenhänge, die zwischen Dr. und mir lagen.*« (Notizbuch Nr. 1) Diese Erleuchtung (»*wurde mir geoffenbart*«) könnte durch die ›Vokalübung‹ hervorgerufen worden sein, deren Hintergrund er ein Jahr später, im Vortrag vom 22. April 1924 (GA 233a), enthüllte: Das Mantram sei Bestandteil eines Kultus in dem Mysterientempel des alten Ephesos gewesen.

Anfang Juni wandte sich die Anthroposophische Gesellschaft in Großbritannien schriftlich an die Zweige in allen Ländern mit dem Vorschlag, in Dornach eine Versammlung von Delegierten aus der ganzen Welt abzuhalten, um gemeinsam über den Wiederaufbau des Goetheanums zu beraten. Auf Anregung von Albert Steffen, Scott Pyle und Ita Wegman griff die Anthroposophische Gesellschaft in der Schweiz bei ihrer Jahresversammlung am 10. Juni diesen Vorschlag auf und lud die Delegierten für Ende Juli nach Dornach ein. Es wurde auch eine Resolution verabschiedet:

»Die Anthroposophische Gesellschaft in der Schweiz drückt in der heutigen Versammlung den Wunsch aus: Herr Dr. Steiner möge den Wiederaufbau des Goetheanums in Dornach in die Hand nehmen. Sie räumt ihm als maßgebenden künstlerischen Leiter Vollmacht ein, den Bau in jeder Beziehung sowohl was die Verwendung der hierzu bestimmten Gelder, als auch was die Auswahl der mitzuwirkenden Persönlichkeiten betrifft, nach eigenem Ermessen und eigener Disposition ohne irgend welche Einmischung von seiten der Mitglieder durchzuführen.« (Aus dem *Rundschreiben* vom 15. Juni 1923.)

Diese internationale Delegiertenversammlung fand daraufhin vom 20. bis 23. Juli statt. Aus einem *Abgekürzten Bericht* über die Versammlung kann man sehen, wie die Teilnehmer in diesen Tagen erstmals zu unter internationaler Beteiligung gefaßten Willensentschlüssen kamen, den Wiederaufbau des Goetheanums zu finanzieren. Viele opfervolle Zusagen zur Mitarbeit wurden gegeben. Dornach sollte zum Zentrum der internationalen Bewegung gemacht werden. Auch die Pläne zur Gründung einer alles umfassenden Weltgesellschaft, wie Steiner diese schon früher angekündigt hatte, kamen zur Sprache. Die Teilnehmer reisten mit großer Begeisterung für das Unternehmen ab.

Ita Wegman wird wahrscheinlich eher empfunden haben, wie es Rudolf Steiner zumute war. Er versuchte, an den Abenden in drei Vorträgen über die Entwicklungsetappen der Anthroposophischen Gesellschaft (GA 225) und in manchen kürzeren Ansprachen unter den Anwesenden Verständnis dafür zu wecken, daß während der Ausbreitung der anthroposophischen Bewegung mit den vielen einzelnen Gründungen und Institutionen die Gesellschaft keine entsprechende Entwicklung vollzogen und noch keine der Sache entsprechende Gestalt gefunden hatte. Marie Steiner hat zwanzig Jahre später, 1943, ein Buch zusammengestellt, in dem sie viele seiner Ansprachen und Fragenbeantwortungen zu diesem Thema, auch aus diesen Tagen, wiedergibt: *Rudolf Steiner und die Zivilisationsaufgaben der Anthroposophie. Ein Rückblick auf das Jahr 1923.* Das umfangreiche Werk gibt einen Eindruck davon, wie schwierig es für die damaligen Anthroposophen war, Steiners Intentionen zu verstehen und wie er immer deutlicher die Grundlagen für die Geistgestalt einer allgemeinen Anthroposophischen Gesellschaft zu erklären suchte. Wenige Wochen nach dieser Delegiertentagung, am 2. September, sagte er in London:

In dem Augenblicke, wo heute, in diesem Zeitalter, nicht das allgemein menschliche, sondern eine Gruppe von Menschen in irgend einer Form ein in gewissem Sinne gruppenegoistischer Träger einer spirituellen Bewegung wird, in dem Augenblicke schädigt man den allgemein menschlichen Fortschritt, nützt ihm nicht, bringt ihn nicht wirklich weiter. Über diese Angelegenheit ist eigentlich gar nicht zu diskutieren, ebensowenig wie über ein Naturgesetz zu diskutieren ist. [...] Wir müssen uns als Anthroposophen intensiv für dasjenige interessieren, was in der Welt vorgeht. Die Welt interessiert sich für Anthroposophie; wenn wir uns nicht [für die Welt] interessieren, dann wird die Welt gegnerisch. (MARIE STEINER [Hg.], *Rudolf Steiner und die Zivilisationsaufgaben der Anthroposophie*, Dornach 1943, S. 159–161. Nicht in GA 259, vgl. Anmerkung zu S. 161.)

Wegman machte nun seit einigen Jahren tagtäglich mit, wie Steiner sich für die Welt interessierte. Ihn beseelte ein weltumfassendes Ideal, das er zehn Monate später in Paris so beschrieb:

Nur etwas müssen wir doch auf anthroposophischem Felde in den Herzen tragen: das Bewußtsein, daß die ganze Menschheit etwas ist, das nun schließlich über allen Differenzierungen steht und daß schon einmal jene Internationalität über die Welt gekommen ist dadurch, daß das internationale Verkehrswesen, das Handelswesen gekommen ist. Die äußere, materielle Kultur hat die Erde umfaßt. Die Erde ist *ein* Körper. Seit vielen Jahren wird von mir gesagt: Dieser Körper, den die moderne Kultur geschaffen hat, der braucht eine Seele. Anthroposophie möchte diese Seele sein. Sie möchte das spirituell Tiefste, sie möchte aber auch in diesem tiefsten Sinne das Allermodernste sein: Seele für den großen, gewaltigen Kulturfortschritt der gesamten Menschheit. (HELLA WIESBERGER [Hg.], *Rudolf Steiner. Die Konstitution der Allgemeinen Anthroposophischen Gesellschaft ...*, GA 37/260a, Dornach ²1987, S. 491)

Es gibt eine Fotografie, die während des Medizinerkurses 1921 aufgenommen wurde und die Rudolf Steiner zusammen mit dreiundvierzig anderen Personen zeigt. Das Bild wurde wiederholt publiziert, unter anderem in dem umfangreichen Bildband *Das Wirken Rudolf Steiners 1917–1925*, den der Medizinhistoriker HEINZ HERBERT SCHÖFFLER 1987 im Verlag am Goetheanum herausgegeben hat. Dieses Gruppenbild kann den Eindruck erwecken, daß es damals dreiundvierzig Ärzte gegeben habe, die die anthroposophische Medizin praktizierten. Das wäre historisch unrichtig. Geht man allen namentlich aufgeführten Persönlichkeiten auf dieser Abbildung nach, so bleibt etwa ein Dutzend Ärzte übrig, von welchen man heute feststellen kann, daß sie die anthroposophische Heilkunst anwenden wollten oder das versuchten. Die übrigen waren entweder keine Ärzte oder aber Zahnärzte und Veterinäre, standen noch im Studium oder nahmen zwar an dem Kursus teil, doch hörte man später niemals mehr von ihnen.

Wenn man zu diesen wenigen, die übrigbleiben, die Teilnehmer an den anderen Medizinerkursen (1920, 1922) zählt, insoweit sie bekannt sind, hat man die Pioniere dieser Bewegung – man müßte eigentlich sagen: dieser bis 1923 noch nicht entstandenen Bewegung – beisammen. Diese Pioniere gehörten verschiedenen Generationen an. Etwas älter als Ita Wegman waren Otto Palmer (56 Jahre), Ludwig Noll (51 Jahre) und Felix Peipers (50 Jahre). Etwas jünger als sie waren Ärzte wie Hanns Rascher (43 Jahre) und Clementina Kaˇcer (40 Jahre). Von der mittleren Generation waren Friedrich Husemann (36 Jahre) und Werner Kaelin (35) schon seit einigen Jahren praktizierend. Unter den jüngeren finden wir Eugen Kolisko (30 Jahre), Viktor Thylmann (30), Willem Zeylmans (30), Hilma Walter (30) und Ilse Knauer (30); noch jünger waren Margarete Bockholt (29), Siegfried Knauer (29), Ilse Rennefeld (28) und Eberhard Schickler (28) sowie Maria und Norbert Glas (beide 26). In dieser Aufzählung fehlen mehrere der ersten anthroposophischen Ärzte, deren Geburtsjahr bisher nicht ermittelt wurde.

Man kommt so insgesamt auf zwanzig bis fünfundzwanzig Menschen, die sich 1923 Rudolf Steiners Impulsen für die Begründung der anthroposophischen Heilkunst konkret anzuschließen begannen. Unter diesen waren einige wenige ältere Praktiker, zu denen Ita Wegman gehörte; die übrigen waren meist erst seit wenigen Jahren oder vor noch kürzerer Zeit in den Beruf gekommen. Das waren also die anthroposophischen Kollegen Ita Wegmans im Jahr 1923. Eine andere Menschengruppe ist noch nicht dabei: die der Medizinstudenten, die sich aber zu dieser Zeit darum bemühten, einen eigenen Zugang zu der neuen Heilkunst zu finden.*

Ita Wegman befand sich innerhalb dieser Ärzteschaft in mehrfacher Hinsicht in einer Ausnahmesituation. Obwohl schon siebenundvierzig Jahre alt, praktizierte sie doch erst seit etwa sieben Jahren, gehörte somit eigentlich eher zur jüngeren Ärzteschaft. Andererseits war sie diejenige dieser Gruppe, die am meisten mit Rudolf Steiner zusammenarbeitete und seit einigen Jahren in seinem nächsten Umkreis lebte. So konnte sie mehr als andere wahrnehmen, auf welche Art er innerhalb dieser kleinen Gruppe die anthroposophische Heilkunst zu begründen versuchte. Es gab zwei bescheidene Kliniken in Arlesheim und Stuttgart; etliche Medikamente waren entwickelt worden. Neue Therapien, auch die Heileurythmie, wurden erprobt. Was aber fehlte, war eine grundlegende Beschreibung dieser neuen Heilmethoden. Es fehlte ein Handbuch, das es den zeitgenössischen Medizinern und der wissenschaftlichen Welt ermöglichte, die anthroposophischen Grundlagen dieses Gebietes kennenzulernen. Eine solche Schrift verlangte Rudolf Steiner bereits 1920 von Ludwig Noll. Er bezeichnete dieses Buch später mit dem Begriff Vademekum (vom lateinischen *vade mecum*, ›geh mit mir‹), also ein Nachschlagewerk, das die Ärzte mit sich tragen, gewissermaßen ein anthroposophisches Taschenbuch für praktizierende Ärzte.

Steiner drängte mit zunehmendem Nachdruck auf die Fertigstellung eines solchen Vademekums. Nach dem Brand des Goetheanums sprach er darüber in Stuttgart, im sogenannten ›Dreißigerkreis‹, einem internen Kollegium anthroposophischer Verantwortungsträger. Im Protokoll der Sitzung vom 31. Januar 1923 sind seine Äußerungen festgehalten. Er hielt an diesem Abend bitterböse Reden und verlangte die restlose Klärung der Frage: Warum ist das Vademekum nicht entstanden? Als Ursache des Versagens sah er eine verborgene *»innere Opposition»* gegen seine Absichten, eine *»passive Resistenz«*, ja eine *»Obstruktion«*. Ungehalten analysierte er das Versagen, die Ohnmacht, die Hemmungen bei den betroffenen Ärzten: es fehle an gutem Willen.

Hier wurde ein Geisteskampf geführt, der weit über das Persönliche hinausging. Er betraf im Kern nicht die wenigen anwesenden Stuttgarter Ärzte – Steiner stritt mit einer Gesinnung. Man kann nicht sagen, daß es ein Geisteskampf mit der modernen Medizin war, eher mit der Chimäre des Materialismus, die das ganze akademische Denken der modernen Wissenschaft durchgiftete. Oder soll man sagen, es war der Kampf mit dem ›Arabismus‹ im Kopfe – nein: auch im Herzen – der gesamten abendländischen Medizin? Stammt nicht die ganze Heilkunst der modernen Zeit aus den Quellen der arabischen Kultur des Mittelalters? Wir schreiben Januar 1923. Man versuche, sich ein Bild zu machen vom Stand der Medizin zu dieser Zeit! Fachleute sprechen vom *»therapeutischen Nihilismus«* der medizinischen Wissenschaft jener Jahre. Die Chirurgie konnte operieren, auf physiologischem Gebiet wurde manch genialer Fortschritt erreicht. Aber konnte man kranke Menschen heilen? Gab es überhaupt eine tiefere Menschenerkenntnis, die das ermöglicht hätte? Steiner hatte diese Erkenntnis, hatte sie in langjähriger Arbeit entwickelt nebst einer erlernbaren Methode – aber: wer schulte sich?

Was mag in diesen Ärzten damals vorgegangen sein, als sie ihn so reden hörten? Konnten sie verstehen, was er meinte? Vor ihnen saß ein seltsamer Mann, der über Erkenntnisquellen verfügte, die ihnen verschlossen waren. Sie wußten aus ihren Erfahrungen bei Konsultationen, daß er hellsichtig war, in einer Art hellsichtig, wie sie es sonst nie erlebt hatten. Er konnte unter Aufrechterhaltung seines Tagesbewußtseins in der unsichtbaren Welt nach den Ursachen der Krankheiten forschen, er konnte das Schicksal ihrer Patienten durchschauen und Pflanzen, Mineralien, Substanzen und Prozesse auffinden, mit deren Hilfe man neue Heilmittel herstellen konnte, von denen die Wissenschaft noch nie gehört hatte. Ein Initiat saß in ihrer Mitte, ein in die Geheimnisse der Schöpfung eingeweihter Mensch, der sie seine Unzufriedenheit spüren ließ und von ihnen das Unmögliche verlangte: daß sie, nicht er, die Methode dieser neuen Heilkunst darlegen sollten!

Auch nach seiner Abreise wagte keiner von ihnen den Versuch, das Vademekum zu schreiben. Er besuchte zwar immer wieder ihre Klinik* und setzte die Patientenberatungen fort; er wurde auch manchmal, wie früher, ungehalten bei den Besprechungen. Aber das Jahr 1923 – ein ungemein bewegtes Jahr in der Geschichte der anthroposophischen Bewegung – verstrich, ohne daß auch nur ein Schritt vorwärts gelang.

Ostern 1920 hatte der erste Fachkurs für Mediziner stattgefunden, an dem auch einige Medizinstudenten teilgenommen hatten: Helene von Grunelius (1897 bis 1936), Manfred von Kries (1899 bis 1984), Henk und Madeleine [›Maddy‹] VAN DEVENTER (1899 bis 1983). Letztere verfaßte in hohem Alter eine Schrift, in der sie ihre Erinnerungen wiedergibt: *Die anthroposophisch-medizinische Bewegung in den verschiedenen Etappen ihrer Entwicklung* (Arlesheim 1982). Wie diese Studenten sich 1922 direkt an Rudolf Steiner wandten, beschreibt sie so:

[... Es] nahmen von Anfang an einige Medizinstudenten an den Ärztekursen teil, unter anderem Helene von Grunelius, Manfred von Kries, Henk van Deventer und ich. Beim dritten Kurs, der im Herbst 1922 in Stuttgart stattfand, waren dann etwa fünfzehn Studenten anwesend. Wir trafen uns öfters in den Stuttgarter Cafés. Es kam dort zu intensiven Gesprächen. Schon lange war es uns klar, daß die Art, wie Rudolf Steiner die medizinischen Vorträge hielt, zwar die Erkenntnisbedürfnisse befriedigte, aber nicht unser Menschtum erfüllen konnte. In Gesprächen mit den Ärzten der Stuttgarter Klinik hatten wir wiederholt angeregt, daß man Rudolf Steiner um weitere Kurse bitten solle, die gerade den mehr menschlich-moralischen Aspekt berücksichtigen würden. Die Antwort war: »Das können wir nicht, denn wir haben das bisher Gegebene noch nicht ausgewertet«. Worauf wir antworteten: »Darauf können wir nicht warten. Wer weiß, wie lange Rudolf Steiner noch unter uns sein kann«. Mit dem sicheren Gefühl, das man gerade als junger Mensch hat, wußten wir, daß die Zeit seines Hierseins bemessen war, und daß es nicht wieder gut zu machen wäre, wenn nicht die Fragen an ihn herangebracht würden, die ihm ermöglichten, noch intimere Seiten des medizinischen Wirkens zu enthüllen. – Als wir erkennen mußten, daß der Weg über die ›älteren Ärzte‹ zu nichts führte, beschlossen wir, uns direkt an Rudolf Steiner zu wenden. So kamen wir in den Gesprächen unter uns Studenten zu dem Entschluß, am Ende des Stuttgarter Kurses, an dem eine Fragenbeantwortung vorgesehen war, folgende Frage einzureichen: »Ist es nicht möglich, uns Studenten noch während unseres Studiums einen Weg zu zeigen zum anthroposophischen Arzttum?« Der Fragezettel wurde vom Diskussionsleiter ignoriert. Er wirbelte buchstäblich unter den Tisch. Rudolf Steiner fragte: »Was ist das für ein Zettel?« Darauf erhielt er die Antwort: »Das ist eine Frage von einigen Studenten«. Da blieb uns nur der Weg, uns direkt an Rudolf Steiner zu wenden. Nach Abschluß der Diskussion baten wir um ein Gespräch und wurden am nächsten Tag bestellt. Von all den fünfzehn Studenten waren es nur vier, die sich am nächsten Tag vor der Wohnung Rudolf Steiners in der Landhausstraße einfanden (am 29. Oktober 1922). Es waren Manfred von Kries, Heinrich Hardt, Maria Hachez und ich. Leider steckte Helene von Grunelius im Staatsexamen. Sie war die Seele unseres Kreises.

So gut wir es konnten, brachten wir unsere Sorge vor. Wir sagten ganz offen, daß wir mit den Vorträgen seines Kurses nichts anfangen konnten, daß diese uns ganz auf die älteren Ärzte zugeschnitten schienen. Zwar hofften wir, sie später auch mal zu verstehen; aber im Augenblick fänden wir dort nicht unseren Weg. Wir suchten mehr das Menschlich-Moralische. Einer sprach von seinen Erlebnissen im Studium: man müsse schon auf einer hohen Stufe der geistigen Erkenntnis stehen, wenn es einem gelingen sollte, Positives aus diesem Negativen der Universitäten zu schöpfen. Ein anderer Gesprächsteilnehmer erhoffte sich Vorträge über das Allgemein-Menschliche mit Unterthema ›Medizin‹, unter Hinweis auf den soeben beendeten *Pädagogischen Jugendkurs*, in dem auch vom Allgemein-Menschlichen von einem welthistorischen Gesichtspunkt ausgegangen war.

Rudolf Steiner hörte intensiv zu und sprach dann folgendes: »Wenn Sie eine humanitäre Gruppe von Menschen bilden wollen, die in die Kultur hineinwirkt, wie die Pädagogen es wollen, so ist das ein Widerspruch in sich. Sehen Sie, bei den Pädagogen konnte ja die Pädagogik vollständig untergehen im Allgemein-Menschlichen, sie verschwand. Das geht bei Ihnen nicht. Sie können entweder sich als humanitäre Gruppe zusammenfinden mit allgemeinen Kulturaufgaben *oder* als Mediziner und Ärzte. Beides zusammen geht in dieser Form nicht. Sie dürfen die Medizin nicht über dem Menschlichen vergessen. Und dann sind ja auch die Pädagogen in einer ganz anderen Lage: sie sind durch ihren Beruf in viel stärkerem Zusammenhang geblieben mit dem lebendigen Menschen, mit dem Kinde, sie konnten durch ihre Betätigung dem Menschen gar nicht so fremd werden. Aber die heutige Universitätsmedizin ist völlig tot, völlig ohne Zusammenhang mit dem Menschen. Sie weiß überhaupt nicht mehr, was sie eigentlich tut, wenn sie sich mit einem Kranken beschäftigt.«

»Es handelt sich bei Ihnen ja um etwas ganz anderes. Sie fühlen in sich eine große Kluft, über die Sie die Brücke finden müssen. Sie müssen die Brücke finden aus dem Medizinisch-Wissenschaftlichen zum Moralischen, zum Liebevollen. Sehen Sie, wenn ich zum Beispiel von dem spreche, was ich die Wärmeorganisation des Menschen nenne, so ist das ja für Sie zunächst eine Abstraktion. Aber Sie müssen eben die Brücke finden, diese Wärmeorganisation so zu erleben, daß Sie aus dem Erleben der Wärmedifferenzierungen der einzelnen Organe herüberfinden zum *moralisch*-Warmen. Wir werden dazu kommen müssen, das, was man ein ›warmes Herz‹ nennt, so zu erleben, daß Sie dieses warme Herz bis ins Physische hinein fühlen werden. Sie müssen den Weg finden aus dem Wissenschaftlich-Phyiologischen zum Geistig-Moralischen und aus dem Geistig-Moralischen zum Physiologisch-Anatomischen. Eine solche Gruppe von Menschen, die ein ›warmes Herz‹ haben und die bis ins Physische hinein wissen, wie das Ich in ihnen an der Wärmeorganisation arbeitet, die wird dann allerdings aus viel tieferen, warmen Kräften in ihre Umgebung hineinwirken könne; die wird durch diese Liebeskräfte, die bis ins Physische hinein erlebt werden, auch kulturgestaltend wirken. Auf der anderen Seite wird sich bei diesen Menschen allerdings auch zeigen, daß, wenn sie nun trotzdem hinuntersinken ins Philiströse, ins Spießige, in ihnen dann die sklerotisierenden und anderen Kräfte in ganz radikal zerstörendem Sinne wirken werden, viel zerstörender als bei anderen!«

»Bringen Sie mir fünfzig, sechzig, siebzig junge Mediziner zusammen, die so eingestellt sind wie Sie, dann will ich Ihnen schon mehr davon sagen. Es müßten natürlich jüngere Mediziner sein; denn sehen Sie, zu den älteren Ärzten kann ich wirklich nicht von diesen Dingen sprechen. Aber bringen Sie mir fünfzig, sechzig, siebzig junge Mediziner zusammen, – es dürfen aber nur Mediziner sein, nur jüngere, natürlich nicht schematisch nach dem Alter; denn es gibt ja auch noch alte Menschen, die jung sind. Nun, Sie verstehen ja, was ich meine – bringen Sie mir die zusammen, dann will ich Ihnen einen Kursus halten, zu dem man vielleicht das Thema nehmen könnte: ›Die Vermenschlichung der Medizin‹.« (Die Zitate Rudolf Steiners sind leider nicht wörtlich. Sie wurden nachträglich aus der Erinnerung aufgeschrieben.)

Damit waren wir entlassen, und die Suche nach jungen Medizinern fing an. Von Kries machte sich ein oder zwei Semester frei und reiste herum an den Universitäten. Wir anderen suchten in unserem unmittelbaren Umkreis. In Holland besprach ich alles mit Dr. Zeylmans, der mit ganzem Herzen dabei war. – Alle Anfragen strömten zusammen bei Helene von Grunelius und wurden sorgfältig geprüft und gesiebt.

Das Jahr 1923 brachte mehrere Gespräche mit Rudolf Steiner im Zusammenhang mit unseren Bestrebungen. Ich erinnere mich an eine Zusammenkunft in der Schreinerei mit Rudolf Steiner, Ita Wegman und den Assistenzärzten der Klinik. Außer meinem Bruder und mir waren wohl noch ein oder zwei Studenten anwesend. Das Thema war Rudolf Steiners Anregung, daß wir ein Heft nehmen sollten und auf der linken Seite schreiben, was der Professor sagt, oder auch eine gute Krankengeschichte, um dann auf der rechten Seite die Krankheitssymptome zu transponieren in die Sprache der Wesensglieder. Dazu gab Rudolf Steiner folgendes Beispiel: »Der Patient hat Ödeme der unteren Körperhälfte« transponiert in: »Schwäche des Ätherleibes in der unteren Körperhälfte«. Es war ein Ratschlag, den wir viel zu wenig befolgt haben, da wir uns zu unsicher fühlten. (Madeleine van Deventer, *Die anthroposophisch-medizinische Bewegung in den verschiedenen Etappen ihrer Entwicklung*, Arlesheim 1982, S. 13 ff.)

Helene von Grunelius war »*die Seele*« dieses Kreises, wie van Deventer sagt. Das geht auch aus einer von ihr verfaßten Einladung an Medizinstudenten zu einem Kurs Rudolf Steiners, der Anfang Januar 1924 in Dornach stattfinden sollte, hervor:

Arlesheim, im August 1923

Sie haben wohl inzwischen Näheres erfahren aus dem so ungeheuer bedeutsamen Vortragszyklus, den Herr Dr. Steiner in Dornach gehalten hat vom 10. bis 17. Juni 1923 [GA 258]. Durch diese Vorträge sollen wir Anthroposophen zur Selbstbesinnung angeregt werden. Warum sind wir Mitglieder der Anthroposophischen Gesellschaft geworden, und sind wir uns der Verantwortung bewußt, die wir der geistigen Welt gegenüber damit übernommen haben? Wenn eine Gesellschaft wie die Anthroposophische lebensfähig sein und wirklich ihre Aufgabe in der Welt erfüllen soll, dann muß sie stets zielbewußt ihren geraden Weg gehen, das heißt alles, was in einer solchen Gesellschaft gewollt und gearbeitet wird, muß aus dem Herzen, aus dem Zentrum der Anthroposophie heraus geschehen. – Ganz besonders betonte dieses Herr Dr. Steiner, als er zu sprechen kam auf die wissenschaftlichen Tendenzen, die in den letzten Jahren in der anthroposophischen Bewegung heraufgekommen sind. – Hier muß bei uns die Selbstbesinnung einsetzen.

Schon lange fühlten viele von uns jüngeren Medizinern, daß unsere medizinische Bewegung sich stark in einem intellektualistischen Fahrwasser bewege. Dieses kam uns besonders stark zum Bewußtsein beim medizinischen Oktoberkurs 1922 in Stuttgart [in GA 314]. Die Vorträge, außer denen von Herrn Dr. Steiner, die dort gehalten wurden, hätten der Gedankeneinstellung nach wohl ganz ähnlich an irgend einer Universität gehalten werden können. Wir bäumten uns innerlich dagegen auf, weil wir empfanden, daß hier nicht der ganze Mensch beteiligt sei, sondern daß die warmen Herzens- und die reinen Willenskräfte ausgeschaltet waren. Wir wollten aber wirklich als Anthroposophen, das heißt mit unserem ganzen Menschen in der Medizin darinnen stehen können, und hatten die Empfindung, daß unsere medizinische Arbeit nur dann die richtige Stoßkraft bekommen würde, wenn sie wirklich unmittelbar aus den Grundimpulsen der anthroposophischen Bewegung hervor ginge.

Erst wenn wir uns wirklich zurückbesinnen auf das Zentrum des Anthroposophischen, dann werden wir den Weg finden, in der gegenwärtigen Zeit wiederum zum wirklichen Heilen zu kommen. In erster Linie müssen wir uns unseres wahren Menschentums bewußt werden und als Mediziner insbesondere unseres Willens zum Heilen. Und dann gibt uns gerade die Anthroposophie die Möglichkeit, uns die Fähigkeiten anzueignen, die uns die Beziehungen eines jeden Dinges der Außenwelt zum Menschen aufdecken, so daß wir im Stande sind, die Kräfte der Außenwelt dem kranken Menschen zuzuführen, die seine eigenen Heilkräfte unterstützen werden. Eine andere, nicht weniger wichtige Aufgabe des Arztes wird sein, als ständiger Berater dem Menschen helfend zur Seite zu stehen, indem er ihm zeigt, wie er die durch die einseitige Entwicklung seines Seelenlebens in ihm schlummernden Krankheitsanlagen nur durch volle Entfaltung seines ganzen Menschentums überwinden kann. Denn in dem einzelnen Menschen und in der ganzen heutigen Kultur herrschen die zerstörenden Kräfte des Gehirns und des dem Niedergang zustrebenden Intellekts. Wollen wir aber wirken für einen Aufstieg der Entwicklung, so müssen wir in uns Zukunftskräfte entwickeln, die uns zum wahren Heilen befähigen können. Die Erkenntnisse des Menschenwesens, die zu einem solchen Wirken nötig sind, können wir uns nur erwerben einerseits durch ein vertieftes Studium der physikalischen und chemischen Prozesse, andererseits durch den Versuch eines lebendigen Erfassens des Geistig-Seelischen am anderen Menschen. Dann erst werden wir eine reale Anschauung erhalten, wie diese Gebiete im Menschen in Wechselwirkung stehen untereinander. Dann werden wir sehen und zeigen können, wie das Geistig-Seelische bis ins Physische gestaltend und differenzierend hinunterwirkt, dieses Physische aber im Menschen durch die Wirksamkeit der moralischen Impulse in der warmen Herzenskraft auch wieder in Geistig-Seelisches umgewandelt werden kann und muß.

Die Aufgabe, die wir als Mediziner innerhalb der anthroposophischen Bewegung zu leisten haben, ist so groß, daß wirklich nur durch Vereinigung aller unserer Kräfte ans Werk gegangen werden kann. Mit dem Wiederaufbau des Goetheanums muß der Aufbau einer neuen medizinischen Wissenschaft beginnen, eine Vermenschlichung der Medizin.

Wenn Sie in diesem Sinne mit uns arbeiten wollen, so bitten wir Sie um baldige ausführliche Äußerung, damit wir möglichst schnell die Zusammenarbeit beginnen können, und im Laufe des Herbstes, oder der Weihnachtsferien eine Zusammenkunft stattfinden könnte. [...]

Helene von Grunelius schrieb am 1. November 1923 ihrer Freundin Madeleine van Deventer nach Utrecht:*

Meine liebe Maddy, Im Zug nach Stuttgart

es ist wirklich schrecklich, daß ich Dir die ganze Zeit nicht geschrieben habe, aber ich war selber so geknickt in der Zeit und durch soviel anderes in Anspruch genommen und abgelenkt, daß ich nicht dazu kam, einen Brief zu schreiben. Ich habe auch in dieser Zeit die medizinische Korrespondenz ganz liegen lassen. Nun aber wird es anders!!!

Ich war von Freitag Abend bis heute (Donnerstag) in Arlesheim. Ich war hingefahren um zu fragen wegen des Kurses, da wir doch immerhin jetzt etwa fünfunddreißig Leute haben. Nach Rücksprache mit Frau Wegman sagte der Dr. zu für acht Tage und zwar gleich anschließend an die Delegiertenversammlung an Weihnachten (diese dauert vom 24. Dezember bis 1. Januar), das heißt also etwa vom 2. bis 9. Januar. Ich denke, diese Zeit wird für alle Leute gut passen. Ich gab ihm die Liste, wozu (zu den Namen) er sich nicht äußerte. Frau Wegman meint, er werde sicher in einigen Tagen näher darauf eingehen und sich zu den Einzelnen äußern und noch Fragen stellen. Es kann also sein, daß er Leute streichen wird, wo er den Eindruck hat, daß sie nicht aktiv genug eingestellt sind und nicht wirklich bereit, um mutig auf alles einzugehen, was er bringen wird (das ist wenigstens mein Eindruck). Er erwartet von uns *ganze* Arbeit. Er sagte: Initiative ist nötig. Einzelne sind wohl da, die solche haben, aber es müßte dazu kommen, daß eine ganze Gruppe Initiative entwickelt. Das müsse doch auch möglich sein bei einer Gruppe von jungen Menschen. – Dann sagte er, wie sehr der Fortgang und das Gelingen unserer Arbeit abhänge von einem Verbreiten in der Außenwelt. Wir seien jetzt noch in einem Stadium in der medizinischen Bewegung, wo hauptsächlich die Begeisterung wirken könnte, da wir ja mit den Heilerfolgen noch keine großen Rosinen machen könnten.

Also Maddy, behalt nur guten Mut; denn, wenn Du das fertigbringst, die innere Begeisterung hindurchzutragen durch die Zeit, wo Du noch in den Kliniken arbeiten mußt, dann hast Du Dir eine starke treibende Kraft errungen, dann bist Du viel enger noch verbunden mit der Anthroposophie. Versuche doch auch, wie ich es in diesem Sommer in Frankfurt gemacht habe, wo ich so unglücklich war, weil ich von Tag zu Tag merkte, wie ich innerlich gelähmt und meine Kräfte abgetötet wurden, wie alles um mich und in mir sich verdunkelte. Da habe ich denn immer gedacht: wenn ich doch dieses Leiden, diese Kreuzigung des Christus bewußt und tief mitleiden könnte, um einen Impuls in mir zu bekommen, für die Erlösung zu kämpfen. Und ich erlebte dann auch wirklich, was es heißt, am Studium der Naturwissenschaft kann man den Impuls bekommen zur Geisteswissenschaft. Von dieser Zeit an wußte ich erst, was Begeisterung ist und was für eine wirkliche Kraft es ist. Ich hoffe, daß die acht Monate praktischer Arbeit, die ich jetzt noch vor mir habe, mir ebenso wertvoll sein werden.

Nun kann man an die Leute noch nichts Bestimmtes sagen wegen des Kurses, da man warten muß, ob der Dr. sich in den nächsten Tagen noch über die Liste äußern wird. Jedenfalls können nur Leute den Kurs mitmachen, die von uns oder vom Dr. eingeladen sind (Steffen und Wachsmuth haben wir bereits eingeladen). Anderen gegenüber, die uns fragen, sagen wir, es handle sich nicht um einen ›medizinischen Kurs‹, sondern um eine bestimmte Arbeit von einer kleinen Gruppe von Menschen mit dem Dr. – Über die Stuttgarter Ärzte äußerte ich zuerst meine Auffassung – ich sagte auch, wie die medizinische Tagung im September auf uns gewirkt habe –, worauf der Dr. sagte: ja, die würden direkt stören, wenn sie dabei wären. Dieses Urteil war sehr eindeutig, wie überhaupt die ganze Meinung, die er von ihnen hat, nicht gerade erhebend ist. Wir haben ausgemacht, daß wir über diesen seinen Ausspruch nichts verlauten lassen werden und wenn die Stuttgarter Ärzte beleidigt sind oder uns Vorwürfe machen, wir alles auf unsere eigene Kappe nehmen. Ich werde versuchen, sie möglichst schonend darauf vorzubereiten, daß wir sie zum Kursus nicht auffordern werden. – Ich habe im Auftrag der anderen den Dr. gefragt wegen Bockholt und Groot. Er war sehr erstaunt, daß wir die Übung der Bockholt noch nicht gegeben hätten und war sehr einverstanden, daß man sie beiden gab; was wir dann auch getan haben. Henk oder Erna werden Dir wohl inzwischen geschrieben haben, wie sich ihr Verhältnis zur Bockholt nun gelöst hat. Der Dr. meinte, man müsse solche Dinge nicht so tragisch nehmen; Keilereien würden wir wohl noch mehrere erleben.

Ich glaube, ich habe Dir wohl das Wesentliche erzählt.

Ich hörte drei sehr interessante Vorträge über das Verhältnis der Tiere und Pflanzen zum Menschen und zwar in Bezug auf die planetarische Entwicklung; wie also zum Beispiel die Schmetterlinge ihre Anlage bekommen hätten in der alten Saturnzeit, in der Zeit, in welcher das menschliche Haupt angelegt wurde usw. – Dann habe ich auch die fünf wunderbaren Vortrage vom 5., 6., 7., 12., 13. Oktober gelesen über die vier Erzengel.

Die beiden letzten Tage war in Arlesheim wunderbares Wetter und herrliche Herbstfärbung.

Henk, Erna und Gotthard Michael geht es gut und Erna und der Kleine sehen viel besser aus. Der Kleine lacht schon furchtbar nett und macht dabei ein richtiges Spitzbubengesicht.

Nun will ich Schluß machen, weil ich Dich sonst mit dem langen Brief zu sehr von der Arbeit abhalte! Schreibe bitte bald. (Stuttgart, Traubergstr. 3). Herzlichst Deine Helene

Grunelius' unverblümte Sprache gibt deutlich die Stimmung wieder. Man sieht, wie die Dinge bei den Initianten des ersten ›Jungmedizinerkurses‹ standen. Ihre Abwehr gegenüber den älteren Ärzten wurde durch Steiners Äußerungen vermutlich noch bestärkt. Am 5. Dezember schrieb sie abermals an van Deventer und zitiert ein Schreiben Ita Wegmans, aus dem man deren Einstellung zu diesen Studenten sieht:

Liebe Maddy, [...] Anbei lege ich Dir die endgültige (also von unserer Seite ziemlich endgültige) Liste [...]. Kurt Magerstädt ist der Freund von Hardt. Frau Kolisko habe ich als Gast eingeladen, nachdem ich vorigen Sonntag ein längeres, sehr feines Gespräch mit ihr hatte. Ihren Mann einzuladen, können wir aber, meiner Ansicht nach, keine Veranlassung haben. Es ist ja doch ein großer Unterschied zwischen den beiden. Wenn Herr Dr. ihn auffordern will, so ist das etwas anderes und geht uns nichts an. Die rot unterstrichenen Namen sind von denjenigen, die mir schon bestimmt zugesagt haben für den Kurs. Die Leute haben sehr schnell und begeistert geantwortet. Ich habe bereits Ende voriger Woche an alle geschrieben gehabt. Ich nehme also ganz bestimmt an, daß der Kursus stattfindet. – Hoffentlich haben Henk oder Erna dem Solti und Reichardt geschrieben, worum ich sie in einem Brief nach Arlesheim vom 25. 11. gebeten hatte. – Von Frau Wegman habe ich auch inzwischen Antwort bekommen. Sie sagt, es sei in Bezug auf die Liste sehr schwierig für sie und auch für Herrn Dr., da sie beide nicht alle Leute kennen, zu sagen, wen man haben will und wen nicht. »Eigentlich sollten die Veranstalter, also Sie, Maddy van Deventer, die Leute von sich aus auswählen, sie einladen, und auch die Verantwortung übernehmen, daß die Leute, die Sie eingeladen haben, auch richtig verstehen, worauf es ankommt.« Weiter schreibt sie: »Was meine Stellung Ihnen allen gegenüber betrifft, so möchte ich sie so erklären: Herr Dr. will mit meiner Mitarbeit den Kursus geben, so daß ich weniger als Mitveranstalter gelte, sondern mehr als Hospitantin und Mitarbeiterin von Herrn Dr. gelten werde. Ob Herr Dr. sich noch das Recht nehmen wird, andere Hospitanten einzuladen, vermag ich nicht zu sagen, halte es aber für sehr möglich. Herrn Dr. ist es auch sehr lieb, daß Sie unsere beiden Ärztinnen hier in der Klinik auch weiter in die Vorbereitung und Veranstaltung des Kurses mit hereinziehen. Dadurch bin ich auch in direktem Kontakt und kann manchen Rat, den ich durch mein vieles Zusammensein mit Herrn Dr. geben könnte, Ihnen zukommen lassen. Ich hoffe, daß Sie das alles im rechten Sinne begreifen werden. – Dies, was ich Ihnen hier schreibe, hat Herr Dr. mir gegenüber während der holländischen Reise geäußert.« – Vorher schreibt sie noch: »Soviel ich Herrn Dr. verstanden habe, sollte der Kurs viel mehr auf das Moralisch-Menschliche und Anthroposophische in der Medizin hintendieren, also hauptsächlich für diejenigen Studierenden und jungen Ärzte sein, die während des Studiums und auch im Anfang ihrer

Praxis nicht das gefunden haben, was sie als Befriedigung in ihrem Beruf und Studium suchen. Also auf dieses Nicht-Befriedigtsein wird der Hauptwert gelegt. Sie müssen also in der Wahl die Leute treffen, die wirklich in diesem Sinne suchen und fragen. Therapeutisches wird in diesem Kurse, soweit ich urteilen kann, nicht viel gegeben.« – Ich bin sehr froh über diese Antwort von Wegman, besonders, daß sie sich und auch vom Dr. nicht als Mitveranstalterin betrachtet wird. Dieses Verhältnis zu ihr hatte mir nämlich seit meinem letzten Aufenthalt in Dornach viel Kopfzerbrechen gemacht, und nachdem ich ihr den Brief nach Holland geschrieben hatte, wurde mir so recht klar, daß sie aus ihrer Stellung und Arbeit mit Herrn Dr. heraus doch eine ganz andere Einstellung hat, wie wir, und daß, wenn wir versuchen wollten, uns auf sie einzustellen, wir nur unsicher würden und eine Sache, die aus einem natürlichen, tiefen, ursprünglichen Impuls heraus entstanden ist, dadurch abgebogen würde. Du wirst vielleicht nicht verstehen, was ich meine, aber es kommt bei mir wohl daher, daß ich augenblicklich doch eine große Verantwortung habe, wo ich nun die Leute einlade und mit ihnen korrespondiere, und wo ich nun versuchen muß, in ihnen die richtige Stimmung zu erzeugen, da davon auch wieder für den Kurs vieles abhängt. Nun hat mir Herr Dr. gesagt: Versuchen Sie mit Ihrer Begeisterung die anderen zu entflammen. Und um nun auf die Sache mit Frau Wegman zu kommen: wie soll man das tun können, wenn man plötzlich unsicher wird.

Wir haben übrigens kein Rundschreiben geschickt, sondern ich habe an jeden persönlich geschrieben. Es ist in diesem Fall doch sicher richtiger gewesen und viel wirkungsvoller. Manfred hat mir übrigens furchtbar nett geantwortet. – Ich hoffe, daß ich in den nächsten Tagen die Antworten alle habe, dann werde ich diese Liste nach Dornach schicken, damit sie von dort aus für alle die Einreiseerlaubnis besorgen.

Augenblicklich lasse ich die Dezembervorträge 1920 [vom 17., 18. und 19. 12., in GA 202] und die Hygiene [*Die Hygiene als soziale Frage*, 7. 4. 1920, in GA 314] unter den Leuten zirkulieren, so daß es bis zum Kurs jeder gelesen haben wird. Auch habe ich immer hingewiesen auf den Vortrag in dem Zyklus ›In geänderter Zeitlage‹. Die ›okkulte Physiologie‹ wird auch fast von allen durchgearbeitet. [...] Deine Helene

Ita Wegman hatte es also mit drei Gruppen von Medizinern zu tun: zunächst mit den älteren, erfahrenen Ärzten, zum Teil Praktiker wie Noll und Palmer, zum Teil vornehmlich wissenschaftlich interessiert; dann mit einigen jüngeren und ganz jungen Ärzten, unter ihnen hervorragende wissenschaftliche Köpfe wie Husemann und Kolisko, sowie ihre Mitarbeiter in der Klinik, zum Beispiel Walter, Bockholt und Norbert Glas; schließlich mit den Medizinstudenten.

SOMMER UND HERBST 1923

Im August 1923 war Rudolf Steiner nach England eingeladen worden. Bis Mitte des Monats war er auf einer pädagogischen Tagung in Ilkley (York), anschließend zwei Wochen auf einer ›Summerschool‹ in Penmaenmawr,* einem kleinen Ort an der Küste in Nord-Wales; Anfang September hielt er sich in London auf, wo die anthroposophische Landesgesellschaft in Großbritannien gegründet werden sollte.

Daniel Nicol Dunlop (1868–1935) hatte Ostern 1922 Rudolf Steiner kennengelernt und sich sofort für ihn eingesetzt (vgl. die Biographie von THOMAS MEYER, Dornach 1986). Er sah den Wert der Anthroposophie für die moderne Kultur und schlug Steiner später vor, sobald wie möglich internationale Kongresse einzurichten, die in verschiedenen Städten Europas in aller Öffentlichkeit zeigen sollten, auf welchen Gebieten Anthroposophie zu wesentlichen Erneuerungen führen kann. Es sollten Foren werden, auf denen man mit den Repräsentanten der zeitgenössischen Kultur ins Gespräch kommen könnte. Er bot an, eine solche ›Worldconference‹ gleich in London zu veranstalten. Steiner riet ihm, noch einige Jahre zu warten, mit dem Hinweis, es sei für die Verwirklichung dieser Idee noch zu früh.

Dunlop lud Steiner zu einer ›Summerschool‹ nach England ein; er hatte solche Tagungen schon in früheren Jahren für die Theosophical Society veranstaltet. Als Steiner ihn um das Thema für diese Tagung bat, sagte Dunlop, er möge über die geistigen Quellen sprechen, aus denen Anthroposophie entsteht. Diese Frage bezeichnete Steiner als außerordentlich wertvoll und versprach, einen Kurs über Initiationserkenntnis (heute GA 227) zu halten. Dieser fand vom 19. bis 31. August in einem Hotel in Penmaenmawr statt.

Dunlop bat Steiner, während dieser Summerschool und auch anschließend in London vor interessierten Ärzten zu sprechen. Um die Begegnung der Anthroposophie mit zeitgenössischen Wissenschaftlern anfänglich zu ermöglichen, kündigte er in London zwei Abende an, auf denen Steiner vor etwa vierzig nicht-anthroposophischen Medizinern die Grundzüge der neuen Heilkunst darlegen sollte.

Wegen dieser Zusammenkünfte reiste Ita Wegman Ende August nach England. Sie konnte sich bereits am 23. oder 24. August von der Klinik freimachen, so daß sie seinen Kurs in Penmaenmawr vom siebten Vortrag an noch mitmachen konnte und auch seinen Vortrag über anthroposophische Therapie am 28. August hörte. Steiner stellte sie bei dieser Gelegenheit als die Leiterin der Arlesheimer Klinik vor und beschrieb, welche besonderen Fähigkeiten er in Wegman sah:

Insbesondere soll hier hingewiesen werden auf das Klinisch-Therapeutische Institut in Arlesheim, das ja unter der ausgezeichneten Leitung von Frau Dr. Wegman steht, die insbesondere eine segensreiche Wirksamkeit für dieses Institut dadurch entfaltet, daß sie dasjenige hat, was ich den Mut des Heilens nennen möchte. Denn es gehört gerade, wenn man einerseits hineinblickt in die Kompliziertheit der Naturvorgänge, aus denen die Heilungsprozesse herausgeholt werden sollen, auf der anderen Seite in die ungeheure Kompliziertheit der Gesundheits- und Krankheitsprozesse im Menschen, es gehört, wenn man dieses unermeßliche Feld vor sich hat – und man hat immer dieses unermeßliche Feld vor sich, auch wenn man eben nur eine bestimmte Anzahl von Patienten hat –, dann zum Heilen der Mut des Heilens. (RUDOLF STEINER, *Anthroposophische Menschenerkenntnis und Medizin,* GA 319, Dornach [2]1982, S. 29)

Steiner hat später von den Wochen in Penmaenmawr ausführlich berichtet und den Sommerkurs als

eines der bedeutsamsten Ereignisse in der Geschichte der [anthroposophischen] Bewegung [... bezeichnet. Die] Veranstaltung fand statt in der Nähe alter Druidenstätten, von denen er im einzelnen vieles erzählte. Einmal sei er ganz allein mit Dr. Wachsmuth auf eine einsame Hochebene hinauf gestiegen und habe dort zwei Mulden gefunden, eine große und eine kleine, die von oben gesehen genau so aussähen wie der Grundriß des Goetheanums, ferner einen Druiden-Zirkel, über dessen Bedeutung er dann noch sprach. Im allgemeinen, sagte er, steht in der Astralsphäre dieser Gegend die ganze geistige Vergangenheit dieser Stätten wie mit unvergänglichen Buchstaben eingezeichnet, und Imaginationen, die sich sonst verwandeln und verschwimmen, bleiben dort gewissermaßen stehen. In der Nähe ist auch die Insel, von der die Artus-Mysterien ausgegangen sind. (HELLA WIESBERGER [Hg], *Rudolf Steiner. Das Schicksalsjahr 1923 in der Geschichte der Anthroposophischen Gesellschaft,* GA 259, Dornach 1991, S. 179)

In der Zeitschrift *Das Goetheanum* gab er gleich nach seiner Rückkehr eine breite Schilderung von den Hintergründen der alten Druidenkultur, in der es heißt:

Während des Aufenthaltes in Penmaenmawr wurde man gewahr, was an Naturwirkungen von der Erde aufstieg, in der Luft lebte, von der Sonne herunterströmte und strahlte. Herrliche Sonnenlichtausbreitung wechselte oft stündlich mit wolkenbruchartigen Regenstürmen. Die Erinnerung konnte wahrlich wach werden an die Naturriesen, die sich den alten Druidenpriestern offenbarten.

[...] Es war deshalb tief befriedigend, gerade in der Atmosphäre dieser Erinnerungen einmal über das Geist-Suchen in der Art sprechen zu dürfen, wie das der heutigen Zeit angemessen scheint.

Seine okkulten Wahrnehmungen beim Besuch des Druidenheiligtums hielt er kurze Zeit danach auch in einem Gemälde fest. Diese Pastellzeichnung *Druidenstein* war der Entwurf für eine Wandmalerei im Goetheanum, sie sollte die Räume der späteren Medizinischen Sektion schmücken.* In diesen Tagen hatte Ita Wegman einige Male ein Gespräch mit ihm. Sie fragte, ob er das Mysterienprinzip in der Medizin nicht mehr in den Vordergrund stellen könne? Warum er die medizinischen Kurse bisher so intellektuell gehalten habe? *»Ich möchte eine Medizin haben, wie es während der Zeit der Mysterien war.«* (Notizbuch Nr. 57) Bei diesen Gesprächen kam ihr wiederum, diesmal aber noch intensiver als früher, zu Bewußtsein, wie sie in langvergangener Zeit schon mit diesem Menschen zusammen gewesen war. Während sie die Frage nach der Mysterienmedizin stellte – und vielleicht gerade, weil sie sie so, wie sie es tat, formulierte –, hatte sie eine Intuition, die sie gleichsam in die Worte faßte: *Wir kennen uns seit langem, du warst schon in alten Zeiten mein Lehrer.* Rudolf Steiner bestätigte ihr diese Ahnung, die sie schon beim Brand des Goetheanums gehabt hatte und die in den Monaten danach immer mehr zur Gewißheit geworden war. Zugleich erfuhr er, daß ein anthroposophischer Arzt ihn bitte, die okkulte Quelle der anthroposophischen Medizin zu enthüllen. Er antwortete ihr: *»Die Mysterienmedizin soll wieder aufleben.«* Wie er das gestalten wollte, sagte er ihr noch nicht, aber er begann nun, ihr die Schicksalswege zu beschreiben, die sie in früheren Inkarnationen gemeinsam gegangen waren.

Ita Wegman hat über diese Gespräche mit Rudolf Steiner jahrelang geschwiegen. Mit wem hätte sie denn auch damals darüber sprechen können? Margarete Bockholt hat offensichtlich später während einer Reise in Bangor (Wales) einiges davon in einem kleinen Kreis vertrauter Ärzte erfahren; vermutlich hat Ita Wegman in späteren Jahren versucht, einigen Zeitgenossen davon zu berichten. Doch wie soll man seinen Mitmenschen so etwas mitteilen? Unmittelbar nach Steiners Tod finden sich in einem Notizbuch vom April 1925 flüchtige Sätze der Erinnerung: *»Penmaenmawr Karma vollständig geoffenbart. Seelisches Element. Verständnis meiner Seite* [meinerseits]. *Jubiliert hat die geistige Welt, sagte er.«* (Notizbuch Nr. 1, siehe Anhang)

Nach den Gesprächen in Penmaenmawr begann Rudolf Steiner mit Ita Wegman eine enge okkulte Zusammenarbeit, wie eine Reihe Übungen und Mantren zeigen, die sie mit dem Datum ›2. September‹ versehen hat. Steiner hat mehrfach

Versuche unternommen, bei den Mitgliedern der Anthroposophischen Gesellschaft Verständnis für seine Verbindung mit Wegman zu wecken, ohne gleich Namen und Daten zu nennen. Er hoffte, mit solchen Schilderungen in seinem nächsten Umkreis ein ›Geisterinnern‹ an frühere gemeinsame Inkarnationen zu erwecken, damit die Kontinuität seines Wirkens über mehrere Verkörperungen hinweg auch anderen unter seinen Mitarbeitern klar zum Bewußtsein kommen würde. In seinen Ausführungen ist er 1924 einige Male sehr weit gegangen, doch nur bei ganz wenigen Menschen entstand dadurch die Ahnung, daß auch sie in früheren Zeiten Schüler und Mitarbeiter dieses Lehrers gewesen waren.

Bei Ita Wegman knüpfte er an die Erinnerung einer Landschaft in Kleinasien an. Sie hatte von nun an diese Exerzitien täglich zu verrichten, wodurch es ihm in der folgenden Zeit möglich wurde, seine Forschungen für eine neue Heilkunst, von ihrem Einsatz begleitet, zu erweitern. Warum er das nicht allein vollbringen konnte, hat er ein Jahr später in Torquay am 21. August 1924 dargestellt (vgl. GA 243).

Von den sich an Penmaenmawr anschließenden Tagen in London berichtet Rudolf Steiner:

Es war ja zu dem, was zunächst meine Aufgabe in London war, Frau Dr. Wegman herübergekommen. Wir sollten vor einer Anzahl englischer Ärzte die Methode und das Wesen unserer anthroposophisch-medizinischen Bestrebungen hinstellen. Es waren vierzig Ärzte eingeladen, die auch zum großen Teil erschienen waren im Hause von Dr. Larkins. Ich konnte in zwei Vorträgen sprechen zunächst über die besondere Natur unserer Heilmittel in ihrem Zusammenhang mit den Krankheitserscheinungen und mit der Wesenheit des Menschen. Und dann in dem zweiten Vortrage konnte ich eine Grundlage physiologisch-pathologischer Art geben über die Funktionen des Menschen; dann etwas über die Wirkungsweise einzelner Heilmittel wiederum im Zusammenhange mit dieser Begründung; die Wirkungen des Antimon-Heilmittels, die Wirkungen der Mistel usw. auseinandersetzen, und ich glaube, wir können uns wirklich sagen, daß doch vielleicht ein recht gutes Verständnis der Sache entgegengebracht worden ist auch im weiteren Kreise, was sich dadurch gezeigt hat, daß die Konsultationen, zu denen Frau Dr. Wegman aufgesucht worden ist, recht zahlreiche waren. So daß auch diese Seite des anthroposophischen Wirkens zur Geltung gekommen ist. (Marie Steiner [Hg.], *Rudolf Steiner und die Zivilisationsaufgaben der Anthroposophie …*, Dornach 1943, Seite 182. Nicht in GA 259; bei Wiederauflage soll diese Passage in GA 228 zum Abdruck kommen.)

Dr. J. E. Larkins, ein anthroposophischer Arzt, stand schon seit einigen Jahren mit Steiner und Wegman in Verbindung. Er erbat sich wiederholt therapeutische Ratschläge von Steiner und verwendete die Heilmittel der ILAG, für die Dunlop in London ein Depot hatte einrichten lassen. Frau Larkins setzte sich energisch für die Eurythmie ein.

Aus den im Band *Anthroposophische Menschenkunde* (GA 319) veröffentlichten medizinischen Vorträgen Steiners in England kann man sehen, wie er vor nichtanthroposophischen Medizinern über diese Dinge sprach und wie er sich wohl auch das Vademekum gedacht hatte. Seine Ausführungen wurden mit großer Aufmerksamkeit aufgenommen, in der warmen und offenen Stimmung konnten Fragen gestellt und beantwortet werden. Die Vorträge und Diskussionen wurden von George Adams übersetzt.

Ita Wegman erlebte in London, wie Rudolf Steiner an diesen beiden Abenden »*den Keim der* [späteren] *medizinischen Sektion*« legte, das heißt, eine zeitgemäße Berufsesoterik für Ärzte begründete. Ihr Verständnis schuf für ihn die Möglichkeit, über diese Dinge so, wie er es tat, zu sprechen – was auch vier Wochen später in Wien sichtbar wurde.

Für das Gedeihen der in diesen Monaten rasch expandierenden medizinischen Arbeit mußten vielfältige Probleme gelöst werden. Ita Wegman brauchte für die Erweiterung ihrer Klinik kurzfristig Investitionskapital. In London hatte sie mit Dunlop über die Intensivierung des Heilmittelvertriebs für England gesprochen, auf der Rückreise in Den Haag mit dem dort entstandenen Auslieferungsdepot verhandelt. Wohin Rudolf Steiner kam, baten ihn Menschen um medizinische Hilfe, und da er immer darauf bestanden hatte, seine Ratschläge nur in Zusammenarbeit mit einem Arzt geben zu wollen, war deutlich, daß das ganze Gebiet der neuen Heilkunst gut organisiert werden mußte und ein geistiges und organisatorisches Zentrum brauchte. Es war klar, daß dieses nur in Steiners unmittelbarer Nähe entstehen konnte, damit die ›Atomisierung‹ der jungen medizinischen und pharmazeutischen Bewegung aufhörte.

In einem Brief an die vermögende Holländerin Susanne Bouricius spricht Wegman von ihren Sorgen:

Liebes Fräulein Bouricius! 26. Juni, 1923

Am 22. Juli wird hier in Dornach eine Delegiertenversammlung stattfinden, und an den Generalsekretär von Holland wurde die Aufforderung geschickt, einen Delegierten zu dieser Versammlung zu senden. Und Sie werden aus dem Haag wohl Nachricht darüber bekommen. Da ich zu den Unterzeichneten gehöre, die diese Aufforderung nach allen Ländern geschickt haben, so bin ich so frei, Ihnen zu Ihrer Orientierung auch ein solches Exemplar zu schicken, damit Sie vielleicht schon mit Ihrem »Zweig« darüber sprechen können. Auch den Vortrag, den Herr Dr. Steiner anläßlich der Generalversammlung des Vereins am Goetheanum am 17. Juni gehalten hat, übersende ich Ihnen beiliegend, damit Sie ihn zur Verlesung bringen können. Denn es ist überaus wichtig, was darinnen steht, und wir haben es für nötig gehalten, alle Zweige und alle Mitglieder darüber zu orientieren.

Nur eine ganz tüchtige allgemeine Aktion kann etwas Schönes zu Stande bringen. Wir hatten hier mit der genannten Aktion in der Schweiz, mit tausend Franken pro Mitglied, einen ungemein großen Erfolg, sie wirkt anfeuernd und jedes Mitglied kann auf diese Weise später das Gefühl haben, mitgeholfen zu haben bei dem Wiederaufbau unseres Goetheanums.

[... (In den Briefzitaten werden die Abschnitte über medizinische Behandlungen grundsätzlich ausgelassen).]

Unsere Arbeit in der Klinik geht flott weiter, wir sind immer ungemein beschäftigt, es ist immer alles besetzt, wir geben einer großen Anzahl Menschen Beschäftigung. Durch die intensive Arbeit Dr. Steiners, die vielen Kurse die immer stattfinden, sind wir dauernd in atemloser Bewegung, und es werden von meinen Leuten, die mit mir arbeiten, die größten Opfer gebracht, was Arbeitskraft betrifft. Wir wachsen auch mit der Bewegung, und wenn jetzt das Goetheanum wieder aufgebaut wird, wird der Betrieb natürlich noch intensiver hier sein. Und darauf freuen wir uns sehr, aber einen Kummer habe ich dabei doch. Das ist, daß für unsere Leute, die mit mir arbeiten, nicht richtig gesorgt werden kann, was Räumlichkeiten und Platz betrifft. Niemand hat ein eigenes Zimmerchen zum Absondern und Ausruhen, und es ist unbedingt nötig, daß ich auf irgendeine Art Abhilfe schaffe, die ich nur darin finde, daß ich ein kleines Chalet im Garten aufrichten lasse, und da Schlaflager für meine Leute einrichte. Es wurde mir zu diesem Zwecke ein kleines Chalet angeboten für die Summe von Fr. 5.000,– Sie kennen vielleicht solche kleinen Chalets. Man kann sie auseinander nehmen und transportieren, sie sind etwas primitiv, aber kolossal praktisch und uns wäre damit ungeheuer geholfen. Da es mir aber momentan ganz unmöglich ist, so ohne weiteres Fr. 5.000,– zusammen zu bringen, deshalb auch nicht, weil wir jetzt durch die A.-G. [= Aktien-Gesellschaft, gemeint ist die ILAG] alles, was wir verdienen, abgeben müssen, um die Futurum-Angelegenheiten zu regeln; so müßten wir mit dieser Ausgabe noch warten auf bessere Zeiten. – Inzwischen gingen aber meine Leute zu Grunde an diesem großen Kräfteverbrauch wegen Platzmangel, und deshalb werden Sie schon erraten, was ich Sie fragen möchte. Nämlich, ob Sie nicht die Güte haben könnten, uns diese Summe von Fr. 5.000,– zur Verfügung zu stellen? Ich wäre Ihnen dafür sehr sehr dankbar. Würde Ihnen diese Summe so bald wie möglich wieder zurückerstatten. Sie würden damit sehr vielen Leuten, die momentan alles geben für die Bewegung, sehr glücklich machen, wenn Sie uns die Möglichkeit geben könnten, dieses Chalet einzurichten. – Ich würde aber sehr gut begreifen, liebes Fräulein Bouricius, wenn Sie es nicht machen können, denn ich weiß ganz genau, wie es momentan steht bei all den Leuten, die abhängig sind von der Finanzwelt, wie die Zeiten schwer sind und man oft am Geldgeben gehemmt ist. So würde ich es also sehr gut verstehen, wenn Sie mir keine Zusage geben könnten, aber ich weiß auch, daß Sie mich verstehen werden, wenn ich versuche, bei Ihnen anzuklopfen, dadurch gezwungen, auch in sozialer Beziehung für meine

Mitarbeiter sorgen zu müssen. Betrachten Sie also meine Bitte als durchaus unpersönlich, und sagen Sie mir bitte offen, was Sie darüber denken.

Mit herzlichen Grüßen Ihre Ita Wegman

Ein typischer Wegmanscher Bettelbrief, der umgehend Erfolg hatte und den Bau eines Chalets auf dem Klinikgelände ermöglichte.

Die beengten Raumverhältnisse der Klinik schilderte Ita Wegman am 16. September 1923 auch in einem Brief an Emil Leinhas in Stuttgart.

Leinhas (1878–1967) war von Steiner in zunehmendem Maße bei der Verwaltung der Aktiengesellschaft ›Der Kommende Tag‹ hinzugezogen worden und hatte dadurch auch mit der ILAG zu tun. Wegman konnte durch ihre enge Zusammenarbeit mit Rudolf Steiner dessen Verhältnis zu Leinhas vermutlich weitgehend nachvollziehen, während bei Leinhas wohl erst allmählich eine Ahnung entstand, mit wem er es bei Ita Wegman zu tun hatte. Er hat seinen langjährigen Einsatz für die anthroposophische Sache verschiedentlich selbst beschrieben. LEINHAS' Buch *Aus der Arbeit mit Rudolf Steiner* (Basel 1950), gehört zu den interessantesten anthroposophischen Memoiren und enthält besonders über die Jahre 1919–1925 viele Einzelheiten. Auch seine Dokumentationen zur Geschichte der Anthroposophischen Gesellschaft sind bemerkenswert durch ihre Bemühung um Objektivität.

Wegman hatte mit Leinhas zeitlebens viel zu tun. Da er Kaufmann war und sein Fach verstand, konnte sie ohne viel Federlesens mit ihm arbeiten. Allerdings mußte sie auch bei ihm energisch vorgehen, wie folgender Brief zeigt:

Lieber Herr Leinhas, 16. 9. 1923

Es ist sehr schade, daß ich Sie, als Sie vor einer Woche in Dornach waren, nicht gesprochen habe. Sie sind so still wieder abgereist, obwohl ich sehr auf Sie wartete. Ich hätte wirklich gerne von Ihnen gehört, wie die Sache mit Frau von Herwart weiter sich gestaltet hat. In dem letzten Brief, den Sie mir nach Penmaenmawr geschickt haben, war eine Kopie von einem Schreiben von Frau von Herwart, in dem sie sich bereit erklärte, auf die Vorschläge von van Leer einzugehen. Dieser Brief war an die Internationale gerichtet, so daß ich nun annehme, daß wohl alles in bester Ordnung ist. Nun möchte ich aber auch wirklich über die jetzt zu nehmenden Schritte von Ihnen weiter hören, weil ich natürlich nur auf diese Transaktion eingehen werde mit Garantien von meiner Seite, wenn, wie ich Ihnen schon gesagt habe, davon 50.000 Fr. zur Ausbreitung der Klinik verwandt werden können. Ich beharre also unbedingt auf dieser Forderung. Wir brauchen für die Ausbreitung der Klinik jetzt Geld, weil wir an chronischem Platzmangel fast zugrunde gehen. Eines Tages wird es passieren, daß alle meine Mitarbeiter mir weglaufen, weil kein einziger ein eigenes Zimmer hat, sogar nicht mal ein eigenes Bett. Ich glaube nicht, daß in irgend einem anderen Betrieb solche Verhältnisse möglich sind wie bei uns, und nur die ungeheure Aufopferungsfähigkeit, die in jedem von uns lebt, macht es möglich, daß trotz dieser Behelfe die Leute bleiben und nicht krank werden und in guter Stimmung bleiben.

Ich beharre auch darauf, daß in nächster Zeit eine Verwaltungsratssitzung zustande kommt, wo wir alle, die aktiv tätig sind, zusammenkommen, um diese Sache zu bereden. Die Schritte zum Ausbau der Klinik habe ich schon getan, so daß jeder Tag Verzögerung für mich einen ungeheuren Verlust bedeutet, weil das Wetter schlecht wird und man dann nichts machen kann.

Es war mir nicht möglich, die Tagung mitzumachen, obwohl ich gern gewollt hätte, da mein Hiersein zur Erledigung der englischen Arbeit notwendig war. Dafür geht Frl. Dr. Walter zu den ärztlichen Veranstaltungen, um die gegenseitige Arbeit aufrechtzuerhalten und um sie intensiver zu gestalten.

Mit herzlichem Gruß Ihre Ita Wegman

In Wien hatte Rudolf Steiner für Ende September einen Besuch angesagt. In diesen Tagen sollte die anthroposophische Landesgesellschaft in Österreich sich konstituieren. Ita Wegman wollte die Gelegenheit benutzen, mit dem dortigen Vertreter der ILAG, Josef van Leer, zusammenzutreffen und eine nähere Verbindung mit den dort lebenden anthroposophischen Ärzten aufzunehmen, vornehmlich mit den jungen Ärzten Maria und Norbert Glas. Norbert Glas hatte einige Zeit in der Arlesheimer Klinik mitgearbeitet.

Ein Jahr zuvor hatte in Wien ein großer anthroposophischer Kongreß stattgefunden, der West-Ost-Kongreß. Trotz sehr guten Besuchs hatte diese Veranstaltung in der Folgezeit für die anthroposophische Sache wenig Frucht gebracht. Nach dem gewaltigen Aufwand für diese öffentliche Tagung war es unter den Anthroposophen recht still geworden, sie zerstritten sich. Als Ita Wegman Rudolf Steiner vorschlug, er solle in Wien vor Ärzten sprechen, winkte er ab, doch sei er zu einem informativen Treffen mit geladenen Gästen bereit.

Einen Tag vor der Abreise nach Wien schrieb sie einer Wiener Bekannten, Frau Oberdörfer:

24. 9. 1923 […] Wir haben vor, wenn immer möglich noch etwas Medizinisches in Wien anzusetzen. Ich habe hierüber mit Dr. Glas schon korrespondiert, und wenn er eine genügende Anzahl von Interessenten zusammenbringen wird, wäre Herr Doktor geneigt, ein oder zwei medizinische Vorträge zu halten. Man soll aber nichts forcieren, und es wirklich nur tun, wenn ein Bedürfnis vorhanden ist. Irgend etwas Offizielles bekannt machen sollte man nicht, da es nur eine Abmachung zwischen Doktor Steiner und mir ist. […]

Ich habe die Absicht, in Wien ein bißchen Propaganda zu machen für unser Sanatorium und mit verschiedenen Menschen dort bekannt zu werden und wäre Ihnen natürlich sehr dankbar, wenn Sie mich mit vielen Menschen dort bekannt machen würden. Ich bin auch geneigt Konsultationen zu geben, wenn danach verlangt wird. [...]

Die Tage in Wien waren für Ita Wegman von großer Bedeutung durch drei Ereignisse. Da waren erstens Rudolf Steiners Vorträge vor den österreichischen Anthroposophen: *Anthroposophie und das menschliche Gemüt* (GA 223). In dieser östlichen Metropole Europas wurde sie durch die Darstellungen des alten Druidenwesens an die Wochen in Wales, im äußersten Westen Englands, erinnert. In alter, vorchristlicher Zeit hatte die Druidenkultur bis in diese östliche Gegend Europas hineingewirkt. Der berühmte König Gilgamesch war dorthin von Chaldäa gepilgert, um im Burgenland bei einem Druidenmeister die Einweihung zu suchen. Er hatte gehofft, so seinen verstorbenen Freund Enkidu in der Himmelswelt wiederzufinden. Doch davon handelten Steiners Wiener Vorträge nicht. Seine Ausführungen betrafen eine zukünftige Aufgabe: wie die heutigen Menschen ihren Blick ändern sollen, wenn sie auf die Natur schauen. Die Natur ist voller Geister; die Elementarwesen der Pflanzen warten darauf, daß Menschenaugen sich ihnen zuwenden, das Äußerliche der Sinneswahrnehmung durchbrechen und so die gebannte Kreatur mit geist-erfüllten Augen *»entzaubern«*. Er beschrieb, auf welche Art die Menschen lernen können, den Geist in der Materie und in der Natur zu sehen: durch die geistige Macht, aus der die Gedanken der Dinge erfließen. Wendet der Mensch sich dieser Macht zu, dann wird er in Zukunft zusammen mit der erlösten Pflanzenwelt das Jahresfest dieser Himmelsmacht feiern lernen, das Fest des Erzengels Michael. Diesen Vortrag hielt Steiner am 28. September in Wien. Ein Jahr später begann er, in seinen *Briefen an die Mitglieder* und in den *Leitsätzen,* diesen Weg grundlegend und in all seinen Zusammenhängen niederzuschreiben.

Von dem zweiten Ereignis dieser Tage wissen wir nur wenig. In kleinem Kreise hielt Rudolf Steiner zwei Tage später, vermutlich im Haus Jo van Leers, *»eine esoterische Rosenkreuzerstunde, mit mantrischem Beginn und Schluß, wie später* [1924] *in der Ersten Klasse«* der Freien Hochschule für Geisteswissenschaft. Worüber er dort sprach, ist nie bekannt geworden.

Wiederum zwei Tage später, Dienstagabend, 2. Oktober, kam es zu dem von Wegman angeregten und von Maria und Norbert Glas vorbereiteten Empfang einer Anzahl österreichischer Ärzte und anderer Wissenschaftler. Norbert Glas berichtet:*

Als Rudolf Steiner seinen letzten Besuch in Wien machte, schlug Frau Wegman ein Treffen mit einigen prominenten Leuten für einen Abend vor. Sie gab uns den Auftrag, die Menschen wenn möglich zu besuchen und persönlich für diese Veranstaltung einzuladen. [...] Frau Wegman hatte verabredet, daß ich nach meiner Rundwanderung zu

Rudolf Steiner gehen sollte, um ihm meine Erfahrungen zu berichten. Ich ging daher in das sogenannte »Grand Hotel«, das sich in der Ringstraße in Wien befindet. Dort war Rudolf Steiner einquartiert. Wie erstaunte ich beim Eintritt in die Hotelhalle, die überfüllt mit Leuten war, von denen ich viele kannte. Sie warteten alle auf eine persönliche Unterredung mit ihm. Was sie wollten? Ratschläge verlangten sie in den verschiedensten Schwierigkeiten ihres Lebens, Heilmittel für Krankheiten; manche hatten noch ihre Kinder mitgebracht und fragten, welche Farben die Kleider haben sollten, die die Kleinen trugen. Hinter diesen Dutzenden von Männern und Frauen sollte ich mich noch anreihen? Das hielt ich für unmöglich! Frau Wegman löste mein Problem, führte mich durch die Reihen der Leute, die verdächtig auf diesen jungen Eindringling schauten, den man vorschob: »Er ist für jetzt bestellt«, sagte sie zu den Wartenden und führte mich direkt zu Rudolf Steiner, dem ich meine Besuche mitteilte. Meinen Eindruck hatte ich ungefähr so geschildert, daß diese Männer, die ich gesehen hatte, kaum viel Interesse für ihre eigene Arbeit hätten, worauf er meinte: »Also Sie glauben, die haben für Ihre Dinge nicht mehr Interesse als der Schuster für seine Leisten!« Das bejahte ich aus vollem Herzen und als der kommende Abend zur Sprache kam, erklärte ich – Rudolf Steiner beratend! – »Wenn Sie vielleicht vierzig Minuten sprechen, so wird es wohl für diese Menschen genügen.« Das leise Schmunzeln in seinem Antlitz merkte ich zwar, verstand es aber erst bei unserer Zusammenkunft. Diese fand dann wirklich mit den verschiedenen Herren des ›intelligenten‹ Wiens in einem etwas einfachen Atelier statt, das unser Freund van Leer für diesen Zweck zur Verfügung gestellt hatte.

[...] Inzwischen waren die Besucher angekommen und saßen gemütlich in einem Kreise vor kleinen Tischen. Aus der Erinnerung vermag ich nur einige der Anwesenden zu nennen. Außer Frau Wegman und einigen anthroposophischen Freunden war ein bekannter Biologe erschienen, Professor Swoboda, [...], ein leitender Psychiater von der für Wien wichtigen Anstalt ›Am Steinhof‹. Der bekannte Verleger Diederichs war auch erschienen. Ich hatte die heikle Aufgabe, alle kurz zu begrüßen und bat dann den Vortragenden, das Wort zu ergreifen. Rudolf Steiner begann: »Meine sehr verehrten Anwesenden! Für die vierzig Minuten, die mir Dr. Glas für meine Besprechung eingeräumt hat, werde ich mir erlauben...« – Man wird mir wohl glauben, daß ich bei dieser Einleitung feuerrot wurde und am liebsten in den Boden versunken wäre.

Es wurde über die Beziehung von Pflanzen zu bestimmten Organen gesprochen. Das sei besonders wichtig, um bestimmte Heilmittel zu finden. Es besteht die Verwandschaft von Equisetum, dem Schachtelhalm, zu der Niere. Ist die Niere krank, wird schwach in ihren Lebenskräften, so muß man versuchen, diese Schwäche zu überwinden. Nun hat gerade das Equisetum als Pflanze jene Lebenskräfte besonders gut entwickelt, die mit der Niere verwandt sind. Wenn man also dem leidenden Organ Equisetum gibt, bekommt es von der Pflanze die gesunden Kräfte, die als Ersatz für die geschwächten Lebenskräfte eintreten können.

Das war ungefähr das Thema des Vortrages, der wirklich nur vierzig Minuten dauerte und meinem jugendlichen Leichtsinn eine gute Lehre gewesen ist. Das Schmunzeln Rudolf Steiners bei seiner Besprechung mit mir war nun erklärt!

Nach dem kurzen Vortrag wurden Erfrischungen herumgereicht, und nun ging Rudolf Steiner als der weltmännische Gastgeber der Reihe nach von einem zum anderen der Zuhörer. Ohne viel Umstände fing er mit Leichtigkeit und wie selbstverständlich ein Gespräch mit jedem an. Ich hörte gerade, wie er zu Professor Swoboda sagte: »Mich hat im Jahre 18.. (es muß sich auf die Neunziger Jahre des vorigen Jahrhunderts bezogen haben) Ihr Streit mit Fries sehr interessiert.« Das Antlitz Swobodas leuchtete hell auf und Rudolf Steiner unterhielt sich sachlich mit dem Akademiker über Probleme, die vor dreißig Jahren wichtig gewesen waren. Dem folgte eine Unterhaltung mit dem Verleger Diederichs, den er an eine Situation, ich glaube 1906, erinnerte. Erstaunt bewunderte Diederichs das Gedächtnis des Vortragenden, der sich an einen kleinen Vorgang vor langer Zeit erinnerte. So geschahen an diesem Abend für uns alle lauter kleine Wunder – und große Lehren über den Umgang mit Menschen der verschiedensten Anschauungen. Die Besucher erkannten deutlich, daß dieser Geistesforscher kein Phantast sei und sich ein besseres Gedächtnis bewahrt hatte als alle anderen. Tief beeindruckt von der Persönlichkeit Rudolf Steiners verließen die Menschen das Atelier. (NORBERT GLAS, *Persönliche Erinnerungen an Rudolf Steiner*, Arlesheim 1987)*

Ein Bruchstück seiner Rede wurde später in *Anthroposophische Menschenerkenntnis und Medizin* (GA 319) abgedruckt. Glas nennt hier einen anderen Inhalt, der von Steiner dargestellt wurde (unveröffentlicht). Wegman empfand Steiners Auftritt in Wien in der gleichen Weise wie denjenigen vier Wochen früher in London: Er habe auch hier gezeigt, wie die Grundlage einer anthroposophischen Heilkunst vor nichtanthroposophischen Ärzten beschrieben werden kann. Das kann man nachvollziehen, wenn man den in GA 319 veröffentlichten Text mit seinem später erschienenen Buch *Grundlegendes für eine Erweiterung der Heilkunst* … vergleicht und mit dem kurzen Exposé, das er drei Monate später für Jo van Leer niederschrieb.*

Nach dieser Ansprache entstand unter den Anwesenden eine gute Stimmung und große Geselligkeit, wie das eben in Wien möglich ist. Steiner genoß das Beisammensein offensichtlich, er erzählte in Wiener Mundart Witze und führte viele Gespräche. Zu ihrer Überraschung hörte Wegman ihn während dieser Unterhaltungen zu einem Anthroposophen sagen: *»Ich werde mit Frau Dr. Wegman ein medizinisches Buch schreiben.«* Eine überraschende Mitteilung, die für sie völlig neu war. In Notizen für eine Ansprache aus dem Jahr 1927 hat sie die Szene festgehalten. Sie berichtet, sie habe Steiner diese Worte *»zu einem alten Mitglied«* (der Anthroposophischen Gesellschaft) sagen hören. Es ist nicht bekannt, wer das war, doch waren an diesem Abend zwei Menschen anwesend, die mit

Ungeduld auf die Veröffentlichung eines medizinischen Vademekums warteten: Ludwig Polzer-Hoditz und Jo van Leer. Polzer hatte in einer Sitzung des ›Dreißiger-Kreises‹ in Stuttgart, am 31. Januar dieses Jahres, mitten in den Beratungen die Frage »*Wer wird das Vademekum schreiben?*« gestellt. Rudolf Steiners Äußerung in Wien wäre geradezu die Antwort darauf: »*Ich* werde es schreiben, mit Dr. Wegman.«

Aber auch der Gastgeber dieses Abends kommt in Betracht: Jo van Leer. Er hatte sich von Anfang an für den Heilmittelvertrieb in Österreich eingesetzt und gleich geäußert, die neuen Heilmittel würde man nicht erfolgreich vertreiben können, wenn nicht die Grundlage ihrer Wirksamkeit beschrieben werde; es müsse zuerst die Methodik verbreitet werden, sagte er – so wie man zum Beispiel einmal die homöopathische Methode eben durch einführende Schriften verbreitet habe. Er hatte vor, demnächst in die Vereinigten Staaten zu reisen, um zu versuchen, die neuen Heilmittel dort einzuführen.

Vier Wochen zuvor war es in London durch Ita Wegmans Frage nach der Mysterien-Medizin zu Steiners Entschluß gekommen, mit ihr zusammen geisteswissenschaftlich zu forschen. Nun erfuhr sie, in welcher Form er diesen Entschluß auszuführen gedachte.

Gleich nach seiner Rückkehr aus Wien teilte Rudolf Steiner den Arlesheimer Ärztinnen Bockholt und Walter mit, daß er intensiver als bisher mit Dr. Wegman für die anthroposophische Bewegung und auf dem medizinischen Gebiet zusammenarbeiten wolle. Sie hätten sich entschlossen, gemeinsam ein Buch zu schreiben. Deshalb müsse er ihnen in Zukunft eine größere Verantwortung für die Klinik auferlegen. Als die beiden Ärztinnen bei dieser Mitteilung ein etwas bekümmertes Gesicht machten, sagte er: »*Nun, finden Sie denn das so schlimm? Ich dachte, ich hätte Ihnen eine freudige Nachricht gebracht.*«

Steiner hatte von dem gemeinsamen Unternehmen sehr hohe Erwartungen. Er plante ein mehrbändiges Werk, von dem das 1925 erschienene Buch *Grundlegendes für eine Erweiterung der Heilkunst nach geisteswissenschaftlichen Erkenntnissen* (GA 27) nur den ersten Teil darstellt. Er richtete die Zusammenarbeit mit Ita Wegman so ein, daß sie vormittags in seinem Atelier anhand der vielen bisher behandelten Krankheitsfälle die Themen für das Buch besprachen und anschließend zu Wegmans Sprechstunde in die Klinik fuhren. Gegen Abend, etwa um 18 Uhr, ging sie nach ihrer Baseler Sprechstunde wieder zu ihm ins Atelier. Er beschrieb ihr dann seine Forschungsergebnisse für ein bestimmtes Thema. Zu Hause formulierte Wegman das dazugehörige Kapitel mit ihren eigenen Worten und faßte den Inhalt anhand der betreffenden Patientengeschichten in ihrer Weise zusammen. In Wegmans Nachlaß fanden sich Manuskriptteile, die noch weitere Stellen als die enthalten, die als ihre Beiträge in dem Buch erschienen sind. Durch einen Vergleich dieser Manuskripte mit Steiners endgültiger Fassung läßt sich seine Arbeitsweise rekonstruieren.*

Der Forschungsimpuls ging von Steiner aus, auch das Thema und der Inhalt; sie ließ dies alles durch ihre Seele hindurchziehen und goß es in eine erste Form. Von dieser Niederschrift aus formulierte er dann seinen Text. Vereinfacht ausgedrückt: Steiner formte das Buch nicht von sich, sondern von ihr aus. Sie hat öfter in diesem Zusammenhang angedeutet, daß es ihm dabei auf das Element ihrer seelischen Geisteskräfte ankam, das sei ihr Einsatz dabei. Madeleine van Deventer schreibt, Rudolf Steiner habe Wegman später erklärt, daß sie durch ihr weibliches Gehirn und ihre besondere Veranlagung die Fähigkeit habe, Geistiges konkret zu denken. Sie selbst formulierte es einmal so: *»Mein Teil an dem Buch war mehr das Praktische, die Behandlung der Patienten, das Verständnis, das ich in dieser Art der Wissenschaft entgegenbrachte, in der doch weniger Kompromiß war als in der früheren Medizin. Er sagte immer, er könne nur so sprechen, wie er verstanden wurde und wenn auch nur Ein Mensch da sei, der das konnte ... und es auch von ihm verlangte. Und so wurde die Medizin Anthroposophie und Anthroposophisches.«*

Das Manuskript entstand zwischen Oktober 1923 und August 1924. Aus dieser Periode sind sechsundsiebzig datierte Besuche Steiners in Wegmans Sprechstunde in Arlesheim dokumentiert.

Wenn Ita Wegman von ›Mysterienmedizin‹ spricht (sie gebrauchte diesen Ausdruck später gelegentlich), so muß dieser Begriff so aufgefaßt werden, wie er von ihr in der Frage an Steiner in Penmaenmawr gemeint war. Sie erhoffte sehnlichst eine moderne Heilkunst, in der die Ärzte sich schulen, den geistigen Zusammenhang des Menschen mit dem Makrokosmos zu erfassen. In alten, vorchristlichen Zeiten wurde die Heilkunst von Initiierten gelehrt; in Mysterienschulen wurden nach alterprobter Einweihungspraxis die Krankheiten auf ihren Zusammenhang mit dem ganzen Kosmos, mit den Naturreichen und den Sternkonstellationen hin erforscht. Die Ärzte waren Eingeweihte. Steiner hatte dieses Mysterienwissen; seine Medizinerkurse waren von Anfang an darauf aufgebaut, allerdings nicht nach alter, vorchristlicher Art, sondern auf ein modernes Menschenbild gegründet, das den Bereich der menschlichen Individualität, sein ›Ich‹, einbezieht. Wegman erlebte dies fortwährend, wenn er mit ihr die Patienten untersuchte. Sie war nicht der einzige Arzt, der das gewahr wurde, aber diejenige, die ihn darauf ansprach, wie die Ärzte unserer Zeit das lernen könnten. Diese Frage war ihm offenbar von keinem der anderen Mediziner gestellt worden.

Seit zwanzig Jahren hatte Steiner den Menschen in seinem Zusammenhang mit den Naturreichen und mit dem Kosmos untersucht und darüber gelehrt. Wie aber nimmt sich eine Krankheit in diesem Zusammenhang aus? Diese Frage führt dazu, einen Patienten nach seinen verschiedenen ›Wesensgliedern‹ zu unterscheiden. Der Arzt soll erkennen lernen, wie eine Krankheit sich in bezug auf die ätherische Organisation (seinen Lebensleib) zeigt, wie seine Seele (der Astralleib) und der physische Leib sich dazu verhalten. Er soll also erkennen lernen, wie diese Gebiete des Menschen jeweils mit dem mineralischen und mit dem Pflanzen- und Tierreich der Erde korrespondieren, wie in das Ganze die Sternenkräfte des Kosmos hineinwirken, das, was man in früheren Zeiten den Makrokosmos nannte. Da aber jeder Mensch nicht nur ein ›Mikrokosmos‹, sondern ein individuelles Wesen mit einer eigenen Biographie, einem individuellen Schicksal ist, das auch individuell betrachtet werden muß und nicht analogisierend behandelt werden kann, und da viele Krankheiten des Menschen gerade mit diesem persönlichen Lebenslauf in Zusammenhang stehen, soll der Arzt auch eine intuitive Wahrnehmungsfähigkeit für die jeweilige Individualität des Patienten ausbilden, um die Schicksalssituation eines Kranken erkennen zu lernen, um dessen ›Karma‹ – die Wirkungen seines individuellen Schicksals, auch im Zusammenhang mit früheren Inkarnationen – zu erforschen. Dazu bedarf es besonderer Wahrnehmungsfähigkeiten, die Steiner Imagination, Inspiration und Intuition nannte. Für die Ausübung der anthroposophischen Heilkunst ist also die Ausbildung dieser höheren Erkenntnisorgane notwendig, damit der Arzt die Wirkung einer Krankheit im Rahmen der ganzen menschlichen Konfiguration beurteilen kann und weiß, aus welchem Bereich der Schöpfungskräfte seine Therapie zu holen ist – auch für sein Schicksal.

Es braucht deshalb nicht zu verwundern, daß Rudolf Steiner das Buch *Grundlegendes für eine Erweiterung der Heilkunst nach geisteswissenschaftlichen Erkenntnissen* den Beginn einer zeitgemäßen ›Initiatenmedizin‹ nennt. Er selbst hatte sich diese Grundlage bereits erworben, seine Ausführungen auf medizinischem Gebiet und die konkreten Anweisungen in einzelnen Fällen gingen immer aus dieser modernen ›Mysterienmedizin‹ hervor. Nun sollten die Grundlagen und die Methode einer solchen Heilkunst als Lehrgang für Ärzte aufgezeigt und anhand konkreter Krankheitsfälle beispielhaft erläutert werden. Steiner hatte immer betont, daß jeder moderne Mensch sich Erkenntnisse höherer Geistgebiete erwerben kann. Sein Buch *Wie erlangt man Erkenntnisse der höheren Welten?* (1904, GA 10) ist ein Lehrgang dafür. Wer dieses Buch studiert, wird die Antwort, nach der in dem Titel gefragt wird, finden: durch Selbsterziehung. Nun begann Steiner, diese Frage auch für das Gebiet der Heilkunst zu beantworten. Auch da geht es um Selbsterziehung, doch zusätzlich wird noch etwas dafür vorausgesetzt: die Facherziehung für den ärztlichen Beruf; man braucht also eine Hochschule. Darauf läuft letztendlich Ita Wegmans Frage nach der Mysterienheilkunst hinaus. Mit dem Buch machte Steiner den Anfang: er gab eine schriftliche Grundlage; die Unterweisung sollte aber in der Medizinischen Sektion der

Freien Hochschule für Geisteswissenschaft beginnen, die er in den Weihnachtstagen 1923 inaugurierte. Voraussetzung für die Teilnahme an einer solchen Fachausbildung war, wie man jetzt verstehen wird, die Teilnahme an der ›Ersten Klasse‹, dem einführenden Lehrgang für Esoterik dieser Hochschule.

Mit der Reise nach Wien hatte das letzte Jahr der äußeren Wirksamkeit Rudolf Steiners begonnen. Es sind die zwölf legendären Monate bis zu seiner Erkrankung Ende September 1924, in denen er soviel arbeitete wie nie zuvor. Wenn man allein seine Reisen und Vorträge in dieser Zeit anschaut, die nur einen Bruchteil seiner Tätigkeit ausmachten, so zählt man neben den Arbeitsbesuchen in Stuttgart Reisen nach Zürich, Bern (zweimal), Prag, Paris, Breslau (Koberwitz), Jena, Arnheim, Torquay und London. Im ganzen hielt er in dieser Zeit über fünfhundert Vorträge und Ansprachen. Ein Zehntel davon sind der Medizin, der Pastoralmedizin und der Heilpädagogik gewidmet; sie alle wurden in Gegenwart Wegmans gehalten: in Wien, Den Haag, Paris, Arnheim und London; in Dornach vier Fachkurse mit sechsunddreißig Vorträgen und acht Ärztebesprechungen. Steiner wünschte, daß sie immer anwesend war. Auf seinen Reisen nach Prag und Breslau, wo sie ihn nicht begleitete, sprach er nicht über medizinische Themen. Bemerkenswert ist, daß er auch in Stuttgart keine Vorträge über Heilkunst mehr hielt, obgleich er in diesem letzten Jahr etwa zehnmal zu ausführlichen Konsultationen in der dortigen Klinik war.

Versucht man Steiners übrige Arbeitsleistung in diesen Monaten nachzuvollziehen, die außer seiner Vortragstätigkeit eine größere Anzahl Publikationen umfaßt, eine ungezählte Menge Arbeitsbesprechungen mit Lehrern, Künstlern, Priestern, Naturwissenschaftlern, mit den Arbeitern am Goetheanum und den Funktionären der Anthroposophischen Gesellschaften, dazu eine nicht enden wollende Flut von Besuchern und Bittstellern – womit immer noch nur ein Teil seiner Tätigkeiten aufgezählt ist –, so kann man sich vorstellen, daß Ita Wegman ihn mehrfach fragte, wie er bei diesem Pensum seine Gesundheit beibehalten wolle, und Erholungspausen vorschlug. Sie war nicht der einzige Mensch, der diese Überlastung mit Sorge sah; Marie Steiner und andere Menschen seiner nächsten Umgebung standen aber vor dem Phänomen, daß Steiner sich aus Zuständen schwerster Erschöpfung blitzartig wieder erholte, zum Beispiel, wenn er seine Vorträge begann und dann in wenigen Minuten der Eindruck eines überanstrengten Menschen dem Bild jugendlicher Frische wich. Albert Steffen hat das einmalig beschrieben:

Die Wahrheit ist, daß Rudolf Steiner zwar eine zartere Konstitution als andere Menschen hatte, daß aber gerade sie der Keimkraft seines Geistes die Möglichkeit gab, einzugreifen und ihn fast augenblicklich wieder herzustellen. Wie oft sah man ihn erschöpft dasitzen, mit einem Antlitz, das wie Asche erloschen war –: er fuhr sich plötzlich über Stirn und Schläfe, sprang auf und war wie ein Jüngling in der Blüte seiner Kraft. (ALBERT STEFFEN, *Begegnungen mit Rudolf Steiner*, Zürich-Leipzig 1926, S. 104)

Steiner malte auch viel – in diesem letzten Jahr sind eine große Zahl Aquarelle und Pastellzeichnungen entstanden; er malte während seiner Vorträge oft farbige Skizzen auf eine mit schwarzem Papier bespannte Wandtafel. Für die Eurythmiearbeit Marie Steiners schuf er bis zuletzt eine Fülle von Eurythmieformen.

Bei den Arbeitszusammenkünften mit Ita Wegman im Atelier betete er mit ihr, bevor die Arbeit an dem Buch begann, laut das Vaterunser.* In den esoterischen Unterweisungen, die im Februar 1924 im Rahmen der ›Ersten Klasse‹ begannen, erlebten die Teilnehmer die Anwesenheit der Himmelsmächte wie niemals sonst im Leben. So empfanden diese Menschen die fortwährende Erfüllung dessen, was Steiner verkündete, die Vereinigung von Wissenschaften, Künsten und religiösen Kräften in einer Person. Deshalb kann man auch verstehen, daß seine Nächsten schwiegen, wenn sie dieses Wunder einer geistigen Heilkraft an ihm selbst immer wieder erfuhren. Er ließ sich auf keinen Vorschlag für eine Erholungspause ein, protestierte im Gegenteil empört: er arbeite noch viel zu wenig, angesichts der drängenden Aufgaben der Zeit.

Der kleine Kreis, der am 27. Mai 1923 in Steiners Wohnung zusammengekommen war, um von ihm zu erfahren, wie man die anthroposophische Bewegung vor Angriffen schützen könne, war am Dienstag, dem 23. Oktober, wieder bei ihm zu Besuch. Auch von dieser Zusammenkunft hat Maria Röschl später Notizen gemacht, die zwar spärlich und nicht ohne Fehler sind, aber einen kostbaren Schatz von Mantren und Übungen enthalten, die man nirgendwo sonst finden kann (vgl. GA 265).

Rudolf Steiner habe, so Röschl, diese Zusammenkunft mit einem Sanskritmantram eröffnet, das einigen alten Schülern seines esoterischen Unterrichts wie Marie Steiner, Otto Lerchenfeld, Elisabeth Vreede und Ita Wegman wohl schon bekannt war: »*Satyam gnanam anantam Brahma...*« Steiner hat offenbar eine Übersetzung dieses Spruches geschaffen und den Teilnehmern der Versammlung gegeben.

Er erläuterte die Vokalübung, die er am 27. Mai vorgeführt hatte, indem er über die Vokale I, O und A sprach; dann fügte er die Vokale U und E hinzu. Seine Darstellung führte zu einer neuen Übung, die er die ›Faltermeditation‹ nannte und die er, laut Röschls Notizen, im Zusammenhang brachte mit Geschehnissen, die dreieinhalb Jahre früher stattgefunden hatten. Was für Ereignisse das waren, ist nicht überliefert. Es muß die Anwesenden eigenartig berührt haben, wie Steiner wenige Tage später in drei Vorträgen ausführlich auf die Schmetterlinge zu sprechen kam. (Siehe *Der Mensch als Zusammenklang des schaffenden, bildenden und gestaltenden Weltenwortes*, GA 230) An diesem Tag hörte Ita Wegman wiederum einen Spruch, den er ihr kurz zuvor, nach den Gesprächen in Penmaenmawr, als Übung gegeben hatte.*

Unter den Anwesenden befanden sich fünf Menschen, die er wenige Monate später in den Vorstand der Anthroposophischen Gesellschaft berief: Marie Steiner (56 Jahre), Ita Wegman (47 Jahre), Elisabeth Vreede (44 Jahre), Albert Steffen (39 Jahre) und Guenther Wachsmuth (30 Jahre). Manche vermuten, daß Steiner mit dem Unterricht am 27. Mai und 23. Oktober eine Vorbereitung für die Neugründung der Anthroposophischen Gesellschaft verbunden hat. Aus Röschls Notizen ist das nicht ersichtlich. Wahrscheinlich bereiteten diese Stunden die Betreffenden für die Erste Klasse der Freien Hochschule vor.

Im November war Rudolf Steiner nach Holland eingeladen, wo eine anthroposophische Landesgesellschaft errichtet werden sollte. Im Hinblick auf die geplante Gründung einer Weltgesellschaft für Anthroposophie zu Weihnachten in Dornach waren in verschiedenen Ländern solche Landesgesellschaften gegründet worden, in Norwegen, England und Österreich. In der Schweiz, in Schweden, Italien und USA bestanden sie bereits; für Frankreich hatte Steiner seine persönliche Mitarbeit zugesagt. Diese Landesgesellschaften waren alle noch recht bescheiden; die meisten waren so geplant, daß ihr Vorstand einen Generalsekretär hatte, der seine Gesellschaft in Dornach repräsentieren sollte. In Deutschland war es zu zwei Gesellschaften gekommen, die ihre Delegierten zu Weihnachten nach Dornach senden würden; sie vertraten den weitaus größten Teil der Mitglieder. Bei der Gründung der anthroposophischen Gesellschaft in Großbritannien im September war einigen Menschen klargeworden, daß Rudolf Steiner erwog, die Leitung einer neuen internationalen Gesellschaft selbst zu übernehmen. Seit 1913 hatte er keine Gesellschaftsfunktion innegehabt, man hatte ihn damals zwar zum ›Ehrenpräsidenten‹ ausgerufen, er selbst betonte aber immer wieder, nicht einmal Mitglied der Gesellschaft zu sein.

So hatten diejenigen Anthroposophen, die im November in Den Haag zusammenkamen, keine Vorstellung davon, welche Gestalt die neue Weltgesellschaft zu Weihnachten bekommen sollte. Steiner äußerte sich auch nicht dazu, er betonte immer wieder, daß eine internationale Begründung zu Weihnachten von den Impulsen der Landesgesellschaften abhänge. So tastete und rätselte man auch in Den Haag herum, was er wohl wolle, während man erst später gewahr wurde, daß nicht Steiner etwas wollte, sondern abwartete, ob die Mitglieder etwas wollten, und zwar etwas, das im Sinne des Zeitgeistes für die anthroposophische Sache fruchtbar werden könnte. MARIE STEINER hat in ihrem bereits erwähnten Buch *Rudolf Steiner und die Zivilisationsaufgaben der Anthroposophie. Ein Rückblick auf das Jahr 1923* (Dornach 1943)* eindrucksvolle Äußerungen Steiners zu diesem Thema gesammelt. Ihr war ersichtlich, wie er in dieser Zeit mit der Frage rang, ob man eine anthroposophische Weltgesellschaft überhaupt wagen könne oder ob er mit wenigen Getreuen eine Art geschlossenen Ordens für Anthroposophie beginnen solle, so, wie er das 1911 anfänglich versucht hatte. Im Jahr 1922 hatte er ja zur Begründung der Christengemeinschaft die Errichtung einer zeitgemäßen Priesterhierarchie, also eine Art Orden, veranlaßt. Würden die anthroposophischen Mitglieder zum Aufwachen kommen für die Gestaltung einer kosmopolitischen anthroposophischen Gemeinschaftsform?*

Mit Ita Wegman scheint er darüber in dieser Zeit wiederholt gesprochen zu haben, auch in Den Haag. War er damals schon dabei, die Mantren für die kommende Weihnachtstagung zu gestalten? In einem Notizbuch, in dem sie die Sitzungen in Den Haag am 18. November 1923 notierte, steht mitten zwischen den Notizen des Tages ein Spruch, den Steiner Sylvester in Dornach an die Tafel schrieb.*

Die Tage in Den Haag waren voller Arbeit. In sieben Tagen hielt Steiner elf Vorträge, einige Konferenzen mit den Lehrern der neugegründeten kleinen Waldorfschule, es gab Besuche an dieser Schule; eine große Zahl Gespräche und medizinische Beratungen gemeinsam mit Ita Wegman fanden statt. Am Sonntag wurde die Landesgesellschaft gegründet. Marie Steiner gab in Anwesenheit Rudolf Steiners einen Sprachgestaltungskurs für die teilnehmenden Anthroposophen. Er nahm alle Menschen in sich auf, war bei allem dabei. Pieter de Haan, der während der Sprachübungen einmal neben ihm saß, hörte ihn sagen: *»Alles kranke Leute.«** Willem Zeylmans van Emmichoven hatte in seine eben eröffnete Privatklinik dreißig Ärzte eingeladen, vor denen Rudolf Steiner am 15. und 16. November über die Grundlagen der anthroposophischen Heilkunst sprach. In GA 319 sind Steiners anschließende Diskussionen mit diesen Medizinern nur teilweise dokumentiert.

Vor den Mitgliedern hielt er fünf Vortrage: *Der übersinnliche Mensch, anthroposophisch erfaßt* (GA 231). In seiner Abschiedsrede sprach er die denkwürdigen Worte:

> Wenn wir in der Lage sind, anthroposophische Erkenntnis nicht bloß lesend oder anhörend aufzunehmen, sondern wenn wir durch lebendige anthroposophische Betrachtung immer mehr und mehr dahin kommen, den Inhalt der Anthroposophie mit unserem Herzen, unserem Gemüt zu erleben, dann wird es uns wirklich so, als ob nicht bloß der Sinn von Ideen eindringe in unsere Seelen, wenn wir in den anthroposophischen Zweigen beisammen sind und mit anderen Menschen Anthroposophie treiben oder wenn wir im einsamen Kämmerchen bleiben; sondern dann wird es uns so, als ob lebendige Weltenwesen in unsere Seelen einzögen. Dann erscheint uns immer mehr und mehr die Anthro-

posophie selber als etwas lebendig Wesenhaftes. Und wir werden dann schon gewahr, wie etwas an die Pforte unseres Herzens klopft mit der Anthroposophie und sagt: Laß mich ein, denn ich bin Du selbst; ich bin deine wahre Menschenwesenheit! (HELLA WIESBERGER [Hg.], *Rudolf Steiner. Das Schicksalsjahr 1923 in der Geschichte der Anthroposophischen Gesellschaft,* GA 259, Dornach 1991, S. 681)

Eine Gesellschaft für die Pflege eines solchen Wesens sah er vor sich. Gab es Menschen, die dafür Verständnis hatten, die mit ihm eine solche Gesellschaft beginnen wollten? Einige Male hatte er erwogen, die Gesellschaft mit Marie Steiner allein zu führen, aber sie hatte sich dazu nicht bereit gefunden. Durch das denkwürdige Gespräch mit Ita Wegman in Penmaenmawr sah er offenbar eine neue Möglichkeit, die äußere Paralysierung, in der die anthroposophische Bewegung sich befand, zu durchbrechen. In wenigen Notizen über dieses Gespräch deutet sie das an. Nachdem sie seine Worte *»Jubiliert hat die geistige Welt, sagte er«* notiert hat, fährt sie fort: *»So war der nächste Schritt in der physischen Welt, es sich verbinden von Dr. mit der Gesellschaft. Eine Blüte sollte daraus entstehen. Esoterik noch mehr und mehr Esoterik. Mysterienerneuerung. Offenbarung des ganzen Karma.«* (Notizbuch Nr. 1, siehe Anhang) Sah er genügend Menschen, die sich um ihn scharen würden, wenn er eine solche Gründung unternähme? Konnte er in der kleinen Schar, die er in seinem Haus in Dornach im Mai und Oktober zu esoterischer Unterweisung empfangen hatte, solche Mitarbeiter vermuten?

Aus einem Brief Ita Wegmans, den sie nach Stuttgart schrieb, kurz nachdem sie von Holland zurückgekehrt war, erkennt man ihre Einschätzung der äußeren Situation:

Liebes Fräulein Völker, 2. Dezember 23

Ihren Brief an Mien bekam ich zu lesen und ich möchte Ihnen heute selber darauf antworten. Sie können wohl verstehen, daß wir bis zum letzten Platz schon alles besetzt haben. Die Klinik ist sowieso schon längere Zeit immer besetzt und könnte zu Weihnachten doppelt besetzt werden, wenn wir nur die Möglichkeit dazu hätten. Auch der Suryhof ist überbesetzt, so daß es mir diesmal nicht möglich ist, Sie für Weihnacht zu mir zu nehmen. Hoffentlich kann aber Fräulein Vreede für Sie noch einen Platz schaffen. Aber der Andrang ist so entsetzlich groß, daß wir tatsächlich nicht wissen, wie alle Leute zu bergen.

Etwas in Ihrem Briefe ist mir noch aufgefallen und zwar der Passus, daß Sie mit drei andern Leuten Ihres Zweiges kommen wollen, um hier in Dornach Vorschläge zu machen. Ich weiß natürlich nicht, worauf sich diese Vorschläge beziehen. Sollten sie sich aber auf die Gründung der internationalen Gesellschaft beziehen, dann möchte ich Ihnen im Vertrauen das Folgende sagen:

Die Sache wird diesmal ganz anders gemacht wie bisher bei den Gründungen der einzelnen Landesgesellschaften. Es ist jetzt hier Herr Dr. Steiner, der die ganze Sache in die Hand nehmen will, er wird sogar den Vorsitz führen und ganz die Sache leiten, wie er es für gut findet. Er wird auch die Statuten geben, und die Geschäfte der internationalen Gesellschaft werden unter seiner direkten Führung mit Hilfe von Mitarbeitern, die hier in Dornach leben und von Herrn Dr. persönlich gewählt werden, geführt. Vorschläge von andern kommen also hier gar nicht mehr in Frage, die Landesgesellschaften haben sich also nur anzuschließen oder nicht anzuschließen und sich nur mit der Frage, ob ja oder nein zu beschäftigen. Einzelne Gruppen oder Zweige haben also gar nichts damit zu tun, weil die Internationale aus den Landesgesellschaften heraus gegründet wird, und in diesen Landesgesellschaften sind die Zweige darin.

Sie können also ganz beruhigt sein, liebes Fräulein Völker, daß die Sache geht, so wie Herr Dr. es haben will. Und Sie werden wohl recht froh sein, daß Herr Dr. wieder einmal seinen Willen ganz energisch kundgibt, und wieder energisch die Gesellschaft führen will. Wir können Herrn Dr. nur dafür dankbar sein und alle Mitglieder sollten dies so hoch als möglich schätzen. Die Geschäfte werden vom Tag der Gründung an nur von Dornach aus geführt werden, so daß jede Landesgesellschaft sich nach Dornach zu richten hat. Wir alle, die wir dem Dr. so eng jetzt verbunden sind, sind so hoch erfreut über den Entschluß von Herrn Dr. und hoffen, daß alle, die ihm treu zur Seite stehen wollen, mit uns sich freuen können. Lassen Sie also alle Vorschläge zu Hause, kommen Sie zu uns nach Dornach als Gäste mit der besten Gesinnung und dem größten Enthusiasmus und Sie werden mithelfen aufzubauen eine dritte Phase der anthroposophischen Gesellschaft, die, wenn jetzt nicht in das rechte Fahrwasser gesteuert wird, ganz sicher auseinander fallen würde. Nach dem Jahrestag unseres schrecklichen Verlustes unseres Heimes sollte die Wiedergeburt sein einer starken anthroposophischen Bewegung, wozu jeder einzelne seine Kraft und Arbeit geben soll. Hoffentlich wird es gelingen, für Sie alle ein Plätzchen zu finden. Wir versuchen schon für alle, die aus Deutschland kommen, eine Lösung zu finden, damit die Sache nicht allzu teuer kommt.

So hoffe ich auch Sie mit Weihnacht hier zu sehen und grüße Sie für heute freundlichst

Ihre Dr. I. Wegman

In Den Haag hatte Ita Wegman sich bereit erklärt, eine Verantwortung in der Führung der geplanten Weltgesellschaft zu übernehmen. Am 10. Dezember erklärte Elisabeth Vreede sich ebenfalls dazu bereit, am 16. Dezember auch Albert Steffen. Die Mitarbeit von Guenther Wachsmuth lag auf der Hand, Marie Steiners Mitarbeit bei allem war von vornherein selbstverständlich. So hatte Steiner fünf Menschen beisammen. Wenn Edith Maryon von ihrer schweren Erkrankung genesen würde, wäre ein weiterer zuverlässiger Mensch dabei. Auch Maria Röschl, so stellte sich später heraus, konnte gewonnen werden. Es wären noch andere Menschen für diese Aufgabe geeignet gewesen, *»auch solche, die* [esoterisch] *weiter waren«*, aber diese lebten nicht in Dornach und waren an ihrem Wirkungsort unabkömmlich, wie zum Beispiel Eugen und Lilly Kolisko in Stuttgart. Es konnten nur Menschen sein, die in Steiners allernächster Umgebung lebten, esoterisch absolut zuverlässig waren und sich auch auf die Dauer einer außerordentlichen Arbeitsbelastung gewachsen zeigten. Also Menschen, deren geistige Kraft unter der Aufgabenfülle nicht leiden würde, die seine Intentionen verstanden und ihnen folgten, die ihm Arbeit abnahmen und selbständig im Sinne des Ganzen handeln konnten; kurzum: ein wirksamer, initiativer Schutzkreis für die Anthroposophie.

Worauf es Rudolf Steiner ankam, hatte er bereits einige Male beschrieben, offensichtlich hatten es aber nur die wenigsten verstanden. So sagte er am 16. Juni 1923:

> Die Anthroposophen von heute dürfen nicht etwa denken, daß sie nur diejenigen Verpflichtungen haben, die einmal die Menschen haben werden, die sich zur Anthroposophie bekennen, wenn die Anthroposophen nach Millionen, nicht nach Tausenden da sind. Wenn Tausende vorauseilen einer Bewegung, so haben diese Tausende eben eine viel höhere, eine potenzierte Verpflichtung. Das heißt, sie haben die Verpflichtung, in allen Einzelheiten größeren Mut, größere Energie, größere Geduld, größere Toleranz und vor allen Dingen größere Wahrhaftigkeit zu üben. Und in dieser dritten Periode war die Probe gestellt namentlich in bezug auf Wahrhaftigkeit und auf Ernst. Es mußte in einem gewissen Sinne dasjenige aufkommen, das einmal den Gegenstand der Besprechung gespielt hat in den Vorträgen, die den Theologen gehalten worden sind. Da wurde es ausgesprochen. Innerhalb der Anthroposophenschar hätte das ein Gefühl, eine Empfindung werden müssen – muß es werden! Das ist: daß Anthroposophie, ganz abgesehen davon, daß es Anthroposophen gibt, als ein selbständiges Wesen angesehen werden muß, gewissermaßen wie etwas, was unter uns herumgeht, dem gegenüber wir verantwortlich sind in jedem Augenblicke unseres Lebens. Da ist ausgesprochen worden in jenem Vortrage vor den Theologen: Anthroposophie ist an sich ein unsichtbarer Mensch, der unter sichtbaren Menschen herumgeht, und dem gegenüber man, solange man ein kleines Häuflein ist, die denkbar größte Verantwortung hat; der wirklich genommen werden muß als unsichtbarer Mensch, genommen werden muß als etwas Daseiendes, den man befragen muß bei den einzelnen Handlungen des Lebens, was er dazu sagt.
>
> Wenn sich also, solange die Anthroposophenschar noch klein ist, wenn sich da – sagen wir – menschliche Zusammenhänge, Freundschaften, Kliquenschaften und dergleichen bilden, dann ist immer notwendiger, daß dieser Unsichtbare gefragt werde, daß alles vor diesem Unsichtbaren gerechtfertigt werden könne. (Rudolf Steiner, *Die Geschichte und die Bedingungen der anthroposophischen Bewegung im Verhältnis zur Anthroposophischen Gesellschaft*, GA 258, Dornach [3]1981, S. 137 f.)

[17. Juni 1923] Ehe nicht, meine lieben Freunde, – ich muß das auch hier sagen – Anthroposophie genommen wird wie ein lebendiges Wesen, das unsichtbar unter uns herumwandelt, und demgegenüber man sich verantwortlich fühlt, eher kann das kleine Häuflein Anthroposophen nicht als ein Musterhäuflein voranschreiten. Und voranschreiten als ein Musterhäuflein müßte das kleine Häuflein Anthroposophen.

Wenn man in irgendeine der theosophischen Gesellschaften gekommen ist – es gab ihrer viele –, so hatten die ja die bekannten drei Grundsätze. Ich habe schon gestern darüber gesprochen, wie wir sie ansehen sollen. Der erste Grundsatz war Begründung allgemeiner menschlicher Brüderlichkeit ohne Unterschied von Rasse, Volk, und so weiter, und so weiter. Ich machte gestern darauf aufmerksam, daß darüber ja nachgedacht werden soll, ob das wie ein Dogma hingestellt werden soll.

Aber, meine lieben Freunde, bedeutsam ist es doch, daß man so etwas trifft. Nur muß es real werden. Es muß tatsächlich eine Realität nach und nach werden. Das wird es aber, wenn die Anthroposophie selbst wie ein lebendes, übersinnliches, unsichtbares Wesen wandelnd unter den Anthroposophen angesehen wird. Dann wird vielleicht weniger von Bruderschaft geredet werden, weniger von allgemeiner Menschenliebe geredet werden, aber sie wird mehr in den Herzen leben, und man wird schon an dem Ton, mit dem die Menschen dasjenige aussprechen, was sie mit der Anthroposophie verbindet, man wird schon an dem Ton merken, mit dem einer dem anderen dies oder jenes sagt, daß es für ihn etwas bedeutet, daß der auch einer ist, der, wie er, der unsichtbaren Wesenheit Anthroposophie anhängt. (Ebendort, S. 168 f.)

Für dieses Ideal hatte Ita Wegman tiefes Verständnis. Auch sie wünschte eine Gemeinschaft von Anthroposophen, die voll im äußeren Leben stehen und für dieses Ideal tätig sind – und in ihren Seelen das Wesen Anthroposophie zur Verwirklichung bringen und ihm zur Geburt verhelfen. Dafür sollte zu Weihnachten eine Stätte gegründet werden.

DIE WEIHNACHTSTAGUNG 1923

Ita Wegman hatte seit Jahren erlebt, wie Rudolf Steiner sich bei seinen Bemühungen, die Anthroposophie zu verwirklichen, zwischen zwei entgegengesetzten Kraftströmen befand. Auf der einen Seite wirkten seine Ideen, auf der anderen Seite die starke Sehnsucht nach praktischen Einrichtungen, in denen Anthroposophie konkret gelebt werden konnte.

Die neue Geisteswissenschaft hatte er selbst seit einundzwanzig Jahren in zahlreichen Schriften und in seiner großen Vortragsarbeit entwickelt und verbreitet; er hatte die Erkenntnismittel formuliert und die Anfänge eines neuen esoterischen Lebens gezeigt. In den Jahren nach dem Ersten Weltkrieg war andererseits aber das Interesse sichtbar geworden, in der Gesellschaft Formen zu schaffen, in denen die anthroposophische Geisteswissenschaft praktisch wirksam werden sollte: politisch, künstlerisch, pädagogisch, wirtschaftlich, medizinisch – das Berufsleben der Menschen ergreifend und befruchtend.

So gegensätzlich diese beiden Intentionen auf den ersten Blick erscheinen, sosehr bedingen sie einander bei näherer Betrachtung: es sind zwei Aspekte ein und derselben Sache. Dies ist im gesamten Kulturleben so: neue Ideen benötigen in irgendeiner Weise handfeste irdische Formen, um sich wirksam zeigen zu können; ebenso ist zum Beispiel die Wirtschaft auf geistreiche Ideen angewiesen; die Staatssysteme benötigen Ideologien, ohne die sie nicht funktionieren könnten.

Ita Wegman hatte erlebt, wie in der Anthroposophischen Gesellschaft die beiden sich bedingenden Ströme aus dem Gleichgewicht geraten und zu wuchern anfangen können, wenn sie zum Selbstzweck werden. Ihr notwendiges Gleichgewicht aber können sie nicht aus sich selbst erhalten, wie schon NOVALIS in seinem Essay *Die Christenheit oder Europa* gezeigt hat. Ita Wegman war Zeuge der Spannungen, mit denen Rudolf Steiner es durch die in den Menschen seiner Umgebung lebenden Sehnsüchte, Impulse und Fragen zu tun hatte. Sie sah, daß eine dritte Kraft geschaffen werden muß, um die beiden anderen heilsam wirken zu lassen. Diese Kraft kann einzig und allein in der menschlichen Seele gefunden werden. Die Frage war, ob es gelingen würde, diese Kraft – wenigstens in einer kleinen Anzahl Menschen – zu erwecken, sie von der einen Seite zur Geisterleuchtung zu bringen, von der anderen Seite in ihnen den Willen geistig zu erkraften. Dazu mußte ein sozialer Organismus entstehen, in dem die Seele zu ihrer wahren Bestimmung finden kann, in dem sie lernt, ihr Leben zu ergreifen, es zum Sterben zu führen und die Auferstehung des Menschenwesens zu erlangen.

Dies ist nur durch Initiation möglich. Initiation (Einweihung) kann nur durch Mysterienschulung entstehen. Seit dem zwanzigsten Jahrhundert fragen mehr und mehr Menschen nach Initiation. Sie fühlen, daß das Leben der Menschheit sonst keinen Sinn hat. Anthroposophie ist das Mysterienwesen der neuen Zeit. Deshalb sucht die Menschheit Anthroposophie. Die Frage der Weihnachtstagung von 1923 war: Würden genügend Menschen sich auf den Weg begeben? An zwei Menschen aus Rudolf Steiners engster Umgebung, die ihm jahrelang sehr nahestanden und sich mit allen Kräften für seine Ziele einsetzten, kann man die Prüfungen eines solchen Weges beispielhaft erkennen: an Marie Steiner, die das soziale Martyrium einer Gesellschaftsführung auf sich nahm und – trotz der später eintretenden körperlichen Leiden – bis zuletzt in vieler Hinsicht ihr Leben in den Dienst der anthroposophischen Sache gestellt hat, und an Edith Maryon, deren schwere Krankheit eigentlich ein langsames, langwieriges Ersterben nach dem Brand des Goetheanums war.* Mit beiden war Ita Wegmans Schicksal eng verbunden.

Schon im Sommer 1923 hatte Rudolf Steiner begonnen, die Antwort auf die Frage zu suchen: Würden genügend Menschen sich auf den Weg begeben? Dunlops Frage nach der Quelle der Anthroposophie am 31. August und Wegmans Frage nach der Erneuerung des alten Mysterienwesens für die Medizin unserer Zeit hatten ihn zu dem Ausspruch gebracht, daß wirkliche okkulte Geisteswissenschaft nur gegeben werden kann, wenn man sie in der rechten Weise verlangt. Es sei, so sagte er, hier in der rechten Weise danach verlangt worden. Sollte diese Frage nicht beantwortet werden, so würde der Zivilisation selber eine Art okkulter Gefangenschaft drohen. Deshalb sei eine fortwährende Wachsamkeit von seiten der Anthroposophen notwendig: nach außen durch gediegene Vertretung der anthroposophischen Sache; nach innen dadurch, *»daß sie rein aus ihrem eigenen Kern heraus wirke, und nichts tue als dasjenige, was mit wirklichen okkulten Gesetzen in Übereinstimmung stehe.«* Das bedeute, daß er selbst innerhalb der Anthroposophischen Gesellschaft *»notwendig sei«*, mit anderen Worten: daß er die Führung dieser Gesellschaft auf sich nehmen müsse (vgl. Marie Steiner [Hg.], *Rudolf Steiner und die Zivilisationsaufgaben der Anthroposophie*, Dornach 1943, Seiten 106–185).

In den folgenden Monaten fing er an, in seinen Vorträgen das alte Mysterienwesen zu erklären, so in dem Zyklus *Mysteriengestaltungen* (GA 232), und die Geheimnisse der Menschenseele zu beschreiben, zum Beispiel in den Aufsätzen *Vom Seelenleben* (in *Gesammelte Aufsätze 1921–1925*, GA 36).

Ita Wegman stand damals vor zwei schweren Entscheidungen. Die eine war, ob sie in der neu zu gründenden Gesellschaft eine leitende Aufgabe übernehmen und innerhalb des Vorstandes Schriftführerin werden und die Medizinische Sektion der Freien Hochschule für Geisteswissenschaft leiten solle. *»Was soll ich denn mit all diesen gescheiten Ärzten?«,** war ihre erste Reaktion, als Steiner letztere Funktion an sie herantrug. Das andere Problem war, daß Rudolf Steiner von ihr verlangte, sie solle ihre Klinik an die neue Gesellschaft verkaufen. *»Alles Persönliche muß verschwinden«,** sagte er mehrmals – auch Marie Steiner würde ihren Philosophisch-anthroposophischen Verlag in die Gesellschaft einbringen. Es waren Entscheidungen von existentiellem Gewicht; auch Steiner band ja, indem er selbst Vorsitzender dieser Gesellschaft werden wollte, sich selbst, seine Person, in die neuen sozialen Zusammenhänge hinein. Es waren Schicksalsentscheidungen.

Was damals für die meisten Menschen noch nicht möglich war, nämlich die Bedeutung der Weihnachtstagung von 1923 und ihre Auswirkungen ganz zu überschauen, wurde, nachdem Ita Wegman gestorben war, 1944 durch MARIE STEINERS Veröffentlichungen *Die Weihnachtstagung zur Begründung der Allgemeinen Anthroposophischen Gesellschaft* (GA 260) und *Die Konstitution der Freien Hochschule für Geisteswissenschaft* (GA 260a) erleichtert. Seit diese Bände in erweitertem Umfang von der Nachlaßverwaltung herausgegeben wurden, läßt sich die Bedeutung dieses Geschehens durch eingehendes Studium eher erfassen. STEINERS Abendvorträge während dieser Tagung mit dem Thema *Die Weltgeschichte in anthroposophischer Beleuchtung und als Grundlage der Erkenntnis des Menschengeistes* (GA 233) gehören selbstverständlich dazu. Dieser Zyklus erschien erstmals 1945 als Buch.

Die Tagung fand statt von Montagmorgen, 24. Dezember, bis Dienstagabend, 1. Januar 1924. Es waren sieben- bis achthundert Teilnehmer angereist, die im Hauptversammlungsraum, der Schreinerei des Goetheanums, kaum Platz fanden. Es fiel Schnee, und es war bitterkalt. Die Unterbringung der vielen Gäste war schwierig; für junge Menschen waren in Dornach und Arlesheim Sammelunterkünfte eingerichtet. Die Brandruine des Goetheanums war den Teilnehmern täglich ein mahnender Anblick.

Nach einer kurzen Begrüßungsansprache begann Rudolf Steiner gleich mit dem zentralen Thema der Zusammenkunft: sein Entwurf des Statuts dieser neuen Gesellschaft. Tagelang ließ er die einzelnen Paragraphen von den Anwesenden durchdiskutieren, erläuterte seine Absichten und behandelte zahlreiche Fragen, bis das Statut schließlich am 28. Dezember von der Versammlung in dritter Lesung angenommen wurde. Für alle wurde hierdurch die von ihm beabsichtigte Gestaltung der neuen Anthroposophischen Gesellschaft sichtbar. Sie knüpfte zwar an die im Jahre 1912 gegründete Gesellschaft an, »*möchte aber für die damals festgestellten Ziele einen selbständigen, den wahren Geist der Gegenwart entsprechenden Ausgangspunkt schaffen*«, wie er – eine Frage Eugen Koliskos beantwortend – in einer Fußnote des Statuts erläuterte.

Daß es sich um eine wirkliche Neugründung handelte, wurde den Teilnehmern am Weihnachtsmorgen klar, als Rudolf Steiner die Versammlung mit einem Grundsteinspruch eröffnete. Nach der Vernichtung des Goetheanums sollte jetzt ein anderer Bau für die Anthroposophie auf Erden errichtet werden, indem die Anwesenden und die vielen Mitglieder auswärts einen Grundstein in ihren Herzen legten. Seine Ansprache, die er mit Hand- und Klopfzeichen okkulter Bedeutung begann, hatte kultischen Charakter und hob die ganze Tagung in eine geistige Sphäre, die bis zum 1. Januar die Zusammenkünfte durchdrang. Neunmal las er dieses große Mantram oder Teile daraus zur Eröffnung des Tages und schließlich am Ende der Weihnachtstagung. Diese Lesungen waren für manche Teilnehmer das entscheidende Geschehen ihres Lebens, wie sie später berichteten. Sie hatten die lebendige geistige Gestalt einer Menschengemeinschaft für Anthroposophie wahrgenommen und erlebt, wie dieses Wesen ›Anthroposophia‹ von nun an ihr Einzeldasein als Grundlage einer neuen Gemeinschaft durchdringen und orientieren würde. Einer drückte es so aus: »*Jetzt bin ich als geistige Persönlichkeit geboren worden*«.*

Im Laufe dieser Tage, während viele Fragen auch praktischer Art zur Klärung kamen, wurde deutlich, daß mehr als nur eine Gesellschaft entstehen sollte. Rudolf Steiner schilderte, wie er mit dieser Gründung zugleich eine neue Freie Hochschule für Geisteswissenschaft am Goetheanum ins Leben rief. Auch deren Gestalt wurde anfänglich sichtbar, indem er die Errichtung einer Esoterischen Schule ankündigte, die aus drei Klassen bestehen würde. Er beschrieb die Sektionen, in die diese Hochschule gegliedert werden würde – esoterische Gemeinschaften für die Pflege schöner Wissenschaften, redender und musikalischer Künste und der Eurythmie, bildender Künste, der Medizin, Mathematik und Astronomie sowie der Naturwissenschaft. Damit und mit einer ›Allgemeinen Sektion für Anthroposophie und Pädagogik‹ unter seiner Leitung, in der die drei esoterischen Klassen waren, hatte er eine Hochschule mit sieben oder acht Sektionen bzw. Fakultäten entworfen. Über diese Freie Hochschule wurde von der Versammlung nicht abgestimmt. Aus den Beratungen ging hervor, daß Steiner diese Hochschule gründen und so gestalten würde, wie er das für richtig hielt. Über die Hochschule werde nicht diskutiert, sie werde errichtet, »*damit wiederum esoterisches Leben einziehen möge in die Anthroposophische Gesellschaft*«. Das Geistige habe »*andere Gesetze als was in der physischen Welt herrscht*« und – das sprach er nicht aus, aber es war klar zu erkennen – darüber könnten die Anwesenden nicht urteilen.

Er bediente sich in bezug auf die Leitung der Freien Hochschule einige Male der eigentümlichen Redewendung, er würde deren Sektionen *»leiten durch die Leiter der einzelnen Sektionen«,* und nannte die Namen dieser Leiter: Albert Steffen, Marie Steiner, Edith Maryon, Ita Wegman, Elisabeth Vreede und Guenther Wachsmuth. Er werde selber die Allgemeine Sektion für Anthroposophie und Pädagogik leiten – später zog er Maria Röschl für die Leitung einer Jugendsektion hinzu. So wurde klar, daß ›Anthroposophische Gesellschaft‹ und ›Freie Hochschule‹ einen Zusammenhang miteinander hatten; die Freie Hochschule sollte esoterisch das Herz dieser Gesellschaft sein, das sie beleben und durchgeistigen sollte.

Noch ein drittes Gebilde wurde von ihm in diesen Tagen erwähnt: der Goetheanumverein, der schon seit April 1911 (zunächst als Johannesbau-Verein) existierte und Eigentümer sowie Verwalter der Grundstücke und Gebäude war. Nun sollte er umgestaltet werden und neben seinen bisherigen Aufgaben den Philosophisch-anthroposophischen Verlag, die Arlesheimer Klinik und die Administration der Gesellschaft übernehmen. Marie Steiner sollte die Führung des Verlages, Ita Wegman die der Klinik und Günther Wachsmuth wie bisher die Leitung der Administration der Gesellschaft behalten. In den Monaten nach der Weihnachtstagung ließ Steiner sich den Vorsitz des Goetheanumvereins übertragen – denn *»unsere Verwaltung muß sich unterscheiden von jeglicher anderen Verwaltung in der Welt«.* So bildeten Anthroposophische Gesellschaft, Freie Hochschule und Goetheanumverein gemeinsam eine Einrichtung, die man Allgemeine Anthroposophische Gesellschaft nennen konnte und die deutlich aus drei Gliedern bestand.*

Auch Ita Wegmans Funktionen in diesem Gebilde ab Weihnachten 1923 zeigen dessen dreigliedrige Form: in bezug auf die *Freie Hochschule* hatte sie unter Führung Rudolf Steiners die Leitung der Medizinischen Sektion. Im *Goetheanumverein* hatte sie den Klinikbetrieb zu verantworten. In der neugegründeten *Anthroposophischen Gesellschaft* schließlich sollte sie beraten und Initiative entfalten. Diese Gesellschaft ist offensichtlich als eine sich selbst formende, sozial lebendige Menschengemeinschaft gemeint. Hinter ihr *»schwebt das spirituelle Urbild der anthroposophischen Bewegung«. »Der Geist, dessen die Menschheit bedarf, soll einziehen.« »Diese Gesellschaft selbst soll anthroposophisch sein und tun.«* Dies alles *»bedingt schon eine gewisse Verantwortlichkeit in der Seele, sie wirklich zu machen«.*

Zwischen dem *Goetheanumverein* als Erdpol und der *Freien Hochschule* als geistigem Pol soll sie sich bilden – eine Gemeinschaft frei strebender Menschenseelen, die miteinander *»die freieste Gesellschaft der Welt«* schaffen wollen; in ihrer Mitte wirken deren Vorstände, Initiative ausstrahlend, als Berater. Die Vorstände bzw. Generalsekretäre der Landesgesellschaften oder freien

Gruppen wurden von Steiner als *»gleichberechtigte oder beratende Vorstandsmitglieder«* betrachtet, wenn sie in Dornach zu Besuch waren – in bezug auf die Anthroposophische Gesellschaft, nicht aber im Hinblick auf Hochschule oder Goetheanumverein. Die eigentliche *Anthroposophische Gesellschaft* sah er als ein soziales Wesen, das sich nur selbst begründen kann. Auf der Weihnachtstagung 1923 wurde dazu der Keim gelegt. Natürlich ist es heute verwirrend, daß das Ganze als *Allgemeine Anthroposophische Gesellschaft* bezeichnet wird. Es war zur Gründung einer ›internationalen Anthroposophischen Gesellschaft‹ eingeladen worden: das konnte die Vorstellung wecken, die (nationalen) Landesgesellschaften sollten zu Weihnachten in Dornach eine internationale ›Dachgesellschaft‹ bilden – genau *das* aber wollte Steiner nicht. So betonte er während der Tagung immer wieder den *allgemeinen*, gerade nicht nationalen oder internationalen Charakter der Anthroposophischen Gesellschaft.

Er selbst hielt die Dinge säuberlich auseinander: Er unterschrieb zwölftausend Mitgliedskarten eigenhändig, die nicht für die Freie Hochschule und auch nicht für den Goetheanumverein galten – sie alle tragen die Bezeichnung: »Anthroposophische Gesellschaft«.

Daß die Lösung der sozialen Frage die *»Königliche Kunst der Zukunft«* ist, hatte Ita Wegman in Zürich von Rudolf Steiner oft gehört, als er in den Jahren 1919 und 1920 dort die Grundlagen der Dreigliederung des sozialen Lebens entwickelte. Es ist wohl die größte und schwierigste Frage der Gegenwart, eine Rätselfrage, die viele Menschen unserer Zeit beschäftigt, die unter den herrschenden Gesinnungen leiden. Das hängt damit zusammen, daß die Seelenkräfte in dieser Zeit noch nicht weit entwickelt sind und wir in Rechtsverhältnissen leben, die diesen Seelenkräften nicht entsprechen, sie auch nicht wecken und fördern, sondern deformierend und hemmend auf sie wirken.

Geistige Kräfte können leicht geweckt und entwickelt werden, physische Kräfte auch. Die Seele ist noch nicht gewohnt, sich selbst kennenzulernen und zu erziehen. So war Steiners Weckruf: *»Menschenseele!«* im Grundsteinspruch der Anthroposophischen Gesellschaft ein tiefes Erlebnis für die Teilnehmer – jedes Mal folgte diesem Weckruf eine Erkenntnis: Du lebest in den Gliedern! Du lebest im Herzens-Lungenschlage! Du lebest im ruhenden Haupte! Für einen Arzt, wie Ita Wegman, der täglich mit vielen Menschen zu tun hat, eine meditative Hilfe aus der anthroposophischen Menschenkunde. Der Spruch enthält dreimal den Auftrag *»Übe!«:* Übe Geisterinnern, übe Geistbesinnen, übe Geisterschauen! Sie lebte mit diesem Grundsteinspruch später immer wieder und las ihn bei festlichen Gelegenheiten auch vor. Der Spruch ist wohl als eine Übung gemeint für die seelische Tugend der Selbstlosigkeit; wer ihn während längerer

Zeit meditiert, kann gewahrwerden, wie die Kräfte der göttlichen Trinität durch die Seele hindurchwirken.

Steiner sprach, wie gesagt, aus diesem Grundsteinspruch zur Eröffnung des Tages jedesmal einen Teil – jedesmal in anderer Zusammenstellung. Siebenmal schrieb er eine solche Zusammenstellung (er nannte sie ›Rhythmen‹) auf die Tafel und gab eine kurze Erläuterung dazu. So ergaben sich von Mittwoch, 26. Dezember, bis Dienstag, 1. Januar, sieben solcher Rhythmen. Diese erschienen anschließend nicht gedruckt (wie der Grundsteinspruch im Nachrichtenblatt vom 13. Januar 1924), sondern wurden erst 1944 durch die Veröffentlichung der Ansprachen und Protokolle der Weihnachtstagung (GA 260) bekannt. Sicher haben einige Teilnehmer diese sieben Sprüche gleich abgeschrieben, doch findet man keine Spuren davon in der anthroposophischen Literatur bis 1944. Auch in Ita Wegmans Notizbüchern sind sie nicht alle zu finden. Was wollte Rudolf Steiner mit diesen sieben Mantren?

Er selbst kommentierte sie nur einmal: bei seinen einführenden Worten am Mittwochmorgen, 26. Dezember, bevor er das erste Mantram an die Tafel schrieb. Aus dieser Darstellung geht hervor, daß es für tätige Anthroposophen ein Grundproblem gibt (*»Ich meine nicht, daß wir während dieser Tagung sehr viel darüber zu debattieren brauchen«*): *»Wir müssen dieses Grundproblem in unseren Herzen lösen«*. Das Problem heißt: *»Wie verbinden wir unsere* [äußere] *Arbeit in der vollen Öffentlichkeit mit der tiefsten, ernstesten, innerlichsten Esoterik?«* Die Antwort schrieb er mit diesen sieben Rhythmen in den folgenden Tagen an die Wandtafel, ohne je auch nur mit einem Wort darauf zurückzukommen. Seine Anregung, die Frage durch Meditation dieser Sprüche zu lösen, scheint erst etwa dreiunddreißig Jahre später ins Bewußtsein einer größeren Zahl Mitglieder der Anthroposophischen Gesellschaft gedrungen zu sein.* Durch tägliche Meditation dieser Sprüche, die jeweils eine andere Qualität oder Planetenkraft vermitteln, kann die Seele Hilfen bekommen, sich sowohl im praktischen Leben wie auch geistig in die verschiedenen Zeitorganismen einzuordnen.*

Ein weiteres wichtiges Ereignis dieser Weihnachtstagung waren Steiners Abendvorträge über *Die Weltgeschichte in anthroposophischer Beleuchtung...* (GA 233). Wer diesen Zyklus als einen unter Hunderten liest, wird vielleicht nicht gewahr, was er mit diesen Vorträgen wollte. Sie stehen im Zusammenhang mit seinem Verhältnis zu Ita Wegman, das sich seit dem Brand des Goetheanums, durch ihre Fragen in Penmaenmawr und in der Arbeit an dem medizinischen Buch gewandelt hatte. Warum er gerade mit diesen Darstellungen die tägliche Arbeit der Weihnachtstagung abschloß, ist eine Frage, die Ita Wegmans Leben zutiefst betrifft. Nur einigen Anwesenden ging während dieser Abendvorträge ein Licht auf, wie er mit seinen Schilderungen gleichsam ein Stück Autobiographie gab, so wie er in dem Dornacher Wochenblatt *Das Goetheanum* seit dem 9. Dezember und in dem Stuttgarter Wochenblatt *Anthroposophie* ab dem 13. Dezember 1923 (5. Jg. Nr. 24) die Darstellung seines gegenwärtigen Lebensganges begonnen hatte. Er hatte die Führung der Anthroposophischen Gesellschaft übernommen – nun sollten deren Mitglieder auch erfahren, wer er war.

Seinen Vortrag, mit dem er die Weihnachtstagung am Abend des 1. Januar 1924 abschloß, der zugleich der letzte zum Thema *Die Weltgeschichte in anthroposophischer Beleuchtung und als Grundlage der Erkenntnis des Menschengeistes* war, beendete er mit den folgenden Worten:

In der Zeiten Wende
Trat das Welten-Geistes-Licht
In den irdischen Wesensstrom;
Nacht-Dunkel
Hatte ausgewaltet;
Taghelles Licht
Erstrahlte in Menschenseelen;
Licht,
Das erwärmet
Die armen Hirtenherzen;
Licht,
Das erleuchtet
Die weisen Königshäupter.

Göttliches Licht,
Christus-Sonne,
Erwärme
Unsere Herzen;
Erleuchte
Unsere Häupter;

Daß gut werde,
Was wir
Aus Herzen gründen,
Aus Häuptern
Zielvoll führen wollen.

So, meine lieben Freunde, traget hinaus Eure warmen Herzen, in denen Ihr hier eingegründet habt den Grundstein für die Anthroposophische Gesellschaft, traget hinaus diese warmen Herzen zu kräftigem, heilkräftigem Wirken in die Welt. Und Hilfe wird Euch werden, daß erleuchtet Eure Häupter dasjenige, was Ihr jetzt alle wollt zielvoll führen können. Das wollen wir uns heute in aller Kraft vornehmen. Wir werden doch sehen: Wenn wir uns dessen würdig erzeigen, wird ein guter Stern walten über demjenigen, was von hier aus gewollt wird. Folget, meine lieben Freunde, diesem guten Stern. Wir wollen sehen, wohin uns die Götter durch das Licht dieses Sternes führen werden.

Göttliches Licht,
Christus-Sonne,
Erwärme
Unsere Herzen,
Erleuchte
Unsere Häupter.

(RUDOLF STEINER, *Die Weltgeschichte* ..., GA 233, Dornach [4]1980)

Marie Steiner hat die Tagung zwanzig Jahre später mit wenigen Sätzen charakterisiert:

Zunächst war jeder, der die Tagung mitgemacht hat, über sich selbst hinausgehoben, in seinem Innersten durchwärmt und zugleich erschüttert. Aber ein Schicksal waltete über dem Ganzen, das in andern Daseinssphären hat ausgetragen werden müssen. Der Ausgang hat gezeigt, was es für Dr. Steiner bedeutet hat, unser Karma auf sich zu nehmen. (HELLA WIESBERGER [Hg.], *Rudolf Steiner. Die Konstitution der Allgemeinen Anthroposophischen Gesellschaft und der Freien Hochschule für Geisteswissenschaft. Der Wiederaufbau des Goetheanum,* GA 37/260a Dornach [2]1987, S. 695)

Sie hat die Größe dieses Geschehens erlebt, aber auch eine tiefe Tragik, als sie später die Ohnmacht der Menschen gewahr wurde, dem geistigen Niveau dieser Ziele immer gerecht zu werden. Sie hat, wie viele andere auch, darunter ihr Leben lang unendlich gelitten. Doch glaube ich, daß die Aussage, Rudolf Steiner habe *»unser Karma auf sich genommen«*, mit den Vorgängen nicht in Übereinstimmung ist. Auch bei Ita Wegman findet man ähnliche Redewendungen. Es kann doch nur gemeint sein, daß Steiner, indem er sich in das Schicksal der Gemeinschaft der Anthroposophen als deren Anführer hineinstellte, nicht das persönliche Schicksal der Mitglieder auf sich nahm, sondern sich den Schicksalsfolgen (Karma) dieser Gemeinschaft aussetzte. Dieses Schicksal ist groß, bewegt, es hat auch tragische Seiten, aber es wirkt fort, umfaßt alles Wirken der

Menschen, die in irgendeiner Weise Anthroposophie in der Welt verwirklichen wollen, bis zum heutigen Tag und in weiter Zukunft. Mit diesem Schicksal hat er sich verbunden und bleibt damit auch verbunden. Für ihn hat das Folgen gehabt; diese Folgen waren aber nicht nur tragisch, sondern von unabsehbarer geistiger Größe und Wirkenskraft, wie die Ausbreitung der Anthroposophie über die ganze Welt zeigt. Wer dem guten Stern dieser ›Weihnachtsimpulse‹ folgt und die anthroposophische Sache in sein Schicksal aufnimmt, nimmt auch die Folgen (die Karmafolgen) davon auf sich – das gilt für alle.

NEUE FORMEN DER ZUSAMMENARBEIT

Der Zeitraum vom Beginn der Weihnachtstagung bis zum 28. September, dem Tag, an dem Rudolf Steiners Erkrankung ihm weitere öffentliche Arbeit unmöglich machte, umfaßt vierzig Wochen, eine Periode, die so intensiv mit Tätigkeit ausgefüllt war wie kein anderer Abschnitt seines Lebens. In CHRISTOPH LINDENBERGS Buch *Rudolf Steiner. Eine Chronik* (Stuttgart 1987) kann man nachlesen, wie groß Steiners Beanspruchung in dieser Zeit gewesen ist. Auch Wegmans Leben in diesen Monaten könnte umfassend nur in einer ähnlichen Chronik dargestellt werden, die jedoch den Rahmen der vorliegenden biographischen Studie sprengen würde; in diesem und den folgenden Kapiteln ist nur eine Skizze der Geschehnisse und ihres Auftretens im Jahre 1924 möglich.

Steiner verlangte von den fünf Vorstandsmitgliedern, daß sie ihn auf seinen Reisen begleiteten und bei sämtlichen Vorträgen anwesend waren, wobei sie für alle Zuhörer gut sichtbar in der ersten Reihe sitzen sollten. Der gesamte Vorstand sollte präsent sein. Für Marie Steiner war das nichts Neues, hatte sie ihn doch seit einundzwanzig Jahren auf seinen Reisen begleitet und in dieser Zeit die meisten seiner Vorträge gehört. Der junge GUENTHER WACHSMUTH reiste ebenfalls seit einigen Jahren mit; seine große Biographie *Rudolf Steiners Erdenleben und Wirken* (Dornach ²1951) ist deshalb, besonders für das Jahr 1924, sehr wertvoll. Auch die schweigsame Elisabeth Vreede begleitete seit langem seine Reisen. Albert Steffen lebte erst seit 1921 in Dornach und mußte als Redakteur des Wochenblattes *Das Goetheanum* in den ersten Jahren meist auf längere Reisen verzichten. Die Anwesenheit Ita Wegmans bei Reisen und Vorträgen wurde ihr durch die Assistenzärztinnen Walter und Bockholt ermöglicht; in der Baseler Praxis vertrat ihre Kollegin Klara Widmer sie.

Ita Wegman war also bei fast allen Vorträgen im Jahre 1924 anwesend. Sie begleitete Steiners Reisen nach Paris (Mai), Arnheim (Juli), Torquay und London (August). Während der Reisen nach Prag (März/April) und Breslau/Koberwitz/Jena (Juni) blieb sie in Arlesheim. Einige Male begleitete sie ihn nach Stuttgart. Bei den Kursen über Medizin (Januar und April), Heilpädagogik (Juli) und Pastoralmedizin (September) war sie anwesend. Wenn Rudolf Steiner in Dornach war, fand täglich in seinem Atelier neben der Goetheanum-Schreinerei die Arbeit an dem medizinischen Buch statt. Hinzu kamen etwa sechzig Besuche

Steiners in der Arlesheimer Klinik sowie zahlreiche Besprechungen und Vorstandssitzungen.

Rudolf Steiners Gesundheit war bereits im Jahr 1923 angegriffen. Seit dem 1. Januar 1924 hatte er eine heftige Magenintoxikation, so daß er fast keine Nahrung mehr ertrug; das Verdauungssystem verweigerte seinen normalen Dienst. Ab Frühsommer 1924 war Rudolf Steiner ein schwerkranker Mann. Wegman versuchte in diesen Monaten durch besondere Diät den Zerfall seiner Leibeskräfte aufzuhalten. In der Diätküche der Arlesheimer Klinik bemühte man sich, Speisen so zusammenzustellen und zuzubereiten, daß er sie ertragen konnte. Für die Reisen nach Bern (April), Paris, Arnheim und England bereitete sie die Überwachung seiner Nahrung vor, wie einige Briefe bezeugen:

Liebe Frau Hirter [in Bern], 8. April 1924

Herr Dr. Steiner bittet mich, Ihnen beiliegende Rezepte zu schicken, die wir in der Klinik in der letzten Zeit für Herrn Dr. Steiner ausgearbeitet haben. Es sind sehr konzentrierte, nahrhafte und doch leicht verdauliche Suppen, die Herrn Dr. jetzt nach langem Ausprobieren am besten bekommen. Wenn er so eine Suppe 2x pro Tag bekommt und noch eine Kleinigkeit dazu zum Beispiel wie zwei weichgekochte Eier, Kartoffelpurée mit Heidelbeerkompott oder Yoghurt oder irgend eine Crême, so befindet er sich am besten. Außerdem nimmt er ein ohne Hefe gebackenes, leichtes Brot, das wir direkt aus Frankreich kommen lassen müssen und von dem wir Ihnen schicken oder mitbringen werden. Zu dem Brot nimmt er Butter und einen weichen Kümmel-Rahmkäse der noch einmal extra mit feingestampftem Kümmel durchgemischt wird. Es wurde diese Diät auch in Prag durchgeführt und zu meiner größten Freude ging es auch damit dort recht ordentlich und kam Herr Dr. Steiner trotz der großen Anstrengungen noch verhältnismäßig frisch zurück. Und ich glaube, wenn wir diese Diät eine Zeitlang streng durchführen können, wird Herrn Dr.s Magen und Darm bald wieder gesund sein.

Verzeihen Sie mir deshalb meinen ausführlichen Bericht.

Am ersten Vortragstag wird Herr Dr. mit Dr. Wachsmuth und mir per Auto nach Bern fahren. Frau Dr. Steiner wird diesmal nach Angabe von Herrn Dr. nicht mitkommen. Und Herr Dr. fragte mich heute, ob ich schon ein Zimmer in Bern besorgt hätte und teilte mir auch mit, daß Sie, liebe Frau Hirter, Frl. Lehmann geschrieben hätten, daß Sie noch gerne ein Zimmer zur Verfügung stellen möchten, und meinte Herr Dr., ob ich mich nicht mit Ihnen in Verbindung setzen wollte, daß ich dieses Zimmer erhalten könnte. Es wäre natürlich schon sehr angenehm, weil doch immer vieles besprochen werden muß und wir manchmal Herrn Dr. um Rat zu fragen haben und Zeit damit gewonnen wird, wenn man sich leicht finden kann.

Vielleicht sind Sie so freundlich, mir umgehend mitzuteilen, ob Sie mich aufnehmen können, damit ich mich evtl. noch rechtzeitig um ein anderes Zimmer umsehen könnte.

Ich hoffe, daß es Ihnen gut geht und verbleibe mit freundlichem Gruß
Ihre Ita Wegman

Vor der Reise nach England schreibt sie:

Liebe Mrs. Merry, 2. August 1924
kurz vor unserer Ankunft will ich Ihnen doch noch einiges mitteilen, damit Sie es vielleicht noch arrangieren können. Es ist wegen Dr. Steiners Diät, worüber ich Sie schon einmal kurz in Paris gesprochen habe. Es ist der Doktor momentan in einem solchen Zustand, daß er unbedingt *die allersorgfältigste Diät* haben muß, damit er arbeitsfähig bleibt. Auf Reisen ist dies natürlich ein ungeheures Problem und der Aufenthalt in Holland, von wo wir jetzt vor einigen Tagen zurückgekommen sind, hat mir viel Sorgen und Mühen gekostet, all das zustande zu bringen, was für die Ernährung des Doktors notwendig war. Ich konnte es in der holländischen Küche fast nicht durchsetzen, das Richtige zu bekommen. Nun bin ich für England in der allergrößten Sorge, wie die Sache dort drei Wochen lang so durchzuführen ist, daß der Doktor alles hat, was nötig ist. Und nun habe ich mir gedacht, das Folgende zu tun. Ich werde eine Krankenschwester, die auch hier das Essen für den Doktor in der Klinik unter sich hat, und dafür sorgt, daß alles in der richtigen Ordnung und Zusammenstellung geschieht, mit nach Torquay bringen, und ich werde dann alles das mitbringen an Eßwaren, was wir bis jetzt immer verwendet haben. Das aber, worum ich Sie nun bitten möchte, ist, daß für diese Schwester irgendwo eine Gelegenheit gegeben wird, wo sie die Sachen kochen kann. Vielleicht ginge es, daß man mit elektrischem Steckkontakt oder in einem Badezimmer oder vielleicht auch in der Hotelküche sich etwas einrichten könnte, wo die Sachen zubereitet werden können. Dies ist nach meinem Dafürhalten das Einzige, wodurch wir dem Doktor das geben können, was er bis jetzt gewöhnt ist. Jegliche Veränderung in der Nahrung macht ihn geradezu krank, und würde also dadurch der Aufenthalt in Torquay nachteilig sein, und Sie werden wohl begreifen, meine liebe Mrs. Merry, daß wir alles tun wollen, um Doktors Gesundheit zu erhalten, weil er momentan noch so ungeheuer viel Großes zu geben und zu leisten hat. Ich glaube wohl, daß man wohl alles sehr gut arrangieren kann, wenn Sie vorher diese Abmachungen mit dem Hotel treffen können. Daß dann alles gut geht, was das Kochen und Essen betrifft, dafür werde ich dann Sorge tragen.
In der Hoffnung, Sie bald in guter Gesundheit zu treffen, verbleibe ich
mit freundlichen Grüßen Ihre Ita Wegman

Im Hotel in Arnheim bemühte sie sich vergeblich, ihre Anordnungen in der Hotelküche durchzusetzen. Per Luftpost ließ sie einen bestimmten Käse aus Arlesheim nachschicken.

Rudolf Steiner war, nach ärztlicher Auffassung, ein ›schwieriger Patient‹. Er lebte so stark in seiner geistigen Arbeit, daß es unmöglich erschien, mit seine Gesundheit betreffenden Fragen an ihn heranzutreten. Als Dunlop ihn in England trotzdem sorgenvoll auf seine schlechte Gesundheit ansprach, zog Rudolf Steiner ihn *»fest, doch mit unendlicher Freundlichkeit«* beiseite und machte Dunlop *»darauf aufmerksam, daß auf seinen Zustand keine gewöhnlichen Krankheitsvorstellungen angewendet werden sollten«* (THOMAS MEYER, *D. N. Dunlop*, Dornach 1987, S. 459). Zu Ita Wegman äußerte er später, die Krankheit sei *»peripherischer Art«*. Andere hatten die Vermutung, daß ihm durch die Unmenge Besucher und Bittsteller die letzten Kräfte geraubt wurden. Wegman schrieb später, daß eine der Ursachen seiner physischen Schwächung darin zu suchen sei, daß seine Impulse in bezug auf die Weihnachtstagung nicht genügend aufgenommen wurden.

Einige Zeit nach der Weihnachtstagung, etwa im Frühling 1924, frug sie ihn, was denn geschehen würde, wenn seine *»Michaelsimpulse«*, welche *»seit der Weihnachtstagung so mächtig eingesetzt«* hatten, von den Mitgliedern der Anthroposophischen Gesellschaft nicht aufgenommen würden. Seine Antwort lautete: *»Dann wird Karma walten.«* Er meinte also, falls seine Darstellungen über das menschliche Schicksal, namentlich über die karmischen Zusammenhänge innerhalb der Anthroposophischen Gesellschaft seit 1924, von der Mitgliedschaft nicht erkannt werden würden, so würde das für ihn persönlich karmische Folgen haben, das heißt, sich schicksalhaft auf sein Leben auswirken. Bis Weihnachten 1923 hatte er innerhalb der Anthroposophenschaft, genau besehen, als freier Lehrer gewirkt. Seit er den Vorsitz ihrer Gesellschaft übernommen hatte, also seit Weihnachten 1923, wirkte sich das Verhalten der Mitglieder innerhalb dieser Gesellschaft auf sein persönliches Schicksal aus, zum Beispiel auf seine Gesundheit. Er mußte sich den persönlichen Sorgen, dem Unverstand und dem Versagen der Mitglieder aussetzen – ihre Belastungen und Probleme waren *seine* Belastungen und Probleme; so wie das in jeder menschlichen Gemeinschaft ist: Die Leitenden eines sozialen Organismus tragen auch die Leiden dieser Gemeinschaft, nicht nur die Freuden. Wer eine Menschengemeinschaft führt, wie Steiner seit Weihnachten 1923 die Anthroposophische Gesellschaft, ist auf Gedeih und Verderb an diese Gemeinschaft gebunden. (Im Anhang sind Wegmans Ausführungen über seine Antwort *»Dann wird Karma walten«* näher dokumentiert.)

Das medizinische Buch war erst im Entstehen, als Jo van Leer aus Wien, der die Weihnachtstagung mitgemacht hatte, im Januar 1924 in die Vereinigten Staaten reiste, wo er für die junge Weleda eine Verkaufszentrale einrichten wollte. Vor seiner Abreise bat er Rudolf Steiner, ihm wenigstens einen kurzen Text niederzuschreiben, was mit dem ärztlichen ›Vademekum‹ gemeint sei und aus welchen Grundgedanken die anthroposophische Medizin arbeite. Steiner schrieb für ihn eine kurze Einführung, deren Empfang van Leer am 16. Januar 1924 bestätigte:

> Liebe Frau Dr. Wegman, Rotterdam 16. Januar 1924
>
> Ihre lieben Zeilen vom 12. D. erreichten mich gestern vor der Abreise in Rotterdam und will ich Ihnen [be]vor wir nach Boulogne kommen noch meinen herzlichen Dank [sagen] für Ihre liebe Mühewaltung, mir alles das zu senden, was ich für die Reise brauche. Ich brauche Ihnen wohl nicht zu sagen, wie sehr ich ergriffen war, daß Dr. Steiner mir seine handschriftliche Arbeit gab, und ich empfinde die Blätter als ein Talisman und Amulette für meine Arbeit. Jeden Tag, wenn ich diese Blätter sehen werde, werden sie mir Mut und Kraft geben um alles dasjenige, was ich übernommen habe, unter Hilfe der guten Geister zu einem ersprießlichen Ende zu führen.
>
> Aus Ihrem Schreiben glaube ich zu sehen, daß Herr Dr. wieder gesund ist. Ich kann mir denken, welche Sorgen Sie ausgestanden haben.
>
> Die Schriften von Dr. Steiner werde ich während der Reise fleißig studieren, so daß ich vor meiner Ankunft das Bewußtsein haben kann, die Voraussetzungen für die neue Therapie dem Wesen nach wirklich zu verstehen. Dieses innere Bewußtsein halte ich für die erste Voraussetzung, um mit Erfolg zu arbeiten. […]
>
> Mit herzlichen Grüßen und Wünschen, auch für alle Ihre Mitarbeiter
>
> Ihr Jo van Leer

Auf das Erscheinen des medizinischen Buches mußte man aber noch bis September 1925 warten.

Ita Wegmans Ernennung zur Leiterin der Medizinischen Sektion war für viele Anthroposophen eine Überraschung gewesen. Wie diese Funktion gemeint war, ist aus der Darstellung über die Errichtung der ›Freien Hochschule‹ mit ihren Sektionen ersichtlich. Am 28. Dezember 1923 hatte Steiner darüber gesprochen:

> […] Im Zusammenhange damit wird stehen eine Abteilung, die ja ganz besonders gepflegt werden muß aus dem Grunde, weil ihr Gebiet eigentlich immer in den Zeiten, wo man nach wahrer Geist-Erkenntnis strebte, man kann nicht sagen, ein Kapitel der Geisteswissenschaft war, sondern mit dieser Geisteswissenschaft ganz organisch verbunden war. Sie können sich in den älteren Zeiten gar nicht denken, daß dasjenige, was als Geistesschau, als Geist-Erkenntnis hineingestellt wurde in die Menschheit, abgetrennt gewesen wäre von dem Medizinischen. Und man wird sehen, gerade aus der Arbeit, welche Frau Dr. Wegman mit mir jetzt leistet, und die in kurzer Zeit vor die Öffentlichkeit treten wird, wie ganz selbstverständlich sich diese, nicht nur Synthese, sondern organische Entwicklung wiederum ergibt für eine wirkliche anthroposophische Auffassung der Welt.

Daher ist es wieder ganz selbstverständlich, daß die Leitung der medizinischen Abteilung, der medizinischen Sektion, durch mich geführt wird mit Hilfe der Leiterin, Frau Dr. Wegman. (HELLA WIESBERGER, Michel Schweizer [Hg.], *Rudolf Steiner. Die Weihnachtstagung* ... GA 260, Dornach [4]1985, S. 144)

Am 6. Januar 1924 sagte er den jungen Medizinern:

[...] Zu diesen Bedingungen gehört diese, daß ich alle diejenigen Dinge, die auf medizinischem Felde liegen, zunächst werde zu besorgen haben im Verein mit Frau Dr. Wegman, die sich im Verlaufe der ganzen anthroposophischen Bewegung für die Medizin vorbereitet hat, und nun so darinnensteht in dieser medizinischen Strömung, daß sie diese medizinische Strömung mit mir zusammen wird zu leiten haben. Und so wird nur derjenige, der sich im Vertrauen an Frau Dr. Wegman anschließt, seinen Weg von Dornach aus finden können. Daher wird in nächster Zeit die Einrichtung getroffen werden müssen, daß diejenigen, die in nächster Zeit in dauernder Verbindung bleiben wollen mit der Sektion für das Wiederbeleben der Medizin, sich – in der Form, über die noch weiter gesprochen werden kann – mit ihrem Anliegen an Frau Dr. Wegman, in vollständigem, restlosen Vertrauen wenden. Wir werden periodenweise, etwa von Monat zu Monat, in einem Rundbrief die entsprechenden Fragen für diejenigen beantworten, die sich am Ende dieses Kurses sozusagen dadurch als Schüler ergeben haben vom Dornacher Goetheanum. So wird es in dieser und so auch in andern Sektionen sein. Diese Rundbriefe werden antworten auf die Fragen, die der einzelne stellt, und alle diejenigen, die an der entsprechenden Sektion teilnehmen, werden die Antworten empfangen. Aber ohne innerliches Vertrauen wird es nicht gehen. Dadurch wird ein reales Verhältnis geschaffen, und Ihr werdet alle Eure menschlichen medizinischen Bedürfnisse auch für die nächste Zukunft befriedigt haben. Die Sache soll zunächst so eingerichtet werden, bis wir zu weiteren Einrichtungen schreiten können, daß in dieser Weise ein Zusammenhang geschaffen wird.

Der große Fehler, der bisher im esoterischen Leben geschehen ist, ist der, daß in einer übertriebenen Unbescheidenheit die Personen meinten, von mir immer ihre esoterischen Übungen haben zu sollen. Mit mir wollen alle zu tun haben, mit andern nicht. Daran scheiterte die Esoterik bis jetzt. Es ist nur möglich aus innerer okkulter Grundlage heraus, daß dasjenige, was im Quell der Esoterik lebt, durch die geeigneten Persönlichkeiten weitergeleitet werde. Diese Durchleitung zunächst durch die dazu vom Schicksal bestimmten Persönlichkeiten gehört zur Esoterik dazu. Das ist abgelehnt worden, indem die Leute unbescheiden waren. Wenn nicht das eintritt, kommen wir natürlich auch unter der neubegründeten Anthroposophischen Gesellschaft nicht weiter. Es muß eintreten. (GA 260a, S. 168)

Wer heute solche Ausführungen liest, könnte leicht zu der Empfindung kommen, daß dies alles Vergangenheit sei und uns heute nichts mehr angehe. Da Ita

Wegmans Zusammenarbeit mit Steiner nur wenige Jahre währte, historisch bis heute nie genau und erschöpfend untersucht wurde und von einer unverhältnismäßigen, flutartigen Dokumentation der Gesellschaftswirren nach Steiners Tod überdeckt wurde, sind solche Empfindungen begreiflich. Sie sind jedoch unzutreffend. Es ist sehr schwer, *»die wirkliche Sprache für das wirklich Gewesene«* zu finden, zumal Wegman selbst nach heutigen Maßstäben wenig Veranlagung für die Darstellung geschichtlicher Ereignisse – mündlich und schriftlich – gezeigt hat. Das war auch nicht ihre Aufgabe. Es war die Fülle ihrer seelischen Kräfte, die wirksam wurde und die Steiner dazu veranlaßte, sie zusammen mit wenigen anderen in den Mittelpunkt seiner Bewegung zu stellen. Nimmt man seine vielen Äußerungen über Ita Wegman ebenso ernst, wie man es bei seinen sonstigen Worten zu tun pflegt, dann wird klar, daß in ihrer Person eine Kraft wirkt, die bei der Verwirklichung von Anthroposophie immer aufs höchste gefährdet ist und leicht übersehen werden kann: die *Herzensintelligenz*. Damit ist die selten vorkommende, sehr hohe individuelle Kraft eines Menschen gemeint, die, vom Heiligen Geist kommend, in das soziale und geistige Leben einwirken kann und Zukunft schafft. Dieses seelisch-geistige Element ist für alle Esoterik Voraussetzung. Steiner wollte in der anthroposophischen Bewegung dieses Element verstärken und stellte Ita Wegman deswegen in den Vordergrund, an seine Seite. Das war für viele, die es nicht verstehen konnten, eine Prüfung, auch für sie selbst; sie wurde von ihm an der Abfassung des medizinischen Buches beteiligt, wurde in den Vorstand aufgenommen, sollte dessen Schriftführerin sein, die Medizinische Sektion leiten, die ›Erste Klasse‹ der Freien Hochschule an seiner Seite verwalten. Zu einer Zusammenkunft brachte er Marie Steiner und Ita Wegman mit und sagte: Marie Steiner sei bei allem dabei, was in der Anthroposophischen Gesellschaft vor sich ginge; Frau Dr. Wegman sei anwesend, weil es auch andere Kreise gebe, in denen sich Menschen zur Pflege des inneren Lebens zusammenfänden. Diese müßten nunmehr in das allgemeine esoterische Leben [der Anthroposophischen Gesellschaft] eingegliedert werden – selbstverständlich nach streng esoterischen Gesetzen. Dazu müßte es Persönlichkeiten geben, die alles dieses verbinden. *»Darum ist Frau Dr. Wegman hier.«* (30. Dezember 1923, GA 266) Wer solche Tatsachen bei der Erforschung der Lebensspuren Ita Wegmans einbezieht, wird in den nun folgenden Beschreibungen die vielen aus Steiners Vorträgen zitierten Stellen vielleicht besser verstehen, als es sonst möglich wäre. *»Der Mensch denkt* [und liest!] *zwar mit dem Kopfe, aber das Herz fühlt des Denkens Hell oder Dunkel.«**

Am 9. Januar führte Rudolf Steiner vor den Medizinstudenten folgendes aus:

[...] Und so müßt Ihr schon so, wie die Welt es verlangt, Ärzte werden, und Euer Arztstudium durchdringen mit demjenigen, was Ihr von hier aus haben könnt. Und deshalb möchte ich noch einmal sagen: Ihr werdet, meine lieben Freunde, durchaus die Gelegenheit haben, Euch hier in der richtigen Weise zusammenzuschließen, anzuschließen auf die Art, wie ich es Euch gesagt habe. Ihr müßt vollständiges Vertrauen haben zu der Art und Weise, wie von mir, zusammen mit Frau Dr. Wegman, die medizinische Abteilung des Goetheanums verwaltet wird. Gerade diese Medizin, wie man sie hier erforschen kann, kann Euch zeigen, wie man sie hier – verzeiht das paradoxe Wort – wirklich im Menschenleben erleben kann. Ihr werdet das empfangen können, und deshalb macht Ihr es so, daß Ihr, wenn Ihr wiederum draußen seid in der Welt, wenn Euch das eine oder das andere auftaucht, ihr [Wegman] Eure Wünsche schreibt, Eure Herzensbedürfnisse. Und dasjenige, was der eine schreibt, wird dann eine Antwort erhalten, welche im monatlichen Rundbrief an alle mitgeteilt wird. Da wird auf die Weise, wie wir es zunächst nur machen können, das äußere Medizinstudium durchdrungen werden können von demjenigen, was nun eben einmal heute gegeben werden kann.

Denn seht Ihr, im Grunde genommen sind es ja noch außerordentlich wenige Menschen – es können ja eigentlich nur junge Menschen sein –, nur wenige Menschen noch, die die Brücke schlagen können zwischen dem, was in Dornach geistig gewollt wird, und demjenigen, was draußen in der Welt materialistisch die Macht hat. Es können ja vorläufig nur wenige Menschen sein, und eigentlich nur diejenigen Menschen, die in ihrem Studium drinnenstehen. [...] Der junge Mensch [...] hat noch nicht Antezedentien. Der kann also tatsächlich zum Heile der Menschheit die Dinge aufnehmen. Und wenn das geschieht, meine lieben Freunde, dann wird es schon dahin kommen, daß nach und nach – vielleicht schneller als man denkt – die Goetheanum-Spiritualität in die Medizin hineinkommt.

Aber es muß natürlich zunächst mit der Sache so sein, daß mit vollem Ernst so etwas seine weitere Fortsetzung findet, wie die Art und Weise – wie Frau Dr. Wegman gesagt hat –, wie Ihr zu ihr gekommen seid, um wirklich einzuleiten mit vollem Vertrauen die Verbindung mit demjenigen, was eigentlich ein medizinisches Studium sein soll, das in die allgemeine heutige materialistische Medizin hineinfließen muß. Ihr könnt viel für Euch dazu tun, aber auch viel tun für die Welt und für die kranke Menschheit, wenn Ihr das, was Ihr jetzt gehört habt, nicht als etwas bloß Vorübergehendes betrachtet, sondern als Ausgangspunkt für das, wozu Ihr ja einen so außerordentlich guten Anfang gemacht habt. (GA 316, Dornach ^{2}1980, S. 135 ff.)

Für manchen der älteren anthroposophischen Ärzte waren solche Worte natürlich befremdlich. Dennoch forderte Steiner auch von ihnen die volle Eingliederung in die von ihm vorgegebene Ordnung. Ein Brief Otto Palmers gibt ein Gespräch darüber wieder:

Sehr verehrte liebe Frau Dr. Wegman! Stuttgart, 22. Januar 1924

Leider war es mir nicht mehr möglich nach der Unterredung mit Herrn Dr. Steiner bei Ihnen vorbeizukommen, da ich an demselben Nachmittag nach Stuttgart fahren mußte. Ich hatte in jener Unterredung Herrn Dr. Steiner gebeten, das Klinisch-therapeutische Institut in Stuttgart der Hochschule Goetheanum anzugliedern. Herr Dr. Steiner machte mir gegenüber zwei Bedenken geltend, die vorläufig einer solchen Angliederung entgegenstünden, denn

1.) wisse ich nicht, wie der Kommende Tag sich zu einer solchen Angliederung verhalten würde und

2.) wisse ich nicht, ob das Ärztekollegium des Institutes sich Ihnen unterstellen könne und wolle.

Was Punkt 1 anbelangt, so glaubte ich, Herrn Dr. Steiner sagen zu können, daß da Schwierigkeiten wohl nicht vorlägen, da es sich doch rein um die Regelung geschäftlicher Angelegenheiten handele. Herr Dr. Steiner meinte: Nein, es handele sich darum nicht allein, sondern, daß auch für die Zukunft von seiten des Kommenden Tages die spirituelle Herstellung unserer Mittel garantiert würde. Ich bemerkte hierzu, daß wir auf dem Wege seien, Herrn Dr. K. [der damalige Leiter der Heilmittelfabrik in Schwäbisch Gmünd] von der Fabrikation unserer Mittel vollkommen auszuschalten und sobald uns dies gelungen sei, die Fabrikation der Heilmittel in unserem Laboratorium selbst vorzunehmen. Herr Dr. Steiner betonte bei dieser Gelegenheit, daß wir unter allen Umständen verhüten müßten, daß Herr Dr. K. zum aktiven Feind würde.

[...] Was den 2. Punkt anbelangt, so erklärte ich von vornherein, daß es mir für meine Person möglich sei, mich für den Fall einer Angliederung an Dornach Frau Dr. Wegman unterzuordnen, da ich in ihr eine Vertreterin Dr. Steiners erblicke, durch welche uns die Richtlinien unseres Arbeitens mit Dr. Steiner übermittelt würden. Für meine Kollegen glaubte ich nicht eher eine Erklärung abgeben zu können, bis ich ihnen die Sache mündlich vorgetragen hätte. Dies ist nun in Bezug auf Dr. Peipers und Dr. Husemann geschehen und beide haben mir die Erklärung abgegeben, daß auch sie in dem Sinne, wie ich es Herrn Dr. Steiner gegenüber geäußert hatte, bereit seien, mitzuarbeiten und sich unterzuordnen.

Mit Herrn Dr. Noll, welcher von Stuttgart abwesend war, habe ich korrespondiert, jedoch noch keine Antwort erhalten und möchte nicht durch Warten auf eine Antwort diesen ersten Bericht von mir weiter hinauszögern. [...]

Mit herzlichen Grüßen, auch an die Kolleginnen und vor allem Frau Dr. Freund, welche ich ebenfalls nicht mehr besuchen konnte,

Ihr sehr ergebener Dr. Palmer

Die Stuttgarter Klinik konnte aber an die Medizinische Sektion nicht mehr angegliedert werden, da die gesamte ›Kommende Tag AG‹ im Sommer 1924 liquidiert werden mußte. Dr. Palmer setzte den Klinikbetrieb privat fort, Friedrich Husemann gründete eine psychiatrische Klinik in Güntherstal, Peipers zog aus gesundheitlichen Gründen nach Teneriffa, Ludwig Noll setzte seine Praxis in Kassel fort, und Siegfried Knauer begann in Berlin eine Privatpraxis.

Heute sind Steiners Vorträge über Medizin, Heileurythmie und -pädagogik sowie Pastoralmedizin öffentlich erhältlich. Sie sind in der Gesamtausgabe seiner Werke unter den Nummern 312 (1920) bis 319 (1924) erschienen. Damals erlaubte er nicht, daß die Nachschriften dieser Vorträge über den Kreis der Kursteilnehmer hinaus verbreitet würden, und Wegman bekam 1924 den Auftrag, die Verteilung zu überwachen. Besonders die Kurse für die jungen Mediziner (Januar und April 1924), der heilpädagogische und der pastoralmedizinische Kurs blieben noch jahrzehntelang sekretiert. In manchen Fällen bereitete die Übertragung der Stenogramme und die private Vervielfältigung Mühe und manche Verzögerung; die Bezieher hatten die Selbstkosten zu zahlen, der Eingang dieser Beträge mußte überwacht werden etc., so daß diese Verwaltungsarbeit von einem der Ärzte der Arlesheimer Klinik im Auftrag der Medizinischen Sektion geleistet werden mußte.*

Aus den Briefen Helene von Grunelius' war zu sehen, daß Steiner bereit war, im Januar 1924 einen besonderen Kurs für Medizinstudenten zu geben. Im April folgte ein weiterer Kurs für diese Gruppe. Die praktizierenden Ärzte waren, mit wenigen Ausnahmen, zu diesen beiden Zyklen nicht eingeladen. Beide Zyklen für die jungen Mediziner sind heute in der Gesamtausgabe unter dem Titel *Meditative Betrachtungen und Anleitungen zur Vertiefung der Heilkunst. Vorträge für Ärzte und Medizinstudierende* (GA 316) erhältlich. Dem Laien fallen Steiners Formulierungen über seine Zusammenarbeit mit Ita Wegman auf, sowohl in bezug auf die Führung der Medizinischen Sektion wie auch Ita Wegmans Mitautorenschaft an dem geplanten Buch betreffend; er *»bereite das Buch unter Beihilfe von Dr. Wegman« vor; das Buch »werde von Dr. Wegman herausgegeben«;* es werde *»von Dr. Wegman mit mir zusammen geschrieben, veröffentlicht«* oder schlicht *»das Buch von Dr. Wegman und mir.«* Den etwa dreißig bis fünfunddreißig Studenten und einigen jungen Ärzten deutete er unmißverständlich die Position Ita Wegmans innerhalb dieser ›Jungmedizinerbewegung‹ an; mit jedem einzelnen führte sie Anfang Januar Gespräche (Ilse Knauer an I. Wegman, Brief vom 3. April 1924). Aus der Teilnehmerliste ist ersichtlich, daß fast jeder aus dieser Gruppe später intensiv in die anthroposophische Medizin einstieg – sie hatten von Rudolf Steiner besondere meditative Hilfen für ihren Beruf bekommen.

Im Jahre 1924 wurde die anthroposophische Heilpädagogik begründet. In der Arlesheimer Klinik waren zwar schon früher einzelne seelisch behinderte Kinder behandelt worden, aber die Bewegung entstand nicht durch Ita Wegman, sondern durch drei junge Menschen: Albrecht Strohschein (1899–1962), Siegfried Pickert (* 1898) und Franz Löffler (1895–1956). Strohschein hat im Jahre 1956 in dem Sammelwerk *Wir erlebten Rudolf Steiner. Erinnerungen seiner Schüler* (Hg. M. J. Krück von Poturzyn, Stuttgart [7]1988) die Entstehung dieser Bewegung ausführlich dargestellt. Seine Schilderung gehört zum Schönsten und Ergreifendsten, was je über die Geburt einer therapeutischen Bewegung geschrieben worden ist. Die drei jungen Männer wurden von Rudolf Steiner nachdrücklich zum Januarkurs der Medizinstudenten in Dornach eingeladen; am 18. Juni besuchte er ihr frisch gegründetes Institut ›Lauenstein‹ bei Jena, vom 25. Juni bis 7. Juli hielt er ihnen einen heilpädagogischen Kurs in Dornach (GA 317). Die anthroposophische Heilpädagogik wurde nicht, wie mancher erwartet hatte, an die Pädagogische Sektion der Freien Hochschule angeschlossen – damit wäre sie mit der Waldorfschulbewegung verbunden gewesen –, sondern an die Medizinische Sektion. Das führte in den Jahren bis zum Zweiten Weltkrieg dazu, daß Ita Wegman diese rasch sich ausbreitende Bewegung betreuen und ihr beistehen konnte. Auf ihren vielen Reisen besuchte sie oft die verschiedenen Institute; sie gilt in manchen heilpädagogischen Instituten auch heute noch als Schutzherrin. Bei wichtigen Entscheidungen erbat sie sich aber öfter den Rat Karl Schuberts (1889–1949). Dieser hatte 1922 an der Stuttgarter Waldorfschule eine ›Hilfsklasse‹ übernommen und ist somit als der Ur-Heilpädagoge zu betrachten. In späteren Jahren, so berichten seine Freunde, *»pilgerte er wie ein cherubinischer Wandersmann«* von Institut zu Institut. Seine religiöse Kraft wirkt noch bis heute fort.

Am Donnerstag, 3. Januar 1924, hatte Rudolf Steiner zum dritten Mal in seiner Wohnung den kleinen Kreis empfangen, der schon früher (am 27. Mai und am 23. Oktober 1923) esoterische Unterweisungen von ihm erhalten hatte, wie man für die anthroposophische Bewegung eine schützende Kraft entwickeln könne. In Maria Röschls wenigen Notizen dieser Zusammenkunft stehen die bemerkenswerten Worte: *»Hinweis auf die neue Gesellschaft, daß die Begründung* [der neuen Gesellschaft] *erfolgte, ohne den esoterischen Grund zu nennen. (Er hatte vorher gesagt, daß die Begründung esoterische Hintergründe habe.) Esoterik verträgt keine Spielerei, alles Bisherige sei spielerisch gewesen [genommen worden]. Jetzt muß offen und ernst Esoterik hineingetragen werden ins Leben, von Dornach aus, als dem Zentrum. Nun dürfe man aber wirklich nicht mehr spielen mit Esoterik. Dazu ist Bescheidenheit nötig, vor allem Bescheidenheit vor dem Ich.*

Darum Aufwachen! Bewußt werden, daß wir schlafen! Mit jedem Aufwachen kommen wir in eine neue Weltensphäre hinein, denn wir leben ganz umgeben von

Weltensphären, bloß schlafen wir und wissen nicht von ihnen. Bisher geschieht ja alles beim Menschen nur träumend.« (GA 265, Dornach 1987, S. 462 f.)

Kurz darauf, am Freitag, 15. Februar, machte Steiner einen Anfang mit der angekündigten ›Ersten Klasse‹, dem Lehrgang für Esoterik der Freien Hochschule. Im Laufe des Jahres hielt er achtunddreißig solche Stunden – sechsundzwanzig in Dornach und zwölf an anderen Orten (Prag, Bern, Paris, Breslau, Arnheim, Torquay und London). Außer in Prag und Breslau war Ita Wegman, wie die anderen Vorstandsmitglieder auch, bei diesen Unterweisungen anwesend. In der zweiten Nummer des frisch gegründeten Mitteilungsblattes der neuen Gesellschaft (*Was in der Anthroposophischen Gesellschaft vorgeht. Nachrichten für deren Mitglieder*) hatte Steiner begonnen, Aufsätze zu veröffentlichen über die Bedeutung dieser esoterischen Einrichtung, die nur für Mitglieder bestimmt war, so daß alle, die an dem Unterricht teilnehmen wollten, darüber im Bilde waren, wie die Teilnahme gemeint war. Durch seine gleichzeitig im gleichen Blatt publizierten Aufsätze *An die Mitglieder!* konnten die Leser damals leicht unterscheiden zwischen seinen Betrachtungen über die Bedeutung und die Aufgaben der Anthroposophischen Gesellschaft einerseits und seinen Darlegungen über die Freie Hochschule für Geisteswissenschaft andererseits. Am 13. April berichtete er (in Nr. 14) von seinen Erfahrungen während des Unterrichts in Prag:

In den Augen Vieler war das innige Zusammengeschlossensein mit dem anthroposophischen Lebensgehalt zu lesen. Ich wurde vieler aufgeschlossener Herzen gewahr. Die sind für die Pflege esoterischen Lebens notwendig. Denn da ist der Verstand ohnmächtig, wenn ihm nicht Kraft von dem verstehenden Herzen zuströmt. Dieses Herzensverständnis ist wahrhaftig nicht weniger ›logisch‹ als das des Kopfes. Es wird nur deshalb im gewöhnlichen Leben nicht so angesehen, weil es in diesem Leben die innerliche Kraft einer übersinnlichen ›Logik‹ nicht zu entfalten braucht. Da tritt für die Logik eben der Verstand ein; und das Herz mag seine von der Logik unberührten Wege gehen, weil es von dem Verstande korrigiert werden kann. Die Angst vor der Herzenslosigkeit [soll heißen: *Herzenslogik*], die sich oft einstellt, hat ihren Ursprung in dem Glauben, daß bei ihrem Eintritt das Herz die Wärme verliert, die ihm sonst eigen ist. Diese Angst hat man aber nur so lange, als man nicht begriffen hat, welche Wärme die Seele dann erlebt, wenn sie begreifend den Ideen einer geistigen Welt gegenübersteht. Wer diese Wärme nicht empfindet, der *lebt* nicht in den Ideen des Geistes; er *denkt* nur die erst in seiner Seele ertöteten Ideen, die er mit den Worten hört, in die einmal ein in die Geisteswelt Schauender seine geist-wirklichen Erlebnisse gegossen hat. (*Nachrichtenblatt,* 1. Jg Nr. 14, 13. April 1924, S. 54)

Am Tag nach dem Beginn des esoterischen Lehrgangs, am Samstag, 16. Februar, eröffnete Steiner die große Serie seiner Karmavorträge mit dem Satz: *»Ich möchte nun beginnen, zu Ihnen über die Bedingungen und Gesetze des menschlichen Schicksals zu sprechen ...«.* Später wurde klar, daß er mit diesem Vorhaben einundzwanzig Jahre gewartet hatte, bis er eine Zuhörerschaft vor sich sah, von der er hoffen konnte, daß sie seine Worte fruchtbar in sich aufnehmen würde. Bis zum letzten Tag seiner Vortragstätigkeit setzte er diese ›Karmabetrachtungen‹ fort. Sie sind später in der Gesamtausgabe in sechs Bänden erschienen (Nrn. 235 bis 240).*

Seine Ausführungen über die Hintergründe des menschlichen Schicksals machten auf manchen Zuhörer einen gewaltigen Eindruck. Besonders bei der Darstellung der karmischen Zusammenhänge der Anthroposophischen Gesellschaft (Bd. III, GA 236) hatten einige Teilnehmer den Eindruck, er spräche über ihre eigenen früheren Verkörperungen. Am 9. Mai, unmittelbar nach Edith Maryons Tod und wenige Wochen vor seiner Reise nach Paris, beschrieb er seinen Dornacher Zuhörern an diesem Freitagabend ausführlich, wie ein Initiat nach den vorhergehenden Inkarnationen eines Menschen forscht. Die Schilderung ist überraschend, nicht nur, weil sie ganz anders ist als seine früheren Darstellungen (von 1912, vgl. GA 135), sondern auch, weil man den Eindruck hat, daß sich unter seinen Zuhörern Menschen befanden, die einen solchen Weg schon beschreiten konnten. Obwohl er vier Monate später, am 5. und 7. September (GA 238), deutlich sagte, daß solche Forschungen nur angestellt werden können von denjenigen, die eine weitgehende Einweihung erreicht haben, gibt er hier eine genaue Beschreibung der sogenannten ›Drei-Tage-Übung‹ für die moderne Karmaforschung.

Nur einmal deutete er an, welche Auswirkungen solche Darstellungen bei einigen seiner Zuhörer auch hatten und was das für ihn selbst bedeutete. Am 23. Mai sagte er in Paris:

[...] Das Neue in der anthroposophischen Bewegung besteht ja auch darinnen, daß ich selber die Präsidentschaft nun übernehmen mußte, während sie bisher von andern ausgeübt wurde und ich mich nur als Lehrer betrachtete. Nun, meine lieben Freunde, es war ein ganz bedeutender Entschluß, auch gegenüber der geistigen Welt, den ich damals fassen mußte. Denn es war ein Wagnis. Ein Wagnis aus dem Grunde, weil mit der Übernahme der äußeren Führung ebensogut es hätte sein können, daß die Offenbarungen von seiten geistiger Wesenheiten, auf die wir doch durchaus angewiesen sind, wenn es sich um Verbreitung der Anthroposophie handelt, daß diese Offenbarungen geistiger Wesenheiten hätten weniger werden können dadurch, daß ich mich in Anspruch nehmen ließ von der äußeren Verwaltung der Gesellschaft. Ich darf heute schon auf die außerordentlich bedeutsame Tatsache hinblicken, daß dies nicht der Fall ist, sondern daß im Gegenteil seit der

Weihnachtstagung der geistige Impuls, der aus den spirituellen Welten herunterkommen muß, wenn die anthroposophische Bewegung ihren richtigen Fortgang nehmen soll, durchaus gewachsen ist, so daß unsere anthroposophische Bewegung seit unserer Weihnachtstagung immer esoterischer und esoterischer werden konnte und es weiter werden wird. Es ist damit verbunden, daß allerdings auch – ich meine von der geistigen Seite her – sehr starke gegnerische Mächte, dämonische Mächte gegen die anthroposophische Bewegung anstürmen. Aber es steht durchaus zu hoffen, daß die Kräfte des Bündnisses, das wir durch die Weihnachtstagung mit guten geistigen Mächten schließen durften, in der Zukunft imstande sein werden, alle diejenigen gegnerischen Mächte auf geistigem Gebiete, die sich doch der Menschen auf Erden bedienen, um ihre Wirkungen zu erzielen, alle diese gegnerischen Mächte aus dem Felde zu schlagen. (GA 37/260a, Dornach [2]1987, S. 235 f.)

Zu Ita Wegman, die während dieser Zeit täglich mit ihm zusammen war, hatte er von diesen dämonischen Angriffen schon mehrfach gesprochen. Bei der Gedenkansprache für Edith Maryon am 3. Mai beschrieb er eine andere Seite solcher Attacken:

[...] Das, was ich heute zu sagen hatte, sollte durchaus darinnen gipfeln, zu zeigen, wie hier ein stilles, aufopferungsvolles Arbeitsleben innerhalb der anthroposophischen Sache gewirkt hat, das unersetzlich ist, und von dem ich gewiß bin, daß diejenigen, die verstehen, was es eigentlich heißt, leitend, wie ich es tun muß, innerhalb der anthroposophischen Bewegung zu wirken, das Gesagte in einem verständnisvollen Sinne aufnehmen werden. Es ist nicht leicht, innerhalb der anthroposophischen Bewegung verantwortlich zu wirken.

Meine lieben Freunde, betrachten Sie das, was ich an Miss Maryons Tod anschließe, zu gleicher Zeit als etwas, was ich heute ganz im allgemeinen zu Ihnen sagen möchte. Diese Leitung, was bedingt sie denn? Diese Leitung bedingt nämlich das Folgende, und ich habe insbesondere oftmals seit der Weihnachtstagung auf das ganz Besondere hinweisen müssen, was diese Leitung der anthroposophischen Bewegung bedingt. Sie bedingt, daß dasjenige, was im Zusammenhange mit mir geschieht, ich selber in der Lage bin, hinaufzutragen in die geistige Welt, um nicht nur eine Verantwortung zu erfüllen gegenüber von irgend etwas, was hier auf dem physischen Plane ist, sondern eine Verantwortung, die durchaus hinaufgeht in die geistigen Welten. Und sehen Sie, Sie müssen sich schon, wenn Sie im rechten Sinne mitmachen wollen, namentlich dasjenige mitmachen wollen, was die anthroposophische Bewegung seit der Weihnachtstagung geworden ist, in diesen Gedanken hineinfinden, was es heißt, vor der geistigen Welt die anthroposophische Bewegung zu verantworten.

Ich könnte viel über dieses Thema reden, und ich möchte das eine von dem vielen gerade bei dieser Gelegenheit sagen. Natürlich, bei den Menschen, die in der anthroposophischen Bewegung sind, kommen mannigfaltige persönliche Dinge zum Ausdruck. Dasjenige, was auf der Erde als Persönliches vertreten wird, das ist, wenn es sich vermischt mit dem, was gerade für die anthroposophische Sache geschehen soll, ein Element, das der geistigen Welt gegenüber, wenn es persönlich bleibt, nicht zu verantworten ist. Und welche Schwierigkeiten erwachsen dem, der irgend eine Sache vor der geistigen Welt verantwortungsvoll zu vertreten hat, wenn er zuweilen mitzubringen hat mit dem, was er zu verantworten hat, das, was aus den persönlichen Aspirationen der teilnehmenden Menschen kommt. Was das bewirkt, dessen sollten Sie sich doch ein wenig auch bewußt sein. Es bewirkt die schauderhaftesten Rückschläge von seiten der geistigen Welt heraus, wenn man der geistigen Welt in der folgenden Art gegenüberzutreten hat.

Irgend ein Mensch arbeitet mit in der anthroposophischen Bewegung. Er arbeitet mit; aber er arbeitet in das, was er mitarbeitet, persönliche Ambitionen, persönliche Intentionen, persönliche Qualitäten hinein. Nun hat man dann diese persönlichen Ambitionen, diese persönlichen Tendenzen. Die meisten wissen nicht, daß sie persönlich sind, die meisten halten das, was sie tun, eben für unpersönlich, weil sie sich selber täuschen über das Persönliche und Unpersönliche. Das ist dann mitzunehmen. Und das wirkt in den wirklich schaudervollsten Rückschlägen heraus aus der geistigen Welt auf denjenigen, der diese Dinge, die aus den Persönlichkeiten hervorquellen, mit hineinzutragen hat in die geistige Welt.

Das sind innere Schwierigkeiten, meine lieben Freunde, die sich gerade für eine solche Bewegung ergeben, wie die der Anthroposophie innerhalb der Anthroposophischen Gesellschaft ist. Und es muß schon sein, daß darauf aufmerksam gemacht werde. Gewiß, es ist schrecklich, daß wir solche schrecklichen Gegner haben, aber diese Gegner müssen halt in irgendeiner Weise in der richtigen Art von uns behandelt werden. Aber in bezug auf das Innere, wie Anthroposophie zu vertreten ist, ist es viel schrecklicher, wenn es nötig wird, das was erarbeitet wird innerhalb der anthroposophischen Bewegung, das belastet hinauftragen zu müssen in die geistige Welt, belastet mit persönlichen Interessen des einen oder des anderen. Und es wird wenig eigentlich nachgedacht gerade über dieses Faktum. (GA 261, Dornach 1961, S. 305 f.)

Nach Rudolf Steiners Tod hat Ita Wegman einige Male von diesen dämonischen Angriffen berichtet, denen er auch während seiner Krankheit ausgesetzt war. Wer heute solche Worte liest, kann sich fragen, ob nicht diese Einflüsse, die auch von seinen Zuhörern ausgingen, sein Wirken allmählich unmöglich machten. Wie viele seiner nächsten Mitarbeiter hatten einen ›gereinigten Astralleib‹? Wie viele beherrschten wirklich die ›sechs Eigenschaften der Anthroposophie‹?* Als Ita Wegman ihn frug, wie man denn gegen Dämonen kämpfen könne, antwortete er: *»Mit Dämonen kann man nicht kämpfen – man kann sie nur aushungern.«* Ein großes Wort, das wohl besagt, daß man diesen auf den Seelenleib des Menschen zu wirken versuchenden Wesen der Astralwelt nur entgegenwirkt, indem man ihnen keine Nahrung gibt – das heißt aber, indem man seine Seelenkräfte reinigt und stärkt.

Dämonen können, nach Steiner, unter anderem durch *»innere Opposition«* in einer Menschenseele entstehen. Er hat die Wirkung solcher Wesen aus der Astralwelt vielfältig beschrieben.* Man kann verstehen, daß Steiner oft mit solchen Wirkungen konfrontiert wurde; seine Intentionen weckten manchmal, auch bei seinen nächsten Mitarbeitern, *»innere Opposition«*. Auch Arroganz, Ehrgeiz, Eitelkeit, Eifersucht, Unwahrhaftigkeit können solche Wirkungen im menschlichen Astralleib erzeugen; es ist ersichtlich, daß ihnen nur durch konsequente Selbsterkenntnis entgegengewirkt werden kann; das macht eben das Zusammenleben der Menschen so schwierig – aber auch so wesentlich. (Man muß es bei anderen aushalten, aber auch bei sich selbst – deswegen ist Humor im sozialen Leben oft die einzige Rettung. Dämonen ertragen keinen Humor, sie können auch keine Selbsterkenntnis üben.) Steiners Wort *»Alles Persönliche muß verschwinden«* ist in diesem Zusammenhang beachtenswert – auch in seinem Verhältnis zu Ita Wegman. In bezug auf seine eigene Charakterentwicklung sollte man die Darstellung in seinem Vortrag vom 29. Dezember 1910 (*Okkulte Geschichte*, GA 126) nicht übersehen: *»In solchen Mysterien* [im alten Ephesos] *wurden in der Seele namentlich jene Empfindungen, jene Impulse erregt, die geeignet waren, von Grund aus allen Egoismus auszurotten aus der Seele.«* Noch in seiner letzten Ansprache an die Anthroposophen in Dornach, am 28. September 1924, deutete er an, daß seinen Zuhörern das Dämonenhafte bekannt war:

Nur dann, wenn dieses Werk, die große, gewaltige Durchdringung mit der Michael-Kraft, mit dem Michael-Willen – der ja nichts anderes ist als dasjenige, was vor dem Christus-Willen, vor der Christus-Kraft vorausgeht, um diese Christus-Kraft in richtiger Weise in das Erdenleben einzupflanzen – nur dann, wenn diese Michael-Kraft wirklich siegen kann über das Dämonen-Drachenhafte, das Ihr ja auch gut kennt, und wenn Ihr alle, die Ihr in dem Lichte auf diese Weise den Michael-Gedanken in Euch aufgenommen habt, wenn Ihr diesen Michael-Gedanken treuen Herzens und in inniger Liebe aufgenommen habt und bewahrt, wenn Ihr versucht, diese Michael-Weihestimmung dieses Jahres zum Ausgangspunkte desjenigen zu nehmen, was Euch in aller Stärke, in aller Kraft diesen Michael-Gedanken in der Seele nicht nur offenbaren, sondern in allen Euren Taten lebendig machen kann, – dann werdet Ihr treue Diener dieses Michael-Gedankens sein, dann werdet Ihr edle Mithelfer werden können desjenigen, was im Michael-Sinne durch Anthroposophie in der Erdenentwickelung sich geltend machen soll. (RUDOLF STEINER, *Esoterische Betrachtungen karmischer Zusammenhänge*, vierter Band, GA 238, Dornach [4]1974 S. 172 f.)

Es ist unmöglich, alles wiederzugeben, was Rudolf Steiners Tätigkeit in diesen vierzig Wochen bis zum Beginn seines Krankenlagers ausmachte – der Lebenseinsatz vieler Menschen wird nötig sein, den von ihm angeregten Kultur- und Menschheitsfortschritt auch zu verwirklichen. Für Ita Wegman war die Freundschaft Rudolf Steiners das bedeutendste Ereignis ihres Lebens geworden. Sie sollte die Bedeutung dieser Freundschaft auch ›lesen‹ und erkennen lernen. An seinem dreiundsechzigsten Geburtstag schenkte er ihr folgendes Gedicht:

Es deuten die Herzen das Karma
Wenn die Herzen lernen
Lesen das Wort
Das in Menschenleben
Gestaltet
Wenn die Herzen reden
Lernen das Wort
Das im Menschenwesen
Gestaltet.

Das war am 27. Februar 1924. Sie mußte das Schicksal (Karma) ›lesen‹ lernen, das heißt, sie mußte etwas üben, was für die anderen bahnbrechend wirken könnte. Man kann bei der Betrachtung des Lebensganges Ita Wegmans den Eindruck haben, daß andere am Schicksal Rudolf Steiners mit ihr aufwachen sollten für die Bedeutung ›karmischer‹ Zusammenhänge überhaupt. Bei der Weihnachtstagung hatte er begonnen, dieses Schicksal zu zeigen und hatte Ita Wegman entsprechend hervorgehoben und an prominenter Stelle eingesetzt. Schon früher, nach dem Brand des Goetheanums, war in ihr ein Empfinden dafür erwacht, daß er auf andere Menschen angewiesen war; in ihr wurde Mitleid geboren. Darin kann man die Quelle vermuten, aus der sie anfangen konnte, ihre Selbstsucht zu überwinden, sich ihm selbstlos zur Verfügung zu stellen und ihm bei seinem Werk zu helfen. Darauf konnte er dann aufbauen; seine Liebe ist wiederum der Dank dafür, daß sie ihn erkannt hatte. Bei anderen blieb er bis zum Schluß der Initiat, der nur zu geben hatte – deren Arbeitskraft hängt auch mit einer nicht bewältigten Selbstsucht zusammen. Freilich mußte Ita Wegman sich später immer wieder fragen: Bin ich zu spät gekommen?

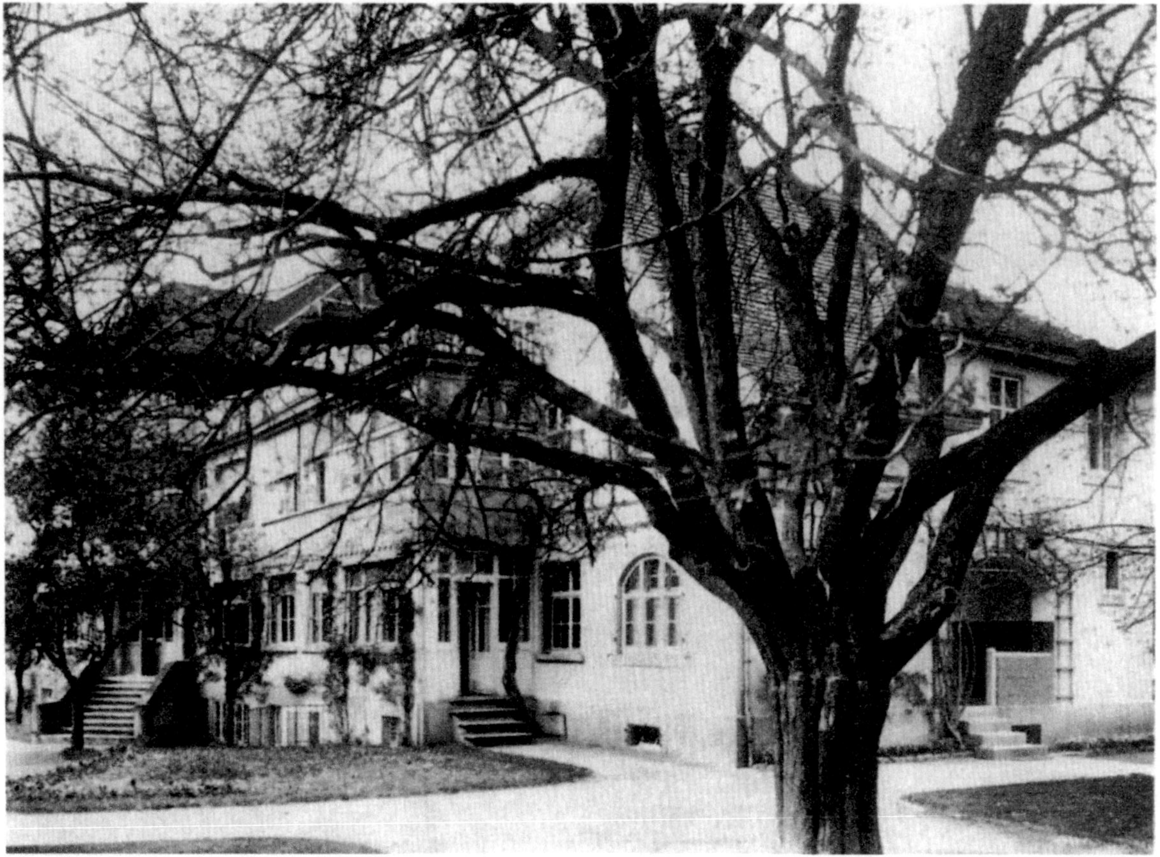

*Abbildung 21
Das Klinisch-Therapeutische Institut in Arlesheim, 1926*

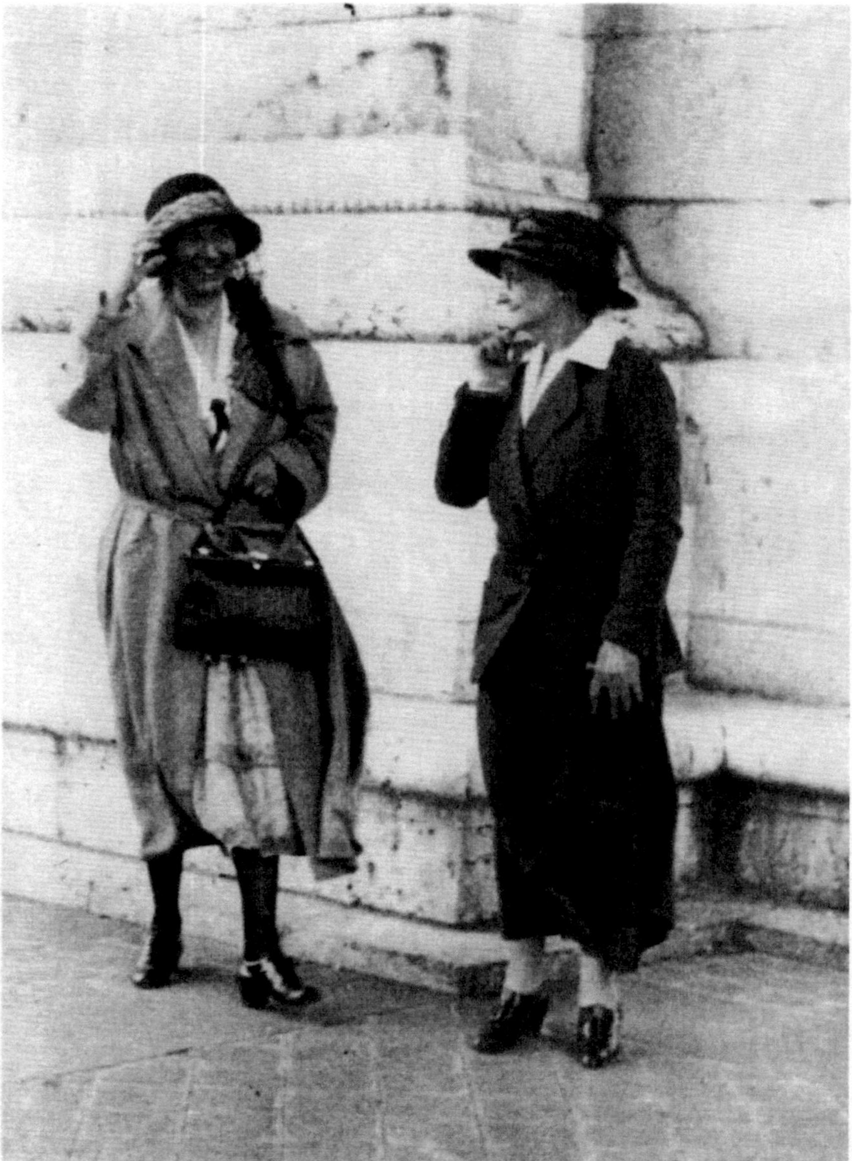

Abbildung 22
Ita Wegman und Alice Sauerwein, Paris 1924

OSTERN UND PFINGSTEN 1924

Das letzte Osterfest, das Rudolf Steiner gemeinsam mit seinen anthroposophischen Freunden feiern konnte, gestaltete er sehr festlich. Nach seinem Besuch in Prag hatte er in Bern eine öffentliche pädagogische Tagung geleitet. Gleich nach seiner Rückkehr, am Karfreitag, 18. April, hielt er abends in Dornach die achte ›Klassenstunde‹, die einen besonderen Charakter trug. In der folgenden Nacht erlebten Rudolf Steiner und Ita Wegman ein wichtiges Ereignis aus einer ihrer früheren Inkarnationen. Aristoteles und sein Schüler Alexander von Makedonien hatten die Insel Samothrake besucht. Vor diesem Besuch galt, was Rudolf Steiner in folgendem Spruch für Ita Wegman formulierte:

Weisheit ist verborgen,
Sie kommt in die Erscheinung
und äußert sich als Kraft.

Nachdem sie auf Samothrake gewesen waren, hieß es:

Weisheit wirkt als Kraft,
Kraft lebt in der Erscheinung,
Die Erscheinung erstirbt in der Weisheit. *

Am Karsamstag vollendete er das Aquarell ›Ostern‹, das später reproduziert wurde und weite Verbreitung fand. Abends hielt er den ersten von vier Vorträgen über *Das Osterfest als ein Stück Mysteriengeschichte der Menschheit* (heute in *Mysterienstätten des Mittelalters*, GA 233a). Es war der Auftakt der Ostertagung, zu der sehr viele Besucher eingetroffen waren.

Ostersonntag, der 20. April, begann mit einer eurythmischen Darstellung des Grundsteinspruches der Weihnachtstagung von 1923. Marie Savitch berichtet darüber:

Nach der Weihnachts-Tagung von 1923/24 hat Rudolf Steiner als erstes die richtige Sprechweise des Grundsteinlegungsspruches bekräftigt. Er hat jede Wortbildung, jede Durchführung des Satz-Aufbaues, jede Betonung und Intonierung mit Marie Steiner durchgenommen, damit die Sprüche im rechten Sinne gesprochen würden und ihren Mantram-Charakter behalten. Dann tat Rudolf Steiner den nächsten Schritt. Er hat das gesprochene Wort in die Gesetzmäßigkeit und Bewegung der menschlichen Gestalt durch die Eurythmie-Formen eingeprägt. Es folgte in vielen Proben die eurythmische Ausgestaltung dieses Spruches. Rudolf Steiner zeigte selber die Anordnungen und die richtunggebenden Anweisungen.

Gewaltig erklangen Rudolf Steiners Worte, als er zu Ostern 1924 in seiner Vorrede zu der Eurythmie-Aufführung über die Bedeutung der Tatsache sprach, daß die Grundsteinlegungs-Sprüche in der Eurythmie gemacht werden. Denn dieses steht in direkter Verbindung mit dem Weihnachts-Tagungs-Impuls. (Marie Savitch, *Marie Steiner von Sivers*, Dornach 1965, S. 151)

Zwischen jeder der vier Strophen ließ Steiner das Bühnenbild vollkommen verdunkeln. Die eurythmische Darstellung und die Rezitation Marie Steiners beeindruckten die Anwesenden sehr; das Geschehen der Weihnachtstagung wurde am Ostersonntag mit der Anrufung »Menschenseele!« wieder lebendig.

Nachmittags fand eine Eurythmieaufführung statt, abends hielt Steiner den zweiten Vortrag über *Das Osterfest*. Am Ostermontag begann er einen Kurs für die Medizinstudenten und jungen Ärzte, in dem er weitere meditative Hilfen für die Belebung der medizinischen Arbeit gab (GA 316). Es folgte nachmittags wiederum eine Eurythmieaufführung und abends der dritte Vortrag über das Osterfest.

Am Dienstag arbeitete er vormittags mit den Medizinstudenten, anschließend gab es eine Besprechung mit praktizierenden Ärzten, dann folgte um 12 Uhr eine Klassenstunde, die neunte. Nachmittags wieder eine Eurythmieaufführung und abends der letzte Vortrag über das Osterfest.

Die Teilnehmer an der neunten Klassenstunde hatten schon in den Tagen vorher Ausführungen Rudolf Steiners im Nachrichtenblatt vom 20. April (1. Jg. Nr. 15) lesen können, in denen er das Erlebnis der ›Schwelle‹ zwischen sinnlicher und übersinnlicher Welt beschrieb, von dem schon in der vorhergehenden Stunde die Rede gewesen war. Diese Schwelle bewußt zu überschreiten, setze *»eine völlige Umwandlung des inneren Menschen aus einer Daseinsform in die andere voraus«* (heute in GA 260a, S. 202). Es wurde dann die Frage behandelt, warum nur so wenige Menschen den Weg gehen, der in die geistige Welt führt. Im Abendvortrag am 22. April begann Steiner, den Mysterienkult des alten, vorchristlichen Ephesos zu beschreiben, wo im Tempel der Göttin Artemis die Wirkungen der Planetensphären erforscht wurden. Er erwähnte, wie Aristoteles und sein Schüler Alexander in einer früheren Verkörperung dort im fünften vorchristlichen Jahrhundert noch imstande gewesen waren, die Geheimnisse dieser uralten asiatischen Mysterienkulte zu erfahren. An diesem Ort, wo später das

Johannesevangelium entstand, konnten Eingeweihte das ›Weltenwort‹, den Logos, erleben, indem sie in den Vokalen I, O und A die schaffenden Kräfte gewahr wurden, durch die des Menschen Ich, sein astralischer und sein ätherischer Leib entstanden waren. Seine Schilderungen dieses Kultes sind in dem genannten Vortrag weit ausgeführt. Ita Wegman erhielt von ihm einen weiteren kultischen Spruch, den sie später für ihre Krankenschwestern morgens vor Beginn der Arbeit sagte:

Finde dich im Lichte
Mit der Seele Eigenton;
Und Ton zerstäubt,
Wird Farbgebild
Im Lichte –
Licht-Götter-Wesen.
Verschwundener Ton
In ihm wiedererstandener Ton
Spricht aus ihm:
Du bist
Eigenton im Weltenlicht
Töne leuchtend
Leuchte tönend.

Johanna Dost, eine Krankenschwester der Arlesheimer Klinik, hat diese Worte überliefert (*Ita Wegmans Erdenwirken aus heutiger Sicht,* Arlesheim 1976). Im Rudolf Steiner-Archiv befindet sich das Original in Steiners Notizbuch 527.

Am nächsten Morgen (23. April) wurden die Vorträge für die Medizinstudenten fortgesetzt. In der anschließenden Stunde für praktizierende Ärzte (GA 314) behandelte Steiner Krankheitsfälle aus dem entstehenden medizinischen Buch *Grundlegendes für eine Erweiterung der Heilkunst* … wie auch am nächsten Tag. Abends setzte er für alle Mitglieder die Serie seiner ›Karmavorträge‹ fort. Es ist bemerkenswert, daß er seine Ausführungen damit begann, eine menschliche Tugend zu schildern, die nach den großen Erlebnissen dieser Ostertage vielleicht besonders der Pflege bedurfte: die Bescheidenheit.

[…] gerade dann, wenn man den Menschen in den Mittelpunkt der Betrachtungen stellt, [wird] ethisch das erreicht […] werden, daß in dem menschlichen Charakter eine gewisse Bescheidenheit eintreten wird. Unbescheidenheit kommt eigentlich nur aus mangelnder Menschenerkenntnis. Es wird ganz gewiß nicht aus einer eindringlichen, umfassenden Menschenerkenntnis im Zusammenhange mit den Welt- und Geschichtsereignissen das folgen, daß der Mensch sich überschätzt, sondern es wird zur Folge haben, daß der Mensch sich objektiver nimmt. Gerade wenn der Mensch sich nicht kennt, so sprießen in ihm diejenigen Gefühle auf, die eben aus dem Unbekannten seiner eigenen Wesenheit kommen. Instinktive emotionelle Regungen ziehen aus ihm auf, und diese im Unterbewußten wurzelnden instinktiven emotionellen Regungen, die machen den Menschen eigentlich unbescheiden, hochmütig und so weiter. Dagegen wenn das Bewußtsein immer mehr und mehr hinuntersteigt in diejenigen Regionen, in denen sich der Mensch erkennt, wie er den Weiten des Weltenalls und dem Leben der aufeinanderfolgenden geschichtlichen Ereignisse angehört, wird sich im Menschen einem innerlichen Gesetze nach Bescheidenheit entwickeln. Denn die Anpassung an das Weltendasein ruft immer Bescheidenheit hervor, nicht Überhebung. Alles, was als eine reale, wahre Betrachtung in der Anthroposophie gepflogen werden kann, hat durchaus auch seine ethische Seite, zeitigt seine ethischen Impulse. Anthroposophie wird nicht eine Lebensauffassung hervorbringen so wie die neuere materialistische Zeit, welche die Ethik, die Moral als etwas Äußerliches hat, sondern die Ethik, die Moral wird ihr etwas sein, was innerlich hervorgetrieben wird aus alledem, was man betrachtet. (GA 236, Dornach ^{6}1988, S. 48 f.)

Die Medizinstudenten und jungen Ärzte wollten nicht abreisen, sie baten um weitere Unterweisungen. So kam Steiner am Abend dieses Tages nochmals mit ihnen zusammen und hielt auch am Donnerstag und Freitag noch Kursstunden für sie. Über diesen Kurs schrieb er:

In dem Kursus für jüngere Mediziner und Medizin-Studierende wurde diesmal die innere Entwicklung des Arztes besonders ins Auge gefaßt. Man kann, wenn man die entsprechenden geistigen Fähigkeiten ausbildet, dazu kommen, in der Anschauung unmittelbar das Wesen des kranken Menschen und dasjenige der Heilmethoden als ein Ganzes zu verbinden. Dadurch aber entwickelt sich der Heil-Wille als die besondere Seelenstimmung, die der Arzt braucht. So wie in diesem Kurse die Entwicklung dieses Heil-Willens dargestellt worden ist, erscheint derselbe nicht als eine abgesonderte – abstrakte – menschliche Fähigkeit, sondern er tritt immer, ganz individualisiert, entsprechend der sachgemäßen Anschauung der Krankheit auf; er identifiziert sich mit dem *Wissen* vom Heilen in dem individuellen Fall. So wird durch Anthroposophie in das medizinische Können nicht ein mystisches Nebelgebilde hineingetragen, sondern das Gegenteil: ein exaktes Erfassen der Krankheit und ein daraus hervorgehendes exaktes therapeutisches Handeln. Die Innigkeit, mit der von den Teilnehmern das hier Gewollte ergriffen worden ist, wird eine Gewähr dafür bieten, daß von einigen Menschen in der nächsten Zeit wirklich für die Heilkunst die Vertiefung und Erweiterung gesucht werden, die so sehr notwendig sind. (*Nachrichtenblatt,* 1. Jg. Nr. 17, 4. Mai 1924, S. 66)

Die Ereignisse dieser Osterwoche konnten hier nur in einer Zusammenfassung wiedergegeben werden. Steiners Vorträge aus diesen Tagen sind in mehreren Bänden der Gesamtausgabe publiziert, daher ist es sinnvoll, die Dinge einmal chronologisch aufzuführen. Nur eine Zusammenschau der Osterwoche 1924 kann dazu führen, Ita Wegmans Platz in diesem Geschehen zu erkennen, und begreiflich machen, wie Steiner immer weiter sich bemühte, ihre Frage nach einer zeitgemäßen Mysterienmedizin zu beantworten, und wie seine liebevolle Hinwendung zu ihr zum weiteren Aufwachen ihrer Seele führte. In seinem Aufsatz *Die Osterveranstaltung am Goetheanum* (*Nachrichtenblatt,* 1. Jg. Nr. 17, 4. Mai 1924, S. 65) schreibt Rudolf Steiner unter anderem: *»In das weltgeschichtliche Schicksal der alten Mysterien schauen, heißt dem Osterfeste, das für den gegenwärtigen Menschen deren Untergang und neuen Aufgang darstellen kann, den Sinn des Osterfestes vertiefen. Indem die Anthroposophie diese Vertiefung anstrebt, wird sie selbst von dem Gedanken der Auferstehung durchdrungen, ist sie eine Botschaft von dieser Auferstehung. Als solche wird sie aus einer Ideensache zu einer Herzenssache. So wollte die Oster-Veranstaltung des Goetheanums den Impuls der Weihnachtstagung zur weiteren Entwicklung bringen.«*

»Rudolf Steiner wollte immer ein Geisterinnern in den Menschen wecken«. Diese Worten stehen auf einem Notizblatt von 1933, das im Anhang faksimiliert wiedergegeben ist. Ita Wegman versuchte damals, sich die große Zeit ihres Lebens ins Gedächtnis zurückzurufen. Sie erinnerte sich, wie sie ihn 1904 nach den Hintergründen des Märchens von der grünen Schlange gefragt hatte und darauf sein esoterischer Schüler geworden war. Sie erinnerte sich aber auch an das Gespräch während des Pfingstkongresses 1907 in München. Schon damals wollte er in ihr ein solches ›Geisterinnern‹ wecken durch Andeutungen, wie sie beide in alten Zeiten Freunde gewesen seien. Damals fragte sie nicht, und als sie später fragte, gab er immer Antwort – doch war in ihr kein ›Geisterinnern‹ geboren.

Nach dem Kursus in Penmaenmawr Ende August 1923, neunzehn Jahre nach ihrer ersten Frage in Berlin, war ein solches Erinnern erwacht: Während sie ihn bat, die Mysterienheilkunst alter Zeiten für die heutigen Menschen neu zu erschaffen, ging ihr in einem geistigen Erlebnis die Erinnerung an vergangene Leben auf – sie wußte plötzlich, daß ein großes Schicksal sie mit diesem Menschen verband. Da konnte er antworten, und die Antwort hatte große Folgen. Im Herbst und Winter gab er ihr zunehmend Hilfen, wie sie altes Schicksal ins Bewußtsein rufen könne. Während der Weihnachtstagung stellte er dieses alte Schicksal in seinen Abendvorträgen dar, für diese willenskräftige, tief empfindende Frau vielleicht nicht nur ein beglückendes Erlebnis, sondern auch eine schwerwiegende Verantwortung. Tiefen Ernst muß sie damals empfunden haben in bezug auf die Folgen seiner Ausführungen. Bei der gemeinsamen Arbeit an dem medizinischen Buch führte er lange Gespräche mit ihr, sie meditierten und beteten zusammen, damit die begonnene Zusammenarbeit ihre rechte Bahn finden würde.

Nicht ein Liebesverhältnis war gemeint – er sprach sie mit den Worten *»mein Freund«* an. Auch sollte in keiner Weise das Verhältnis zu Marie Steiner getrübt werden. Denn mit dieser großen Seele verband ihn ebenfalls ein großes Schicksal, von dem er sagte, daß er es *»wahrlich nicht anders haben möchte«*. Daß er seit einundzwanzig Jahren die Anthroposophie entwickeln konnte, war ihrer Treue, ihrem Einsatz, ihrer ungeheuren Arbeitskraft zu verdanken. Dieser Mensch Rudolf Steiner handhabte mit absoluter Strenge ›das Notwendige‹ der Schicksalsverhältnisse. Keiner kannte so genau wie er die karmischen Bedingungen des Menschenlebens. Ein großer Initiat hatte Wegman seine Freundschaft geschenkt – wenn die Schülerschaft Ita Wegmans *»den ganz rechten Weg«* gehen sollte, würde er an ihr einen *»unerschütterlichen Freund«* haben.

Er sprach sie von nun an mit dem Namen ›Mysa‹ oder ›Mysa-Ita‹ an und schenkte ihr viele Gedichte und Meditationsübungen, um *»alte Bande«*, wie er sagte, zu erneuern; mehr und mehr sollte in ihr ein ›Geisterinnern‹ geweckt werden, um das Zusammengehen heilsam zu gestalten. War er verreist, so hatte sie zu bestimmten Zeiten Mantren zu meditieren. *»Ich lebe in Deiner Meditation mit«*, schrieb er einmal. Sie wurde in den Strom seiner ›Agape‹ aufgenommen, in die Liebe eines Mysterienführers zu seinem Mysterienschüler.

Ita Wegman hatte im Februar ihr neunundvierzigstes Lebensjahr begonnen. Man kann ahnen, wie sie sich in dieser Freundschaft empfand. Sie bemerkte, wie ihre Lebenskraft für ihn zur Stütze wurde. Mit ganzer Seele wollte sie ihn begleiten. Sie war ein Mensch der Tat; sie wollte ihn schützen, seine rapide zunehmende körperliche Schwäche heilen. Sie bemerkte auch, wie er ihre Nähe suchte. Einmal sagte er zu einem Arzt, daß Wegman der einzige Mensch sei, der immer genau zu unterscheiden wüßte, wann der Mensch und wann der Gott in ihm wirke.* Für die heutige Zeit sind solche Aussprüche sicher nicht leicht nachzuvollziehen, man möge jedoch bedenken, daß Anthroposophie, wenn sie im Leben verwirklicht wird, nie leicht begreiflich ist. Sie ist das Mysterienwesen unserer Zeit und fordert eine Erkenntnisart, die unsere Zivilisation nicht hergibt – erst recht nicht, wenn es um Schicksalszusammenhänge geht. In Ita Wegman hat man einen Menschen des zwanzigsten Jahrhunderts vor sich, der in diesem Mysterienwesen eine Aufgabe zu erfüllen hatte.

Ihre Briefe an Rudolf Steiner aus dieser Zeit sind mit wenigen Ausnahmen nicht erhalten; man kann vermuten, daß er sie vernichtet hat. Aus seinen Antworten geht hervor, daß sie darin ihr ganzes Herz sich aussprechen ließ. Erhalten geblieben sind die Briefe Rudolf Steiners an sie, die vornehmlich aus der Zeit kurz vor Ostern bis etwa Pfingsten 1924 stammen.

Steiner an Wegman:

Meine liebe Ita 250 Prag-Smichow 29. Maerz 1924
die allerherzlichsten Gedanken sende ich zuvor. Die Reise ist leider dadurch eingeleitet gewesen, daß unmittelbar vor der Abreise in Stuttgart durch Frau Metzner die telephonische Nachricht kam, Frau Fererri [Ferreri] sei am Herzschlag gestorben. Die Reise selbst aber ging gut. Vormittag Freitag war eine Ausruhemöglichkeit. Dann Probe für die Eurythmie und abends konnte ich den ersten öffentlichen Vortrag gut halten. Frau Freund erschien schon bei der Probe sie ist nicht weiter böse, daß ich das Wohnen bei ihr abgesagt habe. Sie sieht wirklich gut aus und erscheint ganz erholt. Für heute Mittag hat sie zum Essen eingeladen und sich sogar zu diesem Zwecke ein Rezept von Frau Hauffen geholt.

Nun aber ist Frau Hauffen selbst nicht ganz gesund. Entzündliche Venen. Wenn es irgend möglich ist, könnten ihr vielleicht die Kupferplättchen zum Auflegen an den Fersen geschickt werden. Aber sie hatte noch ein anderes Anliegen. Sie hat in Reichenberg eine Schwiegertochter. Von der sagt sie, daß ein dortiger Arzt eine Tuberkulose konstatiert hat. Nun muß diese Kranke, die 24 Jahre alt ist, in diesen Tagen eine Operation durchmachen, die weiter nicht mit der Tub. zusammenhängt, auch keine weiteren Folgen wahrscheinlich haben wird. Nun fragt mich Frau Hauffen, ob es möglich wäre, daß diese Frau in der Klinik bei uns Aufnahme finden könnte. Die Sache läge so: die Kranke wird in Reichenberg operiert, könnte dann wohl erst nach 3 Wochen reisen. Ich kenne sie nicht, kann sie auch jetzt nicht sehen und demzufolge auch gar nichts versprechen. Die Tub. scheint ganz im Anfange zu stehen. Ich habe nun gesagt, daß ich anfragen werde, ob eine Aufnahme in Arlesheim möglich sei. Aber ich glaube, Frau Hauffen wird auch durchaus verstehen, wenn die Aufnahme deswegen abgelehnt würde, weil man Tub. Kranke nicht aufnehmen möchte. Vielleicht bekomme ich wegen dieser Sache noch ein Wort hierher.

Über die anthr. Zweige werde ich mir nur allmählich ein Bild machen können. Heute soll eine Versammlung sein, in der sich die Vorstände der verschiedenen Ländergesellschaften miteinander besprechen wollen. Von alledem nächstens weiter. Für heute nochmals die schönsten Gedanken und

Grüße von Rudolf Steiner

Rudolf Steiner war vom 28. März bis 5. April 1924 in Prag. Er hielt dort Vorträge (GA 239). Frau Charlotte Ferreri war Mitglied der Anthroposophischen Gesellschaft und lebte in Honolulu. Wegman hatte Frau Hauffen ein Diätrezept für Rudolf Steiner geschickt.

Steiner an Wegman:

Meine liebe Mysa-Ita, Prag-Smichow – 1. April 1924

herzlichsten Dank für den lieben Brief, über den ich sehr froh war. Hoffentlich ist das Befinden meiner lieben Mysa gut. Bitte nun meinetwegen keine weitere Sorge zu haben; ich werde wirklich acht geben, so gut es nur irgend geht. Bisher ließ sich alles durchstehen. Es ist ein wenig viel zu tun. Schön wäre es, wenn Mysa da wäre. Doch man muss diese Dinge eben »vernünftig« einrichten.

Im Übrigen ist es geradezu merkwürdig: Dr. Mayer hat mich schon verschiedentlich angesprochen, auch um die Erlaubnis gebeten, mich besuchen zu können, von dem verfehlten Ärztevortrag aber nicht ein Wörtchen gesagt. Dr. Charousek habe ich bisher überhaupt nicht gesehen. Dagegen gibt es hier kranke Menschen, die uns wirklich brauchten. Von der Schwiegertochter der Frau Hauffen habe ich schon geschrieben. Dann kam ein Fall, fast ganz gleich der Frau Dr. Heinitz, ein Knabe mit einer ganz merkwürdigen Erkrankung und das Ehepaar Klima, von denen besonders er, Dr. Klima uns brauchte. Wir werden diese Fälle besprechen müssen und zu erledigen versuchen. Für den Knaben scheint sich eine hiesige Ärztin, die mir gestern von dem Vater gebracht worden ist, bereit zu erklären, das Injizieren nach Deiner Angabe, über die wir dann sprechen, wenn ich zurückkomme, zu besorgen. Ich kann alle Leute jetzt nur vertrösten darauf, daß wir versuchen werden, was wir können, zu tun, wenn ich nach Dornach zurückkomme.

So viel scheint mir gewiß: die Nicht-Ärzte hier hätten einen medizin. Vortrag mit großer Befriedigung begrüßt; die anthrop. Ärzte scheuen davor zurück. Die nicht-anthrop. Ärztin, von der ich oben gesprochen habe, Dr. Frant. Kynˇclavá, die ich nur für ein paar Minuten gestern vor dem Vortrag gesehen habe, wird aber, das sah ich schon, geeignet werden, sich für unsere Sache hier zu interessieren.

Mit den Vorträgen und den Einrichtungen der böhm. Landesgesellschaft, sowie mit der Eurythmie-Aufführung ist bisher alles gut gegangen. Hoffentlich geht es so weiter.

Ich werde Samstag abend hier noch einen Vortrag zu halten haben, dann 10 $^1/_2$ von hier abfahren, in Stuttgart Sonntag mittag nach 12 Uhr oder gegen 1 Uhr ankommen und dann gleich ins Auto steigen, um nach Dornach zu fahren. Dann werde ich knapp vor dem Vortrag am Sonntag ankommen. Ich werde froh sein, dann sogleich beim Ankommen meine liebe Mysa zu finden.

Also weiter keine Sorge; es ging bisher und wird weiter gehen. Sehr freu ich mich, daß es Maryon nicht allzu schlecht geht und ich danke herzlich für die Nachricht. Ich bin froh, daß Ihr der Frau Ferreri gedacht habt; ich habe die Nachricht zu spät, ganz [kurz] vor der Abreise in Stuttgart von Dornach aus telephonisch erhalten.

In aller Herzlichkeit und Freundschaft
ganz
Rudolf Steiner

Der Name ›Mysa‹ bezeichnet eine Mysterienpriesterin des Artemistempels in Ephesos im fünften vorchristlichen Jahrhundert. Wahrscheinlich deutet der Name eine Funktion an; Steiner schrieb in manchen Gedichten auch ›Artemysia‹. Richard Mayer und Georg Charousek waren Ärzte in Prag. Edith Maryon wurde von Wegman in Dornach ärztlich betreut.

Wegman an Steiner:

Mein sehr lieber Freund und Lehrer, Basel 8/IV 24
eine Stunde als Sie weg waren [nach Stuttgart] kam Dr. Schmiedel zu mir und erzählt, daß Leinhas ihm erzählt hat, daß Palmer eine Krebsarbeit schon im Druck hat. Es ist dies ein merkwürdiges Vorgehen! Mit Umgehung der medizinischen Sektion werden Arbeiten gedruckt und ausgegeben, nachdem das Klinisch-Therap. Institut in Stuttgart um Anschluss an die Goetheanum Hochschule gefragt hat. Dieser Anschluß wird überall bekannt gemacht und nachher machen und arrangieren diese Ärzte alles mögliche, ohne zu fragen.

Die Krebsfrage ist zu wichtig, daß es wirklich nicht angeht, daß wir nicht gefragt werden, nicht einmal über unsere Resultate wird gefragt. Vielleicht haben Sie Gelegenheit, den Ärzten Ihren Standpunkt klar zu machen. Wie war die Reise? Es hat mir so leid getan, daß Sie mit so vielen im Auto saßen. Das wird ermüdend gewesen sein und dann heute der Vortrag! Es wird notwendig sein, daß wir alles zusammen arrangieren, sogar auch die Autofahrten.

Dann habe ich eine große, große Bitte: es möglich zu machen, daß in der Zeit zwischen Bern und Paris keine Kurse mehr eingeschoben werden. Ich hörte gestern vom landwirtschaftlichen Kurs, der stattfinden sollte. Wir haben doch das *Buch fertig* zu machen und dies ist nicht weniger wichtig als der landwirtschaftliche Kurs. Es beunruhigt mich dieses noch nicht fertige Buch, auf das alle Leute warten. Bitte nicht böse werden, daß ich so viele Wünsche habe. Ich fühle mich jetzt ganz vereinsamt, wäre am liebsten dem Auto nachgelaufen. Ich werde heute unser Atelier besuchen und dort die Meditation machen, dann bin ich intensiv mit meinem so sehr geliebten Freund verbunden.

Herzlichst Ihre Mysaita*

Rudolf Steiner war per Auto am 8. April zu einer Erziehungstagung nach Stuttgart gereist, wo er im Gustav-Siegle Haus vor tausendsiebenhundert Menschen sprach (GA 308). Oskar Schmiedel war der Leiter des Arlesheimer Heilmittellabors der ILAG. Emil Leinhas leitete die Aktiengesellschaft Der Kommende Tag. Otto Palmer führte die Klinik in Stuttgart, die zu dieser Assoziation gehörte. Der erwähnte Anschluß an die Medizinische Sektion kam nicht zustande. In Bern sollte Steiner vom 13. bis 17. April fünf Vorträge halten (GA 309). Vom 23. bis 28. Mai war er nach Paris eingeladen (GA 239).

Einen landwirtschaftlichen Kurs hatte er für die Pfingsttage in Koberwitz bei Breslau zugesagt.

Wegman an Steiner:

Sehr verehrter und lieber Herr Doktor, Arlesheim 2. Mai 1924

heute Nacht um 12 ¹/₄ Uhr ist Miss Maryon gestorben. Sie war bis zuletzt voll bewußt. Die letzten Momente waren weniger schmerzhaft, da ich durch Sauerstoffinhalationen die Atemnot auf ein Minimum heruntersetzen konnte. Ihre letzten Worte waren »*ich bin so schwach, ich kann nicht länger warten bis er kommt*«. Daraufhin wurde sie sehr ruhig und ¹/₄ Stunde später trat der Tod sanft und erhaben ein, ohne Kampf, ohne Schmerz.

Wollen Sie bitte telephonieren, daß Sie da sind, damit ich mit Ihnen hinauf fahren kann. Ich bin glücklich, daß Sie wieder da sind. Immer Ihre Ita

Diesen Brief ließ Wegman wohl per Boten in seine Wohnung in Dornach bringen, damit er die Nachricht gleich bei seiner Ankunft in Händen hätte. Er war am 29. April zu Konferenzen mit dem Lehrerkollegium der Waldorfschule nach Stuttgart gefahren und reiste in der Nacht vom 1. zum 2. Mai nach Dornach zurück. Aus dem Brief geht hervor, daß Edith Maryon eine Viertelstunde nach Mitternacht, also am 2. Mai 1924, gestorben ist. Maryons Tod erschütterte Rudolf Steiner tief, sie war einer seiner nächsten Mitarbeiter gewesen.

Am Freitagnachmittag des 6. Juni reiste Rudolf Steiner nach Breslau ab, zur landwirtschaftlichen Tagung in Koberwitz.

Wegman an Steiner (Telegramm):

Arlesheim den 7. 6. 9 Uhr 30

Ricardo telegraphiert nach eingehendem Studium Sachlage. Abrate dringendst geplantes Abkommen betreffend schlechtester Leumund Heinz Bank herzlichste Grüße alles wohl Wegman

Frau Gracia Ricardo war in den USA für die Begründung der Weleda tätig.

Steiner an Wegman:

Meine liebste Mysa-Ita!

Aus den allerherzlichsten Gedanken an Dich schreibe ich Dir den schönsten Gruß. Es ist schade, daß Du nicht da bist – es wäre mir so schön; aber es geht eben nicht, und man muß das Notwendige hinnehmen. Ich muß der Charakteristik gedenken, die ich von dem

Lebendigen gemacht habe im Hinblick auf hier. Aber es ist doch seelisch die Nähe des Lebendigen da.

Leben aber erscheint hier, wenn die Tätigkeit beginnt. Gestern um 11 Uhr war man in Koberwitz; heute morgen schrieb ich zunächst den Aufsatz »Mein Lebensgang«; dann hatte ich Besprechung mit den Vertretern der hiesigen Jugendgruppe, dann sprach Keyserlingk seine Begrüßung; dann war 12–1 mein erster Vortrag. Dann aß man, dann sprach wieder Keyserlingk über den Betrieb seiner hiesigen Landwirtschaft. Jetzt muß ich nach Breslau zu der weiteren Tages-Einteilung.

Eben kam Dein Telegramm, dessen Inhalt wohl erledigt zu sein scheint mit dem, was wir schon telegraphiert haben. Wenigstens glaube ich, man sollte warten mit Weiterem, bis ich hier van Leer's Brief habe. Der ist noch nicht angekommen. Er wird aber wohl spätestens morgen da sein. Ich schreibe dann wieder.

Ich freue mich herzlichst über das Wohlsein, und kann melden, daß ich die Reise gut überstanden habe. Ich hoffe, es wird nichts Schlimmes passieren.

Wenn weitere Einreisebewilligungen vom Haus Friedwart kommen, so wird es nun doch nötig sein, sie mit Deiner Unterschrift an mich hieher zu senden. Ich werde sie dann weiter befördern.

Ich möchte, daß die Episode vom Donnerstagnachmittag ganz vergessen werde; sie hat doch auch nichts zu bedeuten gegenüber dem Großen, in das sie sich hineinstellt. Und ich habe das liebe Abschiedsgesicht, in dem alles doch wieder so gut war, vor mir.

In aller Herzlichkeit Rudolf Steiner

Koberwitz bei Breslau, 8. Mai [muß heißen: Juni] 1924
bei Graf Keyserlingk

Eben kommt auch ein Brief, den ich mitsende, da[ß] in Friedwart die Bewilligungen auszustellen und mit Deiner Unterschrift mir hieher zu senden sind.

Rudolf Steiner datiert diesen und einige seiner folgenden Briefe aus Koberwitz mit ›Mai‹ – es war aber Juni 1924 (im Mai war er an den genannten Tagen in Dornach).* Nach Koberwitz, zur landwirtschaftlichen Tagung, war Ita Wegman nicht mitgereist; sie blieb in Arlesheim, was ihr außerordentlich schwergefallen sein wird. Warum sie nicht mitreisen konnte, ist nicht bekannt. Steiner hielt hier den berühmten landwirtschaftlichen Kursus, der die Begründung der biologisch-dynamischen Landwirtschaft ermöglichte (GA 327). Seine umfangreiche Tätigkeit in diesen Tagen ist bei LINDENBERG, *Rudolf Steiner. Eine Chronik* (Stuttgart 1987) eingehend beschrieben. Mit der »*Charakteristik von dem Lebendigen*« meint Steiner seine Eröffnungsansprache vom 7. Juni. In diesen Tagen waren Schwierigkeiten bei der Gründung der Weleda in USA entstanden. Jo van Leer war als Präsident des Verwaltungsrates der ILAG eng mit dieser Sache verbunden. Für die Beantragung von Einreisebewilligungen für ausländische Gäste, die nach Dornach kommen wollten, war Steiners Unterschrift erforderlich. Welche *»Episode vom Donnerstagnachmittag«* (5. Juni) er meint, ist nicht bekannt.

Steiner an Wegman:

Meine liebe Mysa-Ita, Koberwitz, 8. Mai [muß heißen: Juni] 1924

Nun kam gestern zu der landwirtschaftlichen Veranstaltung noch der Mitgliedervortrag abends dazu. Es sind von allen Seiten hier die Mitglieder zusammengekommen, sodaß der Besuch ein besonders reichlicher war. Ich werde auch hier die Karmavorträge halten. Gestern habe ich dazu einen einleitenden Anfang gemacht. Morgen soll auch eine Versammlung der ›Jugend‹ sein. Die einleitenden Worte zu der Eurythmie-Vorstellung morgen werde ich nicht selbst sprechen. Es ist besser so.

Bei allem ist mein guter Freund M-I. bei mir, und meine Gedanken gehen zu ihr. Nun ist heute van Leers Brief angekommen, ein ganz dickes Dokumenten-Material. Zum Teil bezieht es sich auf Verhandlungen, die vorläufig durch das Stoppen überholt sind. Was nun die Sache Freeman betrifft, so müssen wir eben warten, bis wir auf dem Umwege durch Forchheimer Bestimmteres wissen. Auch ich habe ja gesagt, was van Leer wieder geltend macht, daß derlei Dinge bei amerikanischen Leuten nichts so Absonderliches sind. Aber selbstverständlich können wir mit Freeman auch dann nichts machen, wenn die Dinge auch vielleicht nicht einmal ganz berechtigt an ihm haften.

Wie schmerzlich dieses neue Mißlingen ist, das ist gar nicht zu sagen. Ich brauche van Leers Briefe nicht mitzuschicken, da er Kopien auch nach Dir geschickt hat. Wir lassen es einstweilen bei unseren Telegrammen bewenden.

Ich muß noch einiges schicken wegen Einreisebewilligungen. Ich tue dieses auf einem besonderen Blatte, das ich beilege.

Heute vormittag besah ich mir den Gemüsebau, die Landwirtschaft und die Viehzucht in Koberwitz. Alles ist sehr interessant.

Überrascht bin ich vom Wasser. Das hat einen ganz hohen Eisengehalt und ich beginne, zu sinnen, wie sich gerade dieses Wasser, dessen Eisen selbst an den Waschbecken haftet, medizinisch verwerten läßt. Ich glaube, da könnte etwas sehr wertvolles herauskommen.

Nun so auch in der Entfernung beisammen. Ich gedenke Deiner Meditation und bin unerläßlich auf Deinen esot. Fortschritt bedacht, liebe Mysa-Ita.

Die allerherzlichsten Gedanken
von Rudolf Steiner

8. Mai [muß heißen: Juni] 1924

Es wären noch – durch das Haus Friedwart – Einreisebewilligungen – unterschrieben von Dr. I. Wegman – zu besorgen für:

1. Frl. Fries
2. Frau Wolfhügel
3. Frl. Arnold — diese sind Schülerinnen des Stuttgarter Eurythmeums
4. Frl. Baratto
5. Frau Hlubek
6. Frl. Bisch - Nürnberg
7. Frl. Wjörnhelm — Diese sind Schülerinnen des Stuttgarter Eurythmeums
8. Frl. Wagner

Die Einreise ist zu begrenzen vom 21. Juni bis zum Ende des Laut-Eurythmiekurses am 10. Juli (vielleicht einige Tage mehr).

Für alle diese bitte ich die Bewilligungen mir hieher zu senden; aber es müßten die Adressen dabei mitgesandt werden. Diese können vom Haus Friedwart durch telephonische Anfrage beim Stuttgarter Vorstand besorgt werden, sofern sie nicht im Adressenmaterial des Hauses Friedwart vorhanden sind. Ebenso müßten auf diese Weise die Vornamen der Einreisenden besorgt werden.

Herzlichsten Gruß — Rudolf Steiner

Auch dieser Brief ist falsch datiert. Er ist vom 8. Juni 1924, Pfingstsonntag. In Breslau hielt Steiner unter anderem Vorträge über Karma (GA 239). Mit der Abkürzung M-I meint er ›Mysa-Ita‹, also Wegman. *»Die Sache Freeman«* betrifft Angelegenheiten der Weleda in USA.

Steiner an Wegman:

Koberwitz 10. Juni 1924
bei Breslau
bei Graf Carl Keyserlingk

Meine liebe Mysa-Ita,

recht gefreut habe ich mich über Deinen lieben Brief; ich sende Dir die allerherzlichsten Gedanken. Du hast wirklich mit Deinen Gedanken in dem Briefe recht. Und ich habe dich auch seelisch jetzt um mich – obgleich es mir so leid ist, daß Du nicht auch physisch da bist; aber, wir haben ja des öfteren besprochen, daß das Notwendige eben beachtet werden muß.

Nun kann ich heute Dir nur diese Versicherung meines Gedenkens an Dich senden und auch die, daß ich meditierend Deiner gedenke und auch hier an Deinem spirituellen Fortschritt arbeite. Du gehst als Freund mit mir in geistige Welten.

Ich habe nur noch kurze Zeit; dann muß ich zum Vortrag. Deshalb sende ich die Dinge, die ich noch zu senden habe, lieber morgen früh. Heute war viel zu tun. Den ganzen Nachmittag war Dr. Engel da mit Patienten. Es ist schön, wie er ganz in unserm Sinne arbeitet. Ich werde Dir davon erzählen. Gestern war vor dem Abendvortrag Jugendgruppenversammlung. Es scheint, als ob die Jugendbewegung sich langsam doch zu etwas durcharbeiten könnte.

Die landwirtschaftlichen Vorträge scheinen mir bis jetzt zu gelingen. Ich bin mit etwas wenig Hoffnung daran gegangen. Aber nun gelingt mir, gerade auch da aus der geistigen Welt Gesichtspunkte heraus zu holen, die vielleicht auf[s] höchste fruchtbar für die praktische Landwirtschaft sein werden. Soviel ich sehen kann gehen die Dinge den Landwirten sogar ein, trotzdem sie den gegenwärtigen Anschauungen gegenüber etwas recht Fremdes darstellen.

Ja, auch ich habe, als der Zug abgefahren, und mein lieber Freund zurückging, dies traurig empfunden; und die Traurigkeit blieb. Ich versuche hier die Gesundheit zu halten – es geht vorläufig, so daß ich Dir nichts Ungünstiges zu berichten brauche.

Allerherzlichste Gedanken Rudolf Steiner

Wegmans Brief ist nicht erhalten. Ludwig Engel war ein junger anthroposophischer, in Breslau praktizierender Arzt.

Steiner an Wegman:

Koberwitz, 11. Juni 1924
bei Breslau
bei Graf Carl Keyserlingk

Meine liebste Mysa-Ita,

habe allerherzlichsten Dank für Deinen zweiten lieben Brief vom Pfingstsonntag. Ich finde darin meine liebe Mysa, wie ich wollen muß, daß sie zu mir spricht, um in der physischen Welt den Ton zu finden, der nachklingen muß dem »Schüler Michaels«, der an meiner Seite gehen muß für »Zeit und Ewigkeit« in den Gebieten der geistigen Welt. Es ist so in unserem Karma, daß ich an Dir einen echten, unerschütterlichen *Freund* finden muß, wenn die Schülerschaft den ganz rechten Weg gehen soll. So will es unser Karma. Wenn dies Karma zunächst einen tragischen Zug haben muß, so wird das nach keiner Richtung in der Zukunft mehr hemmend sein können. Es ist ja auch gewiß traurig, daß Du nicht schon früher mit mir zusammenkamest. Aber, liebe Mysa, Deine Erlebnisse sind doch auch karmisch bedingt. Und was *vorher* karmisch zu lösen war, das mußte eben gelöst werden. Du schiedest einstmals von mir zu einem umfassenden Tatenleben. Wir hatten vorher in der weittragendsten Art große Impulse vor dem Bewußtsein aufgerollt. Du gingest an eine Verwirklichung in Deiner Art. An eine Verwirklichung, die gar nicht anders stattfinden konnte als so, daß Du manchem Menschen Unrecht tatest. Das ist schon nun einmal die notwendige Konsequenz manches Großen. Als Du damals von mir gingst, war viel von mir genommen. Die Jugend, die in Dir an meiner Seite stand, ward von mir genommen. Ich war in keiner Inkarnation so alt als damals. »Mit ihm ist mein Herz über den Pontus gegangen«. Das war meine Stimmung. Ein Mann trat Dir entgegen. Er hatte zunächst Unrecht, in der Art, wie er sich zu Dir verhielt. Dann aber tatest Du ihm Unrecht. Das war ein ungelöstes Karma. Jetzt ist es gelöst. Aber sage mir nun, meine Liebe, mußten wir nicht warten, bis dieses Karma gelöst war? Was wäre zwischen uns gewesen, wenn das nicht so wäre? Das ist etwas, was ich mir oft sagte über unsere Tragik, auch bevor Du in Deinem so lieben Brief vom Pfingstsonntag so schön zu mir gesprochen hast. Denn sieh: gewußt habe ich doch, was um meine Mysa war; ich wollte nur auch die vergangene Mysa dieser Inkarnation in ihren eigenen Worten vor mir haben. Denn diese eigenen Worte sind ja das so Liebe für mich; auch das, was mich so spirituell sorgen lassen kann für Deinen geistigen Fortschritt. Du schreibst »Wirst du mich jetzt immer lieben bleiben?« Meine liebe Mysa: *Diese* Liebe ruht auf dem unerschütterlichsten Fels. Sie ruht ja auf dem, was Deine Wesenheit mir offenbart. Und das ist viel, sehr viel. Aber da soll es auch ungetrübtes Zusammensein geben in allem Erlebten. Du sagst, was nicht mit mir zusammenhängt, »verblaßt«. Aber meine liebe Mysa: ich konnte doch zu keinem Menschen so stehen wie zu Dir. Du lernst mich auch ganz anders noch kennen als andre Menschen mich gekannt haben, oder kennen. Daß da manchmal sich in unser Zusammensein etwas gemischt hat, was Du vielleicht nicht haben wolltest, das hängt doch damit zusammen, daß ich nur im vollen Eins-sein mit Dir leben möchte. Du bist mir doch so nahe; so nahe in allem. Da tut oft schon der Schein des Fernen wehe. Doch Du machst ja auch wieder alles gut. Viele Liebe liegt in Deinem Pfingstbriefe. Du mußt Dich auch in mich hineindenken: der nun mit Dir wandeln will, der in Dir gefunden hat, was er eben nur in Dir finden konnte. Du bist ja auch jetzt so schön bei mir, wo Dein Brief vor mir liegt, und ich in der Stunde (6 Uhr), die schönes Zusammensein in Dornach bedeutet, an Dich schreibe. Du wandelst an meiner Seite, wenn ich vortrage. Und das alles ist eben in unserem Falle die rechte Vorbedingung für das Wandeln in der geistigen Welt.

Ich war alt geworden, als Du mich damals vor Zeiten verliessest; dieses Alter überkam mich gerade so stark in dem Zeitpunkte, während des Münchener kongresses, den Du erwähnst. Man bemerkte dies äußerlich nicht. Ich erschien regsam, sogar vielen vielleicht betriebsam. Ich gab mich eben immer der geistigen Welt hin, und diese ließ die Müdigkeit nach außen nicht auftreten. Aber es war schon Müdigkeit gegenüber allem, nur nicht der geistig-anthroposophischen Strömung gegenüber. Diese Müdigkeit war das karmische Abbild meines Alterns, nachdem Du von mir gegangen warst. Und jetzt warst Du im Auditorium. Aber noch war die Scheidelinie zwischen Asien und Europa im karmischen Abbild zwischen uns. Jetzt ist das alles nicht mehr. Und ich darf nun auch zu den Menschen anders sprechen als früher. Die geistigen Mächte, deren Ausdruck die Anthroposophie ist, sehen wohlwollend, liebend, wie ich mich stütze nunmehr auf die Liebe, die ich hege zu Deiner von mir so hochgeschätzten Seele. Und die ist mir die stärkste Stütze. Ich möchte gerne weiterschreiben. Doch bald wird das Auto zum Abendvortrag vorfahren, das von hier nach Breslau fast eine Stunde braucht.

So ende ich denn vorläufig hier, noch einmal herzlichsten Dank, daß Du mir geschrieben hast. Du sagst: »Es ist nicht immer gut alles zu schreiben«. Ja, es ist doch gut, wenn Du zu mir sprichst, wie Du sprachest.

Allerherzlichste Gedanken

ganz Dein Rudolf Steiner

Aus Steiners Brief geht hervor, daß Wegman ihm am Pfingstsonntag einen zweiten Brief geschrieben hatte, in dem sie an den Pfingstkongress 1907 in München erinnerte (*»während des Münchener Kongresses«* sah Steiner sie im Auditorium), wo sie ihn nicht gefragt hatte.

»Schüler Michaels« und *»Zeit und Ewigkeit«* sind Zitate aus einer gemeinsamen Meditation.

Mit den folgenden Sätzen deutet Steiner Begebenheiten aus dem Leben Aristoteles' an. Mit den Worten *»über den Pontus«* ist der Anfang der großen Reise des makedonischen Königs Alexander nach Asien gemeint. *»Ein Mann trat Dir entgegen«* – es könnte Kleitos gemeint sein, einer der Feldherren Alexanders, der von diesem im Zorn und unter Alkoholeinfluß ermordet wurde. 6 Uhr: Abends um 18 Uhr arbeitete Steiner mit Wegman in seinem Atelier in Dornach an dem Buch.*

Steiner an Wegman:

Meine liebste Mysa-Ita,

viel kann ich leider heute nicht mehr schreiben, da ich – nachdem der landwirtschaftliche Kursus kurz vorher zu Ende gegangen ist, zur ersten Klassenstunde hinein nach Breslau muß. So schicke ich nur mit dem Beiliegenden, das doch abgehen soll, die allerherzlichsten Gedanken, die aber immer zu Dir gehen, und die sich dann besonders konzentrieren, wenn ich hier die Meditation für Dich, meine liebe Mysa, mache. Ich habe mittlerweile von Dir wieder zwei Briefe erhalten, für die ich Dir herzlich danke. Mit Deinen Augen müssen wir doch noch überlegen, oder taten sie nur weh, weil es so spät geworden ist? Gebrauchst Du ordentlich die Brille. Ja, schön, sehr schön wäre es, wenn ich Dich hier haben könnte, aber – zum wievielten Male muß ich auch *mich* ermahnen – wir müssen uns in das Notwendige fügen. Mit der Gesundheit werde ich durchhalten. Aber sage nichts von einem Zusammenhang mit Dir, meine allerliebste Mysa. So ist das ja doch nicht. Da waltet Karma, und eines, das ich wahrlich nicht anders haben möchte.

Allerherzlichste Gedanken

Dein

Rudolf Steiner

Koberwitz bei Breslau

bei Graf Keyserlingk

12. Mai [muß heißen: Juni] 1924.

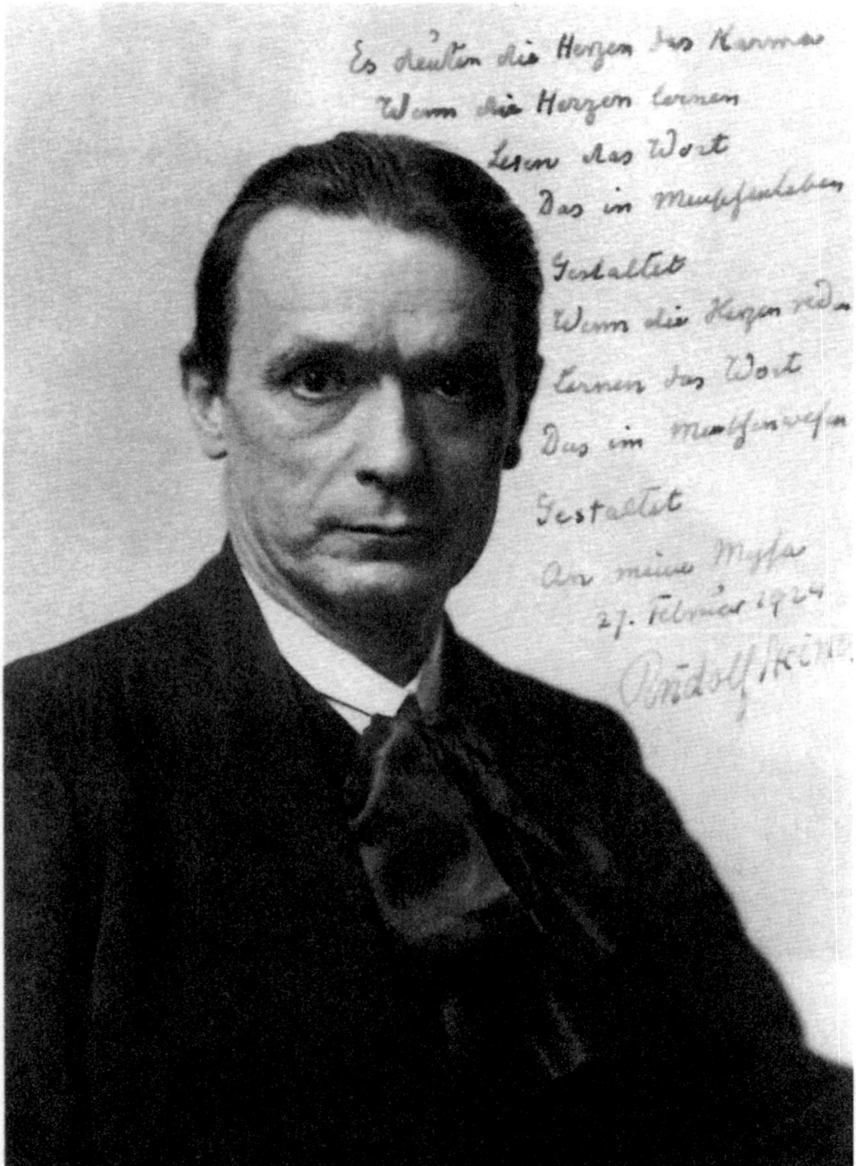

Abbildung 23
Rudolf Steiner (1916)
Er schenkte Ita Wegman diese Fotografie am 27. Februar 1924

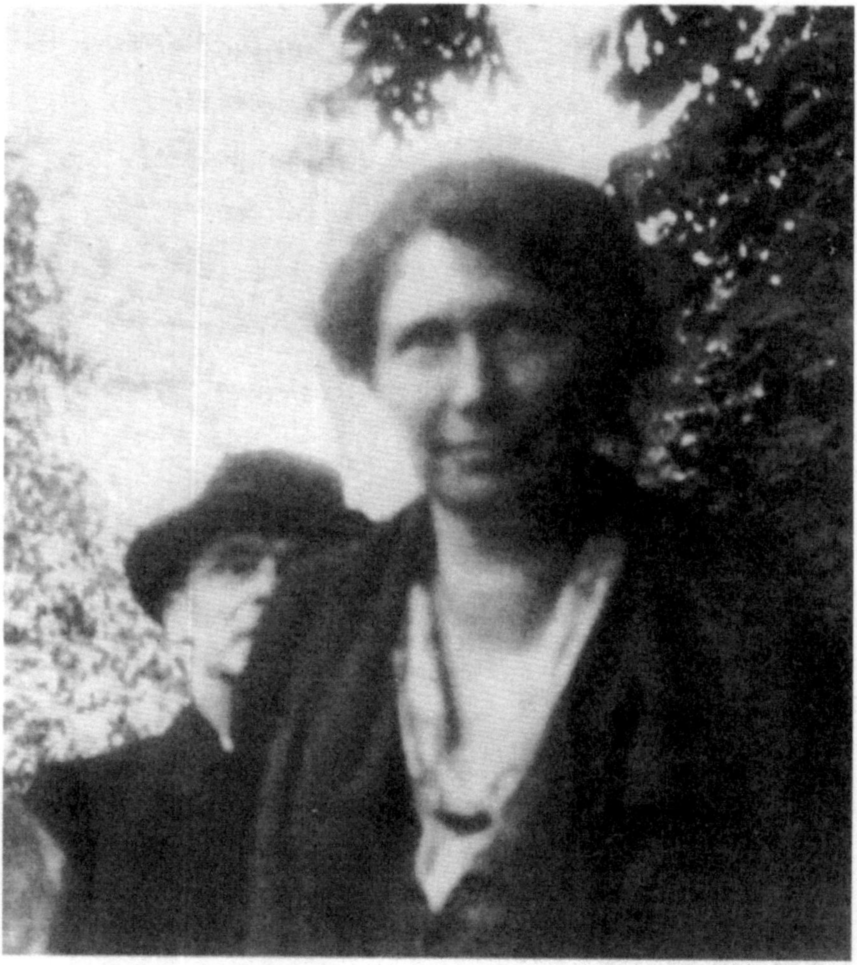

Abbildung 24
Ita Wegman während der Sommertagung in Arnheim (Niederlande), Juli 1924. Halb sichtbar im Hintergrund Rudolf Steiner

Auch dieser Brief ist falsch datiert, er ist von 12. Juni 1924. Die »*Beilagen*« sind nicht bekannt. Ihre zwei weiteren Briefe an Steiner sind nicht erhalten.

Steiner an Wegman:

Koberwitz, 14. Juni 1924
bei Breslau
beim Grafen Carl Keyserlingk

Meine liebste Mysa-Ita,

Es ist hier wirklich ein bißchen viel in das Programm hineingesteckt. Ich will Dir nur die gestrige Tages-Ausfüllung hieher setzen. $^1/_2$ 9 bis $^1/_2$11 war Dr. Engel mit Patienten da; $^1/_2$12–1 der Kursusvortrag für Landwirte; 2–3 die Besprechung darüber – dann kamen andre Leute zur Besprechung. Dann Fahrt nach Breslau; 6–7 Klassenstunde; 8–9 Mitgliedervortrag. Aber eigentlich bin ich doch davon befriedigt. Es kamen doch so viele Menschen aus allen möglichen Gegenden hier zusammen; und Breslau hat an sich schon recht viele Mitglieder. Und man muß doch darauf sehen, daß diese Leute möglichst viel bekommen.

Nun sind alle Veranstaltungen gut gegangen, mit Ausnahme der zweiten Klassenstunde. Es hat sich da das ganz Unmögliche ereignet, daß nachdem *längst* begonnen war, die verantwortlichen Kontrolleure eine Reihe von Leuten einfach hereingelassen haben. Ich war mit meiner Sache beschäftigt, und da entging mir dieser Vorgang der phys. Welt. Es hätten durch diese Unterlassung ganz Fernstehende in die Klasse kommen können. Außerdem war die Art, wie die Spätkommenden den Einlass erzwangen, ganz unmöglich. So blieb mir gar nichts Anderes übrig, als die Controlleure und die Spätkommenden auszuschließen von der Mitgliedschaft zur Schule. Das war ganz traurig. Mir brach fast das Herz, als ich unter den Kontrolleuren auch Suchan[t]ke ausschließen mußte. Aber er sah selbst ein, daß es gar nicht anders geht, als auch bei ihm die zeitweilige Ausschließung zu vollziehen. Ich mußte nun alles aufbringen, den guten lieben Jungen zu trösten. Aber ohne ungerecht zu werden, konnte ich nicht Nachsicht üben in einer Sache, von der er ja selbst einsieht, daß er ein grosses Unrecht getan hat. So sind 12 Mitglieder der Schule nach der zweiten Stunde ausgeschlossen worden.

Allerherzlichst bin ich in Gedanken mit Dir, meine liebe Mysa-Ita, habe Dich als Seele mit mir wandelnd. Ich meditiere in Deiner Meditation mit und stütze mich auf Deine Liebe. Alles das ist schön. Und ich werde froh sein, wieder in Deine lieben Augen zu schauen.

Ich stelle mir *vorläufig* vor, daß ich Dienstag von hier abreise, Mittwoch Jena absolviere, dann Donnerstag das Notwendigste in Stuttgart mache, und Freitag zu einer Zeit, die ich Dir noch telegraphiere, oder telephoniere, oder aufschreibe, in Dornach bin. Dann bin ich wieder bei Dir.

Bis dahin in herzlichster Liebe die allerbesten Gedanken

Deines

Rudolf Steiner

Während der Klassenstunde war die Tür immer verschlossen und von Türhütern bewacht, die während der Stunde keine Personen einlassen durften. Gerhard Suchantke war Medizinstudent. Der Besuch in Jena, wo das erste heilpädagogische Institut war, fand am 18. Juni 1924 statt. Am Freitag, 20. Juni, traf Rudolf Steiner wieder in Dornach ein.

Mit der Veröffentlichung dieser Briefe ist ein weiterer wichtiger Beitrag zum Lebensgang Ita Wegmans gegeben. Sie bringen Licht in ihr Verhältnis zu Rudolf Steiner. Seine Ausdrucksweise ist sehr nuanciert, und es empfiehlt sich, manche Wendungen sehr genau zu lesen. Natürlich sind damit nicht alle Fragen geklärt – Briefe aus vergangener Zeit geben nie die ganze Wirklichkeit des Lebens wieder, sie sind Steinchen eines Lebensmosaiks. Jeder kann nach seinen Fähigkeiten versuchen, diese Steinchen in rechter Weise zusammenzufügen und sich vom Verhältnis dieser beiden Menschen ein lebendiges Bild zu schaffen, das sich im Laufe des Studiums auch wieder verändern kann. In dieser biographischen Studie sollen nur die Grundlagen zusammengetragen werden, die eine solche Arbeit ermöglichen. Dabei sollte das Urteil zunächst schweigen und die Tugend der Unbefangenheit geübt werden – das sind wir dem Geist der Geschichte und den beiden hier betroffenen Menschen schuldig. Forschung, auch Geschichtsforschung, betreiben wir um der Zukunft willen.

PARIS – ARNHEIM – TORQUAY

Aus den bisherigen Beschreibungen kann man sehen, wie Rudolf Steiner sich bemühte, in seinem Verhältnis zu Ita Wegman die Basis für ein restloses Vertrauen herzustellen. Für sein Werk war er darauf angewiesen, daß er sich auf eine Anzahl seiner Mitarbeiter vorbehaltlos verlassen konnte. In Marie Steiner hat man eindrucksvoll das Beispiel dafür, wie ein einziger Mensch ihm durch mehr als zwei Jahrzehnte ermöglichte, seine – wie er selbst es ausdrückte – *»Geistespflicht«* zu erfüllen. Auch die Bildhauerin Edith Maryon gehörte zu diesen Menschen. Es waren wohl nur wenige, die sich dafür vollständig einsetzten. Mit vielen suchte er ein solches Fundament der Zusammenarbeit zu schaffen. Albert Steffen war dazu bereit gewesen, Daniel Dunlop in England hatte er als Freund begrüßt und große Hoffnungen in ihn gesetzt; mit Ludwig von Polzer-Hoditz bestand eine vertraute, freundschaftliche Verbindung. Doch ist es noch nicht möglich und wird auch in Zukunft in manchen Fällen nicht möglich sein, Steiners Verhältnis zu solchen Menschen, die er brauchte, ganz zu erkennen.* Zu diesen gehörte auch Alice Sauerwein.

Alice Sauerwein wurde in Marseille geboren und starb 1931 in Paris. Ihr Geburtsdatum ist unbekannt. Seit 1913 leitete sie die anthroposophische Arbeit in Frankreich und übersetzte Steiners Bücher. In Paris hatte sie die anthroposophische Gruppe ›Saint Michel‹ gegründet. 1923, auf der Weihnachtstagung, ernannte Rudolf Steiner sie zur Leiterin der Anthroposophischen Gesellschaft in Frankreich. Wie an vielen anderen Orten, an denen Menschen sich bemühten, Anthroposophie zu verwirklichen, gab es auch in Paris Opposition gegen die Leitung der Gesellschaft. Die meisten Mitarbeiter Rudolf Steiners mußten Opposition ertragen, wie zum Beispiel Marie Steiner, Carl Unger, Albert Steffen, Daniel N. Dunlop, Ita Wegman und manche anderen.* Steiners Art, mit diesem Problem umzugehen, kommt in seinen Ausführungen über Alice Sauerwein vom 22. April 1923 in Dornach zum Ausdruck:

Bei diesen Dingen kommt es auf die richtige Formel an, daß man weiß, um was es sich handelt. – Man kann nicht so sagen, daß Mlle. Sauerwein dieses Amt übernommen hat, denn dann würde die weitere Frage entstehen, wer es ihr gegeben hat und so weiter. Bei einer auf wirklicher Freiheit beruhenden Gesellschaft kann es sich nur um ganz andere

Formen handeln. Mlle. Sauerwein hat sich bereit erklärt, in Frankreich alles zu tun, was ihr möglich ist, um dort eine Anthroposophische Gesellschaft ins Leben zu rufen. Und durch die Dinge, die ich von Mlle. Sauerwein weiß, konnte ich ihr ein Schriftstück – davon reden Sie jetzt wohl – ausstellen, welches darin seinen Inhalt hat, daß ich für alles dasjenige, was von mir verlangt wird für eine Anthroposophische Gesellschaft in Frankreich, Mlle. Sauerwein anerkenne als diejenige Generalsekretärin der französischen Anthroposophischen Gesellschaft, für die ich dasjenige tun werde, was man von mir verlangen wird. Darauf kommt es an, daß man nach allen Seiten hin mit absoluter Freiheit so etwas vollzieht. Wer Mlle. Sauerwein nicht anerkennen will, braucht es nicht zu tun, nur wird sie in Zukunft diejenige sein, für die ich mich bereit erklärt habe, das zu tun, was von mir verlangt wird. Man muß diese Verhältnisse in allen ihren Einzelheiten studieren, dann wird man finden, wie man praktisch die Dinge durchführen muß, wie sie nach allen Seiten frei sein können. Aber das hat man ja bis jetzt vermieden, gerade diese Sätze in den ›Grundsätzen‹ ernst zu nehmen, die zeigen, wie auf Freiheit die Anthroposophische Gesellschaft begründet worden ist. Wenn irgendwie eine positive Aufgabe herauskommen soll, so kann sie auch nur aus einer solchen Freiheit heraus kommen. Dasjenige, um was es sich handelt, ist, daß, wenn sich eine Anthroposophische Gesellschaft in Frankreich bilden will, und die etwas von mir haben will, so werde ich nur tun, was ich im Vertrauen auf Mlle. Sauerwein tun werde. Das ist die Freiheit von jedem Menschen, für dasjenige nur etwas zu tun, für das er etwas tun will. (HELLA WIESBERGER [Hg.], *Rudolf Steiner. Das Schicksalsjahr 1923 ...,* GA 259, Dornach 1991, S. 486 f.)

Alice Sauerwein taucht auch in anderen Darstellungen Steiners auf; sie wird von ihm als hingebungsvolle, dabei energische Person beschrieben, voller Umsicht und mit viel gutem Willen (s. GA 260a, S. 235 ff., 483 ff.). Ihr Bruder Jules, ein bekannter Journalist, übersetzte bei Steiners Vorträgen. Mit beiden war Ita Wegman zeitlebens freundschaftlich verbunden; auch war Alice Sauerwein jahrelang in ihrer Behandlung.

Als nun in der letzten Maiwoche 1924 in Paris eine Generalversammlung der französischen Anthroposophischen Gesellschaft abgehalten wurde, hielt Steiner dort einen öffentlichen Vortrag (GA 84) und drei Mitgliedervorträge über Karma (GA 239) sowie zwei Klassenstunden. Mit Ita Wegman empfing er Patienten zu medizinischen Konsultationen, wobei der Pariser Arzt Dr. Auzimour zugegen war, der später in der ›Clinique Franklin‹ tätig war. Einige Male besuchte Steiner mit Wegman die assyrische Abteilung des Louvre, besichtigte die griechischen Statuen und war mit ihr in ›Nôtre Dame‹ und in der Ste. Chapelle. Willem Zeylmans erinnert sich:

Noch von der Begegnung sei erzählt, die ich im Mai 1924 in Paris mit Rudolf Steiner hatte, wo er in der Salle Solférino, Boulevard St. Germain, einen großen Vortrag hielt. Jules Sauerwein, der bekannte Redakteur des *Matin*, übersetzte, und unter den Zuhörern saß der alte Edouard Schuré. Zwischen den Mitgliedervorträgen und den vielerlei anderen Inanspruchnahmen Rudolf Steiners durfte ich noch ein längeres, mich beglückendes Gespräch über die Arbeit in Holland mit ihm führen, das tief und heiter zugleich war. Dann ging ich eines Vormittags spazieren, und in der Nähe von Nôtre Dame kamen mir, den großen Platz überquerend, Rudolf Steiner und Frau Dr. Wegman entgegen; offenbar waren sie gerade in der Kathedrale gewesen. Ich ging auf sie zu. »Waren Sie schon in der Sainte Chapelle?« fragte ich und meinte damit jene historische Kapelle aus dem 13. Jahrhundert, die einst Schauplatz feuriger Geisteskämpfe zwischen den Professoren der Sorbonne, den großen Dominikanern war, und jenen, die man Arabisten nannte. »Wir wollten gerade nach der Sainte Chapelle«, antwortete Dr. Wegman, »aber wie kommt man dahin?« Da ich eben von dort kam, wies ich den Weg durch das Tor, zeigte das Türmchen, das man von hier sehen konnte – nichts weiter. Und doch schien es mir mehr, als sich sagen läßt. (In: E. ZEYLMANS VAN EMMICHOVEN, *Willem Zeylmans*, Arlesheim 1979, S. 134)

Am 25. Mai kam Rudolf Steiner in seiner Ansprache zur Pariser Generalversammlung auch auf seine Zusammenarbeit mit Ita Wegman zu sprechen:

Es wird jetzt von Dornach aus durch die Bemühungen von Frau Dr. Wegman und mir in die Medizin dieser Zug hineinkommen durch eine demnächst herauskommende Publikation, die frank und frei von demjenigen spricht, was die okkulte Erkenntnis der Medizin geben kann. Das ist dasjenige, was als der tiefste Impuls auch der Weihnachtstagung, über die ich noch ein paar Worte sprechen werde, zugrunde gelegen ist. (HELLA WIESBERGER [Hg.], *Rudolf Steiner. Die Konstitution ...,* GA 260a, S. 489)

Steiner als einziger berichtet von seiner Zusammenkunft mit Ärzten:

[...] Am 27. Mai konnte ich mit meiner lieben Mitarbeiterin, Frau Dr. Ita Wegman, zusammen einen medizinischen Abend veranstalten. Dr. A[u]zimour, der ausgezeichnete Arzt, gab uns dazu die Möglichkeit, indem er in außerordentlich liebenswürdigem Entgegenkommen sein Heim zu diesem Abend zur Verfügung stellte und ihm befreundete Ärzte zu diesem Vortrage einlud. Ich setzte die Prinzipien der Pathologie und Therapie auseinander, die von der Anthroposophie her die Medizin bereichern können. Ich machte darauf aufmerksam, wie es der Anthroposophie ganz ferne liegt, in dilettantischer oder laienhafter Art die wissenschaftliche Medizin zu unterschätzen, wie es ihr vielmehr darauf ankäme, diese voll anzuerkennen und nur zu ihr hinzuzufügen, was aus einer wirklich wissenschaftlichen Geist-Erkenntnis für das Erfassen des Erkrankungs- und Heilungsvorganges erfaßt werden könne. – Ich erwähnte, wie die alten Mysterien stets im innigen Vereine das Erringen geistiger Erkenntnisse mit dem Heilen behandelten, und daß durch die ähnliche innige Verbindung des in Arlesheim unmittelbar mit dem Goetheanum verbundenen, von Frau Dr. Wegman so sachgemäß geleiteten klinisch-therapeutischen Institutes, der Anfang zu einer Erneuerung des Mysterienwesens auch auf diesem Gebiete gemacht werden soll. Es ist aber selbstverständlich, daß nicht die seelisch-instinktive Art der alten Mysterien wieder aufleben kann, sondern eine solche, die dem voll-entwickelten, aber zum Spirituellen gehobenen modernen Bewußtsein entspricht, angestrebt werden muß. Wir müssen Dr. A[u]zimour für sein freundschaftliches Entgegenkommen und für seine Förderung unserer Sache den allerwärmsten Dank aussprechen. (*Nachrichtenblatt,* 1. Jg. Nr. 23, S. 89 f.)

Bevor Ita Wegman zur pädagogischen Tagung nach Arnheim reiste, zu der Steiner vom 17. bis 24. Juli 1924 seine Mitarbeit zugesagt hatte, mußte sie ihn am 15. Juli nach Stuttgart begleiten, wo die Aktiengesellschaft ›Der Kommende Tag‹ in eine Liquiditätskrise geraten war. In dieser Krise versuchte Steiner, einige Betriebe aus der Aktiengesellschaft herauszulösen, besonders die Freie Waldorfschule. Die aufreibenden, dramatischen Sitzungen mit den zuständigen Gremien, die auch am 26. und 27. Juli – nach der Arnheimer Tagung – fortgesetzt werden mußten, kosteten Steiner die letzten Kräfte. Ein großes Ideal, für das er sich seit 1919 mit ungeheurer Energie eingesetzt hatte, mußte in diesen Tagen endgültig begraben werden – die auf der Idee von der ›Dreigliederung des sozialen Organismus‹ gegründete ›KomTAG‹.

Wir begraben damit, meine lieben Freunde, vielleicht denjenigen Gedanken, der uns als einer der allerheiligsten, möchte ich sagen, vorgeschwebt hat, wirtschaftliche Unternehmungen zu begründen, um dem geistigen Leben zu dienen. Aber die Möglichkeit, das weiter zu tun, ist nicht vorhanden. (R. STEINER im *Protokoll der Vorbesprechung zur 4. ordentlichen Generalversammlung des Kommenden Tages A. G.*, GA 260a, S. 525)

Mit eiserner Strenge achtete er darauf, daß seine Absichten berücksichtigt wurden, auch von Generaldirektor Leinhas. »*Erst später verstand ich, warum ich diese[n] Sitzungen beiwohnen mußte*«, schreibt Wegman. Mit Emil Leinhas, der nach Steiners Tod Direktor der Weleda wurde, hatte sie in späteren Jahren regelmäßig Kontakt, wobei sie sich öfter gegen seine Interessen durchsetzen mußte. Leinhas war ein kundiger Wirtschaftler und ein einsichtiger, hingebungsvoller Anthroposoph, aber eben auch ein großer Liquidator.*

Todmüde und schwerkrank beteiligte sich Rudolf Steiner an der ›Zomer-Reünie‹ in Oosterbeek bei Arnheim. Er war im Hotel ›De Tafelberg‹ untergebracht. Eigenhändig hatte er in Dornach den Text eines Telegramms an den jungen Generalsekretär in Holland, Willem Zeylmans van Emmichoven, geschrieben, den

Wunsch enthaltend, Wegman im gleichen Hotel unterzubringen wie ihn selbst und Marie Steiner (siehe Anhang). Zweihundertfünfzig Menschen hatten sich für diese ›Sommerfrische‹ angemeldet, die als öffentliche pädagogische Tagung angekündigt worden war. Unter den Teilnehmern befanden sich auch Vertreter des öffentlichen Schulwesens. Auch die Tagespresse war präsent: In der *Nieuwe Rotterdamsche Courant* erschienen täglich lange Wiedergaben aller Vorträge und Veranstaltungen. Während acht Tagen hielt Steiner dort siebzehn Vorträge, darunter drei über Medizin (GA 319) und zwei Klassenstunden. Auch bei den Vorträgen der anderen Redner war er anwesend; im ›Musis Sacrum‹ wurde ihm von den Waldorfschülern aus Den Haag Kindereurythmie vorgeführt. Nach Abschluß der Tagung reiste er nach Den Haag zu einer Konferenz mit den Lehrern. Das Programm war also wie üblich prall gefüllt, dennoch nahm sich Steiner noch Zeit für medizinische Beratungen.

Ita Wegman sah diese Arbeitslast mit großer Sorge. Es war schwer, die für Steiner notwendige Diätkost in der Hotelküche zubereiten zu lassen. Am 21. Juli schrieb sie Hilma Walter:

Liebe Dr. Walter,

es ist schwierig, Zeit zum Schreiben zu finden. Es geht wohl hier alles gut, obgleich das Hotel mir nicht gefällt.

Bald werden die Tage wieder vorbei sein und wir alle wieder in Dornach. Ich fahre Freitag noch mit dem Doktor mit nach Stuttgart; dann Sonntag nach Dornach mit Auto von Stuttgart aus. Frau Dr. Steiner mit Fräulein Vreede fahren direkt nach Dornach, so daß sie in Basel sein werden Samstagmorgen früh um 5 Uhr 50. Wenn Meyer noch nicht da ist, bitte das Auto von Falkner schicken und Haus Hansi benachrichtigen. Wann Mien zurückkommt, weiß ich nicht; sie hat wieder ihre Diarrhöen bekommen und nun habe ich ihr Ferien zur Erholung gegeben, sie kann dann zu Frau Hemsoth, die momentan auch da ist, hingehen, um sich dort zu erholen.

Ich freue mich, daß alles gut geht, hoffentlich bleibt es so; bin froh, daß alles bald vorüber ist. Es sind immer Aufregungen.

Grüßen Sie bitte alle! Ich bin so dankbar, daß Sie alle so tüchtig sind.

Herzlichst Ihre I. Wegman

Auch anderen Ärzten blieb Steiners körperlicher Zustand nicht verborgen. Willem Zeylmans schreibt:

Während der Tagung war nicht mehr zu verkennen, wie krank Rudolf Steiner war. Wenn andere vortrugen [...] war es herzbedrückend, zu sehen, wie erschöpft und abwesend er schien; auch bemerkte ich, als ich neben ihm saß, voll Schrecken, wie abgemagert er war. Allerdings stellte sich dann jedesmal heraus, daß seiner Aufmerksamkeit trotz aller Müdigkeit nichts entgangen war, und als er dann auf dem Podium stand, war er sprühend wie immer, begeistert, voll Leben – man konnte nicht fassen, daß dies der gleiche Mensch sein sollte. (In: E. ZEYLMANS VAN EMMICHOVEN, *Willem Zeylmans*, Arlesheim 1979, S. 135)

Karl Schubert hat damals Steiners ›Jugendansprache‹ vom Sonntag, 20. Juli, mitgeschrieben (heute in GA 217a). Der Schluß dieser Ansprache steht in direktem Bezug zu Steiners Leben im Jahre 1924:

Wir haben es nötig, wirklich in Begeisterung zu kommen, Begeisterung wird alles machen, dann wird das Wort einen Sinn haben: *Begeisterung trägt den Gott in sich*. Das ist etwas, was sehr natürlich ist, Enthusiasmus braucht man. Enthusiasmus trägt den Gott in sich. Das ist der Geist im Worte. Innerlich zusammenzuwachsen mit der Flamme, die sich heute entzündet, daß die Michaelsimpulse verwirklicht werden. Ohne daß Flammen da sind, können sie nicht verwirklicht werden. Aber um durchflammt zu leben und zu arbeiten, dazu ist notwendig, daß man selber Flamme wird. Nur die Flamme wird von der Flamme nicht verzehrt. Wenn wir so fühlen können, daß wir Flamme werden, die von den Flammen nicht verbrannt werden, dann können wir ruhig die physischen Herzen als leere Beutel zurücklassen, denn wir haben das ätherische Herz, das verstehen wird, daß die Menschheit in ein neues Zeitalter hineinrückt, *ins Leben in der Geistigkeit*. Das Zusammenwachsen mit der Geistigkeit wird das volle Jugenderlebnis sein.*

Es ist eigenartig, daß bis heute noch keine Monographien über solche Ereignisse wie die Arnheimer Tagung von 1924 veröffentlicht wurden, obwohl umfangreiches historisches Material vorhanden ist. Wer sich die Mühe macht, dieses zusammenzusuchen und -zuschauen, kann die Bedeutung der Vorträge Rudolf Steiners – die ja alle veröffentlicht worden sind – ganz anders begreifen lernen und dadurch für die Leser einer solchen Monographie eine geschichtliche Perspektive sichtbar machen, welche die Leuchtkraft solcher Zusammenkünfte, nicht nur im Rahmen seines damaligen Auftretens, sondern auch für die heutige Kultur, zur Wirkung bringen würde. Mit der Schilderung der Dornacher Ostertagung wurde versucht, ein Beispiel zu geben, wie die verschiedenen Geschehnisse, die sich innerhalb weniger Tage ereigneten, einen sozialen und geistigen – auch einen geschichtlichen – Zusammenhang haben, wenn man die Teilnehmer einbezieht, den Ort berücksichtigt, die zeitgenössischen Berichte hinzuzieht. Dadurch kann die Paralysierung, in der die Geschichtsschreibung der anthroposophischen Bewegung noch weitgehend sich zu befinden scheint, durchbrochen werden. Man braucht die Dinge nicht gleich zu interpretieren und zu kommentieren; auch und gerade dann, wenn man sich mit den eigenen Ansichten zurückhält und nur die vorliegenden Zeugnisse zusammenträgt und sprechen läßt, entsteht ein überwältigend großes Bild von dem, was sich einmal zugetragen hat und was für uns Heutige doch nur einen Sinn hat, wenn es weiter wirkt und uns inspiriert.

Emil Bock hat in genialer Weise solche Versuche gewagt. Über die Bedeutung der Arnheimer Karmavorträge 1924 hielt er im Jahre 1956 einen Vortrag, der später in seinem Sammelwerk *Rudolf Steiner. Studien zu seinem Lebensgang und Lebenswerk* ([3]Stuttgart 1990) gedruckt wurde: *Vom Aufbau der Karma-Vorträge* [Rudolf Steiners]. Darin zeigt er, wie in den Arnheimer Ausführungen Steiners zum ersten Mal die Gestalt des Erzengels Michael im Zusammenhang mit der anthroposophischen Bewegung erscheint (vgl. GA 240). Für diese Biographie interessiert insbesondere die Frage, welche Bedeutung diese Tatsache in Ita Wegmans Lebensgang hat. Sie hat später viel über Michael als Zeitgeist unserer Geschichtsepoche gesprochen und 1929 das Buch *Aus Michaels Wirken* ([6]Stuttgart 1988) herausgegeben; ihre Einleitung dazu gehört zum Besten, was sie je geschrieben hat. In den Arnheimer Karmavorträgen stellte Steiner zum ersten Mal auch ausführlich die ›übersinnliche Michaelsschule‹ vom 15.–18. Jahrhundert dar; Goethe habe seine Inspiration zu dieser Erzählung – ohne daß ihm das bewußt gewesen sei – aus einem *»übersinnlichen Michaelskultus«* empfangen, der zu dieser Zeit (1795) in den Himmelswelten vollbracht wurde. Es muß Ita Wegman eigentümlich zumute gewesen sein, als sie seine Darstellungen hörte, gerade in Arnheim, wo sie etwa dreiunddreißig Jahre früher die glücklichste Zeit ihrer Schulausbildung erlebt hatte. Durch ihre Frage an Steiner in Berlin (1904 oder 1905) nach der esoterischen Bedeutung dieses Märchens war sie Schüler seines okkulten Unterrichts geworden; nun erfuhr sie von der Führung Michaels als dem Regenten der Mysterienschulungen aller Zeiten.

Von diesem Augenblick an begann Steiner, in seinen *Briefen an die Mitglieder* im Nachrichtenblatt der Anthroposophischen Gesellschaft die Bedeutung Michaels als Zeitgeist zu schildern; sein erster Aufsatz (vom 17. August 1924, heute in GA 26) trägt den Titel *Im Anbruch des Michael-Zeitalters*. In der folgenden Zeit, in der sie ihm in seinem Dornacher Atelier beistand, konnte er allwöchentlich, bis zu seinem Tode, seine *Briefe* und *Leitsätze* über Michael fortsetzen. Für Ita Wegman begann zwischen Arnheim und Torquay ein letzter Lebensabschnitt, den man ›Mondknoten‹ nennt; dieser umfaßt, von ihrem Tod am 4. März 1943 zurückgerechnet, achtzehn Jahre, sieben Monate und einige Wochen.

Vierzehn Tage nach seiner Rückkehr machte Rudolf Steiner sich mit Marie Steiner, Elisabeth Vreede, Guenther Wachsmuth und Ita Wegman von Dornach auf den Weg nach England, wo er in Torquay und London Vorträge zugesagt hatte. In Torquay, an der südwestlichen Küste, hielt er unter anderem einen Zyklus von elf Vorträgen über ›True and False Paths of Spiritual Investigation‹ (Wahre und trügerische [irrige] Wege der geistigen Forschung). Dieser Kurs ist unter dem Titel *Das Initiatenbewußtsein* als GA 243 erschienen. Außerdem gab Steiner eine Vortragsreihe über Pädagogik (GA 311), ferner weitere Karmavorträge vor Mitgliedern (GA 240) sowie zwei Klassenstunden. Thomas Meyer hat diese Tagung in Torquay in seiner Biographie Daniel N. Dunlops, des Veranstalters dieser ›Summerschool‹, eingehend geschildert (Dornach 1987, S. 205–234).

Wegman schreibt gleich nach Ankunft an Hilma Walter:

Meine liebe Getreue, Torquay, 11. August 1924
dies ist unsere Adresse. Wir haben eine gute Reise gehabt. Die Seereise war sehr ruhig, obgleich wir auf einem kleinen Schiff waren, das voll mit Reisenden besetzt war. Kamen dadurch mit Verspätung an und mußten ein Auto bis Torquay nehmen, damit wir zeitig genug in Torquay sein konnten. Die Fahrt mit Auto war wunderschön; kamen um 1 Uhr nachts in Torquay an. Heute um halb 11 Uhr war der erste Vortrag von Doktor. Hoffentlich wird alles gut gehen, ich werde froh sein, wenn alles wieder vorbei sein wird. Trotz schöner Gegend kommt man doch nicht zum Genießen, weil so viel immer zu besorgen und zu arrangieren ist und an alles gedacht werden muß.

Es ist hier schönes warmes Wetter, hoffentlich bleibt es so, da es auch dem Doktor gut tun wird. Schreiben Sie und schicken Sie alles was kommt hierher. [...] Das erste Kochen von Annie ist gut gegangen, sie geht in Schwesterntracht und wird dadurch mit Respekt überall empfangen. Annie schläft nicht im Hotel, aber in der Nähe.

Dieser Brief ist schon wieder einige Tage alt, da ich die ganze Zeit gestört werde.

Alle Tage drei Vorträge; viel zu viel finde ich, so daß ich fürchte, daß es dem Doktor nicht gut tun wird. Nächstes Jahr wollen wir es ganz anders einrichten. Alle diese Arrangements datieren noch [von] vor dem Vorstand. Seien Sie alle herzlich gegrüßt. Die Gegend ist hier wunderschön, aber gar nicht so warm.

Herzlichst I. W.

Annie Viehoff berichtet in einem langen Brief an ihre Schwester Mien Viehoff, wie sie zweimal von Steiner angesprochen wurde, daß sie des Kochens wegen seine Vorträge versäume, von da an sei sie morgens früh in die Hotelküche gegangen, um seine Mahlzeiten vorzubereiten. *»Nachmittags um fünf beginne ich dann wieder fürs Essen zu sorgen, denn Herr und Frau Doktor und Dr. Wegman essen zuvor in ihrem Wohnzimmer.«* Ein Tagesausflug am Sonntag, 17. August, wird ausführlich geschildert; in mehreren Autos machte man sich um 7 Uhr 30 auf den Weg; das Wetter sei sehr wechselnd gewesen, dabei viel Wind. Vorneweg fuhren das Ehepaar Pyle-Waller, E. Vreede und G. Wachsmuth, danach Dunlop und E. Merry. Der dritte Wagen war *»unser Auto, mit Frau Dr. Steiner vorne (wie sie es gerne hat), im Innern Herr Doktor, unsere Frau Dr. und ich.«* Eigentlich habe sie wohl Bedenken gegen die Fahrt gehabt (*»nichts für mich«*), *»es wurde nicht viel gesprochen, Herr Doktor fühlte sich anfangs ziemlich miserabel, später erholte er sich.«* Nachdem sie die Landschaft geschildert hat, beschreibt sie den Besuch in Tintagel. *»Frau Doktor* [gemeint ist hier wahrscheinlich Wegman] *ging nicht ganz mit, Herr Doktor ging aber immer voran, obwohl der Weg, nicht viel mehr als ein schmaler Pfad, sehr steil und ›ongemakkelijk‹ war.«* [...] *»Die teabasket bewies gute Dienste, wie auch die Thermosflasche. Ich fürchtete ab und zu, daß die Suppenflasche wieder zerbrechen würde, wie auf der Hinreise, aber alles ging doch gut.«*

Wegman schrieb am 21. August einen Brief an Hilma Walter, worin es heißt: *»Herzlichen Dank für alle Ihre Briefe und Nachrichten. Heute ist der letzte Tag, daß wir hier sind, morgen fahren wir nach London. Meine Adresse ist Dr. Larkins, Harleystr. 75. Hier ist alles gut gegangen. Annie Viehoff hat tadellos funktioniert und weiß Dr. dies wohl zu schätzen. Auch für Frau Dr. wurde gesorgt, so daß beide es gut und angenehm hatten. Annie ist still und vornehm und stört nie und das ist natürlich so wichtig in einer Umgebung wie die unsere ist.«*

Am 22. August heißt es in einem Brief:

Meine liebe Bockholt,

herzlichen Dank für Ihren Brief. Ich bin so dankbar, daß Sie alle so tüchtig sind und so gut alles leiten.

Trotzdem scheint es mir, daß Gefahr droht! Und zwar der Dr. Walter. Sind sie alle recht wach? Es ist, glaube ich, gut, Basel zu schließen. Ich bin schon so lange von Basel weg, dies ist doch nicht gut.

Uranpechblende für den Fuß Dr. Walters.

Ich schreibe dies, während der Übersetzung von Dr.s Vortrag ins Englische. Wunderbare Vorträge bekommen wir, auch interessante Gegend mit vielen Traditionen. Die letzte Woche in London folgt noch. Es ist nicht möglich abzukürzen. Wir dachten sogar daran, London zu streichen, weil doch unser Sein in Dornach recht nötig ist, aber nicht möglich wegen Gründen, die schwerwiegend sind.

Die Eurythmie hat große Erfolge. In London werden 2 Aufführungen gegeben. Hoffentlich geht das Bauen vorwärts!

Wenn Lang nicht Auto fahren kann, so soll man informieren beim Wächter Ohlschläger, Bräutigam von Frl. Olga im Haus Hansi. Er ist ein Schweizer, vielleicht ist er geeignet!

Herzlichen Gruß an alle Ihre I. Wegman.

Mit *»Basel zu schließen«* meint sie ihre Praxis Am Blumenrain, die stellvertretend von Klara Widmer geführt wurde; diese Praxis blieb aber unter ihrem Namen noch bis 1928 bestehen. Karl Lang war der junge Gärtner des Goetheanums, der auch den Klinikgarten versorgte. Ohlschläger (soll heißen: Wullschleger) fuhr in den letzten Wochen im September 1924 das Auto der Klinik, das Steiner in diesen Jahren für seine Fahrten zur Verfügung stand. Er heiratete später Olga Zibell, die in Steiners Wohnung – Haus Hansi – als Hausangestellte tätig war.

In den Vorträgen in Torquay (GA 243) erzählte Rudolf Steiner zum ersten Mal Einzelheiten aus seinen okkulten Forschungen, die er für die Begründung von Sprachgestaltung und Eurythmie mit Marie Steiner zusammen ausgeführt hatte,* und wie er sich mit Ita Wegman um solche Untersuchungen zur Begründung einer neuen Medizin bemühe. Dies ist das zentrale Thema ihres Lebens und der anthroposophischen Heilkunst.

Nachdem er an mehreren Tagen das weite Gebiet alter und neuer okkulter Forschungen von verschiedenen Seiten aus beschrieben hatte, kam er am Donnerstag, 14. August 1924, auf das Mysterienzentrum der Artemis in Ephesos an der kleinasiatischen Küste zu sprechen. Unter der Überschrift *Bilder aus alten Zeiten* ist seine Darstellung in GA 243 nachzulesen. Er erzählte, wie in dem alten Heiligtum Kulte gepflegt wurden, die die Initiaten in ein hohes, übersinnliches Bewußtsein versetzten. Einigen Mysterienangehörigen war das noch im fünften vorchristlichen Jahrhundert möglich, dann versanken die Geheimnisse und konnten für lange Zeit von den Menschen nicht mehr gefunden werden.

Nachdem die Lehrer ihre Mysterienschüler – oft waren es Frauen, Priesterinnen der Göttin Artemis – mit den Offenbarungen der Natur und den Wirkungen der Sternensphäre auf diese, besonders auf die Pflanzenwelt, vertraut gemacht hatten, wurde gegen Abend der Opferkult im Angesicht der mächtigen Artemisstatue vollbracht. Die Berührung mit dieser Mondengöttin hatte gewaltige Imaginationen zur Folge, das Verhältnis der Seele zur Pflanzenwelt änderte sich, man gelangte außerhalb seines Leibes und schaute die Wirksamkeit göttlicher Kräfte in der irdischen Natur von der Mondensphäre aus. Diese Verrichtungen wurden so fortgesetzt, daß die Initiaten mit ihrem Schüler – es geschah dies immer in der Zusammenarbeit zweier Menschen, eines Lehrers mit einem Schüler – danach in tiefem sinnenden Gespräch durch die Pflanzengärten des Heiligtums wandelten. Durch solche Gespräche in der Abenddämmerung, während der Mond am Himmel emporstieg und die Sterne zu funkeln begannen, wurden Inspirationen vorbereitet, die im darauf folgenden Tempelschlaf des Schülers zu den gesuchten Erkenntnissen der Pflanzenwelt führten. Lehrer und Schüler kamen jeder zu verschiedenen Erkenntnissen. Der Lehrer sagte seinem Schüler:

Um dich ist jetzt Proserpina oder Persephoneia, Kore. Kore lebt in den Sternen. Kore lebt in den Sonnenstrahlen und Mondenstrahlen. Kore lebt in den aufwachsenden Pflanzen. Überall ist es Persephoneias Wirksamkeit, die da lebt, denn sie hat das Kleid gewoben, aus dem alles das ist. Und hinter alledem ist Demeter, ihre Mutter, für die sie das Kleid gewoben hat, das du jetzt schaust als äußere Welt. Natura würde man nicht gesagt haben. Persephoneia oder Kore würde man gesagt haben – hat man gesagt.

Und sieh, wenn einer länger wach bleiben wird als du – so sagte der Lehrer zu seinem Zögling –, dann wird der, während du schläfst, dasjenige, was äußerlich als Gestalt der Proserpina in Pflanzen, in Bergen, in Wolken, in Sternen auftritt, ebenso sehen wie du. Denn das ist die Illusion, wie man das sieht. Nicht die Proserpina ist die Illusion, nicht dasjenige, was sie schafft in Bergen und Pflanzen und Wolken und Sternen ist Illusion, sondern so wie du schaust, das ist die Illusion. Und du wirst schlafen. Durch deine Augen, durch dieses wunderbare Daseinsrätsel Auge wird in dich einziehen Kore-Persephoneia. (RUDOLF STEINER, *Das Initiatenbewußtsein*, GA 243, Dornach [4]1983, S. 88)

Dann schliefen sie ein. Die Schülerin kam zu Persephoneia in die Unterwelt. Sie gelangte zu Pluto, dem Herrscher über den Schlaf des physischen und des ätherischen Leibes – geistig blieb ihre Seele wach – und erfuhr, was die Pflanzensäfte von unten nach oben aufsteigend in der Natur bewirken. Der Lehrer aber hatte erlebt, wie sich die Formkräfte in die Blätter, die Stämme, in die ganze Konfiguration der Welt heruntersenkten. *»Und so lernte in jenen alten Zeiten der Schüler von dem Lehrer, der Lehrer von dem Schüler. Denn auf der einen Seite waren die Offenbarungen geistig-seelisch, auf der anderen Seite seelisch-geistig. Und ein Gespräch, das in dieser Weise sich abspielte, gab in Menschengemeinschaft, in gemeinschaftlichem menschlichen Erleben, die höchsten Erkenntnisse.«* Dieser Artemiskult war also ein Mysteriengeschehen, das zur Erkenntnis der Naturreiche führte und durch das Zusammenwirken zweier Menschen, eines Eingeweihten und seines Schülers, zustande kam. Für das neue Zeitalter seit Beginn des 20. Jahrhunderts sollte dieser alte Mysterienvorgang in bezug auf die menschlichen Organe für die Heilkunst erweitert werden. Das inaugurierte Steiner durch sein Zusammenwirken mit Ita Wegman.*

Nachdem er zwischen allen anderen Veranstaltungen am 19. August eine Klassenstunde gehalten hatte (der Inhalt ist nicht überliefert), begann er am Mittwoch, 20. August, über dieses letzte Thema zu sprechen. Am Donnerstag hielt er wiederum eine Klassenstunde. Diese Tatsache ist nur in einem Brief von Annie Viehoff überliefert, der Inhalt dieser Klassenstunde ist ebenfalls unbekannt.

Wer die vielfältigen Äußerungen Steiners während dieser Tage zusammenschaut, kann ahnen, wie solche Erkenntnisse für die Heilkunst unserer Zeit errungen werden können. Wiederum ist das Zusammenwirken zweier Menschen notwendig, das Zusammenwirken eines modernen Initiaten und eines Schülers.

Dieser soll als Arzt *»ganz regulär im Medizinischen«* drinnenstehen und im Verhältnis zu seinem Lehrer ein *»gelöstes Karma«* haben, das heißt, die Schicksalsverbindungen zu ihm sollen ausgeglichen sein. Der Arzt soll in seinem *»gegenwärtigen Leben Kräfte zu Hilfe nehmen können aus früheren Inkarnationen«*, die ihn *»befähigen, dasjenige heraufzubringen, was notwendig ist, um zu forschen.«* Es sind dies Kräfte intuitiver Art, die den heutigen Schüler der Initiatenmedizin befähigen, die Organe im menschlichen Körper in allen ihren Wirkungen zu kennen und ihr Zusammenwirken im Menschen zu durchschauen. Dann kann der Mysterienlehrer in der Welt des ewigen Lichtes über die Mondensphäre hinaus die Geheimnisse der Planetenwelten durchforschen und bis zum Saturn vordringen. Die geistigen Wahrnehmungen sind so flüchtig, daß *»alles gleich wiederum vor dem* [höheren] *Bewußtsein vergeht«* – nur durch die Zusammenarbeit mit seinem Schüler (das heißt wohl: im Gespräch) können sie erfaßt werden. Im Bereich der Fixsterne lebt das Urbild der menschlichen Gestalt, Adam Kadmon. Dann werden die menschlichen Organe, wie sie in den verschiedenen Planetensphären urständen, gefunden.

Sehen Sie, weil man in alten Zeiten eingesehen hat, daß dieser Zusammenhang besteht, waren immer die Mysterien verknüpft mit Medizinischem, und weil man damals nicht so neugierig war wie heute, hat man es nicht für nötig gehalten, sich viel mit Medien und Somnambulen zu befassen, deren Wirken man begriffen hat, wie man Krankheitszustände begriff. Man befaßte sich eben mehr von diesem Standpunkte aus, der im Medizinischen gegeben ist, mit diesen Dingen. Und das war ein Standpunkt, der wieder errungen werden muß.

[…] Es muß dasjenige, was in der Welt ist und was sich insbesondere durch die pathologischen Zustände des Menschen und der Tiere äußert, in richtiger Art wiederum verfolgt werden.

[…] Und auch dieser Weg ist nun betreten worden auf dem Boden der anthroposophischen Bewegung. Er ist möglich geworden dadurch, daß die pathologischen Erscheinungen in der Art verfolgt werden können, daß sich aus ihnen heraus der Zugang zur geistigen Welt eröffnet. Das ist dadurch möglich geworden, daß im Zusammenarbeiten von mir und Dr. Ita Wegman dieser Weg, der verfehlt wird von den physischen Forschungen, in der richtigen Weise versucht wird zu gehen. Es ist das möglich dadurch, daß dieses Zusammenarbeiten sich ergeben hat dadurch, daß in Ita Wegman wirklich nicht bloß jene Erkenntnisse vorhanden sind, die der heutige Arzt erwirbt, sondern diejenigen intuitiv-therapeutischen Impulse, welche unmittelbar aus dem Krankheitsbilde heraus in die geistige Welt hineingehen und von da zur Therapie kommen.

Da aber liegt der Weg, das Gebiet zu durchforschen, auf das ich hier hindeute. Und so wird hier versucht, durch dieses Arbeiten die wirkliche initiierte Medizin auszubilden, die von selbst initiierte Naturwissenschaft ist. Auf diese Weise wird auch der andere, richtige

Weg gegenüber den falschen Wegen vor die Welt hingestellt werden. Und man wird schon sehen an dem ersten Bande des Buches, das von Frau Dr. Wegman und mir zusammen geschrieben wird, das demnächst erscheinen wird und jetzt im Drucke ist, wie dieser Weg gegangen werden muß.

Sie sehen, daß sich an Beispielen am allerleichtesten zeigen läßt, wie die richtigen Wege sich von den falschen, von den irrtümlichen Wegen unterscheiden. Und auch darauf darf vielleicht hier im Zusammenhange hingewiesen werden. Wenn ich vorher gesagt habe, es muß ein Weg in die Kunst hinein eröffnet werden, der nun wiederum das Gebiet des Geistigen und das Gebiet des stofflich Geformten einander nahebringt, so muß ich sagen: Es scheint nach den Bedingungen der heutigen Zivilisation unmittelbar sogar das vorzuliegen, daß man erst den rechten Weg auch dazu finden wird, wenn der letztere Weg mit Bezug auf die Naturerscheinungen gegangen sein wird. – Denn es ist heute auf dem künstlerischen Gebiet die Menschheit so weit entfernt von jenem Brückenschlagen, von dem ich gesprochen habe, daß sie vielleicht erst dann überzeugt werden kann von dem Weben und Leben des Geistigen auch in der Kunst, wenn sie auf jene intensive Weise überzeugt werden kann von dem Wirken des Geistigen, das man besonders schauen kann in der Genesis des Pathologischen; wenn erst anschaulich geworden ist durch ein solches Wirken, wie das in dem Zusammenarbeiten von Ita Wegman und mir vorliegen wird, wenn erst ersichtlich sein wird, wie der Geist webt und lebt in der Materie, wie er sich in der Materie offenbart. Wenn man das auf dem Gebiete der Natur schauen wird, dann wird vielleicht auch der Enthusiasmus, der volle Enthusiasmus erwachen können dafür, daß das unmittelbar in der Kunst vor die Welt hingestellt werden soll. (RUDOLF STEINER, *Das Initiatenbewußtsein*, GA 243, Dornach [4]1983, S. 195 f.)

Es handele sich darum, sagte er, daß dies alles durch den lebendigen Menschen gehe. Warum?

Weil diese Dinge nur festgehalten werden können, wenn man sie mit denjenigen Kräften anfaßt, die auch aus dem gemeinsamen Zusammenstreben von Menschen zustande kommen, wenn sie sozusagen erfaßt werden mit den Kräften, die die Menschen aus ihren früheren Erdenleben in sich tragen, und diese Kräfte vor allen Dingen zum Halten, zum Festhalten dieser Dinge benutzt werden. Dann, wenn das geschieht, tritt in jene Welt der Saturn- und Jupitersphäre dasjenige ein, was man die Marssphäre nennen kann. Von da ab beginnen die Dinge zu sprechen. Von da ab werden die Dinge offenbar durch Inspiration. Und dann kommt man wiederum zurück zur Sonne mit dem inspirierten Bewußtsein. Das ist der andere Weg, der sich heute als derjenige ergibt, den die Naturwissenschaft fordert, den die [heutigen] Initiaten, von denen ich gestern gesprochen habe, gerne vermeiden möchten. Es ist ihnen unbehaglich, wenn sie auf diesen Weg kommen, der aber gegangen werden muß. (A. a. O., S. 215)

Das, was ich gestern von dem medizinischen Buche gesagt habe, wird nur den allerersten, elementaren Anfang darstellen können, und das wird nach langer Zeit, wenn wir nicht mehr leben werden, die ausgebildete Wissenschaft erst werden. Aber so sehr diese Dinge auch in der geistigen Welt heute vorhanden sind, so sehr sie zum Beispiel unter den Wesen gang und gäbe sind, die nicht auf Erden, sondern in der Sonne leben, so sehr können sie auf die geschilderte Weise in das Erdenbewußtsein hereingebracht werden. (A. a. O., S. 215)

Das ist der Weg, der gegangen werden muß in der Weise, wie ich es Ihnen gekennzeichnet habe, der sich bewußt werden muß, daß er in den karmischen Kräfteentwickelungen der Menschen die Stütze, die Stärke findet, nicht so sehr um die Erinnerungen zu bekommen, sondern um sie festzuhalten, so daß sie beschrieben werden können. Da muß schon die gegenwärtige Wissenschaft menschlich vertieft werden, so wie ich das gestern an meiner Mitarbeiterin auf diesem Gebiete charakterisiert habe. (A. a. O., S. 216)*

Wenige Tage später sprach er in London vor Medizinern:

Das ist eben gerade, was Anthroposophie nicht korrigieren will an der gewöhnlichen Medizin, sondern einfach, weil sie sieht, daß die gewöhnliche Medizin überall das aus sich heraus eigentlich verlangt, es hinzufügen will zur gewöhnlichen Medizin. Davon wird man sich überzeugen, wenn demnächst das Buch erscheinen wird, das sozusagen eigentlich die erste Bearbeitung dieses Gebietes ist, das jetzt eben gerade im Druck ist und das darstellen wird die ersten Elemente. Die Dinge werden ja natürlich erst langsam erarbeitet werden können, und es wird lange Zeit brauchen, bis die ersten Elemente, die jetzt vorhanden sind, zu einem so schönen vollkommenen System werden gestaltet werden können, wie es die heutige Medizin nach allen Seiten darstellt, aber der Weg muß eben gegangen werden und der Weg wird gegangen werden, und das erste, was als Produkt nach dieser Richtung erscheint, ist das Buch, das im Zusammenarbeiten von mir und meiner lieben Freundin und Mitarbeiterin auf medizinischem und auf sonstigem geistesforscherischem Gebiete, auf dem Gesamtgebiete der Geistesforschung, Dr. med. Ita Wegman, die das Klinisch-Therapeutische Institut am Goetheanum leitet, entstanden ist. (RUDOLF STEINER, *Anthroposophische Menschenerkenntnis und Medizin*, GA 319, Dornach ²1982, S. 220 f.)

Kurz darauf sagte er darüber in Dornach:

Man wird aber sehen, wie man genötigt ist, mit Bezug auf den gesunden und den kranken Menschen auf die höheren Glieder der Menschennatur einzugehen, wenn demnächst das Buch erscheinen wird, das von mir zusammen mit meiner lieben Mitarbeiterin, Frau Dr. Wegman, gearbeitet [lies: erarbeitet] wird. Nur ergeben gerade solche Forschungen, welche die Tore suchen, um vom physischen Menschen auf eine richtige

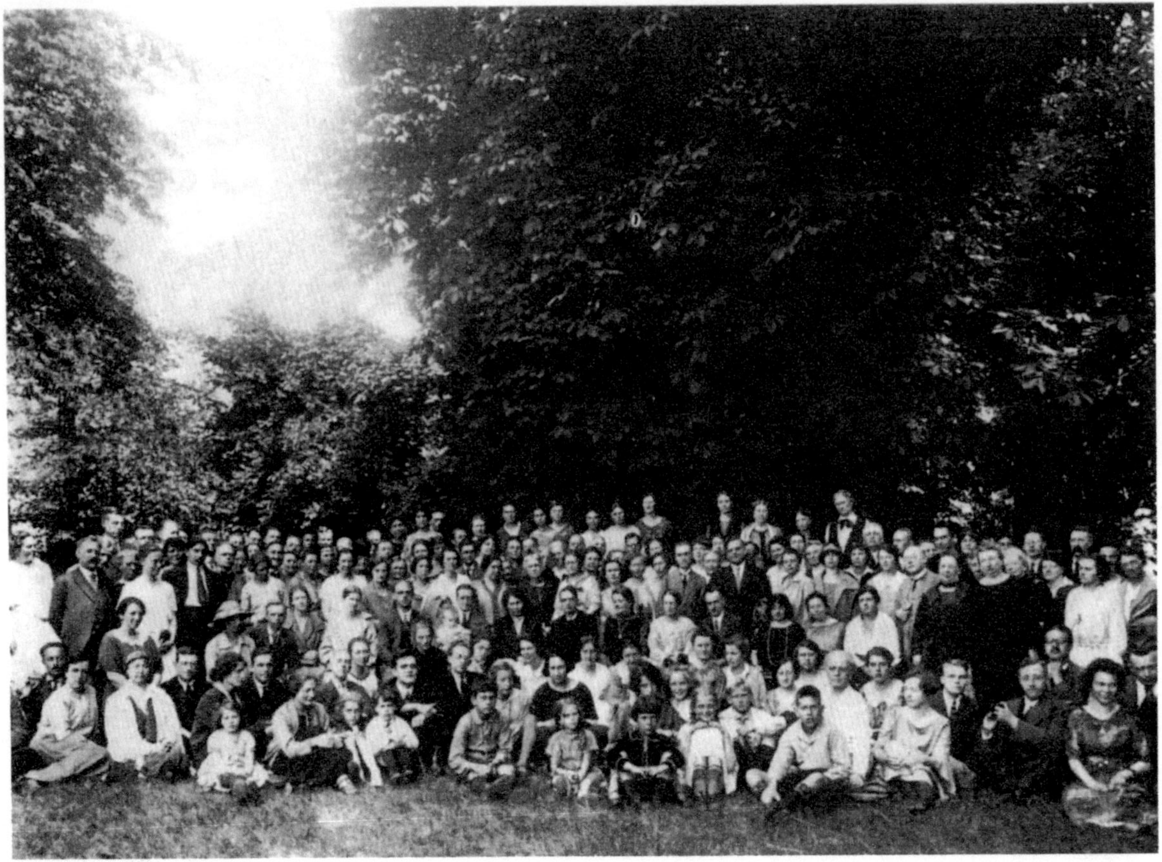

Abbildung 25 Gruppenaufnahme der Teilnehmer an der Sommertagung in Arnheim (Niederlande), Juli 1924

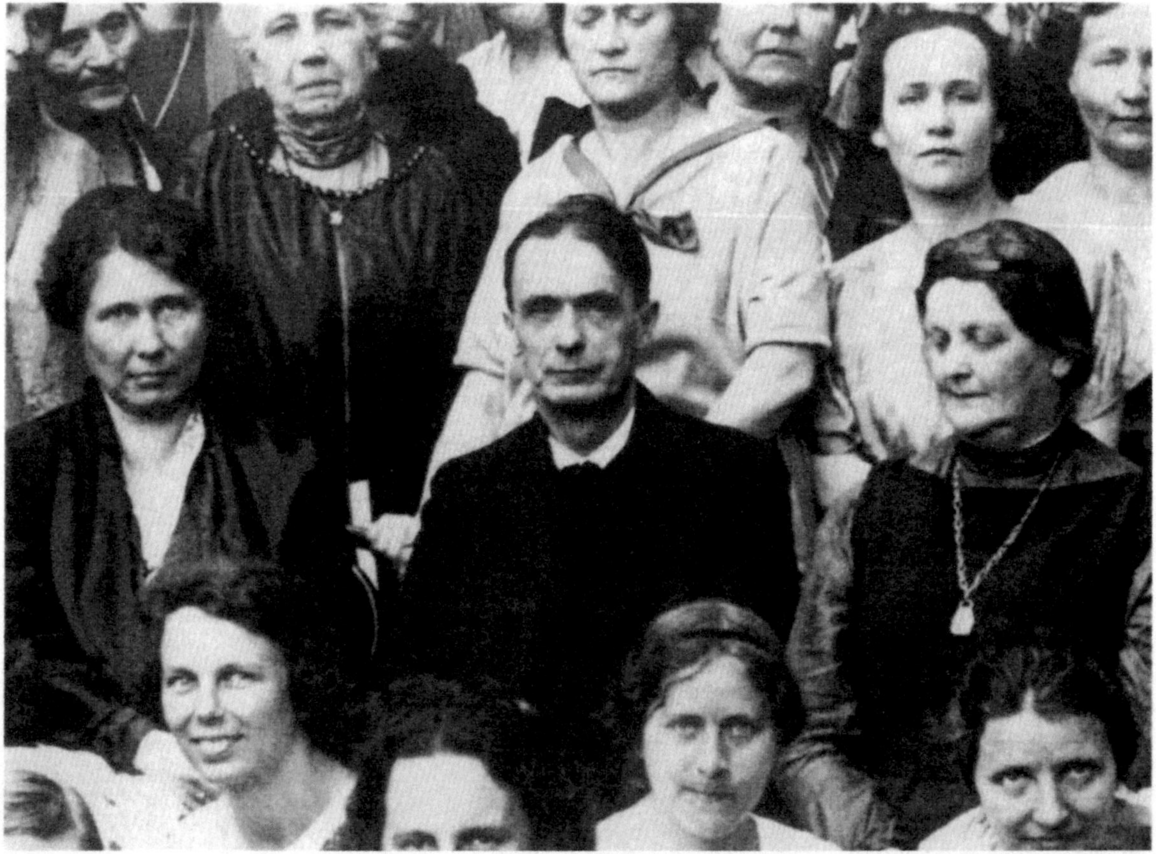

Abbildung 26
Rudolf Steiner, Marie Steiner und Ita Wegman, Arnheim 1924. Ausschnitt aus Abbildung 25

Art in den geistigen Menschen hineinzukommen, nur dann ein aussichtsvolles Resultat, wenn sie in der richtigen Weise angestellt werden. So daß zu einer solchen Arbeit, wie es hier der Fall ist, nicht bloß die Forschungskräfte der Gegenwart mitverwendet werden, sondern eben gerade Forschungskräfte, die sich dadurch ergeben, daß man die karmischen Fäden aufnimmt, die sich aus der Entwickelungsgeschichte der Menschheit heraus ergeben. Man muß sozusagen mit den Kräften des Karma arbeiten, um hinter die Geheimnisse zu kommen, um die es sich da handelt. Es werden zunächst nur die Anfänge im ersten Bande dieses Werkes erscheinen. Das Werk wird seine Fortsetzung finden, und es wird dann weitergeschritten werden von dem, was zunächst in mehr elementarer Weise entwickelt wird, zu demjenigen, was gerade von dieser Seite her, von der medizinisch-pathologischen Seite her, eine Menschenerkenntnis geben kann. Es ist das ja nur dadurch möglich, daß gerade in Frau Dr. Wegman eine Persönlichkeit vorliegt, welche in ihren medizinischen Studien die Dinge so aufgenommen hat, daß sie sich bei ihr selbstverständlich hinüberentwickeln zu demjenigen, was geistige Anschauung der Menschenwesenheit ist. (RUDOLF STEINER, *Esoterische Betrachtungen karmischer Zusammenhänge,* Band 4, GA 238, Dornach [4]1974, S. 83 f.)

»Was ist daher das Notwendige?« fragte er. Seine Antwort:

Daß sich die Anschauung entwickele: Es muß zunächst dasjenige erforscht werden, was aus der geistigen Welt erforscht werden soll, durch diejenigen Menschen, die in ihrem gegenwärtigen Leben Kräfte zu Hilfe nehmen können aus früheren Inkarnationen, die sie befähigen, dasjenige heraufzubringen, was notwendig ist, um zu forschen; daß ferner das, was so erforscht wird, von einer Anzahl von Menschen, von immer mehr und mehr Menschen aufgenommen werde, verstanden werde in Ideen, wie es verstanden werden kann; und daß dadurch, wenn in gesundem Verstehen das spirituell Erforschte aufgenommen wird, gerade für diese anderen Menschen aus dem Verstehen heraus die Grundlage geschaffen wird, auch wirklich in die geistige Welt hineinzuschauen. – Denn ich habe es ja oftmals ausgesprochen: Es ist der gesündeste Weg, um wirklich in die geistige Welt hineinzukommen, sich zunächst mit der Lektüre zu befassen oder mit dem Aufnehmen dessen, was aus der geistigen Welt verkündet wird. (GA 243, a. a. O., S. 225)

»Können die Ärzte das nicht bekommen?«, fragte Wegman ihn nach seinen Darstellungen in Torquay. *»Können wir nicht eine Mysterienschule begründen? Seine Antwort war: Das geht nicht so einfach, das muß von der geistigen Welt gewollt sein und Menschen müssen da sein, die es empfangen wollen. Nach einiger Zeit sagte er mir* [in London]*, er habe den Geist Merkur-Raphael gefragt und eine bejahende Antwort bekommen, den alten Brauch zu erneuern an heilig würdiger Stätte. Diese Aufgabe käme ihm zu. Und mir käme die Aufgabe zu, geistge-*

tragene Menschenseelen zu suchen, die [dafür] *Sinn haben und die Worte Raphaels hören wollen.* (Notizbuch Nr. 57)

Aus den Tagen des Londoner Aufenthaltes stammen die folgenden zwei Briefe Ita Wegmans:

Liebe Dr. Bockholt, London, 24/VIII 24

[...] Wir sind jetzt in London; ich sehne mich nach Hause, es ist so schwer in einer Familie zu leben, die gar nicht versteht, was eigentlich Anthroposophie ist. Es ist schwer, für den Doktor hier zu sorgen; die Köchin nimmt alles übel, so daß Annie auch nicht helfen kann. Wie kommen wir nur durch diese Woche hindurch? Den Brief von Frau [Erna] v. Deventer habe ich gelesen, und der Dr. las ihn und fand ihn frech. An dem Kursus für Pastoralmedizin dürfen nur Theologen und Mediziner teilnehmen, mit einigen Ausnahmen von Lehrern der Waldorfschule, die von Dr. bestimmt werden. Weder die Hachez, noch Frau [Erna] v. Deventer, auch nicht die Jenaer Pädagogen können diesmal mitmachen. Sie können dies der Frau v. Deventer schreiben. Es tut mir leid, aber es müssen klare Verhältnisse kommen. Sie können Frau v. Deventer auch schreiben, daß die Sektion nicht nur Ausgaben haben kann, sondern auch Einnahmen. Ohne die Einnahmen ist es uns nicht möglich, die Kurse tippen zu lassen. Wir haben nur eine kleine Anzahl von Exemplaren. Es werden noch viele Schwierigkeiten entstehen! Lassen Sie das fließende Wasser machen, auch den Abort, ich glaube, daß dies doch nötig ist. Kommt alles wohl fertig?

Bort hat um die Ärztemeditation gebeten. Sie können sie ihr geben. Ich lasse sie grüßen, überhaupt lasse ich alle grüßen.

Und seien Sie selber recht herzlich gegrüßt! Über Ihren Vortrag habe ich mich sehr gefreut, ich verstehe sehr gut das Gefühl, daß man nichts weiß. Ich schwimme überhaupt im Ozean. Ihre I. Wegman

Es waren in Dornach viele Anfragen eingetroffen für die Teilnahme am Pastoralmedizinischen Kurs (vom 8. bis 18. September, GA 318); es sollten nur Ärzte, Medizinstudierende und Theologen, alles Mitglieder der Freien Hochschule, zugelassen werden; den interessierten Heilpädagogen, Heileurythmisten usw. sollte auf Anweisung Steiners die Teilnahme verweigert werden. Die Worte über das fließende Wasser beziehen sich vermutlich auf Bauarbeiten in Steiners Atelier, wo für Ita Wegman ein kleines Nebenzimmer eingerichtet wurde, in dem sie während der Krankheitszeit Rudolf Steiners wohnen konnte.

Liebe Dr. Walter, London, 25. August 1924

[...] Dieser Brief ist einige Tage liegen geblieben, ich werde ihn morgen wegschicken, hoffentlich kommt er eher an als wir. Wir reisen Sonntagmorgen ab über Paris und werden Montagmorgen früh in Basel sein. Es wird noch depeschiert genau die Ankunft. Auto bitte an der Bahn.

Es ist nicht möglich, Rittelmeyer mit Auto abzuholen, wir brauchen es selber.

Adresse von v. Houten haben Sie mir nicht gegeben. Alle Anfragen von Nichtmedizinern abweisen, oder es muß von Doktor ein Wunsch vorliegen, den Betreffenden dabei zu haben.

Die Osterkurse vorläufig noch nicht an die Theologen schicken. Wenn sie die Medizinerkurse bekommen, müssen die Mediziner die Theologenkurse bekommen. Ich richte noch einmal an Sie und Dr. Bockholt die Mahnung: Schließt Euch Mediziner zusammen, aber mit Takt diejenigen auswählen, die zusammen gehören, damit ein Kreis gebildet werden kann. Die Merkurweisheit will sich verkörpern, bildet ein Gefäß!

Doktor hält großartige Vorträge! Alles geht gut. Bald sind wir wieder zu Hause. Es ist unheimlich viel zu tun.

Herzlichen Gruß

Bei Husemann anfragen, wie es mit den heilpädagogischen Vorträgen steht. Sind Sie fertig? [...] Ihre I. W.

Aus diesem Brief geht hervor, daß Rudolf Steiner beabsichtigte, auf Ita Wegmans Frage nach einer Schule für Initiatenmedizin in Kürze einzugehen.

Bevor er England verließ, hielt Rudolf Steiner sich noch sieben Tage in London auf, wo er unter anderem zwei Vorträge über Medizin hielt (GA 319). Ita Wegman empfing unter seiner Beratung Patienten. Am 30. August reiste er über Paris nach Dornach. Aber schon in der Nacht zum 2. September fuhr er – zum letzten Mal – gemeinsam mit Wegman nach Stuttgart.

SEPTEMBER 1924

Rudolf Steiner hatte inzwischen im Klinikgarten in Arlesheim für Ita Wegman ein Haus bauen lassen. Sie hatte bis dahin immer in ihrem Sprechzimmer geschlafen, was ihr genügte, doch meinte er, sie solle eigene Räume zur Verfügung haben und sich aus dem eng behausten Klinikbetrieb zurückziehen können. *»Es ist nicht* [...] *meine Schuld, sondern Herr Dr. Steiner wollte unbedingt, daß es gebaut würde.«* (An M. van Deventer, Brief vom 21. 12. 1941). Er ließ es auf Rechnung des Goetheanumvereins in der Schreinerei aus Holz fertigen und in großen Bauteilen nach Arlesheim transportieren, wo es im Sommer 1924 fertiggestellt und eingerichtet wurde. Es ist noch heute in Gebrauch.

Das Haus, das nicht unterkellert war, hatte damals acht Zimmer in zwei Stockwerken und im ersten Stock eine Veranda nach Südosten. Er meinte, es solle einmal auf das Goetheanumgelände versetzt werden, wenn die Möglichkeit verwirklicht wäre, eine neue Klinik auf dem Goetheanumhügel zu bauen, das heißt, daß sie dann dort auch hätte wohnen können. Das Haus war nach Steiners Entwurf angefertigt worden und ist beschrieben und abgebildet in ERICH ZIMMERS Buch *Rudolf Steiner als Architekt von Wohn- und Zweckbauten*, ²Stuttgart 1985. Hilma Walter hatte es inzwischen möblieren lassen, so daß einige Mitarbeiter der Klinik, die bis dahin kein eigenes Zimmer gehabt hatten, dort einziehen konnten. Auch konnten gleich einige Gäste, die für die anthroposophischen Tagungen nach Dornach angereist waren, in diesem Haus übernachten.

Für diese Septemberwochen hatte Rudolf Steiner mehrere Fachkurse angekündigt: einen für Sprachgestaltung und dramatische Kunst, der auf neunzehn Vorträge ausgeweitet wurde (GA 282); einen Kurs über die Offenbarung des Johannes für die Priester der Christengemeinschaft (achtzehn Vorträge, unveröffentlicht); und einen Kurs von elf Vorträgen für anthroposophische Ärzte und Priester zusammen, in dem er die Grundlagen einer neuen Pastoralmedizin entwickelte (GA 318).

Außerdem setzte er seine Vorträge für die Mitglieder der Anthroposophischen Gesellschaft über Karma fort (elf Vorträge, GA 238). Es waren sehr viele Teilnehmer gekommen, Mien Viehoff spricht von *»sicher ungefähr Tausend«* (Brief an S. Bouricius vom 11. 9. 1924); die Klinik, die ›Holle‹ und der ›Sonnenhof‹ waren, wie überhaupt alle verfügbaren Räume in Dornach und im weiteren Umkreis, mit Gästen überfüllt; alle Menschen drei Wochen lang unterzubringen und zu verköstigen, forderte auch von den Klinikmitarbeitern den äußersten Einsatz. Steiner ließ es sich nicht nehmen, in diesen Tagen noch fünfmal mit den Goetheanumarbeitern zusammenzukommen, fünf Besuche in Wegmans Sprechstunde zu machen und für die Angehörigen der Ersten Klasse der Freien Hochschule sieben Stunden zu geben.

Unter den Besuchern waren eine Anzahl Menschen, die um Aufnahme in diese Erste Klasse gebeten hatten. Außer in Breslau hatte Steiner in Deutschland keine Klassenstunden gehalten (auch nicht in Stuttgart), obwohl dort die Anthroposophie noch am meisten verbreitet war. So war der Andrang groß. Jeden, den er bisher nicht persönlich kannte, ließ er für ein kurzes Aufnahmegespräch zu sich kommen. Diejenigen, die bis 1914 an seinem esoterischen Unterricht teilgenommen hatten und nun um Aufnahme baten, sowie die Priester der 1922 gegründeten Christengemeinschaft bekamen ohne weiteres das von ihm unterschriebene Aufnahmezertifikat; die übrigen mußten sich persönlich bei ihm vorstellen. Von Anfang an, also seit Februar 1924, war Ita Wegman – außer in Prag und Breslau – bei den Aufnahmen zugegen; die Anfragen wurden bei ihr eingereicht, von Guenther Wachsmuth wurde der erforderliche Schriftverkehr erledigt. So kannte auch Wegman jeden persönlich – es handelte sich bis September 1924 nur um eine verhältnismäßig kleine Anzahl Menschen. Zu den Regeln dieser Schule gehört, daß man mindestens zwei Jahre Mitglied der Anthroposophischen Gesellschaft ist, ein intensives Studium der Anthroposophie pflegt, den Willen zur esoterischen Entwicklung hat, sich bemühen will, *»ein Repräsentant der Anthroposophie«* zu sein, und sich verpflichtet, die zur Verfügung gestellten Mantren nur mit Einverständnis der Leitung weiterzugeben.

Im September nahm Rudolf Steiner also eine größere Anzahl Menschen in die Erste Klasse auf; er hatte früher schon wiederholt erklärt, daß Wegman mit ihm die Schule zu leiten habe; sie hatte die Verbreitung der esoterischen Lehren zu überwachen und *»die Mantren zu hüten«*. Die Aufnahmen der neuen Mitglieder fanden im September 1924 in Steiners Atelier statt, die Kandidaten wurden von Guenther Wachsmuth hereingeführt, Ita Wegman hatte neben Rudolf Steiner zu stehen. Nachdem er einige Fragen gestellt hatte, sagte er: *»Wollen Sie der Michaelsschule* [das ist die Erste Klasse der Freien Hochschule] *treu bleiben, so geben Sie mir die Hand. Geben Sie auch Frau Dr. Wegman, die mit mir die Michaelsschule leiten wird, die Hand.«* Vorher war sie wohl immer anwesend gewesen, doch war diese Form eines Treuegelöbnisses neu. Die Zahl der Neuaufnahmen war so groß, daß Steiner sich entschloß, anstatt den Lehrkurs fortzusetzen, die Stunden vom Anfang zu wiederholen; so hielt er im September in Dornach sieben ›Wiederholungsstunden.‹ Kurz zuvor hatte er sich entschlossen, die Zweite und Dritte Klasse der Hochschule einzurichten. Durch seine Erkrankung Ende September kam es nicht mehr dazu. *»Hätte dies noch geschehen können, so wäre dadurch naturgemäß eine Überfüllung der ersten Klasse vermieden worden, wodurch die für esoterische Lehren notwendige Intimität* [hätte] *verloren gehen könnte* [können].« (I. Wegman im *Nachrichtenblatt,* 1. Jg. Nr. 33, 16. August 1925)*

Auch bei Steiners Kurs über Pastoralmedizin konnte Ita Wegman erfahren, wie er in diesen Wochen neue Verhältnisse schuf: Durch diese Fachvorträge, die er im Rahmen der Medizinischen Sektion hielt, wurde innerhalb der Freien Hochschule für Geisteswissenschaft eine Grundlage für die berufliche Zusammenarbeit von Ärzten und Priestern gelegt.

Steiner verlangte, daß sie und die anderen Vorstandsmitglieder auch bei seinem Johannesapokalypse-Kurs für die Priester der Christengemeinschaft zugegen sein sollten. Er ordnete an, daß diese Vorträge *»im strengsten Sinne nur auf den* [Priester-]*Kreis beschränkt«* bleiben sollten. Er *»werde* nicht *über das berichten, was seiner Wesenheit nach eben nur für den Priesterkreis bestimmt sein kann.«* (*Nachrichtenblatt,* 1. Jg. Nr. 39, 5. Oktober 1924.) Aus der von ihm nachdrücklich gewünschten Präsenz der Vorstandsmitglieder Marie Steiner, Albert Steffen, Elisabeth Vreede, Guenther Wachsmuth und Ita Wegman bei diesem Kursus kann man zwei Dinge ablesen. Im erwähnten Artikel vom 5. Oktober 1924 heißt es: *»Meine Geisteswege hatten mir ermöglicht, den Spuren des Apokalyptikers nachzugehen«* – davon sollten sie Zeuge sein; aber durch ihre Anwesenheit konnten sie nun auch die lebendige geistige Verbindung Rudolf Steiners mit diesem Priesterkreis erfahren, in die sie selber als ›esoterischer Vorstand‹ ab Weihnachten 1923 aufgenommen waren.*

Wie schon erwähnt, hielt Steiner in diesen Tagen elf Vorträge für die Mitglieder der Anthroposophischen Gesellschaft. Sie sind, wie auch die anderen Vorträge aus dieser Zeit, von außerordentlicher Dichte und geistiger Fülle, dabei von einer gedanklichen und sprachlichen Eigenart, die man vielleicht im Zusammenhang mit der Kulmination seiner Vortragstätigkeit im September 1924 sehen kann. Ita Wegman werden besonders seine Ausführungen vom Freitag, dem 12., Sonntag, dem 14., und Dienstag, dem 16. September, zu Herzen gegangen sein, wo er die Themen von Wien (27. und 28. September 1923) und Torquay (14. und 21. August 1924) wieder aufgriff.

Schon am Sonntag, 21. September, konnte er kaum noch gehen. Einige junge Ärzte hatten in diesen Septembertagen mit der Frage gerungen, wie es im Rahmen der Medizinischen Sektion zu einer ›Mysterienschule‹ für die neue Heilkunst kommen könnte, und darüber auch mit Ita Wegman gesprochen. Schließlich kamen sie darauf, daß diese auf der Anerkennung der karmisch begründeten Zusammenarbeit von Steiner und Wegman beruhen müsse. Als sie dies Rudolf

Steiner durch Ita Wegman ausrichten ließen, zeigte er sich zu einer solchen Gründung bereit. Am 18. September wurden die folgenden Ärzte zu einem, wie er sagte, »*Kern der Medizinischen Sektion*« zusammengeschlossen: Hilma Walter, Margarete Bockholt, Willem Zeylmans, Norbert Glas, Eberhard Schickler, Ilse Knauer und Eugen Kolisko. Nachdem der Pastoralmedizinische Kurs zu Ende gegangen war, teilte er – nachdem die Priester den Raum verlassen hatten – den Ärzten mit, daß es in diesen Tagen zur Bildung eines esoterischen Kreises von sieben Ärzten (es sollten später noch andere hinzukommen können) innerhalb der Medizinischen Sektion gekommen war. Durch diese esoterische Gemeinschaft sollte ein Bewußtsein erweckt werden davon, was es heißt, im Sinne der Anthroposophie als Arzt wirken zu wollen, und dieses Bewußtsein sollte mit der Wirkungsquelle am Goetheanum verbunden werden:

Zu erstreben einen solchen Quell der Wirksamkeit hier am Goetheanum für das Medizinische, das ist das Sinnen und Trachten der Zusammenarbeit von Frau Dr. Wegman und mir. Und nur in dem sich Anschließen an dasjenige, was hier Quell sein soll, in dem Bewußtsein der Zusammengehörigkeit, kann eigentlich immer der Sinn dessen liegen, was Heiler mitnehmen aus dem medizinischen Kurs an der medizinischen Sektion am Goetheanum. Reales Zusammengehörigkeitsgefühl mit demjenigen, was von dem angedeuteten Zentrum ausgehen soll. (RUDOLF STEINER, *Das Zusammenwirken von Ärzten und Priestern. Pastoralmedizinischer Kurs,* GA 318. Der hier zitierte Abschnitt ist für eine Neuauflage zum Abdruck vorgesehen.)

Ita Wegman erinnert sich später (1936): »*Das war bedeutungsvoll: dasjenige, was Heilprinzipien waren in den verschiedenen Mysterien, gesammelt in einer Schule, Michael und Raphael zusammenwirkend! Leider durfte es nicht so sein, Erde und Menschen wollten eine so ungeheure Geistigkeit noch nicht.*« (Notizbuch Nr. 57)

Als Norbert Glas im März 1943 von Ita Wegmans Tod erfuhr und gebeten wurde, seine Erinnerungen an sie niederzuschreiben, war dies das erste, was ihm vor die Seele kam:

Die Aufforderung, über Frau Dr. Wegman zu schreiben, hat mich sehr bewegt und viel beschäftigt, und ich bin zu dem Schlusse gekommen, daß es wohl wenige Menschen gibt, deren Wesen so schwer zu schildern wäre wie ihres. Um nämlich Frau Dr. Wegman aus persönlichem Berichte zu beschreiben, müßte man die Gabe haben, in seiner Darstellung wirklich volles Leben zu schaffen! Denn dies war sie immer: voll ursprünglicher Lebendigkeit, ein ganzer Mensch, mit allen Eigenschaften des Vollmenschlichen. Und solchen Menschen ist es stets so ergangen: sie werden von vielen bewundert, von vielen geliebt, aber auch von vielen mißverstanden und sogar gehaßt. Wer hat recht gehabt?

Wie eine Antwort auf diese Frage steht in meiner Erinnerung Frau Dr. Wegman in einem Raume mit Rudolf Steiner. Ihre Gestalt war aufrecht stehend und sie trug helle Kleidung; mit leuchtenden Augen sah sie auf eine kleine Gruppe von ärztlichen Freunden, die sie versammelt hatte. Ich schaute vor allem auf Rudolf Steiner. Niemals hatte ich ihn in ähnlicher Weise gesehen. Er blickte mit einem unendlich liebevollen Blick auf sie. Er kam mir in dem Augenblicke vor wie ein Vater, der mit Bewunderung und ritterlicher Verehrung auf seine erwachsene Tochter sieht und gleichzeitig auch stolz auf sie ist. (NORBERT GLAS, *Erinnerungsbilder*, in: *Erinnerungen an Ita Wegman*, Arlesheim 1945)

Dies war das letzte Bild, das die Ärzte um Ita Wegman von ihr in Anwesenheit Rudolf Steiners mit nach Hause nahmen. Wenige Tage danach mußte er seine Vortragstätigkeit beenden. Seine körperlichen Kräfte waren durch die letzten Vortragsserien und durch eine bedrückende Überfülle einzelner Gespräche restlos aufgezehrt.

Viele Menschen haben diese letzten Wochen miterlebt, viele haben ihre Erinnerungen an diese Zeit niedergeschrieben. Wer sich heute in all diese Schriften vertieft, erlebt die Erschütterung seiner Zeitgenossen mit. Muten diese zwanzig Tage nicht wie ein Abschied an von allen, die ihn kannten und liebten? Er wandte sich noch einmal all diesen Menschen zu. In Stuttgart den in der Wirtschaft Tätigen, den Zwölftkläßlern der Freien Waldorfschule, dem Lehrerkollegium. In Dornach den Mitgliedern seiner Gesellschaft, den Priestern der Christengemeinschaft, all denen, die an den Klassenstunden der Freien Hochschule teilnahmen. Er war mit den Betreibern des Heilmittellabors zusammen; mit den Eurythmistinnen übte er, mit Albert Steffen traf er sich zu einer Redaktionsbesprechung. Für die Arbeiter, die den geplanten Neubau vorbereiteten, hielt er frühmorgens Vorträge. Er war in der Arlesheimer Klinik mit Patienten zusammen und begrüßte die Krankenschwestern. Mit den Schauspielern und Sprachgestaltern arbeitete er auf der Bühne in Anwesenheit von siebenhundert Zuschauern. Vor Ärzten und Priestern hielt er den Pastoralmedizinischen Kurs – nur die Landwirte konnte er nicht mehr empfangen; eine Jugendtagung in Berlin sagte er ab.

Soll man bei dieser ungeheuren Leistung von Krankheit und Abschied sprechen? Will man diese Wochen als tragisch empfinden? Von einer unfaßlichen Größe sind sie, machtvoll wirkt fort, was er gab, auch heute noch, achtzig Jahre später, weltweit, in der Arbeit tausender Menschen. Was heißt hier Abschied, Krankheit, Tragik? Kommt sein Wesen und sein übergroßes Werk denn nicht überall zur Auferstehung?

So wie ein Mensch, am trüben Tag, der Sonne vergißt, –
sie aber strahlt und leuchtet unaufhörlich, –
so mag man Dein an trübem Tag vergessen,
um wiederum und immer wiederum
erschüttert, ja geblendet zu empfinden,
wie unerschöpflich fort und fort und fort
Dein Sonnengeist
uns dunklen Wandrern strahlt.

Christian Morgenstern

DIE LETZTE ZEIT MIT RUDOLF STEINER

In diesem Kapitel soll von der Zeit berichtet werden, in der Ita Wegman ihren Lehrer in seinem Atelier in Dornach pflegte. Während ihrer fast zweiunddreißigjährigen Tätigkeit als praktische Ärztin ist die Behandlung dieses Patienten ohne Zweifel die schwierigste gewesen. Ihre Berichte über diese Monate (im *Nachrichtenblatt,* 1. Jg. Nr. 16 vom 19. April, Nr. 38 vom 20. September und Nr. 40 vom 4. Oktober 1925) stimmen mit Steiners eigenen Äußerungen über seinen Gesundheitszustand, die man in seinen Briefen an Marie Steiner findet, überein. (H. W. ZBINDEN, HELLA WIESBERGER [Hg.], *Rudolf Steiner, Marie Steiner-von Sivers. Briefwechsel und Dokumente 1901–1925*, GA 262, Dornach 1967.) Ita Wegman wohnte während dieses halben Jahres, vom 1. Oktober 1924 bis zum 30. März 1925, in einem kleinen Seitenzimmer seines Ateliers, das er für sie hatte herrichten lassen. Von hier aus konnte sie den schwerkranken Menschen Tag und Nacht betreuen, seine Anordnungen und Wünsche gleich erfüllen und ihn vor unerwünschten Besuchern schützen. Die Behausung war sehr eng und primitiv, es war keine Küche vorhanden, die Bretterwände des Ateliers waren dünn, so daß die Kälte des Winters oft hereindrang. Eine Telefonverbindung ermöglichte die Verständigung mit der Klinik.

Man konnte anfangs nicht überschauen, wie Steiners Krankheit sich entwickeln würde, ob er sich nach kurzer Zeit erholen könnte oder ob mit einem längeren Krankenlager zu rechnen sei. Steiners eigene Aussagen darüber waren wechselhaft, er konnte – oder wollte – sich nicht mit seinem körperlichen Zustand befassen, ließ Wegman aber zunächst auch nicht an sich heran. Sie hatte jahrelang erlebt, wie er sich um andere Patienten kümmerte; daß er nun selbst Patient war, schien unfaßlich. Sie hatte sich zwar zunehmend um seine Diät gekümmert; da er fast jede Nahrung verweigerte, forderte dies die größte Aktivität und Erfindungskraft – aber auf Heilmittel und sonstige Therapien für sich selber ließ er sich zunächst nicht ein. Erst einige Tage nachdem er am 26. September seine Vorträge abgesagt hatte, wurde ihr klar, daß sie hier selbständig, unabhängig von seinem Verhalten, auftreten sollte. Diese Entscheidung war um so schwerer, weil er seine Arbeit in seelischer Frische und im Vollbesitz seiner mächtigen Geisteskraft auf dem Krankenbett ununterbrochen fortsetzte. Er schrieb an seinem *Lebensgang*, verfaßte die Briefe *An die Mitglieder!* und die

Leitsätze, las die Tageszeitungen, vertiefte sich in wissenschaftliche und literarische Neuerscheinungen, welche er sich täglich in großen Mengen kommen ließ. Er erledigte mit Guenther Wachsmuth die Gesellschaftskorrespondenz, kümmerte sich bis in die letzten Details um den Wiederaufbau des Goetheanums, besprach sich regelmäßig mit Albert Steffen wegen der beiden Wochenzeitschriften *Das Goetheanum* und *Was in der anthroposophischen Gesellschaft vorgeht,* für die er immer wieder Artikel schrieb. Er führte mit seiner Frau, die am 30. September eine längere Eurythmietournee begonnen hatte, eine rege Korrespondenz, schuf neue Eurythmieformen und befaßte sich wie immer mit allen möglichen menschlichen Problemen innerhalb der Gesellschaft, für deren Schicksal er sich nun als verantwortlich ansah.

Wie sollte man angesichts dieser Phänomene ärztlich eingreifen? Die körperlichen Krankheitssymptome waren bedrohlich genug: Der Patient war stark abgemagert und hatte nicht den geringsten Appetit, die Körperkraft war dermaßen reduziert, daß er beim Aufstehen unterstützt werden mußte; er war durch sehr schmerzhafte Hämorrhoiden behindert. Darüber hinaus war es durch Prostatavergrößerung zum Harnröhrenverschluß gekommen; es lag aber nach den ärztlichen Zeugnissen kein Krebs vor. So telegrafierte sie am Dienstagmorgen, dem 30. September 1924, um 11 Uhr, ohne Steiner zu fragen, ihrem Kollegen Ludwig Noll, der sich zu dieser Zeit bei seinem Kollegen Eisenberg in Kassel befand: *»Können Sie möglich machen baldmöglichst nach Dornach zu kommen habe dringend mit Ihnen zu reden Wegman«.* Zugleich ließ sie an Eberhard Schickler in Stuttgart telegrafieren: *»Wir bitten Sie doch wieder zu kommen weil so viel Verantwortung und so wenig Hilfe herzlichen Gruß Wegman«.* (Originale im Wegman-Archiv). Als Steiner von Wegmans Initiative, Ludwig Noll kommen zu lassen, erfuhr, soll er ihr vorgeworfen haben, daß sie hier eigenmächtig, ohne zuvor mit ihm zu überlegen, gehandelt habe. Als Noll Freitag darauf eintraf, konnte er mit einer Katheterisierung sofort eingreifen, wodurch Steiners Zustand zunächst stabilisiert wurde (mündlicher Bericht M. van Deventers an den Verfasser vom 10. Januar 1982). Ludwig Noll blieb dann zur täglichen Katheterisierung die ganzen Wintermonate bis zuletzt in Arlesheim, wo er von Wegmans Wohnung aus auch praktizieren und in der Klinik mitarbeiten konnte.*

Rudolf Steiner war es zutiefst zuwider, Behandlung und Pflege in Anspruch nehmen zu müssen. Als er erfuhr, daß unter den Mitgliedern der Anthroposophischen Gesellschaft Gerüchte kursierten, er sei einem Giftanschlag zum Opfer gefallen, verfaßte er selber für das ›Schwarze Brett‹ und für das Mitteilungsblatt drei Berichte über seinen Zustand:

Anschlag am Schwarzen Brett
2. Oktober 1924

Goetheanum
Freie Hochschule für Geisteswissenschaft
AN DIE MITGLIEDER DER ANTHROPOSOPHISCHEN
GESELLSCHAFT AM GOETHEANUM

Meine physische Körperverfassung macht mir augenblicklich unmöglich, mich der – wenn auch geringen – physischen Anstrengung zu unterziehen, die mit dem Abhalten von Vorträgen verbunden ist. Ich kann daher die Vorträge am Freitag, d. 3., Sonnabend, d. 4., und Sonntag, d. 5. Oktober *nicht* abhalten und werde ankündigen, wann wieder Vorträge stattfinden können.

Goetheanum, 2. Oktober 1924

Dr. I. Wegman *Rudolf Steiner*

(HELLA WIESBERGER [Hg.], *Rudolf Steiner. Die Konstitution* ..., GA 37/260a, Dornach ²1987, S. 399)

Anschlag am Schwarzen Brett

Goetheanum
11. Oktober 1924

AN DIE MITGLIEDER
DER ANTHROPOSOPHISCHEN GESELLSCHAFT

Es scheint, daß von gewissen Seiten allerlei Gerüchte verbreitet werden, die im Zusammenhange mit dem gegenwärtigen Versagen meiner physischen Körperkräfte stehen. Nun wäre es mir eine angenehme Empfindung gewesen, wenn gerade bei dieser Gelegenheit die Gerüchte-Bildung in anthr. Kreisen keine Stätte gefunden hätte. Nun da das aber nicht der Fall zu sein scheint, bin ich nun leider genötigt, ein paar Worte über das gegenwärtige Versagen meiner physischen Körperkräfte auszusprechen. Es waren in der letzten Zeit viele Kurse in sehr rascher Aufeinanderfolge. Zuletzt hier in Dornach eine Reihe von Parallelkursen, die dazu geführt haben, in verhältnismäßig kurzer Zeit über 60 Vorträge zu halten. *Das alles konnte ich ganz gut machen, ich brauchte dabei nicht zu fürchten, daß die Kräfte versagen,* trotzdem ich seit lange genötigt war, auf das Maß dieser Kräfte zu achten. Durch die aufopferungsvolle Mitarbeit Frau Dr. Wegmans war die Berechnung der Kräfte für die Kurse immer möglich.

Allein, wenn man so die möglichen Leistungen berechnet, dann gehen Anforderungen, die sonst aus den Mitgliederkreisen kommen, eben über die Kräfte. Und solche zu weit gehende Anforderungen konnten gerade während der letzten Septemberveranstaltungen nicht ferngehalten werden. Sie haben zuletzt meine physischen Kräfte überspannt. Ich möchte damit gar nicht abfällig über die betreffenden Anforderungen sprechen. Es ist durchaus begreiflich, daß der oder jener mit seinen Fragen zu mir kommt. Allein, einmal ist eben der Bogen zu stark gespannt worden.

Für jetzt aber bitte ich die Mitglieder, dies als eine Schicksalsfügung zu nehmen, daß ich der auch mir so lieben Vortragstätigkeit für einige Zeit entzogen bin; ich bitte, *mit mir* der Ansicht zu sein, daß ich durch Frau Dr. Wegman in der allerbesten Pflege bin – die in Dr. Noll einen treuen Helfer hat – und Gerüchten, die nur böses Blut machen, entgegenzutreten.

An alle die allerherzlichen Gedanken
Rudolf Steiner

(HELLA WIESBERGER [Hg.], *Rudolf Steiner. Die Konstitution ...*, GA 37/260a, Dornach [2]1987, Beilage S. 40 f.)

Nachrichtenblatt, 19. Oktober 1924

MITTEILUNGEN

Da meine physische Körperverfassung gegenwärtig jedes Reisen – für längere Zeit – unmöglich macht, so sah ich mich genötigt, den Berliner Freunden anzukündigen, daß sie zu meinem größten Bedauern auf meine Gegenwart bei ihren Oktober-Veranstaltungen *nicht rechnen* können*. *Rudolf Steiner*

* Vielleicht darf ich bei dieser Gelegenheit eine Bitte an unsere lieben Freunde aussprechen. Ich möchte nicht, daß meine physische Körperverfassung Gegenstand von allerlei Ideen werde. Es handelt sich darum, daß, während ich den eigentlichen Kurs-Tätigkeiten, die so umfangreich in den letzten Monaten waren, durchaus gewachsen war, ich den Bogen meiner physischen Tätigkeit überspannen mußte durch die übergroßen Forderungen, die neben der Kurstätigkeit aus der Mitgliedschaft kamen. Das hat dazu geführt, daß ich jetzt, während ich jeder geistigen Betätigung voll nachkommen könnte, physisch nicht einmal das Allergeringste vermag, sondern hoffen muß, daß der einzigartigen opfervollen Pflege meiner lieben Freundin Dr. Ita Wegman und ihres treuen Helfers, Dr. Noll, es gelingen werde, mir bald wieder auch ein physisches Tun, ohne das ja leider auf Erden das Geistige nicht wirken kann, wenigstens bis zu einem Maße zu ermöglichen. – Man denkt eben nicht oft daran, was *von außen bewirkte* Überbürdung in bezug auf Zeit bei jemand, der in geistgetragener Tätigkeit ist, für verheerende Folgen haben kann, und wie wenig Autofahren hilft, wenn die bedingte Zeitersparnis in die Programme eingerechnet werden muß. Aber zuletzt muß ja alles das schicksalsgemäß (karmisch) empfunden werden.

(HELLA WIESBERGER [Hg.], *Rudolf Steiner. Die Konstitution ...*, GA 37/260a, Dornach [2]1987, S. 399 f.)

Das Gerede über einen Giftanschlag verstummte jedoch bis heute nicht, selbst von engsten Mitarbeitern wurde es als besonderes Geheimnis munter weiterverbreitet. Giftig wirkten solche Gerüchte unter den Anthroposophen allemal, und tun es noch heute. Die ›Vergiftungsfrage‹ ist von Steiner selbst und von den behandelnden Ärzten zweifelsfrei und ein für allemal geklärt worden.

Zu der oben geschilderten Überforderung Wegmans kam das Informationsproblem hinzu – alle Welt wollte wissen, wie es ›Doktor‹ gehe. Palmer schrieb aus Stuttgart:

Sehr verehrte liebe Frau Dr. Wegmann! Stuttgart, den 6. Oktober 1924

Es wäre mir lieb, wenn ich durch Sie oder einen Ihrer Assistenten einen Bericht über den Gesundheitszustand Dr. Steiners erhalten könnte. Aus der Ferne verfolgt man mit großer Sorge den Weiterverlauf der Krankheit, und nicht nur aus diesem Grunde, sondern um auch allen möglichen Gerüchten energisch entgegentreten zu können, wäre es mir lieb, Autoritatives zu hören. Die ganze Klinik sendet Herrn Doktor die herzlichsten Grüße und Wünsche baldiger Besserung.

Meine Frau und ich senden Herrn Doktor ganz besonders herzliche Grüße und sind mit herzlichen Grüßen an Sie Ihre Dr. Palmer u. Frau

Sie notierte auf der Rückseite: *»An Palmer einen kurzen Bericht schicken, daß Dr. ~~schwer~~ ernstlich krank geworden, nun noch nicht ganz ohne Gefahr von Komplikationen ist; aber doch etwas besser ist.«* Hilma Walter schrieb Palmer daraufhin folgenden Brief:

Sehr geehrter Herr Dr. Palmer. 10. X. 24.

Frau Dr. Wegmann bittet mich Ihnen zu schreiben, daß Herr Doktor ernstlich krank gewesen ist, daß er sich [es] aber in den letzten Tagen langsam etwas besser geht. Doch ist der Zustand noch nicht so, daß Herr Doktor ganz ohne Gefahr von Komplikationen ist. Die Pflege hat Frau Dr. Wegmann vollkommen übernehmen können und wir sind natürlich sehr dankbar dafür.

Mit freundlichem Gruß und mit dem herzlichen Wunsche, bald noch bessere Nachrichten geben zu können Ihre [Hilma Walter]

Diese Art von Berichterstattung wurde sechs Monate lang, auch wenn Ärzte sich erkundigten, praktiziert. Es ist nur zu verständlich, daß die Menschen nicht wußten, wo sie hindenken sollten. Die behandelnden Ärzte waren auch in dieser Hinsicht überfordert, sie konnten nicht wissen, welchen Weg die Krankheit nehmen würde, und kamen offensichtlich nicht auf den Gedanken, in späteren Monaten, zum Beispiel aufgrund Steiners eigener Darstellungen (siehe oben), einen offiziellen ärztlichen Bericht in die Welt zu schicken. Sie waren in keiner Weise darauf vorbereitet, solche Informationsmaßnahmen durchzuführen.

Als hier und da bekannt wurde, daß Rudolf Steiner Schwierigkeiten mit der Nahrungsaufnahme hatte, boten einige Menschen, die schon früher für ihn gekocht hatten, an, als Köchin nach Arlesheim zu kommen. Andere schickten besondere Arten Heilwasser und Fruchtsäfte, von denen sie wußten, daß er sie gerne getrunken hatte. HELLA WIESBERGER hat später im Band 260a der Gesamtausgabe (*Rudolf Steiner. Die Konstitution …*) aufgrund aller zur Verfügung stehenden Unterlagen und zeitgenössischen Zeugnisse eine Chronik über das Leben Rudolf Steiners von Januar 1924 bis zu seinem Tod zusammengestellt, die die wichtigsten Geschehnisse von Tag zu Tag aufführt. Auch CHRISTOPH LINDENBERG hat in seinem Werk *Rudolf Steiner. Eine Chronik* eine solche Zusammenstellung gegeben. Hier soll der Ablauf der Geschehnisse vornehmlich im Hinblick auf Ita Wegmans Biographie dargestellt werden; ihre Schilderungen sind es wert, daß man sie genau zur Kenntnis nimmt – sie war schließlich der am besten informierte Zeuge.*

Während dieser Monate führte Ita Wegman die Klinik von Steiners Atelier aus. Täglich kam Hilma Walter zu ihr, besprach mit ihr die Patientenbehandlungen, die Korrespondenz wurde durchgenommen und beantwortet, Anordnungen Steiners Essen betreffend gegeben. Da Wegman im Atelier keinen Bürogehilfen zur Verfügung hatte, häuften sich im Durchgang von der Schreinerei zum Atelier und im Atelier selbst ungeheure Mengen Bücher und Papiere.*

Daß Rudolf Steiner in seinem primitiv aufgezogenen Arbeitsatelier – nicht viel mehr als eine Holzbaracke – versorgt werden wollte, hing vornehmlich damit zusammen, daß er dort sein ganzes Arbeitsmaterial und seine Bibliothek zur Verfügung hatte; außerdem bestand er darauf, Wegman ständig, auch nachts, in seiner Nähe zu haben. Das war auch nötig, weil er oft schlecht schlief oder lange durcharbeitete; er konnte dadurch stets versorgt und gepflegt werden. Dies alles wäre weder in seiner Wohnung im Haus Hansi noch in der Arlesheimer Klinik möglich gewesen, obwohl es einige Male erwogen wurde, ihn dort zu pflegen. Daß ihm sein Krankenlager und die Isolation von der Außenwelt zuweilen sehr schwerfiel (sein Atelier hatte keine Seitenfenster, nur Oberlicht) und ihn manchmal die Ungeduld packte, kann man in seinen Briefen an Marie Steiner nachlesen. Bis zuletzt lebte er in der Überzeugung – oder äußerte sich zumindest in diesem Sinne –, daß er die Krankheit überwinden würde. Von der Möglichkeit seines bevorstehenden Todes konnte Wegman mit ihm nicht sprechen – solche Erwägungen waren in seiner Gegenwart unzulässig. Von Januar 1925 an sprach er allerdings, wie er es schon in seinen Mitteilungen vom 11. und 19. Oktober 1924 (siehe oben) angedeutet hatte, nicht mehr von Krankheit, sondern von ›Karmawirkungen‹.

Seine Enttäuschung darüber, daß seine Ausführungen über das Karma (die Schicksalszusammenhänge) seiner nächsten Mitarbeiter in der Anthroposophischen Gesellschaft und seine Anregung, ›Karmaübungen‹ durchzuführen (vgl. Vortrag vom 9. Mai 1924, in GA 236), von den Betreffenden nicht aufgegriffen worden waren, war groß; er deutete Wegman gegenüber an, daß dies für ihn zur Folge haben würde, nicht länger in der Gesellschaft wirken zu können, denn dadurch würde klar, daß Michaels Wirksamkeit für die jetzige Zeit nicht erkannt würde; vor dieser Himmelsmacht, aus der *»die Gedanken der Dinge erfließen«*, sei die vollständige Erkenntnis dieser karmischen Zusammenhänge notwendig, sonst würde das wahre Menschenbild der Anthroposophie nicht wirksam sein können. Wegman schrieb an Eleonor Merry in London am 14. Oktober 1924 folgendes:

Liebe Miss Merry, 14. 10. 24

[...] Verzeihen Sie mir, daß ich nicht auf Ihren Brief sogleich geantwortet habe. Nach der Londoner Reise fingen hier sofort die Kurse an. Es waren wieder recht viele Menschen gekommen, die alle etwas wollten. Herr Dr. gab wieder sehr viele Vorträge. Nun war es diesmal doch zu viel gewesen, nicht die Vorträge selber, die sind für den Dr. keine Anstrengung, aber alles das, was noch dazu kommt: die Menschen, die fragten, die Enttäuschungen, daß die Mitglieder immer noch so stark in den Kinderschuhen stecken usw. Er wurde dann krank und nun liegt er schon über 14 Tage zu Bett. Dadurch kam es, daß ich Ihre Briefe unbeantwortet ließ, da ich die ganze Pflege und Behandlung vom Doktor übernommen habe.

[...] Herzlichen Gruß Ihre [Ita Wegman]

Man sollte auch nicht übersehen, wie schwer es Steiner fiel, von seinen Mitmenschen abgeschnitten zu sein; er war ein ausgesprochen geselliger Mensch; der Verkehr mit Zeitgenossen und Mitarbeitern gehörte zu seinen primären Lebensbedürfnissen. Nun ertrug er nicht einmal mehr Besuch; Wegman und Noll ließen nur die wenigen von ihm selbst bezeichneten Menschen zu – neben Marie Steiner waren das vornehmlich Wachsmuth, Steffen und einige langjährige Freunde sowie die Angestellten der Villa Hansi, die das Atelier putzten und seine Wäsche versorgten – und drängten sogar bei einigen dieser selbstverständlichen Besucher zuweilen noch darauf, den Besuch abzukürzen. Manchmal ertrug er auch den Baulärm vom benachbarten Goetheanum nicht; im Dezember waren Reparaturen am Dach des Ateliers erforderlich, *»jeder Nagel, der eingeschlagen wird, tut ihm im Kopf und* [in der] *Magen-Darmpartie weh.«*

Zu Ita Wegman sprach er öfter von Dämonenwirkungen, die ihm zusetzten (siehe die vorigen Kapitel) und die sich nun seines Körpers zu bemächtigen versuchten. Vermutlich im November brach es aus ihm hervor:

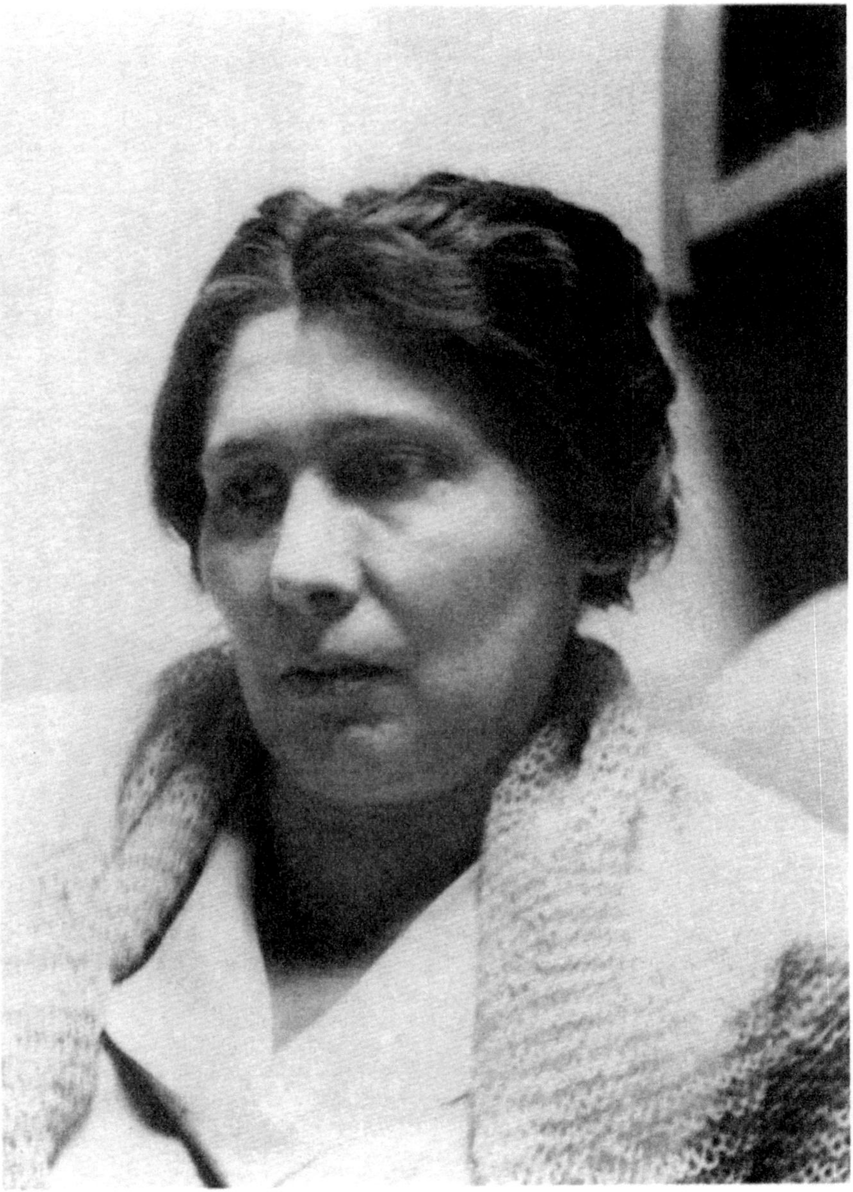

Abbildung 27
Ita Wegman in Rudolf Steiners Atelier,
Dornach, März 1925

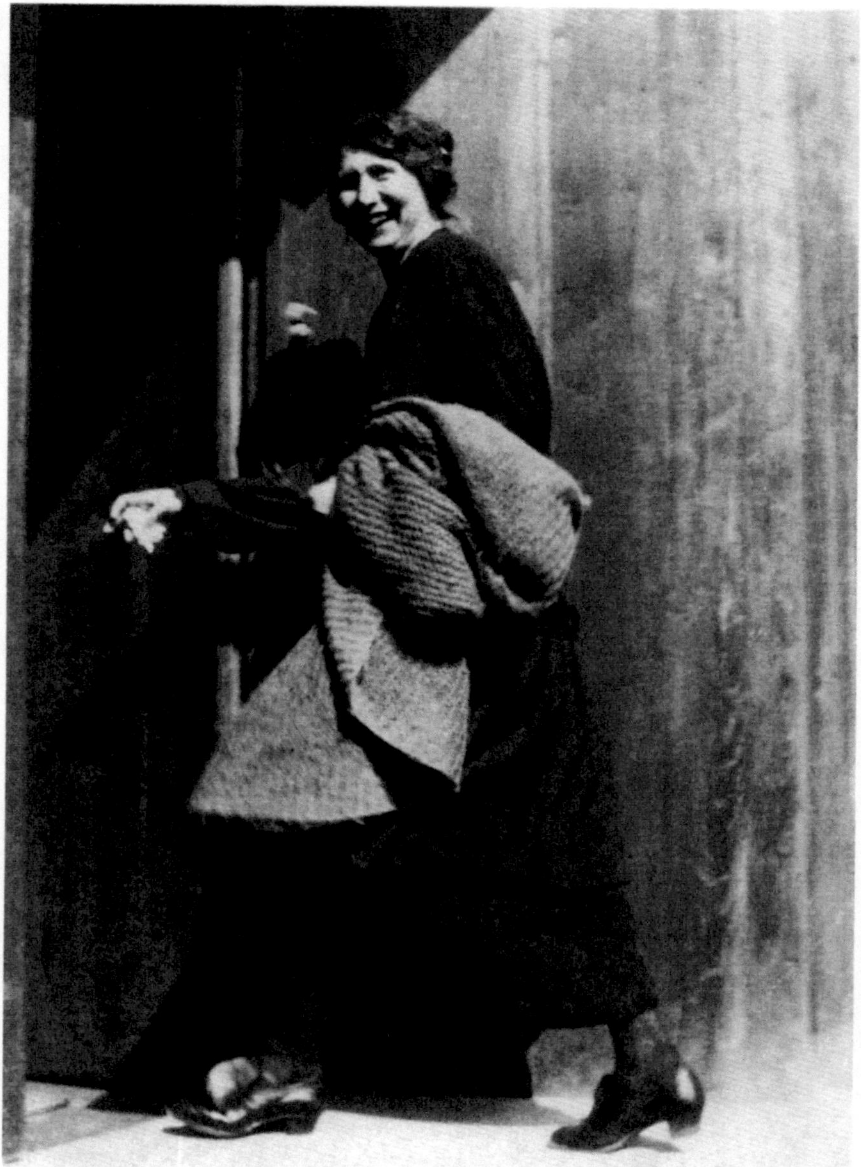

Abbildung 28
Ita Wegman in Arlesheim 1925

Du Widersinnszauber des Lebens
Du scheinest in der Nacht;
Und hehren Liebe-Schicksalswebens
Weltenfeurig hohe Macht
Durchlöchert mir die Gegenkraft;
Dass seelenquälend sich verbreitet
Was dämonisch Unheil schafft,
Und Schlangen-Geister hergeleitet. –

(Vgl. GA 260a, S. 669. Das Blatt, das er Wegman übergab, hat den hier wiedergegebenen Wortlaut.)

Besonders die Nächte, so Wegman, seien manchmal erfüllt von solch bösem Spuk.

Mit unendlicher Dankbarkeit wandte er sich ihr immer wieder zu, schrieb Meditationsübungen für sie nieder, Sprüche, die an alte Zeiten erinnerten:

Erinnerung von Jahrtausenden
An Mysa die lieblich milde
An Alexander den brausenden
Alles in dem lichten Geistgebilde
In gegenwärtiger Liebe
Verbunden durch Seelentriebe
Sie bilden die Kraft zum Schaffen
Sie schaffen der Seele Waffen.

Oder auf einem Notizblatt flüchtig geschrieben:

Stütze sollen mir sein
Dein Verständnis
Deine Liebe und die Treue

Ich seh' erwachsen
Aus deinem Verständnis
Das Licht, das mir leuchtet

Ich seh' erwachsen
Aus deiner Liebe
Die Wärme, die mich segnet

Ich seh' erwachsen
Aus deiner Treue
Die Luft, die mich belebt.

Aus seinen Briefen an Marie Steiner (GA 262) kann man in ergreifender Weise erfahren, wie er auch an diesem ihm so teuren Menschen hing. Er drückte ihr seine große Liebe immer wieder aus, schrieb für sie Meditationen, verfolgte ihre opfervolle Arbeit, ihre Reisen von Tag zu Tag, erwähnte ihre unbestechliche Urteilskraft: *»Im Urteil zusammenfühlen und -denken kann ich ja doch* nur *mit Dir.«* Auch schrieb er ihr an seinem Geburtstag, am 27. Februar 1925: *»Daß Karma auch andere Personen in meine Nähe bringt, ist eben Karma. Und die Krankheit hat ja jetzt gezeigt,* wie *dieses Karma einschneidend ist. Aber Du hast Dich zum Verständnis durchgerungen; das ist ein Segen für mich.«* (Beide Zitate in GA 262, S. 264)

Zu Albert Steffens Geburtstag am 10. Dezember 1924 verfaßte er einen Brief, den er von Marie Steiner bei der Geburtstagsfeier vorlesen ließ:

Mein lieber Albert Steffen,

mit den Freunden, die heute hier im Goetheanum versammelt sind, um Ihres vierzigsten Geburtstages zu gedenken, wäre ich so herzlich gerne auch physisch vereint; ich kann es nur im Geiste sein.

Aber meine Seele will die besten Gedanken in den Vortragssaal tragen. Vor mir steht heute besonders hell das Sonnenhafte, das für mich immer die Tatsache hat, daß *Sie* Ihre aus dem Geistgebiet strahlende Künstlerschaft, Ihre eindringliche, das Zeitalter, in dem wir leben, mit so tiefer Wahrheit schauende Kraft mit der anthroposophischen Bewegung haben vereinigen wollen. Diese Tatsache ist eine aus den Gebieten des Göttlich-Ewigen sprechende Bekräftigung dessen, was Anthroposophie anstrebt. Alle Menschen, welche Anthroposophie lieben, können nicht anders, als wärmste Dankes-Gefühle Ihrer Gesinnung, die Sie zu uns gebracht hat, entgegenströmen lassen. Ihre unermüdliche Arbeit im Dienste der Gesellschaft, Ihre deren Bestand mit so großer Liebe tragenden Gedanken sind schönste Schätze innerhalb dieser.

Dr. Ita Wegman muß um meinetwillen zu all den Opfern, die sie in dieser Zeit bringt, auch noch dieses hinzufügen, das ihr recht schwer wird, heute im Vortragssaale nicht physisch anwesend sein zu können. Die allerbesten Gedanken und allerherzlichsten Gefühle sendet sie dahin; zu dem Vereintsein im Geiste mit unserm tief verehrten Albert Steffen.

In tiefer Herzlichkeit
Rudolf Steiner
(GA 260a, S. 401)

Es wurde im Laufe des Winters für die behandelnden Ärzte immer schwerer, Rudolf Steiners Gesundheitszustand zu beurteilen. Wegman sah wohl *»seine physische Kraft allmählich verschwinden«*. Es gab kurze Zeiten, in denen er zweimal am Tag aufstand; dann wieder verließen ihn seine Kräfte so sehr, daß sie ihn unterstützen mußte, wenn er beten wollte. Er betete jeden Tag stehend mit lauter Stimme das Vaterunser*, was Menschen, die außen am Atelier vorbeikamen, hörten. Im November schien eine Besserung in Sicht, Ende Dezember kam ein schwerer Rückfall; am 2. Januar 1925 erlitt er eine Herzschwäche, die Ärzte fürchteten um sein Leben. Am 6. Januar empfing er den knapp elfjährigen Waldorfschüler Nik Fiechter, der wegen einer schweren Augenverletzung 1924 in Stuttgart von Steiner behandelt worden war. Fiechter hat diesen kurzen Besuch später beschrieben:

Im Dezember 1924 sollte mein Vater mit Rudolf Steiner noch eine Besprechung haben wegen der Baubewilligung für das neue Goetheanum. Ich durfte mit meinen Eltern von Stuttgart nach Dornach mitfahren. Rudolf Steiner mußte diese Besprechung wegen seines Gesundheitszustandes immer wieder hinausschieben und schließlich kam es nicht mehr dazu. Aber meine Mutter und ich durften am Dienstag, den 6. Januar 1925, um 12 Uhr mittags in die Schreinerei kommen. Im Vorraum des Ateliers warteten wir. Eine ungeheure Menge von Briefen, Manuskripten und Büchern waren hier im Vorraum aufgestapelt und erregten mein Interesse. Dann kam Dr. Ita Wegman und führte mich zu Dr. Steiner ins Atelier.

Ich hatte einige Meter allein durch den Raum zu gehen. Der Weg erschien mir unendlich lang. Da stand die mächtige Holzplastik, die zuerst den Blick fesselte. Vor dieser Christusstatue stand das Bett von Rudolf Steiner. Je näher ich kam, desto feierlicher und größer wurde diese letzte Begegnung.

Rudolf Steiner setzte sich im Bette auf und sah mich aus Augen an, welche eine unbeschreibbare Liebe ausstrahlten. Der physische Raum verschwand, eine Weite entstand, begleitet von leuchtender Wärme.

Was gesprochen wurde, weiß ich nicht mehr. Dann legte er seine Hand auf meinen Kopf und sprach die Worte, welche mich seither begleiten: »Es ist gut so«. (Aus Nik Fiechter, *Erinnerungen. Eine Heilmeditation für ein Kind,* in *Mitteilungen aus der anthroposophischen Arbeit in Deutschland*, 34. Jg. Heft 1, Nr. 131, Ostern 1980, S. 42 f.)

Eine solche Erinnerung gibt etwas von der Stimmung wieder, die Besucher in den letzten Monaten seines Lebens erlebten.

Von Tag zu Tag konnte sich sein Zustand ändern. Wegman erinnert sich:

Wir lebten in stiller Abgeschlossenheit. […] Seine Krankheit hat er mit Geduld und Würde ertragen. […] Um 5 Uhr morgens war die Zeit, wo die Umwandlung stattfand;

seine Stimme, die mich um diese Zeit weckte, klang schon anders, kräftig, heiter und mit leiser Ungeduld darinnen, daß man sich ja eilen sollte, damit die kostbare Zeit nicht verloren ginge. Ich eilte mich fieberhaft, ich wußte auch wie wichtig diese Zeit war, machte alles rasch zurecht, und wenn dann zur Erfrischung eine Tasse Tee mit etwas Zitronensaft getrunken war, dann fing die Arbeit bei ihm an. Während dieser Zeit wurden alle die herrlichen Aufsätze geschrieben, die für uns unerwartete Geschenke waren. Ohne zu ruhen wurde geschrieben bis 7, 8 Uhr morgens, und nachher war er nicht müde, im Gegenteil, frisch und aufgeweckt. Der Vormittag verlief dann weiter mit Lesen, Erledigen von notwendigen Geschäften, Empfangen der erwähnten Besuche. Die erste Müdigkeit kam nach dem Essen. (*Nachrichtenblatt,* 2. Jg. Nr. 16, 19. April 1925, S. 62)

So nahte der Frühling des Jahres 1925. Der Gärtner Karl Lang erinnert sich:

Nach einigen Wärmetagen in der Märzmitte kommt schlechtes Wetter. Sturmregen peitscht gegen die Atelierwände. Am 29. März ist ein richtiges Unwetter. Manche der Fenster der Frühbeetanlage vor dem Atelier werden in die Luft geschleudert. In der Nacht zum 30. März tobt es weiter. Wie der Morgen sich lichtet, bin ich auf dem Goetheanumgelände und betrachte den Schaden, den der Sturm angerichtet hat.

Mein Blick fällt, zur Wetterecke im Westen, zur ›Landskrone im Elsaß am Dreiländereck‹. Um sechs Uhr lichten sich die schon tagelang hängenden schweren Wolken über dem Berg und teilen sich nach Süden und Norden; ein Zeichen, daß helles Wetter werden will. (KARL LANG, *Entwicklungen*, Bielefeld 1975, S. 81)

Am Sonntag, 29. März, bemerkte Wegman eine Änderung in Rudolf Steiners Verhalten. Er erwachte mit Schmerzen. *»An diesem Morgen wurde nicht gearbeitet, zum ersten Mal.«* [...] *»Er war außerordentlich still und geduldig an diesem Tage und gab neue Angaben für seine Behandlung.«* [...] *»Um vier Uhr nachmittags wiederholten sich die Schmerzen, meine innere Unruhe wollte nicht weichen, ich bestand darauf, Frau Dr. Steiner, die in Stuttgart weilte, zu benachrichtigen.«* Noll teilte ihre Unruhe nicht, doch konnte Wegman durchsetzen, daß Marie Steiner in Stuttgart angerufen wurde.

Auch der Doktor zeigte garnichts, was Veranlassung geben konnte zu Befürchtungen, er frug sogar, ob das Atelier nebenan bald fertig sein werde, damit er für das innere Modell des neuen Goetheanums arbeiten könne. So gingen wir in die Nacht hinein. Der Puls war etwas rascher wie sonst, aber kräftig und regelmäßig. Ich konnte mich nicht entschließen, mich hinzulegen und blieb auf und ließ das Licht brennen. Zu meinem großen Erstaunen ließ der Doktor dies zu, was ich noch nie durchsetzen konnte, wenn auch früher schon Zeiten waren, wo ich in banger Sorge um sein Leben war. Was war dies? Auch Dr. Noll blieb im Nebenzimmer wachend. Die Vornacht ging ruhig vorüber, ich beobachtete jeden

Atemzug und versenkte mich ins Gebet, um dieses teure Leben zu erhalten. Da bemerkte ich um 3 Uhr morgens eine leise Veränderung in den Atemzügen, sie wurden rascher, ich näherte mich dem Bette, er schlief nicht, schaute mich an und fragte mich, ob ich müde sei. Mit dieser Frage kam er mir zuvor, was mich unendlich rührte. Der Puls war jetzt nicht mehr so kräftig, als er gewesen war, auch viel rascher. Ich holte Dr. Noll, um zu beraten, was zu tun sei. Doktor war nicht erstaunt, ihn zu sehen so mitten in der Nacht und begrüßte ihn freundlich. »Es geht mir gar nicht schlecht«, sagte er, »ich kann nur nicht schlafen«. So machten wir das Licht aus. Aber um 4 Uhr rief er mich, weil die Schmerzen wiederkamen. »Und sobald es Tag wird, wollen wir die Behandlung fortsetzen, die ich angegeben habe«, sagte er. Er wollte uns Ruhe gönnen, und mit diesem Satz gab er wieder den Beweis, daß er immer an Andere dachte und niemals an sich selbst. Wir warteten natürlich nicht auf den Tag und machten das, was notwendig war. Aber da veränderte sich bald die Situation, der Puls wurde schlechter, die Atemzüge rascher. Und wir mußten es erleben, daß dieses Leben allmählich verlöschte, und unser Führer, Lehrer und Freund von dem physischen Plan scheiden ging.

Das Weggehen war wie ein Wunder. Als ob es sich von selbst verstände, ging er. Es war mir, wie wenn im letzten Augenblick die Würfel der Entscheidung fielen. Und als sie gefallen waren, war kein Kampf, kein Versuch mehr da, auf der Erde bleiben zu wollen. Er schaute einige Zeit ruhig vor sich hin, sagte noch ein paar liebe Worte zu mir und schloß mit Bewußtsein die Augen und faltete die Hände. (Aus Ita Wegman, *Das Krankenlager, die letzten Tage und Stunden Dr. Steiners*, in: *Nachrichtenblatt,* 2. Jg. Nr. 16, 19. April 1925, S. 62 f.)

So war dieses große Leben an sein Ende gekommen. Als Marie Steiner einige Stunden später aus Stuttgart eintraf – Wegmans Nachricht an sie war nicht klar übermittelt worden, außerdem stand während der Nacht nicht zeitig genug ein Auto zur Verfügung – und Rudolf Steiner auf dem Totenbett erblickte, waren die Worte in Erfüllung gegangen, die er ihr achtzehn Jahre zuvor gegeben hatte:

Nach meinem Tode soll Fräulein *Marie von Sivers* das Recht haben, in meinem Namen zu verfügen. Was sie so tut, soll in meinem Namen getan sein. Das wenige, was ich besitze, geht alles in ihre Hände über; sie soll alle Verfügungen treffen. Insbesondere soll sie an meine Eltern und Geschwister in Horn denken.

Sie selbst soll meinen Tod als im Sinne höherer Mächte ansehen und ihn ja nicht als ein Rätsel ansehen. Die Dinge haben einen Zusammenhang, den man ehren muß, auch wenn man ihn noch nicht versteht.

Marie von Sivers selbst wird aber immer bei mir sein. Unsere Einigung bleibt unlöslich.

Berlin, 19. Februar 1907 Dr. Rudolf Steiner

(H. W. Zbinden, Hella Wiesberger (Hg.), *Rudolf Steiner, Marie Steiner-von Sivers. Briefwechsel und Dokumente 1901–1925*, GA 262, Dornach 1967, S. 105)

Ita Wegman sagte öfter in späteren Jahren, wenn ihre Mitarbeiter über Rudolf Steiner sprachen: *»Ihr seht ihn viel zu klein«* – ein Wort, das genauso von Marie Steiner hätte gesagt sein können.

Um 10 Uhr kommt Herr Ranzenberger, der Architekt, zu den Betonarbeitern am Bau, zu den Schreinern in der großen Werkstatt und den in der Goetheanumgärtnerei beschäftigten Menschen mit der Nachricht, daß Rudolf Steiner gestorben sei. Auf dem Goetheanumgelände ruht für diesen Tag die Arbeit. Das stürmische Wetter beruhigt sich. Noch rücken dunkle Wolken von Westen nach Osten. Sie sind am Zerstieben, das Zeichen für kommendes gutes Wetter. Doch es ist noch zu kalt für die Dornacher Verhältnisse.

Am 31. März säubern die Gärtner die an der Südseite der Schreinerei entlangführende Rabatte mit den verschiedenen Stauden, denn der Besucherstrom zum Atelier, in welchem Rudolf Steiner aufgebahrt ist, führt an der Südseite der Schreinerei entlang zu deren Osteingang. Um jeder Unruhe vorzubeugen, wird das Westtor als Ausgang benutzt.

Am Donnerstag, 2. April, findet in der Schreinerei die Totenfeier statt. Der Saal, in welchem während der Weihnachtszeit 1923 sich die Gründung der Allgemeinen Anthroposophischen Gesellschaft vollzog, ist wie damals überfüllt.

Auf der Saalbühne ist der Sarg aufgestellt. Friedrich Rittelmeyer vollzieht das Aussegnungsritual. Bei dieser Totenfeier sind Freunde aus allen Gegenden der Welt versammelt. [...]

Am Freitag, 3. April, wird an der Stelle, wo ehemals Rudolf Steiner aus der Holledroschke mit Frau Marie Steiner ausstieg, der Sarg in das schwarze Auto getragen. An der Grundmauer des neuen Goetheanums stehen die Arbeiter Spalier, um von ihrem Chef Abschied zu nehmen. Liebe und Verehrung strömt von dieser Gruppe Menschen dem das Goetheanum Verlassenden nach.

Um 10 Uhr beginnt im Basler Krematorium die Totenweihehandlung [Das Bestattungsritual]. Die Türen der Halle bleiben weit offen, damit die Außenstehenden auch miterleben können. Als der Rauch aus dem Kamin aufsteigt, schwingt sich mit ihm ein Schwalbenpaar zum Himmel empor. (KARL LANG, Op. cit., S. 81 ff.)

Hiermit endet der erste Teil des Lebensganges Ita Wegmans.

In den verbleibenden achtzehn Lebensjahren, die nun begannen, lebte das Bild dieses Menschen in ihr, wie es Christian Morgenstern einmalig ausgedrückt hat:

Ich habe DEN MENSCHEN gesehn in seiner tiefsten Gestalt,
ich kenne die Welt bis auf den Grundgehalt.
Ich weiß, daß Liebe, Liebe ihr tiefster Sinn,
und daß ich da, um immer mehr zu lieben, bin.
Ich breite die Arme aus, wie ER getan,
ich möchte die ganze Welt, wie ER, umfahn.

ANMERKUNGEN

Seite

Einleitung

14 *Was ist die wirkliche Sprache für das wirklich Gewesene?* Peter Handke, *Die Geschichte des Bleistifts*, Suhrkamp TB, Ffm. 1985, S. 273

14 *Ein Problem, das der Mensch* ... Rudolf Steiner, *Goethes Weltanschauung*, Weimar 1887, S. 2

Kapitel 1 · Kindheit und Jugend

18 Herr A. L. M. Land in Maarn (Holland) hat die Nachforschungen im Reichsarchiv (Den Haag) in den Familienchroniken Wegman, Hupkes, Offers und Steinbuch und im Instituut voor de Tropen (ehemals Koloniaal Instituut) in Amsterdam durchgeführt.

18 Ein Inselreich, das sich *wie ein Gürtel von Smaragden* ... Multatuli, *Max Havelaer*, Amsterdam 1860.

19 Die Geschichte der Insel Java ist vornehmlich dem Werk von W. Fruin-Mees, *Geschiedenis van Java*, entnommen (Weltevreden [2]1922, 2 Bände).

22 Die Beschreibungen von Krawang und Gending (Probolinggo) sind dem *Aardrijks-*
24 *kundig en statistisch Woordenboek van Nederlandsch-Indië* im Tropeninstituut (Amsterdam) entnommen; die Karten der topographischen Abteilung zeigen die Lage der Zuckerfabrik ›Gending‹ bei dem gleichnamigen Ort, wodurch man den einstündigen Schulweg der vier Wegmankinder nach Probolinggo (oder Prabalingga) verfolgen kann. Zur Zuckerfabrik ›Parakanteroes‹ im Distrikt Krawang siehe Nachtrag Seite 386 f.

23 Eine informative Quelle für das Leben der holländischen Kolonialisten in Java zur Zeit der Familie Wegman sind die Fotobücher von Breton de Nijs, *Tempo Doeloe* (Querido, Amsterdam 1961), und Rob Nieuwenhuys, *Baren en oudgasten*, und dessen weitere fotografische Dokumentationen der Jahre 1870 bis 1920 (Amsterdam 1981, 1982, 1988). Das Leben in den indonesischen Kolonien wird

eindrucksvoll beschrieben in den Büchern von Multatuli (zum Beispiel in seinem Roman *Max Havelaer*), Henri Borel, *Wijsheid en Schoonheid uit Indië*, Augusta de Wit, *Java*, und in den Werken von Maria Dermoût (Verzameld Werk, Amsterdam 1970). Die sehr umfangreiche Literatur der Holländer in und über Niederländisch-Indien ist ein wesentlicher Bestandteil der niederländischen Kulturgeschichte des neunzehnten und zwanzigsten Jahrhunderts und kann hier nicht annähernd aufgeführt werden.

24 Der Vulkanausbruch der Insel Krakatau in der Nacht vom 26. zum 27. August 1883 ereignete sich, als Ita Wegman genau siebeneinhalb Jahre alt war. Die Familie scheint bereits ein Jahr früher nach Ost-Java umgezogen zu sein; ihr Geburtsort Parakanteroes (Krawang) liegt etwa 220 Kilometer von Krakatau entfernt. Dieser Vulkanausbruch ist vielfältig beschrieben worden, er gehört zu den berühmtesten Eruptionen der neuesten Geschichte.

25 Wundervolle Beschreibungen hat der Geologe F. W. Junghuhn von seinen Erfahrungen in den javanischen Urwäldern gegeben; er beschäftigt sich auch mit den sozialen Problemen aus der Zeit, da Ita Wegman dort aufwuchs. Siehe unter anderem sein *Licht- en Schaduwbeelden uit de binnenlanden van Java*, Amsterdam ^{7}1883.

25 Der Schulweg mit den zwei Brüdern, an den sich Charlien erinnert, kann für die ersten fünf oder sechs Jahre nur den Halbbruder Victor und den (später?) geistig behinderten Bruder Manta betreffen; das jüngste Brüderchen, Henry Charles, wurde 1887 oder 1888 schulreif – da erhielten die beiden Mädchen schon bald Privatunterricht.

26 Zur Zuckerkrise des Jahres 1883 besitzt das Tropeninstitut in Amsterdam eine reiche Dokumentation.

27 In welchem Jahr Ita und Charlien Wegman nach Arnheim gingen, ist nicht genau überliefert. Charlien sagt in ihrem Brief: *»als wir fünfzehn und vierzehn Jahre alt waren«*, Ita Wegman wurde Februar 1891 fünfzehn Jahre alt. Sollte sie im Sommer 1891 in Holland das neue Schuljahr angefangen haben, so hat sie in Arnheim dreieinhalb Jahre die Schule besucht (das Datum der Rückreise nach Indien ist Januar 1895). Die Mittlere Mädchenschule (Middelbare School voor Meisjes) in Arnheim wird einen fünfjährigen Lehrgang gehabt haben; ein Schulabschluß Ita Wegmans ist nicht dokumentiert (sie verließ die Schule im Dezember 1894 und mußte für ihr Medizinstudium in Zürich 1906 das Abitur nachholen). Charlien formuliert so: *»Nachdem haben Iet und ich noch einige Jahre zu Hause Privatunterricht bekommen, bis sich herausstellte, daß es besser war, daß wir nach Europa gingen.«* Wodurch sich das *»herausstellte«*, ist nicht ersichtlich; war es vielleicht der Tod des neunjährigen Bruders Henry Charles am 23. Juli 1890? Wenn die Mädchen anläßlich dieses Todesfalles nach Europa gingen, hat die Arnheimer Schulzeit viereinhalb Jahre gedauert.

Sämtliche Informationen über Arnheim (holl. Arnhem) gehen auf Nachforschungen von A. L. M. Land zurück. Die Archive der Stadt Arnheim sind im Zweiten Weltkrieg vernichtet worden, so daß keine Einwohnerregister oder Schularchive mehr existieren. Im Jahr 1983 feierte die Stadt ihr 750jähriges Bestehen, wobei ein sehr umfangreiches Buch *Ach lieve tijd* zusammengestellt wurde, das in Wort und Bild die reiche Vergangenheit der Stadt Arnheim dokumentiert.

28 Von Dirk Vis, Bergen (Holland), stammen die Angaben zur Familie Wenting in Arnheim. Er stellte die Tagebücher und Notizhefte von Frau Wenting sowie Lichtbilder zur Verfügung. Das Abschiedsgedicht für Frau Wenting vom 16. Dezember 1894 braucht nicht von Ita Wegman selbst verfaßt worden zu sein; man schrieb damals, wie heute, für Poesiealben auch geeignete Verse von anderen ab.

31 Die Verlobung Ita Wegmans mit einem Offizier: Diese Stelle aus Charliens Brief vom 14. Mai 1944 wurde in *Erinnerungen an Ita Wegman* 1945 nicht abgedruckt.

32 Die Daten der Familie Steinbuch-Bastiaans wurden von A. L. M. Land aufgefunden. Henny Steinbuch erscheint 1907 als Vorsitzende der Theosophischen Loge in Surabaja; sie wohnte zu dieser Zeit in Plampitan.

32 Die Bergfahrt nach Tosari ist zitiert aus T. J. Bezemer, *Nederlandsch Oost-Indië*, Groningen 1906. Siehe ebenfalls Ernst Haeckel, *Aus Insulinde*, Leipzig 1909.

32 *Weise trauern nicht um die Lebenden …* Zitiert nach R. Steiner, *Anweisungen für eine esoterische Schulung,* GA 245, Dornach 1968, S. 158.

Kapitel 2 · Lehrjahre in Holland und Berlin

35 *Das Diplom für den Turnunterricht an Mittleren Schulen* vom 30. 8. 1902 (Akte van bekwaamheid voor Middelbaar Schoolonderwijs in de gymnastiek) besagt, daß Maria Hendrika Wegman am 29. und 30. August 1902 in Utrecht das Examen bestand.

37 *Studienfreundin N. Wenting*. Von Dirk Vis (Bergen, Niederlande) stammt die Mitteilung, daß Ita Wegman ihr Studium in Holland zusammen mit Nieske (= Elly) Wenting absolviert hat. Nieske Wenting wurde am 9. März 1874 in Arnheim geboren und starb am 10. Januar 1913. Sie hatte einen Bruder Gerhard. Ihr Vater starb im Jahr ihrer Geburt. Nieske Wenting ist außer Henny Steinbuch die einzige Studienfreundin Ita Wegmans, von der etwas mehr als Name und Geburtsjahr bekannt ist. Sie war die Schwiegermutter von Dirk Vis, der durch die Familienüberlieferungen im Hause seiner Schwiegereltern über eine zusätzliche Quelle zum Lebensgang Ita Wegmans verfügt. Auch er spricht vom Studium der »Heilgymnastik und Massage« in Holland (Briefe und Telefongespräche 1982).

38 Zur Heilgymnastik- und Massageausbildung in Holland wurde das erste Kapitel des Lehrbuches von J. Crucq, W. A. J. Goeting en J. Penders, *Leerboek voor Heilgymnastiek en massage*, Den Haag 1933, zugezogen. Daraus geht hervor, daß die 1889 in Amsterdam begründete Gesellschaft für Heilgymnastik und Massage für die Ausbildung in diesem Fach die Berufsausbildung für den Turnunterricht voraussetzte. Später konnte man auch ohne dieses Abschlußdiplom eine Berufsausbildung für Heilgymnastik und Massage absolvieren, wenn man in den Fächern Anatomie, Physiologie, Hygiene und Theorie der Körperübungen zuvor Prüfungen ablegte. Die aus Schweden stammenden (heil-)gymnastischen und Massage-Methoden waren um die Jahrhundertwende in Holland sehr beliebt. Es kann durchaus sein, daß Ita Wegman in Amsterdam Dr. J. G. Mezger (1838–1909) erlebt hat, der sich damals als Arzt mit neuen Methoden der schwedischen Massage einen Namen gemacht hatte. Ferner wurden einige zeitgenössische Schriften zugezogen, wie J. G. Milo, *Heilgymnastiek, massage en orthopaedische bandages*, Rotterdam 1890 (eine Streitschrift) und Erich Ekgren, *Taschenbuch der Massage. Für Studierende und Ärzte*, Berlin 1903.

38 *Berlin um die Jahrhundertwende*. 1984 gab es anläßlich der Berliner Festwochen eine Ausstellung *Berlin um 1900*. Der umfangreiche Katalog (Berlinische Galerie 1984) gibt Aufschluß über das Leben in dieser Stadt während der Jahre, in denen Ita Wegman sich oft in Berlin aufhielt. Von der unübersehbaren Literatur über Berlin sei hier nur auf die Fotografien von Heinrich Zille aufmerksam gemacht: W. Ranke, *Heinrich Zille, Fotographien Berlin 1880–1910*, München [2]1985.

38 Wegman lebte, soweit wir aus den spärlichen Überlieferungen vermuten können, öfter für längere Zeit in Berlin, zwischen September 1902 und Mai 1905. Es gibt nur drei authentische Belege für diese Zeit: 1. ihre eigenen Darstellungen, 2. ihr Studienheft für Massage mit hinzugehörigem Abschlußdiplom und 3. ein kurzer Vermerk über ihre Zusammenarbeit mit ihrer Kollegin Büsselberg.
1. Wegmans Erinnerungen an ihre Berliner Zeit hat sie selbst 1933 in einem Notizheft (Nr. 42/43) niedergeschrieben, zur Vorbereitung eines Vortrages in London; sie betreffen vornehmlich ihre Begegnungen mit Rudolf Steiner und wurden 1945 in dem Gedenkbuch *Erinnerungen an Ita Wegman* veröffentlicht, leider mit Auslassungen und Änderungen. Sie werden hier zum ersten Mal vollständig abgedruckt, zusammen mit einem hinzugehörigen Notizblatt (siehe Anhang).
2. Ein stark abgenütztes Schulheft (Notizheft 76) enthält ihre Beschreibungen der Thure-Brandtschen Heilgymnastik und Heilmassage, wofür sie sich im Herbst und Winter 1902 in Berlin ausbildete. Das Diplom dieser Ausbildung lautet:

Dr. med. Thure-Brandt Berlin, Bülowstr. 107 u. Woltersdorfer–Schleuse
Fräulein Agnes Wegman ist von mir in Schwedischer Heilgymnastik und Massage einschließlich die Thure-Brandt'sche Behandlungsmethode gegen Frauenleiden ausgebildet und geprüft worden. Da sich Fräulein Wegman während der Zeit die nöthigen Kenntnisse in Anatomie und Physiologie erworben hat und sich mit Fleiß und

Geschick der Massage gewidmet hat, so erkläre ich sie für befähigt dieselbe auszuführen.
Berlin den 20. Dez. 1902 Thure-Brandt Dr. med.

Daß dieses Diplom auf Agnes Wegman lautet, kann nur als ein Fehler angesehen werden (ihre Diplome und Reisepässe enthalten viele ähnliche Fehler). Sie hat sich die Thure-Brandt-Methode wahrscheinlich in weniger als vier Monaten angeeignet, was darauf hindeuten könnte, daß sie vorher in Holland schon Massage lernte. – In diese Monate fällt nach meiner Vermutung die erste Begegnung mit Steiner (Oktober 1902) und ihre Antwort auf seine Frage, was sie in Berlin mache: *Studieren und das Leben kennenlernen*. Mit *Studieren* kann sie also diese Thure-Brandtsche Ausbildung gemeint haben. Auch ihre Notiz: *Mein Studienplan, medizinisch anverwandte Wissenschaften zu studieren* trifft auf diese Zeit zu. – In dem Schulheft mit den Beschreibungen der Thure-Brandt-Verfahren hat sie auf 57 Seiten Teile dieses Heilsystems ausgearbeitet, vornehmlich die allgemeinen Massage- und Gymnastikübungen; ihr Lehrer, ein Dr. med. Thure-Brandt, hat das Heft sorgfältig durchkorrigiert. Es trägt deutliche Gebrauchsspuren, die von langjähriger Benutzung zeugen; es ist durchaus möglich, daß Ita Wegman das Heft später, während ihrer gynäkologischen Praxis, oft benutzt hat.
Der Erfinder dieser Heilmassage, Martens Thure Emil Brandt, war ein schwedischer Heilgymnast, kein Arzt. Er lebte vom 6. Februar 1819 bis 8. August 1895. Insbesondere hat er eine bimanuelle Massage der weiblichen Beckenorgane entwickelt, durch die er am Ende des 19. Jahrhunderts bekannt wurde. Siehe eine Schrift von ihm: *Heilgymnastische Behandlung weiblicher Unterleibskrankheiten* (aus dem Schwedischen übersetzt von A. Resch, Wien 1888). – Ita Wegmans Lehrer in Berlin kann ein Nachkomme dieses M. T. E. Brandt gewesen sein.
3. Als drittes Zeugnis für die frühen Berliner Jahre ziehen wir die folgende Darstellung von Dr. med. Ida Behre hinzu:
»Frau Ella Büsselberg hat in dem Institut für Physiotherapie ihres Vaters zusammen mit Ita Wegman von 1902–1905 gearbeitet. Sie hat ebenso wie Ita Wegman Medizin studiert und ist Ärztin geworden. In Berlin hatte sie später eine kleine Privatklinik für Hydrotherapie und Naturheilkunde. Durch das Buch ›Grundlegendes für eine Erweiterung der Heilkunst nach geisteswissenschaftlichen Erkenntnissen‹ von R. Steiner und I. Wegman kam sie wieder in Beziehung zu Ita Wegman und interessierte sich für die anthroposophische Medizin. Sie nahm auch an den ›Ärzteabenden‹ [in Berlin] *teil.«*
Behre hat Ella Büsselberg gekannt und sie wegen dieser frühen Jahre befragt. Die Darstellung verdient Beachtung, weil sie der Legende widerspricht, Wegman habe in Berlin *»mit Büsselberg ein Therapeutikum für physikalische Therapie eröffnet«* (Daems, Zürcher Zeit ...). Ella Büsselberg geborene Köhler (12. November 1879 bis 3. November 1965) war dreieinhalb Jahre jünger als Ita Wegman, zur Zeit ihrer Zusammenarbeit mit Ita Wegman also 23 bis 25 Jahre alt. Später war sie Mitglied der Anthroposophischen Gesellschaft.

40 *Institut für Naturheilkunde von Ernst Köhler in Berlin*: Marthe Jülich-Brechbühl fand neben den Lebensdaten vieler anderer Zeitgenossen Ita Wegmans auch diejenigen von Dr. Ella Büsselberg, wodurch auch deren Mädchenname *Köhler* ans Licht kam. Weil Ida Behre überliefert hatte, daß Ella Büsselberg *»in dem Institut für Physiotherapie ihres Vaters zusammen mit Ita Wegman«* gearbeitet habe, wurden die Adreßbücher Berlins aus dieser Zeit nach einem solchen Institut durchsucht. Im Adreßbuch 1904 ist auf Seite 922 vermerkt: *»Ernst Köhler, Institut für Naturheilkunde, Berlin-W., Frobenstraße 14-I.* [Sprechstunde:] *4–5, unentgeltlich: 11–12«*. Ich vermute, daß dies der Vater von Ella Büsselberg war. Auf der gleichen Seite ist noch der *»gepr. Masseur Hermann Köhler«* in Berlin Nord, Chausseestr. 47-II, aufgeführt. Ferner ein R. Köhler, Badeanstalt ›Luisenbad‹ in Berlin NW, Luisenstraße 65.
Durch freundliche Mitarbeit des Geheimen Staatsarchivs Preußischer Kulturbesitz und des Landesarchivs Berlin konnten diese Informationen gefunden werden. Eintragungen Ita Wegmans im Einwohnermeldeamt von Berlin zwischen 1902–05 gibt es nicht.
Thomas Meyer hat eingehende Nachforschungen in Berlin angestellt. Auch er fand keine weiteren Spuren von Ita Wegmans Zeit in Berlin.

40 *Die erste Begegnung mit R. Steiner* (1902). Leider sind in dem Gedenkbuch *Erinnerungen an Ita Wegman* 1945 ihre eigenen Beschreibungen ihrer Begegnungen mit Rudolf Steiner nicht genau und vollständig abgedruckt (einiges ist auch geändert). Weil sich dort auf der gegenüberliegenden Seite zudem noch ein Foto aus der Arnheimer Zeit befindet (da war sie 16 oder 17 Jahre alt), kann der Eindruck entstehen, als ob Wegman sich schon ganz früh mit der anthroposophischen Bewegung verband und sich zum Zeitpunkt der ersten Begegnung mit Steiner der Theosophie anschloß. (In den *Beiträgen zu einer Erweiterung der Heilkunst* wurde 1976 [Seite 58] sogar angenommen, Ita Wegman habe auf Java, also vor 1900, den Namen Rudolf Steiner zuerst gehört, was als historisch unmöglich gelten kann.) Ihre Beschreibungen aus dem Jahre 1933 vermitteln, genau gelesen, ein anderes Bild, besonders wenn man auf ihre eigenen Korrekturen achtet und das vorherige Notizblatt einbezieht. Gewiß gehörte sie 1902 zu den ersten Mitgliedern der deutschen Sektion (wie Steiner am 24. Dezember 1923 bei ihrer Einsetzung in den Vorstand betonte); sie war wohl schon Jahre früher Theosoph. Wenn sie beschreibt, wie sie Steiner 1902 in Berlin-Friedenau besucht, heißt es: *»Ich wollte nichts anderes als mich anmelden wegen der theosophischen Arbeit...«*. Das *»anmelden«* hat sie dann korrigiert in *»erkundigen«*. Als er ihr daraufhin schweigend ein Programm seiner Vorträge überreicht, wundert sie sich: *»Alles deutsche Literatur und keine Theosophie, dachte ich, weil nirgends das Wort Theosophie stand.«* Dann erinnert sie sich: *»Ich besuchte nicht viele seiner Vorlesungen.«* Wenn es zutrifft, wie sie schreibt, daß ihr Interesse für seine Arbeit erst bei einem öffentlichen Vortrag im Architektenhaus über Goethes Märchen erwacht, hat sie sich in den ersten zwei Jahren seit ihrer Bekanntschaft für Steiners Arbeit gar

nicht interessiert. Sie war völlig auf ihre beruflichen Studien gerichtet und im übrigen beschäftigt, *»das Leben kennenzulernen«*.

42 *Goethes Märchen von der grünen Schlange und der schönen Lilie*: Über dieses
46 Märchen aus Goethes *Unterhaltungen deutscher Ausgewanderten* (1795) hat Rudolf Steiner in den ersten Jahren seiner anthroposophischen Tätigkeit oft gesprochen. Der Rudolf Steiner Verlag, Dornach, hat 1982 einige Nachschriften und Hörernotizen dieser Vorträge nebst einem Aufsatz gesammelt herausgegeben: *Rudolf Steiner, Goethes geheime Offenbarung in seinem ›Märchen von der grünen Schlange und der schönen Lilie‹*, hg. von H. R. Niederhäuser. Die Sammlung erschien außerhalb der Gesamtausgabe. Dieser Band ermöglicht ein eingehendes Studium der verschiedenen Deutungen des Märchens. Christoph Lindenberg (*Rudolf Steiner. Eine Chronik*, Stuttgart 1988) nimmt an, daß Ita Wegman den Vortrag vom 4. April 1904 gehört hat – und nicht, wie ich anfänglich vermutet hatte, die Vorträge vom 16. und 23. Februar 1905. Für die Biographie Ita Wegmans ist diese Goethesche Dichtung aufschlußreich, besonders, wenn man Steiners Vorträge vom 19. und 20. Juli 1924 hinzunimmt (in *Esoterische Betrachtungen karmischer Zusammenhänge*, Band 6, GA 240, Dornach 1977). Vgl. auch den Essay des Verfassers in *Goethe, Das Märchen,* mit Bildern von Werner Dietrich, Stuttgart 1985.

42 *Theosophischer Kongreß in Amsterdam 1904*. Die niederländische Abteilung der Theosophical Society gab damals neben einem internen Mitteilungsblatt die öffentliche Zeitschrift *Theosophia* heraus. Beide Periodika sind eine reiche Quelle für Historiker, zum Beispiel in bezug auf Steiners Lehrtätigkeit in Holland, die dortige Steinerrezeption, Äußerungen Besants über ihn etc.

43 *Prof. Lemmel in Zürich*: Siehe Nachtrag zu Prof. Lämmel in Band 2, Seite 366..

43 *Ich hatte es satt, immer nur zu machen, was die Ärzte sagten*: überliefert von M. P. van Deventer 1982.

47 *Gehen Sie in die Schweiz …*: überliefert von N. Grosheintz-Laval in *Mitteilungen aus der anthroposophischen Arbeit in Deutschland,* Nr. 25, Stuttgart 1953.

Kapitel 3 · Studium und Arbeit in Zürich

54 Ita Wegmans Spuren in Zürich konnten erst nach mehrjährigen Nachforschungen gefunden werden. Ausgangspunkte waren das Archiv des Einwohnermeldeamtes und die Adreßbücher 1905–20 in der Zentralbibliothek sowie die Jahrbücher der Universität: Verzeichnisse der Behörden, Lehrer, Anstalten und Studierenden der Hochschule Zürich und *Verzeichnis der Vorlesungen …* 1906–11.
Ein Blatt im Ita Wegman-Archiv Arlesheim, auf dem 29 Absenderadressen nicht

mehr vorhandener Briefe Wegmans an Victor Müller zwischen dem 2. 9. 1909 und dem 13. 10. 1913 aufgezählt sind, war eine Hilfe. Diese Liste ist wahrscheinlich 1973 angefertigt worden, als in Arlesheim die Briefe aus Müllers Nachlaß eintrafen; die Briefe selbst sind wohl damals vernichtet worden.
Eine weitere Quelle erschloß sich durch die Nachforschungen von Dr. phil. Willem Daems, Arlesheim, für sein Büchlein *Ita Wegman. Zürcher Zeit 1906–1920. Erste ärztliche Krebsbehandlung mit der Mistel,* Dornach 1986. Einige seiner Informationen sind im vorliegenden Band korrigiert. Seine Schrift hat ihren Wert durch die Publikation der ersten Iscarrezepte und in der Entdeckung, daß Ita Wegmans sogenannte Holderklinik in der ehemals Sauerbruchschen Privatklinik domizilierte.
In der Vorbereitungsphase dieser Biographie kamen aus Nachlässen immer wieder neue Dokumente, auch aus Wegmans Züricher Zeit, ans Licht. Zwischen 1980 und 1990 tauchten aus zweiundzwanzig verschiedenen Quellen Handschriften, Fotos und Briefe von und an Ita Wegman auf. Mein Aufsatz *Ita Wegmans Züricher Jahre* in *Beiträge zu einer Erweiterung der Heilkunst*, 40. Jg. Nr. 6, Nov.–Dez. 1987, ist durch spätere Forschungsergebnisse überholt.

51 *Rudolf Steiners esoterische Stunden*: Zu diesem Unterricht vgl. Steiners Vortrag vom 8. 10. 1911 in *Von Jesus zu Christus*, GA 131, Dornach 1958, S. 112 f.

53 *Jacob Alfred Gysi* (31. 8. 1865–9. 1. 1957) leitete die anthroposophische Arbeit in Zürich. Er heiratete am 22. 4. 1910 Anna Maria Beyerle (1863–1948) und ging nach deren Tod eine zweite Ehe ein mit der Witwe G. Elisabeth Suter (geb. 1886). Beide Ehen waren kinderlos.

53 *Ita Wegmans Studiensemester an den Universitäten Zürichs und Münchens, 1906–1911.*
1. Semester: 19. April bis 4. August 1906: Anatomie, Präpariersaal, Physik, anorganische Chemie, Botanik, Zoologie.
2. Semester: 16. Oktober 1906 bis 9. März 1907: Anatomie, Physik, organische Chemie, vergl. Anatomie, Botanik.
1. Propädeutisches Examen.
3. Semester: 16. April bis 3. August 1907: Physiologie, physiologische Chemie, Embryologie, Histologie.
4. Semester: 15. Oktober 1907 bis 8. März 1908: Innere Medizin, Neurologie.
2. Propädeutisches Examen.
5. Semester: 21. April bis 1. August 1908: durch alle Semester bis zum Staatsexamen: Chirurgie, Innere Medizin, Neurologie, pathologische Anatomie.
6. Semester: 15. Oktober 1908 bis 6. März 1909: Allgemeine Pathologie, Bakteriologie, Chemisch-physikalische Pathologie, Pharmakologie, Rezeptierkurs.
7. Semester: 15. April bis 4. August 1909: Augenheilkunde, Gynäkologie und Geburtshilfe, Dermatologie. Praktika in den Klinikabteilungen. Therapie.
8. und 9. Semester (München): Oktober 1909 bis März 1910 / April bis August 1910: Psychiatrische Klinik Prof. Kraepelin, Medizinische Klinik Prof. Bauer.

10. Semester: 17. Oktober 1910 bis 4. März 1911: Infektionsabteilung, Kinderkrankheiten, Unfallmedizin, Gerichtsmedizin. Vorbereitungen für die Doktorarbeit.
11. Semester: 20. April bis 5. August 1911: Staatsexamen: 11. Juli 1911 (= Eidgenössisches Diplom zur Ausübung der ärztlichen Praxis).

54 *Rudolf Steiner in Leipzig*. Die Anekdote stammt von jemandem, der dabei gewesen sein soll. In Leipzig war Steiner zu Vorträgen im Jahr 1906 unter anderem am 11., 24. und 25. April und vom 28. 6. bis 11. 7., am 12. und 13. 10., 9. und 10. 11 und am 14. und 15. 12. Auch in den folgenden Jahren war er oft in dieser Stadt, häufiger als zum Beispiel in Zürich. Die Anekdote will wohl zeigen, wie streng er Wegman gegenüber sein konnte, wenn es um ihr Studium ging.

55 *Ita Wegman in München*. Sie hat wahrscheinlich drei Uraufführungen der Mysteriendramen Steiners in München besucht: 15. 8. 1910, 17. 8. 1911 und 22. oder 23. 8. 1913. Während der Aufführung 1912 (am 24. 8.) war sie in einem Sanatorium bei St. Gallen tätig.
Der Schauspieler Max Gümbel-Seiling wirkte bei diesen Aufführungen in der Rolle des Doktor Strader mit; er hat seine Erinnerungen anonym in einem Büchlein *Mit Rudolf Steiner in München*, Den Haag 1946, publiziert, das ein Bild des anthroposophischen Lebens dieser Jahre in München gibt. Er beschreibt auch den Arzt Felix Peipers, der die Rolle des Benediktus übernommen hatte, und die Pläne für den Münchener Johannesbau, zu dem auch ein Gebäude für ein Therapeutikum gehören sollte.

Kapitel 4 · Die ersten Jahre als Ärztin

61 *Heimkehrfälle bei Scharlach*. Vgl. Willem Daems, *Ita Wegman ...*, S. 14.

62 *Zwölf Sinne des Menschen*. E. S.-Stunden Rudolf Steiners vom 11. und 12. Mai 1913 (unveröffentlicht).

65 *Ein Krankenhaus auf dem Goetheanumhügel*. Schon in München war der Plan entstanden, dem Johannesbau ein Sanatorium Dr. Peipers anzuschließen. Als das Bauprojekt im Frühjahr 1913 nach Dornach im Kanton Solothurn, Schweiz, verlegt wurde, schlug Steiner Peipers vor, in die Schweiz zu übersiedeln und die Leitung eines Sanatoriums *»auf Basel-Land-Boden als Teil des Johannes-Baues«* zu übernehmen (also nicht hinter dem Goetheanum). Peipers antwortete am 2. 4. 1913, daß er als Arzt in der Schweiz nicht praktizieren dürfe und auf sein Therapeutikum verzichten müsse (Hella Wiesberger [Hg.], *Rudolf Steiner: Die Konstitution ...*, GA 37/260a, Dornach ^{2}1987, S. 717).
Aus 1920 stammt ein Notizblatt der Familie Schuurman, die hinter dem Goetheanum ein Wohnhaus bauen wollte und Steiner bat, dieses für sie zu entwerfen. Bei dieser Gelegenheit bezeichnete er die Wiese südöstlich des Goetheanums als Bauplatz für

ein Krankenhaus; Schuurmans skizzierten das Gelände und zeichneten den Ort für das Krankenhaus ein (Kopie im Wegman-Archiv).

68 *Wegmans Krebsbehandlungen mit Mistel.* Kurz vor Drucklegung dieses Buches erhielt der Verfasser vom Rudolf Steiner-Archiv eine Kopie des Briefes von Wegman an Marie Steiner vom 14. 7. 1917. Damit konnten mehrere bis dahin nicht zu beantwortende Fragen geklärt werden. Die wesentlichste Information ist die Beschreibung des Herstellungsprozesses für den Mistelextrakt: *»Der Auszug ist aus frischen Pflanzen gemacht, ohne Alkohol, aber doch haltbar.«* (Unterstreichung von Wegman.) Vgl. W. Daems, *Ita Wegman ...*, S. 43.

69 *Brief vom 31. Mai 1918*: 31/V. 18. Sehr geehrter Herr Dr. Steiner, Ich muß Ihnen die traurige Mitteilung machen, daß Frau K. Mittwoch den 29. morgens um 9 Uhr gestorben ist, nachdem sie 2 Tage bewußtlos gelegen hat. Wie ich Ihnen geschrieben habe, hatte ich von Anfang an einen starken Verdacht auf Miliartuberkulose. Diese Diagnose bestätigte sich im Laufe der Zeit. Der Prozeß in den Lungen besserte sich nicht, obgleich das Fieber etwas zurückging. Puls blieb frequent, die Atemnot verschwand nicht. Plötzlich, eines Tages, nachdem es ihr 2–3 Tage leidlich gut gegangen war, klagte sie über Nacken- und Kopfschmerzen. Das Fieber steigerte sich von neuem. Es zeigten sich die Symptome einer Gehirnhautentzündung. Mit dem Eintreten dieser Symptome wurde auch das Bild der Miliartuberkulose klar. Ich hätte zur positiven Sicherung der Diagnose eine Lumbalpunktion vornehmen wollen, wurde aber durch den allgemein schlechten Zustand abgehalten. Allmählich verschwand das Bewußtsein, reflexartige Bewegungen blieben bestehen, so wie auch unartikulierte Laute und gräßliches Wimmern. Es war ein schwerer Anblick dies alles mitansehen zu müssen und doch nicht recht helfen zu können. Ich hatte vor der schweren Erkrankung Gelegenheit, mit der Frau K. einige ernste Gespräche zu führen, die sie sehr erschütterten. Könnte dies den Ausbruch der Krankheit beschleunigt haben? Ich hoffe, noch einmal über diesen Fall eingehend mit Ihnen sprechen zu können, da viele Rätsel mir da vorliegen, die große Verantwortlichkeit meines Postens mir klar zum Bewußtsein kam, und das Ganze mich sehr erschüttert hat. Mit vorzüglicher Hochachtung und bestem Gruß I. Wegman Dr. med.

69 *Ita Wegmans Erkrankung 1918.* Diese Episode wurde von mir in dem erwähnten Aufsatz *Ita Wegmans Züricher Jahre* (*Beiträge zu einer Erweiterung der Heilkunst*, Nov.-Dez. 1987) falsch datiert. Durch Wegmans Brief an Emil Grosheintz vom 11. 10. 1918, der mir erst später zugänglich wurde, konnte der Fehler berichtigt werden.

71 *Villa St. Georg in Arlesheim*: Verträge vom 2. und 5. September 1918, Grundbuchamt Arlesheim 17. 9. 1918, Protokoll vom 16. 10. 1926 und Vertrag vom 31. 12. 1926 sowie Vereinbarung vom 15. 5. 1928 (Originale im Rudolf Steiner-Archiv). Ein Briefchen von Wegman an Steiner vom 17. Dezember 1918 wegen des nahenden

Todes von Marie Leyh (siehe Steiners Ansprache in GA 261, S. 225 ff.) ist in der Villa St. Georg geschrieben.

Kapitel 5 · »*Mein Entschluß, nach Dornach zu ziehen*«

77 *Martha Staub* war Wegmans Praxishilfe in Zürich. Sie zog mit nach Arlesheim, als dort die Klinik eröffnet wurde und leitete später einige Zeit den Surryhof. Sie heiratete nicht lange danach den Schweizer Rietmann und zog weg. Es befinden sich im Wegman-Archiv rührende Briefe von ihr an Mien Viehoff, aus denen hervorgeht, daß sie es mit Frau Doktors Temperament nicht immer leicht hatte.

80 *Zum Ersten Medizinerkurs* (1920) siehe: H. H. Schöffler, *Das Lesen der modernen Sternenschrift – zwölf Studien zu den Kompositionsgeheimnissen im Werke Rudolf Steiners,* Basel 1990.

84 *Briefwechsel mit Mien Viehoff.* Durch die freundliche Vermittlung von Frau Else Droogleever Fortuyn, Arlesheim, erhielt ich 1981 ein altes Köfferchen von M. Viehoff, das sie vor ihrem Tod Frau Fortuyn übergeben hatte mit der Bitte, den Inhalt eventuell zu vernichten – es enthalte Briefe von Ita Wegman an sie, sie möge einmal hineinschauen. Als Frau Fortuyn dann später einige Briefe aus dem umfangreichen Konvolut herauszog, traf sie zufällig gleich auf die Stelle in einem Brief vom 14. 11. 1922 (Ita Wegman an M. Viehoff), die von einer Geldbeschaffungsreise Viehoffs nach Holland für die Klinik handelt: »*Passe aber auf, daß Frau Droogleever Fortuyn in Den Haag nichts von unseren Geldsorgen erfährt!*« Diese Dame war Else Fortuyns Mutter. Leicht schockiert schloß sie das Köfferchen wieder und hob es auf, bis ich den Inhalt dann später sichten konnte. Darunter befanden sich auch alte Notizbücher aus Wegmans Praxis ab 1921, unter anderem der auseinandergerissene Teil eines umfangreichen Terminkalenders Januar/Februar 1923 (Archiv-Nr. 17). Kurze Zeit danach übergab mir Frau C. M. Hupkes-Koning in Zeist, eine Nachfahrin von Wegmans Schwester Charlien, ein Paket mit alten Briefen und Fotos, ebenfalls aus dem Nachlaß von Mien Viehoff. Das Paket enthielt weitere Briefe Wegmans an Viehoff sowie einige alte Notizbücher, darunter die andere Hälfte des Büchleins Nr. 17. Außer einigen Patientenbehandlungen nach Angaben Steiners enthält das Notizbuch noch andere historische Daten.

87 *Klinikkauf am 27. September 1920.* Grundbuchamt Arlesheim.

Kapitel 6 · »*Mein Unternehmen*«

88 *Der zweite Ärztekurs Rudolf Steiners* (in GA 313). Das im ersten Jahrgang der Zeitschrift *Natura* (Dornach 1927) auf Seite 266 abgedruckte Foto ist nicht, wie die Unterschrift besagt, beim ersten Medizinerkurs (1920) aufgenommen worden, son-

dern während dieses zweiten Ärztekurses (siehe H. H. Schöffler, *Das Wirken Rudolf Steiners 1917–1925*, Dornach 1987, S. 90 f.). Ita Wegman ist dort unter der Nummer 18 hinter Friedrich Husemann zu sehen. Der nichtidentifizierte Mann (Nr. 39) ist Willem Zeylmans van Emmichoven. Wer die beiden unter Nrn. 9 und 36 Abgebildeten sind, konnte ich bisher nicht feststellen.

88 *Ita Wegmans Referat über ihre frühen Krebsbehandlungen*. Der Entwurf steht in ihrem Notizheft Nr. 81. Ich habe (op. cit. 1987) darauf hingewiesen, daß M. P. van Deventer in ihrer Schrift *Die anthroposophisch-medizinische Bewegung in den verschiedenen Etappen ihrer Entwicklung* (Arlesheim 1982) beschreibt, wie Ita Wegman beim *ersten* Ärztekurs (1920) über ihre Krebsbehandlungen mit Mistel referierte. Inzwischen ist bekannt geworden, daß Ita Wegman beim 1. Ärztekurs, am 8. April 1920, ebenfalls ein Referat über ihre Krebsbehandlungen mit Mistel gehalten hat. (In einem Notizbuch Rudolf Steiners stehen Aufzeichnungen zu diesem Referat.)

93 *Eröffnung der Arlesheimer Klinik (1921)*. Der Text ist Ita Wegmans Entwurf für den erwähnten Aufsatz entnommen. Im Archiv liegen von den meisten ihrer Aufsätze Konzepte vor; der Vergleich mit den gedruckten Texten ergab, daß hie und da, selten, leichte stilistische oder grammatikalische Veränderungen vorgenommen wurden, die von ihrer Mitredakteurin Hilma Walter stammen dürften. Es hat sich später die Auffassung verbreitet, daß Wegman ihre Artikel mangelnder Deutschkenntnisse wegen nicht allein geschrieben, sondern sich dabei stets der Hilfe anderer bedient habe, so zum Beispiel derjenigen Walter Johannes Steins. Diese Vermutung trifft nicht zu. – Wenn in dieser Biographie aus Wegmans schriftlichem Nachlaß oder aus ihren publizierten Aufsätzen zitiert wird, ist manchmal ihr Manuskript hinzugezogen worden. Varianten gehen auf solche Fälle zurück, sie werden nicht eigens kenntlich gemacht. Korrekturen ihrer Orthographie und Grammatik, in einigen Fällen auch ihrer Ausdrucksweise, wurden gewissenhaft und zurückhaltend, das heißt unter Beibehaltung von Sinn, Stil und faktischem Inhalt vorgenommen.

93 *... daß es für die Geschichte der Anthroposophie ...* Siehe Wegmans Entwurf zu dem Aufsatz *Rudolf Steiners Wirken für die Erweiterung der Heilkunst* im Anhang S. 304. Dem Arzt ist es grundsätzlich nicht erlaubt, *alles zu sagen*, was er weiß. Bei Ita Wegman, die stets viele Anthroposophen unter ihren Patienten hatte, kam zusätzlich noch ihr nahes Arbeitsverhältnis zu Rudolf Steiner hinzu. Sie erlebte viele Situationen innerhalb der anthroposophischen Gesellschaft, über die sie später nicht sprechen konnte oder wollte. Ihre Diskretion erstreckte sich auch auf vieles von dem, was Steiner ihr über die schicksalsmäßigen Hintergründe ihrer Patienten und vieler Persönlichkeiten seiner nächsten Umgebung mitgeteilt hat. Außer spärlichen Andeutungen findet sich davon in ihrem Nachlaß nichts.

Aus ihrem schriftlichen Nachlaß geht hervor, daß sie diese Diskretion eisern handhabte; daß ihr Nachlaß auch in Zukunft für die Allgemeinheit verschlossen bleibt, hängt mit dem medizinischen Charakter desselben zusammen. Daß ihr Impuls von 1927, einmal *alles zu sagen*, weil das *für die Geschichte der Anthroposophie schon nötig sei*, berechtigt war, liegt auf der Hand und wird auch aus der weiteren Darstellung ihres Lebens deutlich werden. Anstatt diesem Impuls nachzugeben, tröstete sie sich öfter mit ihrem Lieblingsspruch: *»Wer große Aufgaben hat, muß auch viel ertragen können«*, zum mindesten Spott und Unverständnis, und er muß offenbar auch viele ungerechte Urteile schweigend über sich ergehen lassen.

96 *Hilma Walters Publikationen, in denen Steiners Arlesheimer Patientenbehandlungen aufgeführt werden*: *Grippe, Encephalitis, Poliomyelitis,* Arlesheim 1950. *Der Krebs und seine Behandlung,* Stuttgart 1953. *Abnormitäten der geistig-seelischen Entwicklung in ihren Krankheitserscheinungen und den Behandlungsmöglichkeiten,* Arlesheim 1955. *Die sieben Hauptmetalle,* Dornach 1965. *Die Pflanzenwelt,* Arlesheim 1971.

Kapitel 7 · Futurum und ILAG

103 Literatur zu diesem Thema unter anderem: Emil Leinhas, *Aus der Arbeit mit Rudolf Steiner*, Basel 1950; Emil Molt, *Entwurf meiner Lebensbeschreibung*, Stuttgart 1972; Hans Kühn, *Dreigliederungszeit*, Dornach 1978; Hella Wiesberger (Hg.), *Rudolf Steiner. Die Konstitution ...*, GA 37/260a, Dornach ^{2}1987; Oskar Schmiedel, *Aufzeichnungen,* siehe Band 3; unveröffentlichtes Material: Wegmans Briefe und Dokumente (im Wegman-Archiv); Dokumente und Protokolle im Besitz des Rudolf Steiner-Archivs, in die mir freundlicherweise Einsicht gewährt wurde; Handelsregister Basel.

107 *...die Klinik sei für die anderen Dinge ... eingesprungen*. Rudolf Steiner am 29. Juni 1924, siehe: *Die Konstitution ...*, GA 37/260a, S. 506.

Kapitel 8 · Das Jahr 1922

113 *Brief Wegmans an R. Steiner vom 29. 11. 1922 wegen Dr. Siegfried Knauer*: Arlesheim, 29. XI. 22. Hochverehrter Herr Doktor, da ich gestern keine telephonische Nachricht von Ihnen erhalten habe und Ihnen vielleicht auch heute keine Besprechung möglich ist, Dr. Knauer aber am Ende dieses Monats Antwort erwartet, so erlaube ich mir, Ihnen den Brief Dr. Knauers zur Einsicht zuzusenden. Wie Sie sehen, nimmt Herr Kn. in diesem Brief einen sehr merkwürdigen Standpunkt ein, verlangt ein Gehalt von monatlich 600 Franken mit freier Wohnung, dazu noch ein Fräulein zu seiner Hülfe und zum Ersatz seiner, wie es mir scheint, sonst mangelnden Inspirationen. Darauf einzugehen ist mir finanziell natürlich auf keinen Fall möglich, abgesehen davon, daß ich eine solche Sonderstellung den anderen gegenüber aus sozialen Gründen nicht verantworten kann. Deshalb möchte ich folgenden Vorschlag machen: Man sollte Dr. Knauer und sein »Fräulein« in Stuttgart lassen, ihn von Zeit zu Zeit hier einladen, um ihm die Besprechungen mit Ihnen

zu ermöglichen, die er nötig haben wird zum Zustandebringen des Vademekums. Die andere praktische Arbeit können wir dann hier ohne ihn fertig bringen. Mir scheint es auch den Eindruck zu machen, als ob Dr. Knauer gar keine Lust hat, sich auf irgend eine Art hier einzuordnen, was doch unbedingt nötig ist den schweizerischen Gesetzen gegenüber. Daß er menschlich und in seiner internen Arbeit die vollste Freiheit haben sollte, habe ich mehrmals betont. Ich werde mit Antworten warten, bis ich Ihre Meinung gehört habe. Mit vorzüglicher Hochachtung ihre ergebene Ita Wegman.

Kapitel 9 · »*Allein stand er da*«

124 *Rudolf Steiner in der Brandnacht.* Sein Aufenthalt in dem sogenannten Finckhäuschen ist mehrfach bezeugt: Nachruf für Sophie Bauer in *Mitteilungen aus der anthroposophischen Arbeit in Deutschland*, 13. Jg. Heft 1, lfd. Nr. 47, S. 47; Ernst Lehrs, *Gelebte Erwartung*, Stuttgart 1979, S. 177 sowie Brief von M. P. van Deventer an den Verfasser vom 17. 11. 1981.

127 *Die Tagebücher des Grafen Polzer-Hoditz* sind nicht alle im Original erhalten geblieben. Das Zitat stammt aus einer maschinengeschriebenen Kopie; die Wiedergabe geschieht ohne Gewähr.

Kapitel 10 · Anthroposophen und Mediziner

129 *Öffentliche Hetze gegen die Anthroposophie und gegen Rudolf Steiner.* Louis M. I. Werbeck hat in seiner Schrift *Eine Gegnerschaft als Kulturverfallserscheinung,* erster Band: *Die christlichen Gegner Rudolf Steiners und der Anthroposophie durch sie selbst widerlegt,* zweiter Band: *Die wissenschaftlichen Gegner...* (Stuttgart 1924), viele Äußerungen von Gegnern Steiners gesammelt und kommentiert. Besonders aus dem zweiten Teil des ersten Bandes und aus dessen Anhang geht hervor, welche Hetze in dieser Zeit gegen Steiner entfesselt wurde. Wer versucht, sich historisch einzuleben in die Bewußtseinsverfassung der damaligen Anthroposophen, sollte diesen Aspekt nicht übersehen. Eine umfassendere Dokumentation der Gegnerschaft ist bisher noch nicht veröffentlicht worden.

130 *Wegmans Verhältnis zu R. Steiner 1923.* Einige kurze Briefe Wegmans an Steiner, die das Rudolf Steiner-Archiv freundlicherweise zur Verfügung stellte, zeigen wie sie sich einsetzte:

Arlesheim, den [26. Juni 1923] Sehr geehrter Herr Doktor, Herr Linde ist 1/4 vor Zwei, ohne sein Bewußtsein wieder erlangt zu haben, gestorben. Frau Linde war bis zuletzt bei ihm gewesen. Ich habe noch nicht bei Frau Linde angefragt, ob die Leiche kremiert werden sollte. Sobald ich bestimmte Nachricht von ihr habe, darf ich dann zu Ihnen kommen um zu fragen, wie alles zu regeln [ist]? Mit vorzüglicher Hochachtung Dr. I. Wegman

29.VI.23 Sehr geehrter Herr Dr., der Graf de Barguer ist 15 Minuten, nachdem Sie weggegangen sind, gestorben. Der Vater ist verzweifelt. Die ganze Familie kommt erst morgen. Dann muß das Begräbnis stattfinden. Sie wollen ihn hier in Arlesheim begraben. Fräulein Raclotz wird höchstwahrscheinlich kremiert. Ich werde versuchen, alles gut zu regeln und zu Ende zu führen. Mit freundlichem Gruß und vorzüglicher Hochachtung Dr. I. Wegman.

Arlesheim 7. VII. 23 Sehr geehrter lieber Herr Doktor, ich finde es schrecklich, daß Sie ohne Auto zum Begräbnis gehen wollen. Darf Steffen Sie abholen? Wir werden dann schon für ein Auto sorgen. Werden Sie in Villa Hansi sein? (*Nicht* unser Auto wird fahren). Ich nehme an, daß Sie wohl einverstanden sind und brauche dann keine Antwort. Mit vorzüglicher Hochachtung und freundlichem Gruß Ihre I. Wegman.

Arlesheim 6. VIII. 23 Sehr verehrter Herr Doktor, Fräulein Mita W. erlitt am Freitag dem 3. Juli einen Unfall in Basel, wodurch sie sich eine Verletzung am linken Knie zuzog, die eine ziemlich starke Schwellung des Knies zur Folge hatte. Sie lief zunächst noch einige Stunden in Basel herum, bekam aber allmählich mehr Beschwerden und zeigte sich dann hier in der Klinik. Wir konnten dann einen beträchtlichen Bluterguß feststellen als Ursache der Schwellung, wodurch es nicht möglich war, die Grenze der Kniescheibe abzutasten um zu konstatieren, ob da etwas verletzt war. Wir behielten dann Fräulein W. in der Klinik, machten Kompressen mit Arnika und banden das Bein ab. Den folgenden Tag war die Schwellung sehr viel weniger, die Schmerzen auch sehr vermindert und die Kniescheibe schien, so viel ich bei der noch bestehenden Schwellung feststellen konnte, intakt zu sein, so daß ich keine unbedingte Veranlassung hatte, Frl. W.s Knie zu verschieben. Wir brachten sie Samstag per Auto nach Hause. Abends hatte sie dann doch wieder mehr Schmerzen, da sie sich wegen der Reisevorbereitungen nicht so schonen konnte wie in der Klinik. Auch in der Nacht hatte sie dann noch etwas Schmerzen und so war ich etwas besorgt, sie heute früh abreisen zu lassen. Da ich aber wohl weiß, wie ungemein verhängnisvoll ein Wegbleiben von Frl. W. für die Eurythmieaufführung in England wäre, ließ ich sie doch mit einem guten Verband und den nötigen Anweisungen gehen, und hoffe, daß sie ohne weitere Unfälle gut ankommen wird. Natürlich ist noch immer die Möglichkeit da, daß nach völligem Rückgang der Schwellung vielleicht doch noch eine leichte Verletzung der Kniescheibe sich herausstellt. Aber auch in diesem Falle hätte man nichts anders machen können. In der Hoffnung, daß alles in gute Ordnung kommt, verbleibe ich mit freundlichen Grüßen auch an Frau Dr. Steiner mit vorzüglicher Hochachtung Ihre Ita Wegman.

134 Es ist bisher noch nicht gelungen, die Entstehungsgeschichte der anthroposophischen medizinischen Bewegung, besonders ab 1920, umfassend darzustellen. Für dieses Kapitel und für die Schilderung der Jahre bis 1943 konnten nur Anregungen aus der bisherigen Literatur sowie Material aus Wegmans Korrespondenz benutzt werden. Der Ausgangspunkt sollte meines Erachtens bei den Lebensläufen der Menschen genommen werden, die diese Bewegung in Gang gebracht haben. Deshalb habe ich für die vorliegende Biographie Listen angelegt mit den Namen der Teilnehmer der Medizinerkurse und aller Ärzte, die bis 1943 im Wegman-Archiv vorkommen, sowie ihre Lebensdaten gesammelt. Dieses Material wird im Anhang von Band 2 veröffentlicht werden. Es wäre zu wünschen, daß die Geschichte der sogenannten Jungmediziner gesondert erforscht wird. Auch eine grundlegend dokumentierte Geschichte der Entstehung der anthroposophischen Heilpädagogik fehlt. Solange die einschlägigen Archive nicht geordnet und erschlossen worden sind, kann der Interessierte Material nur in den bisherigen Veröffentlichungen finden, besonders in der von Dr. Gisbert Husemann herausgegebenen Zeitschrift *Beiträge zu einer Erweiterung der Heilkunst nach geisteswissenschaftlichen Erkenntnissen*, in Stuttgart ab 1948 erschienen (jetzt *Der Merkurstab,* im Verlag der Gesellschaft anthroposophischer Ärzte, Stuttgart).

135 *Steiners Konsultationen in der Stuttgarter Klinik.* Siehe *Krankheitsfälle und andere medizinische Fragen, besprochen mit Dr. Rudolf Steiner. Gesammelt im Klinisch-Therapeutischen Institut in Stuttgart und herausgegeben von A. G. Degenaar* [nach den Mitschriften von Friedrich Husemann], Manuskriptvervielfältigung o. J. (ca. 1930).

140 *Die Briefe von Helene von Grunelius* stammen aus dem Nachlaß von M. P. van Deventer (jetzt im Wegman-Archiv).

Kapitel 11 · Sommer und Herbst 1923

144 *Der Ortsname Penmaenmawr* wird etwa wie Pènmènwohr ausgesprochen.

146 *Steiners Pastell ›Druidenstein‹* ist reproduziert und beschrieben in *Das Erleben der Farbenwelt. Rudolf Steiner – ein malerischer Schulungsweg* (GA K 54.0). Zu der Überlieferung, daß die Skizze als Entwurf für ein Wandgemälde in den Räumen der Medizinischen Sektion gemeint war, vergleiche Alexandre Leroi im *Mitteilungsblatt des Vereins für Krebsforschung*, Heft V, Arlesheim/Stuttgart, September 1952.

152 *Steiners Vortrag in Wien am 2. Oktober 1923.* Aus Lilly Koliskos Nachlaß stammt eine maschinengeschriebene Abschrift des Textes, den sie mitstenographiert hat. Die Nachschrift in GA 319 stammt von Friedrich Husemann.

154 Norbert Glas, *Persönliche Erinnerungen an Rudolf Steiner,* Arlesheim 1987. Dieses Büchlein ist erhältlich beim Verein für Krebsforschung, per Adresse Lukas Klinik, CH 4144 Arlesheim (Schweiz).

154 *Steiners Exposé des Vademekums für Jo van Leer:* nach 64 Jahren veröffentlicht in *Der Merkurstab* (Stuttgart), 41. Jahrgang, Heft 1. Jan.–Febr. 1988.

156 *Manuskripte Wegmans für das medizinische Buch GA 27* sind in den *Rundbriefen der medizinischen Sektion am Goetheanum* vom 1. Mai 1973 (Nr. VI) und 1. Februar 1975 (VII), von Walter Holzapfel kommentiert, veröffentlicht worden.

159 *Rudolf Steiner betete das Vaterunser:* Die mündlichen Überlieferungen, daß Rudolf Steiner im Atelier 1924/1925 täglich das Vaterunser betete, sind verschieden. Einmal wird überliefert, er habe eine besondere, eigene Version des Vaterunsers in deutscher Sprache gesprochen (siehe Fred Poeppig, *Das Vater Unser*); von anderer Seite wurde berichtet, er habe in lateinischer Sprache gebetet. In Band 2 wird hierüber ein Nachtrag erscheinen.

160 *Übungen Steiners für Ita Wegman.* Siehe: Margarete und Erich Kirchner-Bockholt, *Die Menschheitsaufgabe Rudolf Steiners und Ita Wegman*, Dornach 1976.

161 *Rudolf Steiner und die Zivilisationsaufgaben der Anthroposophie. Ein Rückblick auf das Jahr 1923.* Teile dieses Buches sind 1991 in der Gesamtausgabe unter Nr. 259 erneut veröffentlicht worden, andere Teile wurden dafür weggelassen, so daß der Band *Rudolf Steiner und die Zivilisationsaufgaben...* nach wie vor unentbehrlich ist.

161 *Rudolf Steiner im November 1923 in Den Haag.* Im Nachlaß von Willem Zeylmans van Emmichoven liegen Notizen vor. Das Material befindet sich im Besitz des Verfassers. Daniël van Bemmelen, der am 17. November beim Abendgespräch im Hotel dabei war, hat überliefert: *»Frau Wegman sagte dann: ›Aber Herr Doktor, Sie können doch die Gesellschaft nicht im Stich lassen. Sie haben mir diesen Sommer erzählt, wie Sie die neue Gesellschaft aufzubauen gedenken unter Ihrer Führung.‹ Darauf stand Dr. Steiner auf, ging auf sie zu, nahm ihre Hände und sagte warm und innig: ›Ja, Frau Doktor, wenn Sie mir helfen, dann werde ich es wagen!‹«* (unveröffentlichtes Manuskript).

161 *Notizbuch Ita Wegmans vom November 1923* mit Notizen in Den Haag, Nr. 19.

161 *Alles kranke Leute.* Diese Äußerung bezieht sich nicht unbedingt nur auf holländische Kursteilnehmer; es waren nach Den Haag auch viele Gäste von auswärts angereist.

Kapitel 12 · Die Weihnachtstagung 1923

167 Vgl. K. Donat (Hg.), *Rudolf Steiner – Edith Maryon: Briefwechsel,* GA 263/1, Dornach 1990.

168 *Was soll ich denn mit all diesen gescheiten Ärzten?* Von M. P. van Deventer überliefert.

168 *Alles Persönliche muß verschwinden:* in Wegmans Notizbuch Nr. 19. (Vgl. GA 94, 4. November 1906, S. 281.)

169 *Jetzt bin ich als geistige Persönlichkeit geboren worden*: in F. W. Zeylmans van Emmichoven, *Der Grundstein*, [6]Stuttgart 1990.

170 *Dreigliedrigkeit der Allgemeinen Anthroposophischen Gesellschaft.* Es ist hier die Urgestalt dieser Gesellschaft gemeint, so wie sie Steiner in den letzten fünfzehn Monaten seines Lebens vor Augen stand:
Ihm unterstand für die Führung der ›Hochschule‹ das Hochschulkollegium, das aus den Sektionsleitern bestand.
Für die Führung des ›Vereins des Goetheanum, der Freien Hochschule für Geisteswissenschaft‹ (schon der Name macht deutlich, daß dies der Verein der Hochschule, nicht die Hochschule selbst ist), kurz Goetheanumverein, berief er kurz vor seinem Tod sieben Administratoren, die mit ihm und den fünf anderen Mitgliedern des Weihnachtstagungsvorstandes diesen Verein leiten sollten. Diese sieben Administratoren wurden von ihm ernannt. Insgesamt also ein Kollegium von zwölf Menschen, das mit ihm zusammen die Verwaltung der Immobilien und des Vermögens der Gesellschaft übernehmen sollte, in der Rechtsform eines eingetragenen Vereins mit nur 13 stimmberechtigten Mitgliedern. Alle anderen Mitglieder dieses Vereins sollten nach Auffassung Rudolf Steiners kein Stimmrecht haben, sondern ›fördernd‹ sein.
Die *Anthroposophische Gesellschaft*, die auf der Weihnachtstagung gegründet wurde, hatte keinen Vereinscharakter, sondern war als *»freieste Gesellschaft der Welt«,* als eine Gemeinschaft von Menschen veranlagt, welche die Berechtigung der Ziele der Freien Hochschule anerkannten. Diese Gesellschaft sollte sich allmählich selbst bilden. Ihr Vorstand bestand aus Rudolf Steiner (Vorsitzender), Marie Steiner (Beisitzende), Albert Steffen (Zweiter Vorsitzender), Ita Wegman (Schriftführerin), Elisabeth Vreede (Beisitzende) und Guenther Wachsmuth (Schatzmeister). Steiner nannte dieses Kollegium einen *»Initiativ-Vorstand«;* weil sie mit ihm als Initiaten verbunden waren, sprach er auch vom *»Esoterischen Vorstand«*.
Ich bin mir bewußt, daß diese Darstellung auf viele Zeitgenossen provokativ wirken könnte. Es sind in späteren Jahren heftige Diskussionen über diesen Gegenstand geführt worden. Heftige Diskussionen sind der Geschichtsforschung aber nicht (immer) dienlich, wenn nicht auch nach den Urbildern eines Themas gesucht

wird. Es gibt, soweit ich sehe, vier Hilfen, um die hier gemeinte Urform zu erfassen: 1. Ein gründliches Studium des Nachrichtenblattes *Was in der Anthroposophischen Gesellschaft vorgeht* vom Jahre 1924. 2. Ita Wegmans Biographie. 3. Die drei Anrufungen des Grundsteinspruches – *»übe Geist-Erinnern, übe Geistbesinnen, übe Geist-Erschauen«*. Diese Aufforderungen an die damaligen Teilnehmer haben sicher nicht nur einen geistigen Sinn, sondern sollten auch konkret, bis in die irdischen Verhältnisse hinein, durchgeführt werden, *»auf daß gut werde, was wir aus Herzen gründen, aus Häuptern zielvoll führen wollen«*. Schwer zu ergründen sind diese Übungen allemal, wenn sie nicht auch ausgeführt werden. Eine Hilfe dazu wäre nach meiner Vermutung 4. eine meditative Erfassung der ›Tempellegende‹ (für die Hochschule), der ›Chymischen Hochzeit des Christian Rosenkreuz‹ (für den Goetheanumverein) und des Goetheschen Märchens von der grünen Schlange und der schönen Lilie (für die Anthroposophische Gesellschaft der Weihnachtstagung).

Ich möchte das Vorhergehende als eine vorläufige Erwägung verstanden wissen, die entstanden ist im Nachsinnen über Rudolf Steiners Worte: *»Denn natürlich muß ja die Anthroposophische Gesellschaft etwas ganz anderes sein, wenn sie von mir geleitet wird, oder wenn sie von jemandem anderen geleitet wird.«* (Dornach, 12. April 1924. Siehe GA 37/260a, S. 204.) Daß die Frage, wie eine solche Gesellschaft denn geformt sein sollte, *»wenn sie von jemandem anderen* [als Rudolf Steiner] *geleitet wird«*, bisher nie (auch nicht von Ita Wegman) gestellt wurde, ist ein Phänomen, das unser Rechtsbewußtsein berühren kann. Eine bedeutende Hilfe, um ein solches Rechtsbewußtsein zu entwickeln, sehe ich in Dieter Brülls Studie *Der Anthroposophische Sozialimpuls* (Schaffhausen 1984).

172 *Die sieben Rhythmen des Grundsteinspruches*. Es ist bedauerlich, daß in der Sonderausgabe *Rudolf Steiner, Die Grundsteinlegung der Allgemeinen Anthroposophischen Gesellschaft*, Dornach 1987, die Eröffnungsansprache vom 26. Dezember 1923 nicht vollständig wiedergegeben ist. Sie enthält die einzige Darlegung Steiners, warum er die *Sieben Rhythmen* gegeben hat (siehe GA 260).

172 *Die sieben Rhythmen des Grundsteinspruches*. Vgl. F. W. Zeylmans van Emmichoven, *Der Grundstein*, Stuttgart ^{6}1956, 1990.

Kapitel 13 · Neue Formen der Zusammenarbeit

182 *Der Mensch denkt zwar mit dem Kopf ...:* R. Steiner im *Nachrichtenblatt,* 1. Jg. Nr. 46, 23. Nov. 1924, jetzt auch in GA 25.

185 *Betreuung der medizinischen Zyklen*. Hiermit wurde später Madeleine van Deventer betraut. Ein Brief Ita Wegmans an sie vom 6. April 1924 sei als ein Beispiel dafür zitiert, in welcher Weise Wegman ihre (zukünftigen) jungen Mitarbeiter auf den vollen Einsatz ihrer Mitarbeit vorbereitete (M. van Deventer war nach Abschluß ihres

Studiums ab 1925 in der Arlesheimer Klinik tätig und übernahm nach Wegmans Tod deren ärztliche Leitung):

Liebes Fräulein van Deventer, 6. April 24
es ist lange her, daß ich ihren Brief erhalten habe, in dem Sie mir so schöne Nachrichten über die holländische wissenschaftliche Tagung geben konnten. Und es hat mich wirklich gefreut zu hören, daß alles so schön gegangen ist. Ihren Brief gab ich Herrn Dr. Steiner zum Lesen und auch Herrn Steffen, so daß beide orientiert sind. Dr. Steiner hat sogar Ihren Brief behalten, so daß ich nur aus der Erinnerung heraus einige Sachen Ihnen schreiben kann. Die medizinischen Vorträge werden Sie wohl unterdessen erhalten haben, sowie auch den Rundbrief. Werden Sie wohl kommen zu der Ostertagung oder wird das nicht möglich sein?
Was Sie mir über Ihre finanziellen Verhältnisse geschrieben haben, so kann ich Ihnen nur das eine sagen, daß ich mit van Leer alles Mögliche versuchen werde, Ihre [Futurum-]Aktien an einen Amerikaner zu verkaufen, der sich momentan interessiert für unsere Medikamente. Wie Sie wissen hat van Leer jetzt die ganzen internationalen Laboratorien in die Hand genommen, ist Präsident geworden und wird Mittel und Wege finden, die Sache auszubreiten und in die richtigen kommerziellen Bahnen zu bringen. Damit dies gut geschehen kann, hat Herr Dr. den Wunsch geäußert, die Klinik direkt von den Laboratorien zu trennen und an der Klinik nur das Versuchslaboratorium zu lassen. Alles Kommerzielle wird jetzt auf eine andere, mehr gewinnbringende Basis gebracht. Zu diesem Zwecke sind allerlei Verhandlungen mit amerikanischen Firmen in die Wege geleitet und werden wir bald darüber positive Resultate mitteilen können. Es ist aber furchtbar schwierig bei uns in der anthroposophischen Bewegung das Finanzielle zu regeln, weil eigentlich Geld verdienen und die Bewegung vorwärtsbringen fast nicht zusammen unter einen Hut zu bringen ist. Und doch müssen die Menschen leben, sie müssen auch verdienen und zwar in Geschäften verdienen, wo sie auch befriedigt sind. Aber auf der andern Seite sind nur ganz absolut ahrimanisch geführte Geschäfte gewinnbringend und da wollen wieder unsere Mitglieder nicht hinein. Das soziale Problem, so wie es von Anthroposophie in die Welt gebracht wird, wird eben heute noch nicht abgenommen und so steht man eigentlich zwischen Stuhl und Bank und muß versuchen, die Dinge so zu regeln wie es möglich ist und im Vertrauen in die Zukunft. Und wir müssen uns auch immer wieder klar machen, daß eine große Bewegung, wie die anthroposophische es ist, ohne Opfer nicht vorwärts schreiten kann. In früheren Zeiten mußte man ja sogar zum Beispiel auch sein Leben opfern, um für die Wahrheit seiner Weltanschauung einzutreten, heute dagegen sind es aber nur Verluste unserer Geldtasche. Vergleicht man dies, so kann einem das letzte Opfer schließlich doch nicht mehr so viel bedeuten. Haben Sie deshalb Mut, liebes Fräulein van Deventer, es wird schon auf irgend eine Art bei Ihnen eine Klärung kommen.
Wenn Sie zu Ostern kommen können, sind wir leider nicht in der Lage, Ihnen ein Zimmer anzubieten, wohl aber die Mahlzeiten könnten Sie bei uns haben. Und wenn Sie natürlich irgendwo ein kleines Eckchen nur belegen wollten, so wird das doch

wohl möglich sein. Es ist ja auch nicht mehr so kalt. Aber bringen Sie dann doch lieber Ihre Decken und Wäsche mit.
Wir haben nun auch von einem Herrn van Oyen schon längere Zeit einen Brief wegen Zusendung von Medikamenten. Sie wissen ja da wohl auch Bescheid. Aber dieser Herr van Oyen scheint mir jemand zu sein, der gerne wohl Versuche machen möchte mit unsern Mitteln, aber doch auch wieder nicht das rechte Vertrauen dazu hat. Aber informieren Sie [sich] doch bitte einmal über diese Sache. Ich weiß nicht, was man da machen soll. Aber vielleicht ist auf dem Wege durch Sie oder Dr. Zeylmans etwas möglich.
Mit herzlichem Gruß Ihre Ita Wegman.

188 *6 Bände Karmavorträge:* Die Vorträge wurden erst im Laufe von 37 Jahren bekannt: 1926 (jetzt Band 3), 1933 (jetzt Band 1), 1934 (jetzt Band 2), 1936 (London, jetzt in Band 6), 1937 (jetzt Band 4), 1939 (Prag, jetzt in Band 5), 1940 (Arnheim, jetzt in Band 6), 1944 (Breslau, jetzt in Band 5), 1961 (jetzt Band 6) und 1963 (jetzt Band 5).

190 *Die sechs Eigenschaften der Anthroposophie.* In der alten ›Esoterischen Schule‹ wurden diese Eigenschaften ›Nebenübungen‹ genannt (siehe GA 245). Sie sind auch in *Theosophie* (GA 9), *Wie erlangt man Erkenntnisse ...* (GA 10), *Die Stufen der höheren Erkenntnis* (GA 12), *Geheimwissenschaft* (GA 13) und in Rudolf Steiners Vorträgen zu finden. Seinen Ausführungen vom 23. Januar 1923 in Stuttgart (GA 257) ist zu entnehmen, daß er die Beherrschung dieser sechs Eigenschaften als eine Voraussetzung für die Mitgliedschaft in der Anthroposophischen Gesellschaft ansah.

191 *Rudolf Steiner über Dämonen.* Siehe unter anderem seine Vorträge vom 30. 10. 1905 (GA 93a), 27. 4. 1907 (GA 96), 9. 6. 1908 (GA 98), 30. 5. 1907 (GA 99), 4. 6. 1908 (GA 102), 19. 1. 1915 (GA 157), 20. 10 1917 (GA 177), 16. 10. 1918 (GA 182), 29. 10. 1920 (GA 200), 20. 1. 1923 (GA 220), 11. 1. 1924 (GA 233a), 16. 9. 1924 und 28. 9. 1924 (GA 238), 3. 1. 1915 (GA 275) sowie *Mein Lebensgang* (GA 28), 26. Kapitel.

Kapitel 14 · Ostern und Pfingsten 1924

193 *Besuch des Aristoteles in Samothrake.* Das Blatt mit dem Spruch und einer Zeichnung ist reproduziert in E. u. M. Kirchner-Bockholt, *Die Menschheitsaufgabe Rudolf Steiners und Ita Wegman,* Dornach 1976, S. 42.

198 Von M. van Deventer überliefert.

201 *Krebsbehandlung.* Zwei Tage später, am 10. April 1924, verfaßte Ita Wegman einen Brief an einen Herrn B., in dem sie den genauen Stand der anthroposophischen Krebsforschung beschreibt und der dadurch dokumentarischen Wert hat:

Sehr geehrter Herr B., 10. April 1924
ich bekam einen Brief von Ihrer Frau mit der Bitte, Ihnen über unsere Cancerbehandlung zu schreiben. Wir haben tatsächlich ein Mittel gegen Cancer, bestehend aus verschiedenen Arten von Viscum album, die auf besondere Weise zubereitet sind und eine spezifische Wirkung auf Cancer haben. Die Wirkung dieses Präparates ist, daß zunächst das Allgemeinbefinden sehr viel besser wird, die Patienten fühlen sich bald subjektiv in gehobener Stimmung, sind weniger müde, der Appetit nimmt zu und in jeder Beziehung wird der Kachexie, wenn sie nicht zu weit fortgeschritten ist, Einhalt getan. Weiter wurde beobachtet, daß das Wachstum des Tumors gehemmt wird, bei einigen Fällen sogar der Tumor allmählich nach der Injektionskur verschwand, oder bei andern Fällen der Tumor wenigstens sein bösartiges Wachstum verlor, so daß die Krankheit zum Stillstand gebracht werden konnte. Wir haben eine Reihe von Versuchen gemacht, sowie auch andere Ärzte in Deutschland haben dieses Mittel schon ausprobiert. Da aber die Versuche in größerem Maßstabe erst 3–4 Jahre zurückliegen, haben wir noch davon Abstand genommen, mit unseren Erfolgen an die Öffentlichkeit zu treten; aber bald wird doch das Material so weit gesammelt sein, daß an eine Veröffentlichung gedacht werden kann.
Die Behandlung besteht in subcutanen Injektionen, die jeden zweiten Tag oder bei dringender Behandlung auch täglich gemacht werden, wenn möglich in der Umgebung des Tumors. Wir geben meistens 7 oder 14 Injektionen, machen dann eine Pause von 7 oder 14 Tagen je nach der Schwere des Falles und wir beginnen meist mit Dosis Nr. I und steigen der Reihe nach auf Dosis V. Und bei jeder Kur beginnen wir wieder mit der niedersten Dosis. Diese Wiederholung macht man mehrmals, ungefähr 3 Mal und macht dann eine längere Pause. Auf Wunsch werden wir Ihnen gerne das Injektionsmaterial schicken und sind wir zu weiteren Auskünften gerne bereit.
Mit vorzüglicher Hochachtung Ita Wegman.

203 *Die Datierung von Steiners Briefen aus Koberwitz.* Es ist eigenartig, daß Steiner bei der Datierung von vier Briefen ›Mai‹ statt ›Juni‹ schreibt. Die Briefe wurden zweifelsfrei an den betreffenden Tagen im Juni 1924 von ihm verfaßt, wie auch die Poststempel auf den dazugehörigen Briefumschlägen zeigen. In der maßlosen Arbeitsbeanspruchung dieser Tage hat Steiner sich verschrieben. Warum ist gerade die Monatsangabe verkehrt, während die Briefe ansonsten praktisch ohne Verschriebe zu Papier gebracht sind? Obwohl ich – wie der Leser bemerkt haben wird – in meiner Dokumentation ungern eigene Ansichten vorbringe, möchte ich in diesem Fall auf folgendes aufmerksam machen: Könnte es sein, daß Rudolf Steiner während des Schreibens der betreffenden Briefe in Gedanken beim 8. Mai verweilte? An diesem Tag besuchte er in Arlesheim die Klinik und beriet Ita Wegman bei Konsultationen. So ist denkbar, daß er an diesem 8. Mai mit ihr über einen Schicksalszusammenhang zwischen ihr und Edith Maryon gesprochen hat, denn wenige Tage zuvor, am 2. Mai, war Edith Maryon gestorben; ihr Tod hatte ihn außerordentlich erschüttert. Am 3. Mai hielt er eine Gedenkansprache für sie (heute in GA 261), am 6. Mai hielt er für Maryon die Bestattungsrede (GA 261),

am 9. Mai gab er die Karmaübung (GA 236). Mehrfach spricht er dabei über die *»sorgfältigste«* und *»treue Pflege«*, die *»aufoperungsvollen Bemühungen«* Dr. Wegmans, die Edith Maryon behandelt und gepflegt hatte: *»Der Keim zu der Erkrankung von Miss Maryon ist ja gelegt worden während der Brandnacht des Goetheanum. Und von dem, was durch diesen Keim gelegt worden ist während der Brandnacht des Goetheanum, konnte sie wirklich durch die sorgfältigste Pflege ja nicht geheilt werden. Das sind eben karmische Zusammenhänge. Und gegen diese karmischen Zusammenhänge kann ja zwar selbstverständlich und muß sehr viel durch die Heilkunst getan werden, aber das Karma wirkt ja doch eisern, und man muß dann, wenn auch die sorgfältigste Pflege nicht zum Ziele führen konnte, dann erst eigentlich an das Karma denken. Während ein Mensch noch auf dem physischen Plane ist, darf ja nur daran gedacht werden, wie er geheilt werden kann. Und nach dieser Richtung hin ist ja wirklich durch die ganz aufopferungsvollen Bemühungen von Frau Dr. Wegman alles geschehen, was geschehen konnte. Edith Maryon hat ja auch an der Seite von Frau Wegman – ich selbst konnte ja, abgehalten durch andere Verpflichtungen, nicht zugegen sein –, an der Seite von Frau Dr. Wegman den physischen Plan verlassen«* und: *»Es war mir nicht vergönnt durch andere Verpflichtungen, die ich hatte, in der Todesstunde selbst anwesend zu sein. Edith Maryon hat dann an der Seite ihrer treu befreundeten Ärztin, unserer lieben Dr. Ita Wegman, die Seele aus dem Leibe herausgeführt, um sie hinaufzuführen in die geistige Welt. Sie war bis in ihre letzten Stunden von der treuen Pflege nicht nur der Ärztin, sondern auch derjenigen, die ihr liebe und sie betreuende Krankenschwestern geworden sind, gepflegt worden.«* Viermal betont er die *»karmische«* Tatsache von Maryons Tod an der Seite Wegmans. – In seinem Brief an Ita Wegman vom 11. Juni 1924 beschreibt er *»ein ungelöstes Karma«* Wegmans aus alten Zeiten. *»Jetzt ist es gelöst«*, fügt er hinzu. Kann man dieses Wort auf Maryons Tod beziehen? Sollten sich unter meinen Lesern Menschen befinden, die gerne über ›karmische Zusammenhänge‹ nachdenken, so könnten sie sich mit der Frage beschäftigen, ob Ita Wegman gegenüber manchen ihrer Zeitgenossen eine von ihr in früheren Zeiten verursachte karmische Schuld hatte; ob sie eine solche Schuld gegenüber Edith Maryon wohl durch die Krankenpflege abgetragen haben könnte? Hat Rudolf Steiner nach Maryons Tod am 8. Mai mit Ita Wegman darüber gesprochen? War er in Koberwitz, während er an Ita Wegman schrieb, in Gedanken bei diesen Tagen im Mai 1924?

In diesem Zusammenhang sei noch auf eine Stelle in Julie Klimas *Erinnerungen an Rudolf Steiner* hingewiesen. Diese tschechische Dame fragte Marie Steiner am 16. Juni 1918, *»wie es möglich sei, daß Herr Doktor so Enormes leistet, daß er Tausende von Menschen führt – wie sich das mit der Zeit vereinbare? Darauf antwortete mir Frau Doktor, daß die geistige Zeit dehnbar ist, und wenn Herr Doktor eingehe in die geistige Welt, dann leiste er in fünf Minuten, was in der physischen Welt* [soll aber laut Klimas Manuskript ›in der physischen *Zeit*‹ heißen] *nicht in Wochen geleistet werden kann.«* (Julie Klima, *Erinnerungen an Rudolf Steiner*, in: Ludwig Polzer-Hoditz, *Erinnerungen an Rudolf Steiner*, Dornach 1985.) Ich überlasse es in diesem Fall

Berufeneren, die Frage zu beantworten, ob meine obigen Ausführungen der Geschichtsforschung nützlich sind.
Ein unvollendetes Gedicht, das vielleicht aus den ersten Maitagen des Jahres 1924 stammt, läßt ein Gefühl erahnen, das in diesen Tagen auch in Rudolf Steiner aufkam:

Wirken, wie es die Geistespflicht gebeut
Und verzichten auf Glückesschein
Soll mein ~~künftig~~ Erden-Restes-Sein erfüllen
Nicht war dies dem Wirken
Vorgezeichnet als das

Die Zeilen stehen auf einem losen Blatt, das sich unter Ita Wegmans Papieren fand; auf die Rückseite hat er den unvollendeten Satz geschrieben: *»In diese Zeit fällt meine erste Reise«*. Mit dieser Zeile fängt der 23. Abschnitt von *Mein Lebensgang* an, der am 11. Mai 1924 im Nachrichtenblatt erschien, ein Hinweis darauf, daß das Gedicht aus den ersten Maitagen stammen könnte. (Zu Rudolf Steiners Brief vom 11. Juni 1924 an Ita Wegman siehe auch seine Äußerung im Vortrag vom 27. Januar 1924 in GA 234.)

208 *Brief Steiners an Wegman vom 11. Juni 1924.* An diesem Tag hielt Rudolf Steiner in Koberwitz unter anderem eine Ansprache anläßlich der Gründung des ›Versuchsringes biologisch-dynamisch arbeitender Landwirte‹, in der er seine Sorge darüber durchscheinen ließ, daß seine Ausführungen über eine neue Landwirtschaftsmethode mit falscher *»Wissenschaftlichkeit«* aufgegriffen werden würden. Seine Worte bekommen zusätzlich noch eine besondere Bedeutung, wenn man bedenkt, daß er Ita Wegman nach seiner Rückkehr aus Koberwitz bat, die Leitung einer zu errichtenden Landwirtschaftlichen Sektion der Freien Hochschule zu übernehmen. M. P. van Deventer hat überliefert, daß Wegman dies nicht wollte – bei ihren vielen Aufgaben habe sie diese zusätzliche Funktion Steiner gegenüber als zu schwer für sie bezeichnet. Es kann sein, daß seine Äußerung während der Krankheit, die sie in ihrem Vortragsentwurf für den 27. Februar 1931 festgehalten hat (siehe Anhang), *»ganz ihm gefolgt sei man nicht«*, sich auf ihre Weigerung bezieht, die Leitung einer solchen Sektion zu übernehmen.

Hier folgt der betreffende Teil seiner Ansprache vom 11. Juni:

»Sehen Sie, wenn es sich um so etwas handelt, da sind diejenigen, die gewissermaßen bisher verwaltet haben das Zentralanthroposophische in ihrer Art mit innerer Treue, mit innerer Hingabe, und diejenigen, die dann in der Peripherie stehen und für das einzelne Lebensgebiet das bearbeiten wollen, in der Regel nicht mit einem vollen Verständnis einander gegenübergestanden. Wir haben das insbesondere bei der Zusammenarbeit mit unseren wissenschaftlichen Instituten genügend erfahren. Da sind auf der einen Seite die Anthroposophen als solche, die Anthroposophen, welche sich ausleben in diesem Zentralen der Anthroposophie als Weltanschauung, als Lebensinhalt, den man vielleicht jede Minute mit starker Innerlichkeit durch die Welt trägt. Da sind eben die Anthroposophen, die Anthroposophie tun, lieben, und zu ihrem eigenen Lebensinhalt machen, die haben in der Regel – nicht immer – die Vorstellung, es ist etwas Bedeutsames getan, wenn man da oder dort einen wiederum oder viele wiederum für die Anthroposophie gewonnen hat. Die wollen eigentlich nur, wenn sie nach außen wirken, Leute gewinnen für die Anthroposophie, und sie haben so die Vorstellung, daß die Leute sich auch – verzeihen Sie den Ausdruck – mit Haut und Haar gewinnen lassen müssen, zum Beispiel, wenn einer Universitätsprofessor so irgendeines naturwissenschaftlichen Zweiges ist, so, wie er hineingestellt ist in den naturwissenschaftlichen Betrieb, in dem er darinnen steht. Solche Anthroposophen in ihrer Gutherzigkeit und Liebe meinen dann auch selbstverständlich, man könne den Landwirt mit Haut und Haar, mit dem Boden, mit alledem, was daran hängt, mit dem, was die Landwirtschaft an sonstigen Produkten wiederum in die Welt übergehen läßt, so einfach von heute auf morgen in den anthroposophischen Betrieb hineinbekommen. Das meinen die »zentralen« Anthroposophen. Sie irren natürlich. Und wenn auch sehr viele von ihnen sagen, sie seien treue Anhänger von mir, ja, da geht es oftmals so, daß sie schon in ihrem Gemüt treue Anhänger sind, aber sie hören vorbei, was ich in entscheidenden Augenblicken sagen muß. Sie hören dann nicht, daß ich zum Beispiel sage: Es ist eine Naivität, zu glauben, daß man einen Professor oder einen sonstigen Wissenschafter von heute auf einmal für die Anthroposophie gewinnen kann. Das geht nicht. Der Mensch hat mit einer zwanzig- bis dreißigjährigen Vergangenheit zu brechen, dazu hätte er hinter sich einen Abgrund aufzurichten; die Dinge müssen nach dem Leben genommen werden.

Anthroposophen glauben oftmals, das Leben bestehe im Denken. Es besteht nicht bloß im Denken. Diese Dinge müssen gesagt werden, damit sie auch auf den richtigen Boden fallen können. Diejenigen, die irgendein Lebensgebiet aus gutem, treuen Herzen mit der Anthroposophie vereinigen wollen, ja, auch wissenschaftliche Gebiete, haben sich dieses eben gar nicht klar gemacht, als sie innerhalb der Anthroposophie Arbeitende geworden sind, und sie gehen immer wieder von der irrigen Meinung aus, man müsse es eben so machen, wie man es bisher in der Wissenschaft gemacht hat, müsse genau so vorgehen, wie man bisher in der Wissenschaft vorgegangen ist. Zum Beispiel gibt es eine Anzahl von auf medizinischem Gebiete bei uns arbeitenden, recht lieben, guten Anthroposophen, die fanden, daß nun Mediziner auf ihre bisherige medizinische Art anwenden sollten, was aus der anthroposophischen Medizin kommt. In dieser Beziehung macht Frau Dr. Wegman eine volle Ausnahme; die sah nur eben rein die Notwendigkeit innerhalb unserer Gesellschaft.

Ja, was erlebt man da? Da handelt es sich nun nicht so sehr um die Ausbreitung des Zentralanthroposophischen, sondern da handelt es sich um die Ausbreitung des Anthroposophischen heraus in die Welt. Da erlebt man, daß die Leute sagen: Ja, das haben wir bisher auch gemacht, darinnen sind wir die Fachleute, das können wir mit unseren Methoden beherrschen, darüber können wir ja ohne Zweifel

urteilen. Aber was Sie da bringen, widerspricht dem, was wir mit unseren Methoden gefunden haben. Sie sagen dann, daß es falsch sei, und wir haben es erlebt, wenn man es rein den Wissenschaftern nachmachen will, daß sie sagen, das könnten sie besser. Es ist in diesen Fällen gar nicht zu leugnen. daß die es besser anwenden können, schon aus dem Grunde, weil in der Wissenschaft in den letzten Jahren eigentlich die Methoden die Wissenschaft gefressen haben. Die Wissenschaften haben nur noch Methoden. Sie gehen nicht mehr auf das Sachliche los, sie sind ja aufgezehrt worden von ihren Methoden, so daß man heute die Forschungen haben kann, aber es ist nichts mehr drinnen. So haben wir es erlebt, daß diese Wissenschafter, die ihre Methoden vorzüglich exakt hatten, wütend wurden, wenn die Anthroposophen kamen und nichts anderes taten, als dieselben Methoden handhaben. Was kann man hier damit beweisen? Nichts anderes hat sich herausgestellt bei den schönen Dingen, die wir so machen können, bei den ausgezeichneten Untersuchungen, die in dem biologischen Institut gemacht werden, als daß die Leute wütend waren, wenn unsere Wissenschafter in ihren Vorträgen über dieselben Methoden sprachen. Sie waren wütend, denn sie hörten die Dinge, die sie gewohnt waren in gewissen Gedankenbahnen zu haben, die hörten sie wiederum.
Aber wir haben etwas anderes erlebt, was wichtig ist. Das ist dieses: Es haben sich nun einige unserer Wissenschafter mal bequemt, von ihrer Methode, es den anderen nachzumachen, abzugehen, haben es nur halb und halb gemacht, nur so, daß sie im ersten Teil ganz wissenschaftlich waren, richtig die Methoden der Wissenschaft angewendet haben in den Auseinandersetzungen. Dann wurden die Zuhörer wütend. Was pfuscht man uns in unsere Sache hinein, was heißt das? Das sind ja Frechlinge, sind freche Dachse, die ja dilettantisch in unsere Wissenschaft hineinpfuschen! Dann waren die Redner im zweiten Teile übergegangen zu dem eigentlichen Leben, was nun nicht herausgearbeitet ist in der alten Art, sondern als Anthroposophisches vom Überirdischen her genommen ist. Da wurden die, die vorher wütend waren, furchtbar aufmerksam, waren begierig, das zu hören, und fingen an, Feuer zu fangen. Anthroposophie mochten die Leute schon, aber sie können nicht leiden – und sogar, wie ich zugestanden habe, mit Recht –, was man als ein unklares Mixtum compositum von Anthroposophie und Wissenschaft zusammenleimt. Mit dem kann man nicht vorwärtskommen.« (Rudolf Steiner, *Geisteswissenschaftliche Grundlagen zum Gedeihen der Landwirtschaft,* GA 327, Dornach [6]1979, S. 230 ff.)

Kapitel 15 · Paris – Arnheim – Torquay

211 *Rudolf Steiners Anerkennung von Repräsentanten der Anthroposophie.* Nach der Weihnachtstagung vom Jahre 1923 bestimmte Rudolf Steiner, welche Persönlichkeiten von nun an berechtigt seien, im Namen der Allgemeinen Anthroposophischen Gesellschaft als Vortragende aufzutreten. Ein Brief Wegmans an Carl Unger vom 16. Juni 1924 zeigt, welche Personen dies für Deutschland waren:

»Sehr geehrter Herr Dr. Unger, 16. Juni 1924
In einer Vorstandssitzung wurde beschlossen, daß die folgenden Leute als offiziell Vortragende anerkannt werden. Jeder von diesen hat schon vom Sekretariat ein von Herrn Dr. und mir unterschriebenes Schriftstück erhalten, daß sie die Berechtigung haben im Namen der Allgemeinen Anthroposophischen Gesellschaft als Vortragende aufzutreten. Ich will diese Ihnen nochmals wiederholen, damit Sie die Namen zusammen haben: Dr. Unger, Kolisko, Stein, Schubert, Baravalle, Bartsch, Arenson für die Zweige, Schwebsch, Rittelmeyer, Heydebrand, Poppelbaum. Dann möchte ich Ihnen den Rat geben, daß diejenigen, die noch mehr [außerdem noch] vortragen möchten, vielleicht persönlich um Erlaubnis fragen, so daß dann diesen Leuten vielleicht diese oder jene Aufgabe zufallen könnte oder ihnen auch gesagt [wird], daß sie wohl vortragen könnten, doch nicht unter dem Namen der Allgemeinen Anthrop. Gesellschaft; doch ist es notwendig, daß sich jeder persönlich meldet.
Mit freundlichem Gruß Ita Wegman.

Zählt man zu diesen elf Menschen die Generalsekretäre der übrigen Landesgesellschaften, so kommt man – die Dornacher Vorstandsmitglieder einbezogen – auf etwa fünfunddreißig Menschen, die Steiner im Sommer 1924 als offizielle Redner der Gesellschaft anerkannte. Diese Zahl scheint ihm nicht genügend gewesen zu sein, wie eine Äußerung in seiner letzten Ansprache vom 28. September 1924 vermuten läßt:
»Wenn in vier mal zwölf Menschen wenigstens innerhalb der nächsten Zeit der Michael-Gedanke voll lebendig wird, in vier mal zwölf Menschen, die aber nicht durch sich selbst, sondern durch die Leitung des Goetheanum in Dornach als solche erkannt werden können, wenn in solchen vier mal zwölf Menschen Führer erstehen für Michael-Festesstimmung, dann können wir hinschauen auf das Licht, das durch Michael-Strömung und Michael-Tätigkeit in der Menschheit in Zukunft sich ausbreiten wird.« (GA 238, Dornach ^{4}1974, S. 173)
Es ist wohl unerheblich, sich zu fragen, ob die vorhin genannten Menschen alle in diese ›vier mal zwölf‹ einzurechnen sind. Auf jeden Fall kann man sehen, daß Rudolf Steiner im Herbst dieses Jahres noch nicht eine genügende Zahl von Repräsentanten für die anthroposophische Sache beisammen sah.

211 *Opposition ertragen.* Das Phänomen der Opposition kann vielleicht eher geklärt werden, wenn man unterscheidet zwischen innerer und äußerer Opposition. Der inneren Opposition wird nach Steiner durch Selbsterkenntnis entgegengewirkt, das heißt durch die Aneignung der ›sechs Eigenschaften der Anthroposophie‹ (a. a. O.) und durch die in GA 10 beschriebenen sonstigen Übungen. Dadurch lernt das Ich des Menschen, tiefer in den eigenen Astralleib einzugreifen – laut Steiner die Grundvoraussetzung für alle meditative Betätigung. Dies wirkt sich also nach innen aus – aber eben auch nach außen, in das soziale Leben. Mit diesem Problem hatte Steiner sich in seiner Zusammenarbeit mit Anthroposophen auseinanderzusetzen. Daß manche seiner Mitarbeiter auch – besonders nach seinem Tod – äußere Opposition erfuhren, hängt wohl nicht nur damit zusammen, daß die Opponen-

ten sachliche Bedenken gegen deren Äußerungen und Handlungen vorbrachten – was eben auch berechtigt und absolut notwendig sein kann –, sondern daß innerhalb der anthroposophischen Gemeinschaft die erwähnten Eigenschaften noch wenig entwickelt waren. Diese Frage betrifft auch heute alles gesellschaftliche Leben.

214 *Emil Leinhas.* Ende September 1923 erwog er, die Arlesheimer Klinik aufzugeben, um aus den Liquiditätsschwierigkeiten der Futurum AG herauszukommen (Brief von Wegman an Hilma Walter aus Wien vom 1. 10. 1923 im Wegman-Archiv).

216 *Nachschrift von Karl Schubert vom 20. Juli 1924.* Schuberts Übertragung seines Stenogrammes (im Archiv des Verfassers) weist einige feine stilistische Varianten auf, die in GA 217a nicht zu finden sind.

220 *Eurythmie mit Marie Steiner.* In Arnheim hatte er wenige Wochen früher eine kurze Bemerkung gemacht über die Geburt der Eurythmie, der anthroposophischen Heilkunst und der Waldorfpädagogik, die man nicht übersehen sollte:
»So natürlich und selbstverständlich wie die pädagogische Kunst ist eigentlich weniges aus der anthroposophischen Bewegung bis jetzt herausgewachsen. In dieser selbstverständlichen Art herausgewachsen aus der anthroposophischen Bewegung ist lediglich die Eurythmie durch Frau Dr. Steiner, das Medizinische durch Frau Dr. Wegman und eben die pädagogische Kunst selber, von der ich sagen darf, daß sie eben schicksalsmäßig sich aus der anthroposophischen Bewegung heraus ergeben hat, wie die beiden anderen Dinge, man darf sagen, karmisch sich ergeben haben.«
(24. Juli 1924, als zehnter Vortrag in GA 310)
Der ganze Vortrag beleuchtet eindrucksvoll Rudolf Steiners historisches Verhältnis zur Anthroposophischen Gesellschaft.

221 *Der Artemiskult im alten Ephesos.* Die *»Aufzeichnung Rudolf Steiners zum vierten Vortrag vom 14. August 1924«*, welche in GA 243 (Dornach [4]1983) auf Seite 237 wiedergegeben ist, bezieht sich nicht auf den Vortrag vom 14. August; eine solche Szene kommt darin nicht vor. Die Schilderung betrifft Vorgänge, die sich *vor* Beginn des Kultes ereigneten. Das Blatt, von dem sich ein Original unter Ita Wegmans Papieren fand, ist ein Teil von Meditationsübungen, die Steiner für sie niederschrieb. Sie zitierte den Inhalt im *Nachrichtenblatt* vom 25. Oktober 1925 (1. Jg. Nr. 43) in ihrem Aufsatz *Die Mysterienstätte Ephesus.*

224 *Steiners Forschungen mit Wegman.* Bis 1910 sind die Spuren seiner Darstellungen in seinen Vorträgen zurückzuverfolgen. Die wesentlichsten Stellen sind: *Okkulte Geschichte,* 1910 (GA 126); *Initiationserkenntnis,* speziell 28. 8. 1923, S. 199 (GA 227); *Anthroposophie und das menschliche Gemüt,* Sept.-Okt. 1923 (GA 223); *Mysteriengestaltungen,* 2., 14. und 15. 12. 1923 (GA 232); *Die Weltgeschichte in anthroposophischer Beleuchtung,* Weihnachten 1923 (GA 233); *Mysterienstätten des Mittelalters,* 22. 4. 1924 (GA 233a); *Das Initiatenbewußtsein,* (GA 243); *Eso-*

terische Betrachtungen karmischer Zusammenhänge, 12. und 14. 9. 1924 (GA 238).

Kapitel 16 · September 1924

230 *Zweite und Dritte Klasse der Freien Hochschule.* Diese Äußerung Ita Wegmans im *Nachrichtenblatt* vom 16. August 1925 steht in einem gewissen Gegensatz zu einer Überlieferung durch Ludwig von Polzer-Hoditz (vgl. GA 260a, S. 667). Es gibt keine authentischen Äußerungen Steiners über die Form, in der die Zweite und Dritte Klasse eingerichtet werden sollten. Es war vorgesehen, in den verschiedenen Ländern ›Klassenlehrer‹ zu beauftragen, die Erste Klasse zu halten; für Österreich und die Tschechoslowakei gab Steiner Ludwig von Polzer-Hoditz den Auftrag, der am 29. September 1924 in Wien zum ersten Mal eine Klassenstunde hielt; für das Lehrerkollegium der Freien Waldorfschule in Stuttgart las Lilly Kolisko die Erste Klasse, sie durfte dazu ihre Stenogramme benutzen (siehe Lilly Kolisko, *Eugen Kolisko, ein Lebensbild ...,* und GA 260a, S. 708). Für Holland gab Steiner den Auftrag, die Klasse zu lesen, dem Generalsekretär der holländischen Landesgesellschaft, Willem Zeylmans van Emmichoven, der erst nach 1935 mit der Ausführung dieses Auftrages begann.

»Während der Erkrankung fanden dann keine Aufnahmen in dieser Art mehr statt, sondern es wurden die Aufnahmen nur schriftlich vorgenommen. Über die Führung der Michaelschule wurde dann während der Erkrankung nicht mehr zunächst gesprochen; bis dann von Mitgliedern um die Erlaubnis gebeten wurde, Klassenstunden zu halten in der Art wie Frau Dr. Kolisko sie in Stuttgart in dem Waldorfschulkollegium und später vor den Mitgliedern gehalten hat nach ihren eigenen vom Doktor erlaubten Stenogrammen. Diese Erlaubnis wurde aber niemals an andere als an Frau Dr. Kolisko gegeben. Wohl gab der Doktor die Erlaubnis an einige vertraute Persönlichkeiten, die Mantrams vor den Klassenmitgliedern zu sprechen und einige Erklärungen dazu zu geben. Der Doktor betonte auch immer, daß die Stenogramme der Klassenstunden eigentlich nicht bestünden und wenn aus ihnen vorgelesen werden sollte, dies nur mit aller Sorgfalt und Verantwortung geschehen könne. Mir gab er die Aufgabe, mich wieder intensiv mit der Michaelschule zu befassen, und als ich sagte, daß ich die Niederschrift der Stenogramme noch nicht hätte, erlaubte er mir, daß ich um die Überlassung dieser Niederschriften bei Frau Finck anfragte und unterschrieb auch den Brief, den ich diesbezüglich an Frau Finck, die offizielle Stenotypistin, schrieb.« (Wegman an Albert Steffen, 16. März 1926)

230 *Veröffentlichung der sekretierten Vorträge Steiners.* Es wird auch heute darüber diskutiert, ob Vorträge, die Rudolf Steiner *»im strengsten Sinne«* auf bestimmte Zuhörerkreise beschränkt haben wollte, der Öffentlichkeit zugänglich gemacht werden sollten. Ita Wegman, aber ganz besonders Marie Steiner als Leiterin des Philosophisch-anthroposophischen Verlages, wurden mit dieser Frage grundsätzlich kon-

frontiert. Es ist im Rahmen dieses Problemkomplexes bemerkenswert, daß Steiner kurz nach der Weihnachtstagung von 1923, als beschlossen worden war, die bis dahin sekretierten Mitgliederzyklen zu veröffentlichen, folgenden Artikel von Guenther Wachsmuth in das *Nachrichtenblatt* (1. Jg. Nr. 3, 27. Januar 1924, S. 12) aufnahm:

»Historisches zum Problem der Öffentlichkeit«. Der Vortragszyklus Dr. Rudolf Steiners zu Weihnachten 1923, welcher den geschichtlichen Hintergrund gab zur Gründung der allgemeinen Anthroposophischen Gesellschaft, gipfelte in der Schilderung zweier Persönlichkeiten, die durch die geschichtsbildende Kraft ihres Denkens und Tuns die Genesis der nachfolgenden Jahrtausende beherrschten: Aristoteles und Alexander der Große. – Immer tritt an entscheidenden Gipfelpunkten der Menschheitsgeschichte das Problem auf: *ob bisher in engerem Kreise gepflegtes Wissen der Außenwelt übergeben werden darf.* – In der Entscheidung dieser Frage liegt jeweils der Ausgangspunkt neuer Geschichtsepochen. Schauen wir, wie Aristoteles und Alexander der Große dieses Problem lösten! Aulus Gallius überliefert uns (Noctes Atticae XX, 5) einen Briefwechsel zwischen dem geistigen Lehrer Aristoteles und seinem machtvollen Schüler Alexander. Diese zwei Briefe entscheiden in lapidarer Kürze das Grundproblem jeder Zeitenwende:

Alexander dem Aristoteles Wohlergehen!

Du hast nicht recht getan, auch Deine esoterischen Vorlesungen herauszugeben. Denn was für eine Auszeichnung bleibt uns, die wir durch diese ausgebildet wurden, noch vor den anderen, wenn jetzt alle daran teilnehmen werden? Ich aber lege höheren Wert darauf, durch Wissenschaft von den vornehmsten Dingen als durch meine Herrschermacht bevorzugt zu sein.
Mögest Du gesund bleiben!

Aristoteles dem König Alexander Wohlergehen!

Du schriebst mir über die esoterischen Vorträge, es sei Deine Meinung, sie müßten geheim gehalten bleiben. Wisse also, daß ich sie herausgegeben habe und doch auch wieder nicht. Denn verständlich sind sie nur solchen, die bei mir gelernt haben.
Bleib gesund, o König Alexander!«

Kapitel 17 · Die letzte Zeit mit Rudolf Steiner

235 *Ludwig Noll in Arlesheim.* Gisbert Husemann hat seinen Aufsatz über Ludwig Noll (*Der erste Arzt mit Rudolf Steiner*, in *Beiträge zur Erweiterung der Heilkunst*, Stuttgart 1971, Heft 2), vielfach erweitert und vertieft wieder veröffentlicht in *Mitteilungen aus der anthroposophischen Arbeit in Deutschland* (Stuttgart, Heft 3, 1990, lfd. Nr. 173).

239 *Ita Wegmans Berichte über Rudolf Steiners letzte Lebenszeit* sind im *Nachrichtenblatt* vom Jahr 1925 veröffentlicht worden und später vom Verlag der Arlesheimer Klinik, dem Natura-Verlag, in dem Büchlein *An die Freunde* (Arlesheim 1960) gesammelt herausgegeben worden. Ich verzichte hier auf den Wiederabdruck, weil die Ausgabe im Buchhandel erhältlich ist. Da Rudolf Steiners Krankheit später Gegenstand unterschiedlicher Auffassungen wurde, ist für Band 2 ein Nachtrag zu dieser Frage vorgesehen.

239 *Im Atelier häuften sich die Bücher und Papiere.* Ita Wegman hatte zeitlebens keinen ausgeprägten Ordnungssinn für Papiere und Bücher. Nach Steiners Tod war sie eine Woche lang damit beschäftigt, aus Steiners Atelier und dem Vorraum ihre eigenen Papiere und die vielen Schriftstücke, die Rudolf Steiner ihr anvertraut hatte, zusammenzusuchen.

243 Siehe Anmerkung zu Seite 159.

ANHANG

J. E. Zeylmans van Emmichoven

Die Vorfahren und Geschwister Ita Wegmans

Der Vater: Hendrik Wilhelmus Wegman (* Amsterdam 9. Juni 1845, † Den Haag 9. Mai 1917), Sohn des Kapitäns bei der Niederländischen Handelsmarine H. W. Wegman (6. 4. 1818–16. 12. 1874) und der Maria J. Boven (* l. 5. 1819, † nach 1874). Dieser Ehe entstammten zwei weitere Söhne: Casper Wegman und Theodor Wegman. Die Vorfahren der Familie Wegman stammen alle aus Amsterdam und der Provinz Nordholland. Von Ita Wegmans Urgroßeltem sind nur die Namen bekannt: Casper Wegman (Kohlenhändler in Amsterdam) und Geertrui Brinkman; Hendrik Boven und Barbara Bokstee. Die Ehe mit

der Mutter Henriëtte Charlotte Maria Offers (* Batavia 27. November 1851, † Den Haag 18. Januar 1935) wurde am 5. April 1875 in Krawang geschlossen. Sie war die Tochter von J. C. Offers (* 3. 9. 1807, † vor 1903) und Marie Charlotte Elisabeth Wetters (* 1821, † nach 1903). Weitere Kinder aus dieser Ehe, die am 17. 9. 1846 geschlossen wurde, sind nicht bekannt. Die Urgroßeltern Ita Wegmans stammen aus Rotterdam: Cornelis Offers und Henriëtte Schin van der Loeff, aus Doesburg (Niederlande), Jacobus S. Wetters (* 1783, Major der Artillerie) und Maria Frederika de Charlet (* Ceylon 1790). Die weiteren Vorfahren beider Familien lassen sich in einigen Linien zurückverfolgen. So hatte Ita Wegmans Mutter mütterlicherseits Vorfahren aus Paris, Sachsen und Ceylon, was auf alte Traditionen der Ost-Indischen Kompanie schließen läßt; auf Seiten der Wetters waren es Militär- und Kolonialbeamte.

Geschwister Laut Reichsarchiv (Den Haag) hatte Ita Wegman fünf Geschwister: den Halbbruder Hendrik Vieler August Wegman (* Krawang 14. Mai 1872, † Probolinggo 28. März 1900), Charlotte Jacoba Cornelia Wegman (›Charlien‹), (* Bandung 14. Juni 1877, † Den Haag 10. September 1956), Hendrika Wilhelmina Wegman (* Krawang 27. Juli 1878, † Krawang 4. Juli 1879), Hendrik Willem Manta Wegman (* Krawang 25. Oktober 1879, † Rotterdam 22. Februar 1927) und Henry Charles-Marie Wegman (* Krawang 27. März 1881, † Probolinggo 23. Juli 1890). Charlien heiratete 1896 J. M. Hupkes aus Arnheim. Die Ehe wurde 1918 geschieden. Der Bruder Manta war geistig behindert.

Name, Geburtsort, Geburtstag

Ita Wegman erhielt bei ihrer Geburt die Namen Maria Hendrika; Hendrika ist die weibliche Form von Hendrik (Heinrich). Gebräuchliche Abkürzungen von Hendrika sind Henny, Rika, Riek, Iek. In ihrer Jugend wurde sie aber nicht Iek, sondern Iet genannt, was zu Ita wurde. Ita Wegman ging sehr großzügig mit ihren Namen um; in Berlin heißt sie auf einem Diplom 1902 Agnes Wegman; im Universitätsregister der Stadt Zürich trägt sie sich zu verschiedenen Zeiten verschieden ein (wobei Wegman oft nach deutscher Art mit zwei ›n‹ geschrieben ist): Maria H. oder Marie Wegman. Auf dem Titelblatt ihrer Inaugural-Dissertation (Zürich 1912) schreibt sie sich *»Maria Ita Wegman, praktische Ärztin aus Java«;* in ihrem holländischen Paß unterschreibt sie 1931 *»Ita Maria Wegman«.*

Der Ort ihrer Geburt war zunächst nicht zu finden. Nach Erscheinen der ersten Auflage dieser Dokumentation hat Joop Gerretsen, Waldorflehrer in Zeist (Niederlande), uns seine Nachforschungen zur Verfügung gestellt, aus denen erhellt, dass Parakan-Terus tatsächlich Ita Wegmans Geburtsort ist. Ab der 2. Auflage von Band 1 ist der Nachtrag abgedruckt (Seite 386).

Auch zum Geburtsdatum gibt es verschiedene Angaben: Nach ihrem Tode erschien in den *Basler Nachrichten* vom 6./7. März ein Nachruf, der als Geburtsjahr 1878 erwähnt; diese Falschmeldung, welche Wegman um zwei Jahre jünger macht, geht auf Eintragungen in ihren Pässen aus den Jahren 1916 und 1931 zurück, wo als ihr Geburtsdatum tatsächlich der 22. Februar 1878 vermerkt ist. (Auch das Einwohnerregister der Stadt Zürich hat einige Male 1878 statt 1876). Wegmans eigene Angabe sowie diejenige ihrer Schwester, auch das Familienregister im Reichsarchiv zu Den Haag haben aber eindeutig das Geburtsjahr 1876. Zu dem oben erwähnten Geburtstag vom (Donnerstag) 24. Februar statt (Dienstag) 22. Februar 1876 bliebe noch die Möglichkeit einer Taufe. Ob die Familie Wegman bei einer Kirche angeschlossen war, ist nicht bekannt; der Vater Hendrik Wegman stammte, den Familienannalen zufolge, aus römisch-katholischem Hause. Im Jahre 1915 gab Ita Wegman für einen Reisepaß ihre Konfessionszugehörigkeit mit protestantisch an. Im Herbst 1923 trat sie aus der evangelisch-reformierten Kirche des Kantons Basel-Stadt aus.

Ihre Geburtsstunde ist auf einem Zettel mit einer flüchtigen Skizze zu ihrem Horoskop von fremder Hand in Bleistift hinzugekritzelt: vormittags 9.30 Uhr.

CHARLIEN WEGMAN

Brief an Madeleine van Deventer
vom 14. Mai 1944 über die Jugend Ita Wegmans

Nach Wegmans Tod bat Madeleine van Deventer die jüngere Schwester Ita Wegmans, Charlien Hupkes geb. Wegman um nähere Daten über das Leben ihrer Schwester. Nach eingehenden Recherchen in den nachgelassenen Papieren ›Frau Doktors‹ war man zu der erstaunlichen Entdeckung gekommen, daß Ita Wegman keine einzige Notiz über ihre Herkunft, ihre Jugend und ihr Leben bis zum Jahre 1902 hinterlassen hatte.

Dieser Bitte und der ausführlichen Antwort von Frau Hupkes verdanken wir die Möglichkeit, uns ein genaueres Bild machen zu können von der Jugend Ita Wegmans auf Java, ihren Jahren in Arnheim, wo sie die Schule besuchte, von der Zeit danach, wiederum in Java, und von weiteren wesentlichen Tatsachen des Lebensganges. So ist dieser Brief ein wertvolles Dokument, um so mehr, da Charlien (die damals 67 Jahre alt war) sich als sehr genauer Chronist ihrer Jugend herausstellte, was sich bei späteren Recherchen im Reichsarchiv Den Haag und in den Archiven des Tropeninstitutes Amsterdam (des ehemaligen Kolonialinstitutes) zeigte. Da Niederländisch-Indien nach dem Zweiten Weltkrieg die Unabhängigkeit erlangte und anschließend den ehemaligen Kolonialherren nicht sehr freundschaftlich gesonnen war, bestand keine Hoffnung, in Indonesien über die Lebensumstände, unter denen Ita Wegman auf den Zuckerplantagen aufgewachsen war, auch nur das Geringste zu erfahren.

Frau Ch. Hupkes, die sich nach ihrer Scheidung 1918 wieder Wegman nannte, beantwortete van Deventers Anfrage am 14. Mai 1944, also mitten im Zweiten Weltkrieg, aus dem besetzten Holland. Der in holländischer Sprache verfaßte Brief ist von der deutschen Auslandsbriefprüfstelle kontrolliert worden, aber ohne Streichungen in die Schweiz gelangt. Nach Beendigung des Krieges erschien in Arlesheim Weihnachten 1945 ein Gedenkheft über Ita Wegman, in dem wesentliche Teile von Charliens Bericht in Übersetzung unter dem Titel Aus einem Brief über die gemeinsam verlebte Jugend *aufgenommen waren* (Erinnerungen an Ita Wegman, *zweite unveränderte Auflage Arlesheim 1968).*

Charliens Brief kommt imfolgenden ungekürzt zum Abdruck, nicht zuletzt wegen der vielen kleineren und größeren Stellen, die damals beim Druck weggelassen wurden und die auch besonders einschneidende Lebensdaten enthalten, welche hier somit erstmalig publiziert werden. Hier und da sind von mir Erläuterungen zwischen eckigen Klammern eingefügt. E. Zeylmans

Liebe Maddy van Deventer! Hilversum, Sonntag, 14. Mai 1944

Ihr letztes Schreiben vom 17. März liegt zur Beantwortung vor mir, und ich hoffe, Ihnen jetzt auf einige Fragen antworten zu können. Jahreszahlen und Daten sind aber für mich etwas Unmögliches, so daß ich lieber einige Tatsachen und Ereignisse stattdessen aufzähle.

Erstens: Ita ist geboren am 22. Februar 1876 in West-Java, Residenz Krawang, auf der Zuckerfabrik Parakanteroes, was ›der geradeaus gehende Weg‹ (Parakan = der Weg; teroes = geradeaus gehend) bedeutet.

In dieser Fabrik war mein Vater Verwalter; besonders auf sozialem Gebiet leistete er dort sehr schöne Arbeit während einer großen Zuckerkrise, welche damals [1883] in Indien stattfand, bei der die ganze Zuckerindustiie zugrunde zu gehen drohte. Später übertrug mein Vater seine sozialen Ansichten auf seine Arbeit in anderen Fabriken in Ost-Java.

Als meine Schwester und ich sechs und fünf Jahre alt waren, wurde mein Vater in die Zuckerfabrik ›Gending‹ bei Probolinggo in Ost-Java versetzt. Von diesem Aufenthalt sind unsere Erinnerungen deutlicher, da wir dort blieben, bis wir nach Europa gingen.

Iet war immer ein besonderes Kind, sagte niemals etwas, wenn sie irgendwo eintrat, guckte die Leute erst an, nahm sie in sich auf von Kopf bis Fuß, bevor sie etwas sagte – oft zum großen Verdruß meiner Eltern, die mit ihrer ältesten Tochter Staat machen wollten. Sie spielte auch nie wie andere Kinder mit Puppen oder sonstigem Spielzeug. Sie war aber immer Organisator in unserem Spiel; war dies geregelt und spielten wir weiter, dann zog sich Iet zurück, lag im Schatten eines großen Baumes und las, was sie ach so gerne tat. Als sie älter war, wurden geschichtliche Bücher ihre geliebte Lektüre. Auch beschäftigte sie sich oft mit unseren Pferden. Zu unserer Zeit, als man noch keine Autos hatte, verfügte mein Vater als Verwalter einer Zuckerfabrik über einen Stall mit zwanzig Pferden. Wir hatten eine Stunde zu fahren bis zur Stadt [Probolinggo]. Jeden Tag mußten wir zu viert, meine Schwester und ich und zwei Brüder mit Wagen und zwei Pferden zur Schule fahren. Das war etwas für Iet; oft nahm sie die Zügel in die Hand und wollte dann weiter neben dem Kutscher vorne sitzen. Vor allem, wenn dieser etwas langsam fuhr und andere an uns vorbeifuhren, stieg sie meist nach vorne und übernahm die Führung. Der Kutscher mußte neben ihr sitzen und in schnellem Tempo ging es weiter. Die Pferde, die ihre Hand durch die Zügel spürten, taten ihr Bestes, und in tüchtigem Tempo ging es vorwärts zur Stadt und zur Schule. Wir fuhren dann großartig vor, und es war eine Lust, Iet zu sehen. Sofort klopfte sie den Pferden auf den Rücken, sprach einige Worte mit ihnen, und glorios trat sie in die Schule ein.

Sie war eine gute Schülerin, lernte alles genau und gut, war ehrgeizig und wollte immer die Nummer Eins der Klasse sein. Ihre Gesundheit erlaubte dies oft nicht, da sie immer erkältet war, Bronchitis hatte und auch viel an Malariafieber litt.

Auf der Fabrik hatten wir ein freies und angenehmes Leben, und so verfloß die Zeit der Primarschule. Nachher haben Iet und ich noch einige Jahre zu Hause Privatunterricht bekommen, bis sich herausstellte, daß es besser war, wenn wir nach Europa gingen.

Als wir fünfzehn und vierzehn Jahre alt waren, brachte Mutter uns beide nach Holland, wo wir in Arnhem bei einer lieben Dame, Frau Wenting, ein Zuhause fanden. Dort hatten wir eine herrliche Zeit; in vollen Zügen genossen wir alles, was Europa der Menschheit schenken kann, schöne Musik, wofür Arnheim damals sehr bekannt war, viel schöne Theatervorstellungen, Opern etc. In den Ferien machten. wir immer Auslandsreisen, waren oft in Brüssel bei einem Freunde meines Vaters, und so gingen die herrlichen Jahre vorbei.

Bis zu ihrem achtzehnten Lebensjahr [Dezember 1894] blieben wir in Europa und gingen dann wieder nach Indien zurück unter Führung alter guter Freunde meiner Eltern. Über Paris und vierzehn Tage an der Riviera ging die Reise nach Genua, von wo wir per Schiff nach Indien fuhren.

An Bord lernte Iet einen Unterleutnant kennen; mit ihm war sie sehr kurz verlobt, weil der junge Mann in Buitenzorg gleich an einer Lungenentzündung erkrankte, von einer Tuberkulose gefolgt; dann starb er. Sie hat es sich wohl sehr zu Herzen genommen; da sie den jungen Mann aber nur so kurz gekannt hatte, hatte sie es auch ziemlich bald überwunden, obwohl sie noch oh so lange danach mit seiner Familie hier in Holland korrespondiert hat.

Unser Leben als junge Damen in Indien war auch sehr eigentümlich. Von einem herrlich reichen Leben in Europa kamen wir jetzt in ein leeres indisches Leben voll Amüsements wie Tanz und Flirt usw., etwas, was Iet absolut nicht gefiel. –

Ich heiratete inzwischen [Oktober 1896], so daß Iet sich zurückzog von all diesen Vergnügungen, da sie diese nur mitgemacht hatte, weil sie dachte: ›Ich kann meine jüngere Schwester doch nicht allein lassen an diesen Ballabenden‹. Iet war mehr für ein ernstes Leben, dieses leere Dasein sagte ihr nicht zu.

Mein Vater war inzwischen Superintendent der fünf Fabriken der Kolonialbank geworden, [die Familie] wohnte deswegen in der Stadt Probolinggo, und dort wurde Iet bekannt mit einer Frau Steinbuch-Bastiaans. Von ihr bekam sie Gesangs- und Klavierstunden; es wurde eine große Freundschaft, da auch Frau Steinbuch sich in Indien nicht sehr glücklich fühlte und etwas anderes suchte. Sie hatte ihre Ausbildung am Konservatorium in Amsterdam gehabt und kam dann ins Innere Indiens, wo ihr Mann seine Arbeit hatte. Iet und Henny Bastiaans wurden große Freunde und haben sich beide damals mit Theosophie beschäftigt. So füllte Iet ihr weiteres Leben aus; dies war wohl nicht immer ganz im Einklang mit der Lebensführung meiner Eltern; besonders mein Vater, der sehr konservativ war, fand dies alles nicht angenehm, zumal Iet auch vegetarisch zu leben anfing. Dies war im Widerspruch mit seinen Empfindungen, da er immer meinte, Fleischessen sei doch so gut für Iet, wo sie immerzu von Malaria geplagt wurde.

Wenn sie diese Malariaanfälle bekam, mußte sie immer in die Berge. Da hatte mein Vater ein Haus gekauft mit einem großen Stück Land dazu, welches Iet dann in einen prächtigen Blumengarten umgewandelt hat. Ein Weg mit den prächtigsten Rosen war die Zierde des Gartens, sie ließ Samen aus Holland kommen, und so war sie, oh so gerne, in den Bergen. Meine Mutter ging auch oft dahin, da mein Vater durch seine neue Arbeit viel von zu Hause abwesend war, viel lange Reisen unternehmen mußte. Henny Bastiaans kam dann auch, so daß Iet dort oben ein herrliches Leben hatte.

Plötzlich erkrankte mein Vater ernstlich, er bekam ein Herzleiden, und sie mußten nach Holland. Iet hatte damals auch bei sich beschlossen, jetzt, wo sie wieder nach Europa gehen würde, wolle sie etwas anderes tun, andere Arbeit anfangen, als bei Vater und Mutter zu Hause bleiben. Vater mußte sich bei Professor Pel in Amsterdam in Behandlung begeben. Iet setzte durch, daß sie als Fortsetzung ihrer Schulausbildung das Studium für Gymnastiklehrerin an der Mittelschule machen durfte, danach [das] für Schwedische Massage. Vater mußte dann eine Zeitlang in [Bad] Nauheim sein, und Iet lebte während dieser Zeit im Hause der Schwester von Henny Bastiaans in Haarlem. Da blieb sie bis zum Ende ihrer Gymnastikausbildung (das waren zwei Jahre).

Danach ging sie nach Berlin [1902] und kam auch dort mit Theosophie in Berührung. Sie besuchte dort Dr. St[einer] und Marie von Sivers, die ihr rieten, das Studium der Schwedischen Massage aufzugeben und lieber Medizin zu studieren. Dr. St. hat ihr geholfen, bei Professor Lemmel in Zürich ihr Gymnasium nachzuholen und nach einem Jahr die Universität in Zürich zu besuchen.

Dort hat Iet eine schöne Zeit gehabt; sie hat auch noch zwei Semester in München gearbeitet, mit einigen ihrer Freunde aus Zürich, unter ihnen ein besonderer Freund von ihr, Victor Müller. Dessen Vater besaß eine Apotheke in Luzern – dort haben wir ihn auch noch einmal besucht. Victor Müller selbst ist Chirurg [Gynäkologe] geworden.

Als sie ihr Studium beendet hatte, ich glaube, es war 1907 oder 1908 [es war aber 1912], hat sie sich in Zürich niedergelassen. Über ihr Leben und ihren Verbleib in Zürich könnten Sie vielleicht mehr erfahren durch Martha Rietmann, ich glaube, daß Martha dort mit Iet gearbeitet hat, sicher weiß ich es nicht. (1910 oder 1911 Dissertation). [Diese ist von 1912].

Von Zürich kam sie oft nach Arlesheim und Dornach, um dort den Vorträgen beizuwohnen, sie war damals schon bei der Gesellschaft angeschlossen [tatsächlich seit 1902]. Während des vorigen Krieges 1918 bekam Iet in Zürich eine schwere Grippe mit Lungenentzündung; sie ist danach einige Zeit zur Erholung nach Dornach gegangen und dort hat Dr. Steiner sie dann bewogen, zusammenzuarbeiten und in Arlesheim eine Klinik zu eröffnen – so hat sie es dann begonnen, gelt, damals mußte sie eine Grippe mit Lungenentzündung ausheilen, um diese neue Arbeit zu beginnen, und mit diesem [zweiten] Krieg mußte sie ihre Arbeit beenden, da eine Lungenentzündung sie von uns allen hinwegnahm.

Es ist wunderbar, daß Ihr alle ihr Werk so schön und tapfer fortsetzt; es ist für mich auch ein Trost, daß Iet hier nicht umsonst gearbeitet hat und Ihr alle mit Herz und Seele ihrem

Streben und Arbeiten folgt. Die Leere hier ist wohl schmerzlich, aber wir sehen doch ein, wie sie uns jetzt mehr im Geistigen beistehen wird. Welch ein Geschehen, gelt?

Alle Freunde sind hier voneinander entfernt, die Evakuierung [in den westlichen Niederlanden] hat uns alle auseinandergebracht; das innige Band miteinander hält uns aber doch aufrecht. Wir haben hier in Holland viel Leid zu tragen, aber glücklicherweise sind wir persönlich gestärkt, aufrecht zu bleiben und dankbar für alles Gute, was wir noch haben und empfangen.

Diese Pakete, welche wir jeden Monat zugesandt kriegen, sind eine unglaubliche Gabe, für die wir [Erich] Kirchner ach so dankbar sind. Besonders für die Enkel!

Ich irre ab von meiner Briefbeantwortung! Sollte mir noch etwas einfallen, so verspreche ich, es noch zu schicken! Es wäre natürlich noch vieles über Iet zu erzählen, was aber schriftlich nicht möglich ist, aber vielleicht fallen mir noch einige Jahreszahlen oder Tatsachen ein – dann werde ich Ihnen diese gewiß zusenden.

Mit herzlichen Grüßen, auch von Luck und Kees [Los], stets gerne Ihre Charlien Wegman.

Ita Wegman

Zwei Erinnerungen an die Begegnungen mit Rudolf Steiner

In Wegmans nachgelassenen Papieren fanden sich zwei Entwürfe für einen Vortrag, den sie am 27. Februar 1933 in London hielt. Es sind die einzigen persönlichen Erinnerungen an Rudolf Steiner von ihrer Hand, insoweit diese die Zeit vor 1920 berühren. Der erste Entwurf steht auf einem an beiden Seiten mit Stichworten beschriebenen Blatt (siehe Faksimile); das Blatt diente offenbar zur Vorbereitung des zweiten, ausführlicheren Entwurfs, der allerdings mit dem Jahr 1907 endet.

A. Das Notizblatt

Sie hat dieses Blatt in sechs Abschnitte unterteilt: 1. Berlin 1902–1905; 2. Zürich 1905; 3. Münchener Kongreß 1907 mit einer Einschaltung »Wie Rudolf Steiner mit den Menschen sprach«; *4. Goetheanum-Bau in Dornach mit vier Punkten: a) Steiner in Dornach 1914–1918, b) ihr Entschluß, nach Dornach zu ziehen, c) Vorbereitung der Klinik 1920–21, d) Besuch Rudolf Steiners am 8. Juni 1921; 5. Medizinische Zusammenarbeit mit Rudolf Steiner 1921/22; 6. Vom Brand des Goetheanums bis Rudolf Steiners Tod, 1923–25.*

Weil dieses Notizblatt einige aufschlußreiche Aussagen enthält, die nur hier zu finden sind und auch als Ganzes eine besondere Konzeption zeigt, seien hier einige Erläuterungen gegeben:

1. *Ihre erste Begegnung mit Steiner im Sommer 1902 in Berlin hat sie ausführlicher im zweiten Vortragskonzept dargestellt. Hier nennt sie schon ihren* »Studienplan, medizinisch anverwandte Wissenschaften zu studieren.« *Das* »Gespräch, das zum Medizinstudium führt«, *fand wahrscheinlich im April 1904 in Berlin statt.*

2. *Diese Stichworte beziehen sich auf Rudolf Steiners ersten öffentlichen Vortrag in Zürich am 13. November 1905 Die* »drei Mitglieder in Zürich« *sind: Alfred Gysi, sie selbst und wahrscheinlich Wilhelm von Megerle. Mit dem* »blühenden Leben« *dort ist nicht das theosophische gemeint, das erst langsam in Gang kam, sondern das kulturelle Leben in der Stadt.*

3. *Die wenigen Worte enthalten zwei wichtige Aussagen. Der Münchener Kongreß fand im Mai 1907, zu Pfingsten, statt. Sie hat die schicksalsschwere Begegnung in diesen Tagen mit Steiner in dem zweiten Vortragskonzept ausführlicher beschrieben. Ihre Bemerkung* »alles schön, aber etwas befriedigte mich nicht« *deutet auf etwas, was sie im zweiten Konzept nicht berührt. Eine ähnliche innere Regung erwähnt sie weiter unten noch einige Male (1920 und 1922).*
   Die Andeutung »Streit zwischen Annie Besant und Rudolf Steiner – dazwischen stand ich« *ist vielschichtig. Im zweiten Vortragskonzept hat sie die Situation ausführlicher beschrieben. Auch Rudolf Steiner hat darüber später Mitteilungen gemacht und ihr in seinem Brief aus Koberwitz vom 11. Juni 1924 geschildert, welche Schicksalserinnerungen sich bei dieser Begegnung in ihm regten. Ihre Worte* »dazwischen stand ich« *deuten auf ihre bisherigen Beziehungen zu Annie Besant. Ita man war 1907 schon etwa zehn Jahre mit der theosophischen Bewegung verbunden und hatte Annie Besants Arbeit in Holland erlebt – die damals vierundfünfzigjährige Theosophin war für die fünfundzwanzig Jahre alte Gymnastikstudentin in Amsterdam die maßgebliche theosophische Persönlichkeit gewesen. Auch ihre Aufnahme in die von Steiner geleitete Esoterische Schule 1905 hatte noch unter dem Zeichen der damaligen theosophischen Esoterik gestanden. Ihre Bemerkung* »Theosophie, wie sie in Holland durch Annie Besant gelehrt wurde, fand ich kindlich im Vergleich zu dem, was Rudolf Steiner gab« (1905) *und sogar die klare Erkenntnis nach der ersten Esoterischen Stunde, die sie bei ihm erlebt hatte:* »Von dem Momente an wußte ich, Rudolf Steiner war mein Lehrer, ist mein Lehrer und wird in der Zukunft mein Lehrer sein« *verringern keineswegs die Bedeutung der Tatsache, daß sie Pfingsten 1907 zwischen Besant und Steiner stand – sie mußte sich entscheiden. Als sie sich entschieden hatte, hatte sie sich nicht nur für Rudolf Steiner entschieden, sondern*

auch gegen Besant und damit gegen die ganze damalige theosophische Besant-Bewegung und gegen ihre holländischen Freunde in dieser Bewegung. Ita Wegman hat damals in ihrer Biographie Schluß gemacht mit ihrer Vergangenheit – sie war einunddreißig Jahre alt.
Mit der »Einschaltung« *(3a) erläutert Wegman in wenigen Worten eine Seite von Steiners Umgang mit »Menschen, die in Freiheit zu ihm kamen«;* »die Art, wie er mit solchen Menschen sprach – Rudolf Steiner als *[Schicksals-]Arzt - und* wie er in ihnen *stets ein Geist-Erinnern wecken* wollte.«

4. *In diesem Abschnitt hat Ita Wegman in vier Schritten die weitere Entwicklung bis zur Eröffnung der Klinik gekennzeichnet. a) Bei Steiners Vorträgen in der Dornacher Schreinerei während des Weltkrieges war sie oft zugegen. Sie deutet eine okkulte Tatsache an, welche Rudolf Steiners Wirksamkeit in diesen Kriegsjahren durchzog, während das Goetheanum erbaut wurde – wie im Zusammenklang mit seinen Vorträgen dieses ›Haus des Wortes‹ entstand.*
b) Im nächsten Abschnitt kann man ihr Wesen und ihre Mission finden: ihre Verwunderung über die Formen der veralteten Wissenschaftlichkeit und ihre Sehnsucht nach der »Erneuerung der Mysterien« *(im fünften Abschnitt spricht sie nochmals ihre Verwunderung über die* »intellektuelle Sprache« *aus) – ihr Entschluß,* »nach Dornach zu kommen« – wie *sie einen Vorschlag Steiners ablehnt – er zieht gleichsam seine Hände von ihr ab – nun muß sie* »aus eigener Kraft tun«, *was ihr Wesen ihr zu tun sagt.*
Sie war damals vierundvierzig Jahre alt, nach geisteswissenschaftlicher Terminologie in der Mitte der ›Mars-Phase‹ ihres Lebens. Wie Steiner später mehrmals betonte, gründete sie ihre Klinik ganz aus eigenem Impuls. Es schimmert in ihrer Schilderung auch das Kämpferische ihres Wesens durch: ihr Entschluß, die »schweren Verhältnisse«, »ich mußte aufpassen«.
Punkt c) spricht für sich: Haus – 5 Zimmer – Apfelbaum – Gespräch mit der Besitzerin – Kauf – Ausbau – 20 Zimmer. An dieser Stelle würde man ein Ausrufezeichen erwarten – aber die zwei Ausrufezeichen dieses Notizblattes stehen an ganz anderer Stelle.
d) Auch der vierte Punkt soll nicht übersehen werden: die »Segnung« *der Klinik am 8. Juni 1921 und das Versprechen, hier* »miteinander zu arbeiten«.

5. *Im fünften Abschnitt nennt sie die Geschehnisse, die in diesem Buch dargestellt sind. Das* »Gespräch 1922 wegen des naturwissenschaftlichen Kurses« *fand am 23. oder 24. Dezember 1922 in Dornach statt.*

6. *In wenigen Andeutungen enthält der letzte Abschnitt wesentliche Mitteilungen. Mit sechsunddreißig Worten beschreibt Ita Wegman hier die Gründe, weshalb Rudolf Steiner seine Wirksamkeit im Jahr 1925 beendet hat. Mit den Schlußworten charakterisiert sie für den, der es annehmen will, zugleich den höheren Sinn der ganzen auf diesem Notizblatt beschriebenen Lebenstatsachen:* »Hier ein großes Mysterium!« E. Zeylmans

1) Erste Begegnung Berlin
General secretär der theosoph. Geselschaft
Eindruck schildern, mein Studienplan
medizinisch anverwandte
wissenschafte zu studieren
theosophische Vorlesungen in privat Häusern
über das Deutsche Geistesleben in Ver
bindung mit den Theosophischen Ideen
a) Architecten Haus (kleiner, mittelgrosser Saal
grösster Saal)
b) Gespräch das zum Medizinstudium führt
2) Zürich Theosophie nach (Zür) der Schweiz
gebracht
3 Mitglieder in Zürich
Blühendes Leben in Zürich
3) Münchener Kongress alles schön aber
etwas befriedigte mich
Streit zw Annie Besant nicht
und Rudolf Steiner dazwischen stand ich
mein Entschluss ganz mit Rudolf Steiner zu gehen
a) Ich möchte hier einschalten die Art wie RS mit den
Menschen sprach, die in Freiheit zu ihm kamen
R. S. als Arzt, Erzählen wie er die Menschen auf sich
einwirken liess. Welche Fragen wichtig waren,
welche Meditationen; er wollte stets ein Geisterinnern
in den Menschen erwecken!
4) Goetheanum Bau in Dornach.
a) Krieg wenig Menschen, meist Frauen und Kindern
Vorträge in der Schreinerei; wichtig wenn auch vor
wenig Menschen gesprochen Akasha Cronik
b) Kriegsende Goetheanum fertig Eröffnung
starke intellectualität in den Vorträgen mediz Kurse
mein Entschluss nach Domach zu kommen
meine Verwunderung über diese Intellectualität

1) Erste Begegnung Berlin
General secretär der theosoph: Gesellschaft
Eindruck schildern, meine Studienpläne medizinisch naturwissenschaftliche zu studieren
theosophische Vorlesungen in privat Häusern
über das Deutsche Geistesleben in Verbindung mit den Theosophischen Ideen
a) Architekten Haus (kleiner, mittelgrosser Saal größter Saal)
b) Gespräch das zum medizin studium führte
2) Zürich Theosophie nach der Schweiz Gebracht
3 Mitglieder in Zürich
Blühendes Leben in Zürich

3) Münchener Kongress alles schön aber etwas befriedigte mich nicht
Streit zw Annie Besant
und Rudolf Steiner dazwischen stand ich
mein Entschluss ganz mit Rudolf Steiner zu gehen
a) Ich möchte hier einschalten die Art wie R S mit den Menschen sprach, die in Freiheit zu ihm kamen
R. S als Arzt, Erzähler wie er die Menschen auf sich einwirken liess. welche Fragen wichtig waren, welche Meditationen; er wollte stets ein Geisterinnern in den Menschen erwecken!
4) Goetheanum Bau in Dornach.
a) Kriegszeit wenig Menschen, meist Frauen und Kinder
Vorträge in der Schreinerei wichtig nur auch vor wenig Menschen gesprochen Akasha Chronik
b) Kriegsende Goetheanum fertig Eröffnung
starke Intellectualität in den Vorträgen medizin Kurse
mein Entschluss nach Dornach zu kommen
meine Verwunderung über diese Intellectualität

meine Sehnsucht nach der Erneuerung der Mysterien
wichtiges Gespräch einschalten
vorschlag in Dornach ein Erholungsheim zu
übernehmen von mir abgeschlagen. Jetzt schwere
Verhältnisse, ich musste aufpassen. Er könne
keinen Rat mehr geben.
Ich musste aus eigener Kraft jetzt das tun, was
mein Wesen mir sagt zu tun –
c) Haus in Arlesheim von 5 Zimmern Apfelbaum
Gespräch mit Besitzerin. Kauf Ausbau Klinik
d) Besuch dr Steiners in der Klinik 20 Z.
Segnung, einverstanden mit allem; Versprechen
mit einander zu arbeiten
5) Intensives Arbeiten mit Dr. Steiner, viele Patienten
medikamenten Ausarbeitung Laboratorium Schmiedel
immer die Sehnsucht noch nach einer tieferen
Beschäftigung mit den Mysterien
Gespräch in 1922 wegen des naturwissenschaftlichen
Kursus, warum stets diese intellectuelle Sprache
was die Ursache sei?
Goetheanum verlangt eine andere Sprache
6) Goetheanum Brand
von dieser Zeit an eine Vorbereitung zu etwas
neuem. Abschaffung von bestehenden Unmöglichkeiten
in der Führung der anthrop. Geselschaft
von jetzt an wieder ~~neue~~ intensives Eingehen
auf die Mysterien von vor- und
nachchristlicher Zeit. Blüte in die Weihnachts
tagung. Erneuerung der anthrop. Geselschaft
nachdem Höhenpunkt erreicht, warum ein nicht
weiterfortsetzen? Alles gesagt was Menschen aufnehmen
könnten. Jetzt Schwergewicht in der geistigen Welt
Toten müssen auf die neue Erdeninkarnationen vorbereitet
werden so wie auch die 3. Hierarchie

Hier ein grosses Mysterium!

seine Sehnsucht nach der Erneuerung der Mysterien
wichtiges Gespräch einschalten
Vorschlag in Dornach ein Erholungsheim zu
übernehmen von mir abgeschlagen. Jetzt schwere
Verhältnisse, ich musste aufpassen. Es konnte
keinen Rat mehr geben.
Ich musste aus eigener Kraft jetzt das tun, was
mein Wesen mir sagt zu tun —
c) Haus in Arlesheim von 5 Zimmern Apfelbaum
Gespräch mit Besitzerin. Kauf angetan. Klinik 20 Z.
d) Besuch Dr. Steiners in die Klinik
Segnung, einverstanden mit allem; Versprechen
mit einander zu arbeiten
5) Intensives Arbeiten mit Dr. Steiner, viele Patienten
Medicamente Ausarbeitung Laboratorium Schmiedel
immer die Sehnsucht noch nach einer tiefen
Verknüpfung mit den Mysterien
Gespräch in 1922. wegen des naturwissenschaftlichen
Kursus, warum stets diese intellectuelle Sprache
was die Ursache sei?
Goetheanum verlangt eine andere Sprache
6) Goetheanum Brand
Von dieser Zeit an eine Vorbereitung zu etwas
neuem. Abschaffen von bestehenden Unmöglichkeiten
in der Führung der anthrop: Gesellschaft
von jetzt an wieder ~~[illegible]~~ intensives Eingehen
auf die Mysterien ~~[illegible]~~ von vor- und
nachchristlicher Zeit. Blüte in die Weihnachts
tagung. Erneuerung der anthrop: Gesellschaft
nachdem Höhepunkt erreicht, warum ein neues
weiter fortsetzen? alles gesagt was Menschen aufnehmen
könnten. Jetzt Schwergewicht in das geistige [illegible]
Teile nun auf die neue Ideen unternehmen verkündet
werden so wie auch die 3 Hierarchien

Hier ein grosses Mysterium!

B. Der ausführliche Vortragsentwurf

Diesen Entwurf fand man nach Wegmans Tod in einem Notizheft (Nr. 42). Er wurde in Erinnerungen an Ita Wegman *(Arlesheim 1945) verkürzt und mit kleinen Änderungen abgedruckt als* Worte von Frau Dr. Wegman, gesprochen am 27. Februar 1933 im Therapeutischen Institut in Arlesheim. *Der Vortrag fand aber in London statt, und der Text entstammt dem erwähnten Notizbuch, ist also keine Vortragsnachschrift; in einem Vortrag würde sie eine Redewendung wie* »er sagte wichtige Dinge zu mir, die ich nicht wiederholen darf« *wohl nie benützt haben.*

Bemerkenswert ist, daß dieser zweite Entwurf im Jahr 1907 abbricht; ihr Text fährt fort mit der Schilderung von Rudolf Steiners Werk und seinen Impulsen; dieser Teil ist am Schluß des Kapitels 8 – Das Jahr 1922 – vollständig wiedergegeben.

E. Zeylmans

Zum achten Male nach dem Tode Rudolf Steiners gedenken wir des 27. Februars, seines Geburtstages.

An diesem Tage mag es angebracht sein, daß wir uns in Erinnerungen vertiefen und durch diese Erinnerungen Bilder entstehen können von Rudolf Steiners Persönlichkeit und Werk. Nur ein Teil kann vorgebracht werden und jeder, der aus seinen Erinnerungen heraus versucht, ein Bild von Rudolf Steiner zu geben, wird in die Lage kommen, manches Persönliche sagen zu müssen. Aber gerade das Persönliche kann vielleicht vielen, die ihn nicht gekannt haben, Wertvolles geben. Mögen die Freunde mir verzeihen, daß ich diesen Gang nehme, den ich gehen werde.

An einem schönen Sommertage besuchte ich Rudolf Steiner in Friedrich [es war nicht festzustellen, ob Wegman ›Friedrichstraße‹ oder ›Friedenau‹ meint] bei Berlin, als er gerade Generalsekretär der Deutschen Theosophischen Gesellschaft geworden war. Ich wollte nichts anders als mich ~~anmelden~~ erkundigen wegen der theosophischen Arbeit und einen Eindruck gewinnen von dem Mann, von dem in holländischen theosophischen Kreisen gesagt wurde, daß er in der Esoterik eigene Wege ginge, anders als Annie Besant, die damals innerhalb dieser Kreise eine große Verehrung genoß.

Rudolf Steiner frug, was ich in Berlin tue. »Studieren und das Leben kennenlernen« war meine Antwort. Er sah mich forschend an, übergab mir schweigend ein Programm seiner Vorlesungen und wollte ganz sicher damit dem Ausdruck »das Leben kennenlernen« eine Richtung geben. Wir verstanden uns sehr gut, ich versprach seine Vorlesungen zu besuchen und verabschiedete mich. Das Programm wunderte mich, alles deutsche Literatur und keine Theosophie, dachte ich, weil nirgends das Wort Theosophie stand. Ich besuchte nicht viele seiner Vorlesungen, bis ich eines Tages im Architektenhaus in Berlin einen Vortrag von ihm hörte über Goethes Märchen von der Lilie und der grünen Schlange, der mich sehr interessierte. Nach Ablauf des Vortrages frug ich Rudolf Steiner, ob es nicht möglich wäre, mehr noch von esoterischer Weisheit zu erfahren.

»Kommen Sie in die Motzstraße 17 an dem bestimmten Tag«, sagte er kurz und bedeutungsvoll zu mir. An dem genannten Tag erschien ich und erlebte dort eine esoterische Stunde. Von dem Momente ab wußte ich, Rudolf Steiner war mein Lehrer, ist mein Lehrer und wird in der Zukunft mein Lehrer sein.

Theosophie, wie sie in Holland durch Annie Besant gelehrt wurde, fand ich kindlich im Vergleich mit dem, was Rudolf Steiner gab. Die rege Arbeit in Berlin und Deutschland, die wunderbaren Vorträge, die überall von Dr. Steiner gegeben wurden, begründeten die spirituelle Bewegung, die von ihm ausgeht und jetzt unter dem Namen Anthroposophie über die ganze Welt bekannt geworden ist.

Mein Schicksal führte mich, nachdem ich einige Zeit in Berlin diese rege Vortragsarbeit hatte mitmachen dürfen, in die Schweiz, um dort meine Studien in der Medizin fortzusetzen. In der Schweiz war damals Rudolf Steiner noch gar nicht gewesen und so waren da noch nicht viele Interessenten, außer zwei Mitgliedern der Theosophischen Gesellschaft, die in Zürich wohnten. Ich konnte in Zürich mit diesen zwei alten Mitgliedern einen Vortrag für ihn arrangieren und bald machte daraufhin Rudolf Steiner seinen Einzug in der Schweiz. Ich erwähne dies, weil dieses erste Kommen R. Steiners eine Bedeutung hatte. Es war der Anfang einer Reihe wichtiger Besuche in Zürich, in Basel und Bern und fand seinen Abschluß oder besser gesagt einen neuen Anfang in dem Bau des Goetheanums auf dem Domacher Hügel im Jahre 1914.

Die ganze esoterische Christologie wurde in der Schweiz gegeben wie eine Vorbereitung für die nächste Arbeit, die von Domach ausgehen sollte. Es würde zu weit führen, wollte ich jedes Gespräch, jede wichtige Begegnung erwähnen. Er interessierte sich für alles und viele Mitglieder werden sich nicht vorstellen können, daß er damals Zeit hatte, große Spaziergänge zu machen, um die Umgebung auf sich wirken zu lassen; so wurde auch die Villa Wesendonck in der Nähe von Zürich besucht und das Gartenhäuschen, in dem Wagner den Anfang seines Parsifal dichtete, in Augenschein genommen. Es machte auf mich einen großen Eindruck, wie vorgegangen wurde. Es war hauptsächlich die *Umgebung,* die Rudolf Steiner in diesem Falle am meisten interessierte. Die Nüchternheit, aber zugleich auch die Reinheit der Umgebung war wohl notwendig, um den inneren Reichtum seiner Seele bei Wagner zur Entfaltung zu bringen. In diesem Sinne sprach Rudolf Steiner.

Als ungeheuer bedeutungsvoll habe ich den Münchener Kongreß empfunden. Es war damals im Jahre [1907], als in München ein großer theosophischer Kongreß stattfand, zu dem alle wichtigen theosophischen Mitglieder von überall her hinkamen. Auch Annie Besant war zugegen. Da war schon zu bemerken, wie er andere Wege ging als Leadbeater und Annie Besant, und unter den Freunden A. Besants war eine große Aufregung. Man beschäftigte sich eingehend damit, woher hat Steiner sein großes Wissen über die übersinnliche Welt; ein Wissen, an das sie nicht herankommen konnten. Und als Rudolf Steiner Annie Besant selber erklärte, daß er sein Wissen über die Mondsphäre hinaus von der Sonnensphäre hole mit einem Bewußtsein, das nicht erst in den Schlaf zu gehen brauche, wurde diese seine Sprache als ketzerisch empfunden, stolz und eigenmächtig. Ich hatte das eigenartige Erlebnis, zuerst mit Annie Besant zusammenzukommen, durch meine Beziehungen zu den holländischen Freunden, unter denen der Fall Steiner eifrig besprochen wurde. Kurz darauf ließ er mich rufen. Ich wußte, ein entscheidender Moment meines Lebens wird stattfinden, ich mußte mich entscheiden, entweder voll und ganz den Weg Rudolf Steiners zu nehmen und ihm zu folgen oder bei den holländischen Freunden zu bleiben.

Er empfing mich ernst, sein Blick war fragend. Es wurde nicht viel gesprochen zwischen uns, wir verstanden uns sehr gut. Ich sagte einfach, weil ich fühlte, daß er von den Dingen wußte: »Ich bleibe bei Ihnen.«

Dann wurde sein Blick strahlend, er nahm meine Hand, gab mir das Michaelzeichen und sagte wichtige Dinge zu mir, die ich nicht wiederholen darf. Ein uraltes Karma, das zwischen ihm und mir bestand, wurde erneut. Die Tragweite dieser Begegnung wurde mir erst viele Jahre später bewußt. So wie später die Arbeit Rudolf Steiners sich gestaltet hatte, die dann in 1923 zur Grundsteinlegung der neuen Anthroposophischen Gesellschaft führte, so hat diese Begegnung damals eine Rolle gespielt, die Möglichkeit zu schaffen, daß Rudolf Steiner mit mir die medizinische Arbeit innerhalb der anthroposophischen Bewegung begann.

Bevor dies aber geschehen konnte, mußte ich alles wieder ~~vergessen~~ erst in mir versinken lassen und das Studium in aller Ruhe zu Ende führen.

[Der Schluß dieses Konzeptes ist auf den Seiten 117–120 abgedruckt.]

Ita Wegman

Die ersten Krebsbehandlungen mit Viscum album

Ita Wegman berichtete während des zweiten Ärztekurses Rudolf Steiners in Dornach (Geisteswissenschaftliche Gesichtspunkte zur Therapie, *GA 313; 11. bis 18. April 1921) über ihre ersten Krebsbehandlungen mit einem Mistelpräparat. Hier folgt das Konzept ihres Berichtes (aus Notizbuch Nr 81). An einigen Stellen war der Text nicht sicher lesbar. (Erschienen in* Beiträge zu einer Erweiterung der Heilkunst, *Stuttgart, 40. Jg. Heft 5, Sept.–Okt. 1987.)*

E. Zeylmans

In einem Vortragszyklus für Ärzte, welchen Dr. Steiner im Frühjahr 1920 in Dornach gehalten hat, wurde das Folgende aus geisteswissenschaftlicher Forschung über Karzinom-Behandlung von ihm gesagt:

Das Karzinom stellt gewissermaßen eine Revolution gewisser physischer Kräfte gegen die Kräfte des Ätherleibes dar, es nimmt die physische Bildung die Überhand über die ätherische. Der Ätherleib mag an dieser Stelle nicht mehr arbeiten, er staut sich, wodurch die Geschwulstbildung entsteht. Die Aufgabe des Heilens besteht nun darin, den Ätherleib … wieder zur Arbeit zu zwingen, ihn dorthin zu bringen, wo er nicht hin will.

In der Natur gibt es Pflanzen, die ihre Organisationskräfte geradlinig entwickeln, andere wieder, die keine geradlinige Entwickelung befolgen, die dasjenige wollen, was die geradlinig sich entwickelnden Organisationskräfte nicht wollen. Zu letzter Kategorie gehört die Mistel.

Es ist die Mistel (viscum album), die durch die in ihr wohnenden Kräfte den vom Ätherleib ausgehenden Aussackungen, welche durch Stauungen hervorgerufen sind, entgegenwirkt. Sie zieht gewissermaßen den Ätherleib wiederum an die Stelle hin, wo er nicht hin mag.

Im oben genannten Vortrag Nr. 13 ist Genaueres über dieses Thema nachzulesen und zu studieren. Ich habe nur einiges vorausschicken wollen, um die Behandlung verständlich zu machen.

Schon in früheren Veranstaltungen und Vorträgen und in Privatgesprächen mit uns Ärzten hat Dr. Steiner aus geisteswissenschaftlicher Forschung heraus die Mistelpflanze als Spezifikum für die Karzinom-Behandlung bezeichnet. Aus diesem Grund habe ich versucht, aus der Mistelpflanze etwas herzustellen, das geeignet sein könnte, auf diese furchtbare Krankheit einzuwirken. Diese Versuche datierten schon zwei Jahre bevor der Kursus für Ärzte stattfand, und da die Angaben von Dr. Steiner damals sehr spärlich waren, waren die Versuche äußerst mühsam und zeitraubend.

Ich stellte mit einem Apotheker eine Substanz her, die zu Injektionen geeignet war. Wieviel Substanz man injizieren sollte, um eine gute Wirkung zu erzielen, wieviel man nicht injizieren sollte, davon hatte ich keine Ahnung, da die Mistelwirkungen mir im allgemeinen unbekannt waren. In der Literatur war wenig bekannt; außer einigen Arbeiten von französischen Forschem, die über die blutdruckerniedrigende Wirkung der Mistel handelten, waren einige Notizen in alten Büchern über Heilkräuter zu eruieren, welche der Mistel die Kraft zueigneten, »Geschwulstbildungen« zu vertreiben. Dann sollte die Mistel noch auf Uterusblutungen günstig wirken und auf epileptische Anfälle.

Nachdem festgestellt wurde, daß die Giftigkeit der Mistel erst eintrat bei stark konzentrierten unverdünnten Extrakten, welche ich auf Kaninchen versuchte (es traten Lähmungserscheinungen und allgemeine Unlusterscheinungen bei den Tieren auf), kam es bei mir darauf an, die Wirkung der Mistel im Allgemeinen zu studieren. Eine Klinik in Zürich war so liebenswürdig, mir drei Patienten, die ein inoperables Karzinom hatten, zur Verfügung zu stellen.

1.) Es waren eigentlich drei verzweifelte Fälle, wovon zwei ein Portio- oder Korpus Uterus-Karzinom hatten und der dritte ein Portio-Karzinom, das exchoelleiert wurde. Für eine Operatioa war es bei allen Drei zu spät. Die Injektionen, die ich bei den drei Patientinnen subkutan vornahm und die mit ziemlich konzentrierter Lösung vorgenommen wurden, hatten einen merkwürdigen Effekt. Es bekamen alle drei einen heftigen Schüttelfrost-Anfall, der so zirka sechs bis sieben Stunden nach der Injektion eintrat. Den folgenden Tag waren alle drei wieder munter. Ich ließ sofort die Lösung auf ihre Sterilität untersuchen, weil die Vermutung leicht auftauchen könnte, daß es sich hier um eine Infektion handelte. Die Untersuchung war negativ, die Lösung absolut steril, so daß man auf eine starke Schockwirkung bei den Patientinnen schließen mußte. Nach geisteswissenschaftlicher Forschung kann diese Schockwirkung wohl erklärt werden, da durch gewisse Mistelwirkungen der Ätherleib den physischen Leib zu stark ergreift und Krampfanfälle entstehen können. Das Merkwürdige war auch, daß bei einer Patientin ein hohes Fieber eintrat, das übliche Schüttelfrostfieber; die beiden anderen aber nur mit geringem Fieber reagierten, so daß bei den letzteren wohl eher von Krampfanfällen gesprochen werden könnte. Nach einigen Tagen entstand bei derselben Patientin wieder hohes Fieber und es wurde bei ihr eine Nierenbeckenentzündung konstatiert; ob dieselbe mit der Injektion zusammenhing, vermag ich nicht zu sagen, sie fiel von der weiteren Behandlung ab. Die zweite Patientin verweigerte die weitere Behandlung und ging mit raschem Schritt ihrem Siechtum entgegen. Die dritte Patientin, 50 Jahre alt, die sehr elend aussah und abgemagert war, ließ sich weiterbehandeln mit stark verdünnten Lösungen.

Die Wirkung der Injektionen war eine überraschende: Die Frau bekam allmählich ein besseres Aussehen, sie nahm an Gewicht zu, hatte besseren Appetit und ging wieder ihrer Arbeit (Putzerei) nach.

Dies dauerte zirka anderthalb Jahre. Schon längere Zeit bekam sie keine Injektionen mehr, als sie eines Tages wieder kam mit einer leichten Blutung. Da ich damals selber sehr krank war, konnte ich die Behandlung nicht mehr übernehmen; die Frau wurde von einer Kollegin in die Poliklinik geschickt, und obgleich die Zweckmäßigkcit einer Operation nicht von allen dort tätigen Ärzten geteilt wurde und auch die Frau, weil sie sich recht wohl fühlte, nicht damit einverstanden war, wurde sie dazu überredet und die Operation vorgenommen. Als Motiv wurde angegeben, da die Frau sich jetzt so wohl fühlte, der Prozeß anscheinend keine Fortschritte gemacht hatte, wäre wohl der richtige Moment angekommen, einen zweiten operativen Eingriff zu wagen. Man hatte zuerst vor, eine Totalexstirpation zu machen, was aber nachher auf Schwierigkeiten stieß, welche durch Verwachsungen hervorgerufen wurden, so daß man statt einer Totalexstirpation nur eine Exchoelleation vornahm.

Inwieweit hier durch Zerreißung der Gefäße, durch forciertes Ziehen an dem erkrankten Gewebe eine Verschlimmerung des Leidens hervorgerufen wurde, kann ich nicht konstatieren; wahr ist aber, daß die Patientin nach der zweiten Operation sich *nicht mehr* erholen konnte und rasch zur allgemeinen Kachexie schritt. Nachdem ich sie zwei Monate später nach der Operation wieder sah, fand ich ihren Zustand so verschlechtert, daß ich keine Hoffnung mehr hatte. Und nur auf ihr dringendes Bitten gab ich ihr von Zeit zu Zeit eine Injektion, mehr zu ihrer seelischen Beruhigung als für Heilungszwecke. Sie starb mit wenig Schmerzen nach kurzer Zeit.

2.) Zwei andere Frauen, 53 und 45 Jahre alt, eine mit Mammakarzinom und eine mit Uteruskarzinom, wurden operiert (Amputation der Mamma und Total). Beiden machte ich wenig Hoffnung auf eine absolute Heilung, da die Möglichkeit eines Recidivs nach ärztlicher Ansicht groß war. Ich habe bei diesen Frauen eine sehr energische Kur gemacht mit dem Mistelpräparat. Beide wurden auch noch kurze Zeit mit Röntgenstrahlen bestrahlt. Eine Besserung trat bei diesen beiden Patienten aber erst ein, als die Injektionen anfingen. Da wurde das allgemeine Befinden sehr viel besser, die Frauen nahmen an Gewicht zu, wurden arbeitsfähig und der Schlaf wurde besser. Inzwischen sind nun schon drei Jahre verflossen und wäre infolgedessen kein Rezidiv mehr zu befürchten, trotzdem den Familienangehörigen beider Frauen von ärztlicher Seite her bloß eine Lebensfrist von zwei Jahren angegeben wurde; so wenig Hoffnung hatten diese Ärzte trotz der Operation.

Injektionszahl: 24 und 36. Diese Frauen stehen aber stets noch in der Kur.

3.) Ein Herr von 70 Jahren kam mit einem Rachen(Karzinom)-Sarkom zu mir. Zwei Spezialärzte stellten die Diagnose auf eine bösartige Geschwulst. Der Tumor war äußerlich und innerlich palpierbar. Das Aussehen des Mannes war kachektisch, er hatte in kurzer Zeit stark abgemagert. Es wurde hier eine kombinierte Behandlung vorgenommen: eine Bestrahlung mit Radium und eine Injektionskur von mir mit dem Viskumpräparat.

Die Geschwulst ging bei Bestrahlung etwas zurück; das allgemeine Befinden besserte sich durch die Injektionen zusehends; das fahle Aussehen verlor sich, die Abmagerung hörte auf. Dem Patienten wurde, als er zur Untersuchung zu den Spezialärzten kam, der Rat gegeben, seine Geschäfte zu regeln und seiner Familie die Warnung erteilt, daß der Patient höchstens noch zwei Monate zu leben hätte, so verzweifelt wurde sein Zustand beurteilt. Die Radiumbehandlung wurde von dieser Seite vorgenommen, um eine psychische Aufmunterung zu geben. Der Patient lebt jetzt schon drei Jahre in guter Gesundheit. Der Tumor ist nicht ganz verschwunden, scheint aber die bösartige Wachstumstendenz verloren zu haben, da er nicht an Größe zunimmt (Injektionszahl 21).

4.) Ein Patient mit Karzinom in der Augenhöhle wurde operiert. Es wurde die Befürchtung ausgesprochen, daß, weil die Gegend, in der sich das Karzinom befand, sehr gefäßreich war, ein Recidiv zwei Monate danach schon auftreten könnte. Bliebe das Rezidiv nach sechs Monaten aus, dann könne er sich als geheilt betrachten. Auch hier wurde eine energische Kur mit dem Mistelpräparat gemacht. Bis jetzt (das ist schon anderthalb Jahre her) befindet sich der Patient in guter Gesundheit.

Eine Anzahl Patienten sind noch unter Behandlung, die gute Resultate versprechen, worüber dann später berichtet werden soll. Einige im letzten Stadium sich befindende Patienten wurden behandelt, mehr aus dem Wunsch heraus, das allgemeine Befinden zu beeinflussen und die Wirkungen zu beobachten, als um zu heilen. In allen diesen Fällen bin ich zu der Überzeugung gekommen, daß eine Besserung des Zustandes immer eingetreten ist, hauptsächlich auf die Schlaflosigkeit und Müdigkeit übt das Präparat einen wohltätigen Einfluß aus, so daß die Patienten sich gerne der Behandlung unterwerfen. Tumore in diesen letzten Stadien werden wenig beeinflußt. Ich denke mir die Wirkung auf den Tumor auch nicht in der Art, daß eine Einschmelzung der Geschwülste eintreten wird, sondern daß die Tumore die bösartige Wachstumstendenz verlieren, um allmählich zu den Gutartigen sich zu verwandeln.

Zusammenfassend:

1. Absolute einwandfreie Heilungen, mit denen man der medizinischen Wissenschaft imponieren könnte, sind bis jetzt noch nicht erreicht, deshalb auch nicht, weil das zur Verfügung stehende Krankenmaterial nicht genügend groß war. Die Versuche müssen noch viel zahlreicher, noch viel eingehender, viel systematischer gemacht werden. Und dazu fordere ich alle anthroposophisch forschenden Ärzte auf! Über die Behandlungsmethode, über die Systematik werde ich am Schluß noch erzählen.

2. Eine Besserung des subjektiven Befindens tritt *immer* ein. Die Schlaflosigkeit und Müdigkeit gehen allmählich zurück, so daß man sogar sprechen kann von einer Euphorie nach der Injektion. Die Patienten bekommen wieder Mut zu leben (und mir persönlich kommt es sogar vor – ich will mich hier nur vorsichtig ausdrücken – als ob die Schmerzen im letzten Stadium bedeutend vermindert werden).

3. Habe ich bei den in dem letzten Stadium sich befindenden Kranken eine Linderung der Schmerzen beobachtet, so daß ich bei diesen hoffnungslosen Patienten wenig, ja fast *nie zu* Morphium zu greifen brauchte.

4. Bei denjenigen Patienten, die durch Vererbung (Karzinom in der Familie) zur Karzinombildung veranlagt sind und anfangen zu kränkeln, über Müdigkeit, Schlaflosigkeit klagen, Magenverstimmungen haben, ein alterndes Aussehen bekommen, obgleich phy-

sisch nicht Bestimmtes, kein Tumor in irgendeinem Organ, keine Schleimhautveränderungen noch zu konstatieren sind; bei dieser Sorte von Patienten hat die Viscumbehandlung eine außerordentlich gute Wirkung. Hier könnte man infolgedessen sprechen von einer *Vorbeugungstherapie*. Diese Vorbeugungstherapie sollte intensiv ausgearbeitet werden. Es sollte da der behandelnde Arzt mit Intuition an den Patienten herantreten und durch die feinste Beobachtungsgabe alle Symptome eruieren, die ihn berechtigen zu der Annahme, daß nicht normal wirkende Organisationskräfte im Menschen in jedem Moment zur Karzinombildung hintendieren.

Diese Vorbeugungstherapie kann ungemein segensreich werden, würde man sie ernsthaft betreiben.

Es ist jetzt einiges noch über die Behandlungsmethode und Systematik zu sagen. Vorläufig kommen zweierlei Arten von Viscum in Betracht, die Laub- und die Nadelmistel. Die auf Nadelbäumen wachsenden Misteln (Vertreter zum Beispiel Tannenmistel) werden verwendet bei Krebsarten, die oberhalb des Zwerchfelles liegen und bei männlichen Individuen; die auf Laubbäumen wachsende Mistel, Vertreter Apfelmistel, bei Krebsarten, die unterhalb des Zwerchfelles liegen und speziell bei weiblichen Individuen. Organe, die mehr hinten im menschlichen Leib liegen, werden am besten durch die Tannenmistel beeinflußt, die mehr nach vorn liegenden Organe durch die Apfelmistel.

Die Beeren haben einen guten Einfluß auf die Sexualorgane.

Über die Zubereitung des Viscumpräparates zu sprechen hat keinen Sinn, weil dieses nur in dazu eingerichteten Laboratorien stattfinden kann. Sie ist kompliziert und stets ist man noch damit beschäftigt, dasselbe zu verbessern und zu vervollkommnen. Viscumpräparate sind für die anthroposophisch forschenden Ärzte erhältlich in dem Laboratorium des therapeutischen Institutes in Stuttgart oder in dem Laboratorium des therapeutischen Institutes in Dornach (Schweiz). Diese beiden Laboratorien werden Hand in Hand miteinander arbeiten und das durch geisteswissenschaftliche Forschung empfangene Material mit den therapeutischen Instituten verarbeiten.

Die Behandlung besteht in Injektionen.

Es werden [einen] um den anderen Tag Injektionen gemacht, sieben in der Zahl, daraufhin sieben oder 14 Tage Pause, und dann folgen wieder sieben Injektionen. In der Pause wird gern eine Grauspieß-Glanzverbindung = Antimonverbindung zur Hebung des Allgemeinbefindens verabreicht, welche man in Salbenform zum Einreiben verwendet. Man reibt in einer systematischen Reihenfolge Rücken, Brust, Leib, Beine und Arme ein. Auch eine Silberverbindung als Salbe wurde oft als Zwischenbehandlung gegeben.

Die Zahl der Injektionen kann man je nach Zustand des Kranken beliebig nehmen. Ich meine damit, weniger als vierzehn kann man nicht geben, aber man kann diese vierzehn Injektionen, die eine Kur ausmachen, natürlich wiederholen je nach Zustand des Kranken. Meine Erfahrungen gehen dahin, daß viel Injektionen nötig sind und daß Wiederholungen der Kur meistens absolut notwendig sind. Die Stelle der Injektion ist je nach dem Fall verschieden. Als Prinzip kann man gelten lassen, daß Karzinome, die in einer gefäßreichen Umgebung sich befinden, das eingespritzte Agens leicht aufnehmen können, so daß die Einspritzung subkutan gleichgültig irgendwo stattfinden kann, beliebte Stellen sind zwischen den beiden Schulterblättern; in der Inguinalgegend, in Arm und Bein. Bei den Karzinomen, die in einer weniger gefäßreichen Umgebung liegen, ist es notwendig, bei der Einspritzung eine Stelle aufzusuchen, die durch Gefäßreichtum sich unterscheidet und direkt in Beziehung mit dem erkrankten Organ steht, z. B. bei Oesophogus-Karzinom in der Zunge oder in der Wangenschleimhaut. Bei einem Nasen-Karzinom in der Tränendrüse usw. Bei diesen Injektionen, die schmerzhaft sind, ist es natürlich geboten, die Injektionsstelle durch eine leichte Kokainisierung unempfindlich zu machen.

Die Injektionen haben die beste Wirkung bei zunehmendem Mond. Es kann folgendes Schema aufgestellt werden:

Bei Frauen mit Unterleibskarzinom ist anzuraten, in der Mitte zwischen zwei Menses mit der Injektion zu beginnen bis zum Beginn der neuen Menses. Bei Frauen mit Brustkrebs mit der Behandlung direkt nach Beendigung einer Menses beginnen und aufhören in der Mitte zwischen zwei Menses. – Während der Periode soll nicht injiziert werden. Man muß immer individuell vorgehen. Die Menorrhagien bei Unterleibskarzinom sind nicht als Monatsperiode zu betrachten; auch bei Frauen, die keine Periode mehr haben, ist es am besten, sich nach dem zunehmenden Mond zu richten, so wie auch bei den Männern.

Es ist mit dieser Auseinandersetzung nicht gemeint, daß die Karzinombehandlung nun erschöpft ist. Da ist noch viel, viel zu kombinieren und zu der Injektionsbehandlung hinzuzusetzen, aber diese Art von Behandlung kann den therapeutischen Instituten überlassen werden, da solche Patienten in täglicher Überwachung sein müssen. Solche therapeutischen Institute oder Kliniken, von anthroposophischen Ärzten geleitet, befinden sich in Stuttgart und in der Schweiz in Arlesheim bei Dornach.

Ich beende diese kleine Arbeit mit der Hoffnung, mit derselben viele Ärzte angeregt zu haben, sich mit dieser Karzinombehandlung eingehend und eifrig zu beschäftigen, um bald viele Resultate vergleichen und austauschen zu können. Aus diesem Zusammenwirken wird sich eine wissenschaftliche Arbeit aufbauen, mit der man an die Öffentlichkeit treten kann, ohne unserer Sache zu schaden. Bis dahin ist allerdings größte Vorsicht zu empfehlen, um nicht von vornherein schon jetzt allerlei Widerstände der medizinischen Fakultät wachzurufen.

Wichtig wäre auch festzustellen, wie die operierten Fälle sich verhalten *mit* einer Injektionskur mit Viscum und *ohne* eine Injektionskur. Meine Tätigkeit in den verschiedenen Kliniken brachte mich zu der Überzeugung, daß die Erfolge bei einer Operation gering sind und daß auch die Röntgenbestrahlung nicht viel Gutes brachte. Ob die Behandlung mit Viscum nach einer Operation gute Erfolge zeigen würde, wenigstens bessere als ohne Viscumbehandlung, sollte jetzt untersucht werden, und es wäre dafür vielleicht das Material der großen Kliniken geeignet. Hier sollte eine Statistik gemacht werden. Vielleicht ist dies wohl sogar eine Anregung für eine Doktorarbeit!

Ita Wegman

Die erste Krebsbehandlung. Krankengeschichte.

Nr. 1 Frau W. *Metastasen nach Amputation*

1914, 56 Jahre alt, Radikal-Operation wegen Mamma-Karzinom. 1917 Metastasen in den supra- und infraclaviculären Drüsen und operative Entfernung derselben mit nachfolgenden Röntgenbestrahlungen. Dann äußerst elend mit Klagen über dauernde Müdigkeit, absolute Schlaflosigkeit und Arbeitsunfähigkeit.

Etwa 2 Monate nach dieser zweiten Operation Beginn der Viscum-Behandlung und nach etwa 28 Injektionen vollkommene Genesung von allen Beschwerden. Die folgenden 6 Jahre war Patientin wieder voll arbeitsfähig.

Dezember 1923 erneute Verhärtung über dem rechten Schlüsselbein. Die Untersuchung ergibt ein in die Tiefe gehendes, fest aufsitzendes Drüsenpaket. Der Chirurg lehnt die Operation ab und schlägt Bestrahlung vor. Ein weiterer zu Rate gezogener Arzt bezeichnet die Prognose wegen der raschen Entwicklung der Drüsen als infaust. Auch war die Patientin wieder sehr müde geworden und fühlte sich oft sehr schwach. So kam Patientin Anfang 1924 in die Klinik nach Arlesheim zu einer erneuten Viscum-Behandlung, die ambulant wie folgt durchgeführt wurde:

Zunächst jeweils 14 Tage täglich eine Injektion von Viscum Pini 0,5 % bis 10 % in der Umgebung des Tumors mit 8 Tagen Pause dazwischen. Außerdem lokale Anwendungen von Uranpechblende in Form von 5 %igen Pflastern. Diese Therapie etwa 7 Monate lang, dann waren die Drüsen verschwunden. Doch weiterhin noch eine Zeitlang 7 Injektionen innerhalb 14 Tagen im Wechsel mit 14tägigen Pausen und wahrscheinlich auch später von Zeit zu Zeit noch eine solche Injektionsserie von 2 mal 7 Injektionen. Als Medikamente zeitweise auch arsensaures Silber D 10. So blieb die Patientin rezidivfrei und erreichte ein hohes Alter.

[Aus: Hilma Walter, *Der Krebs und seine Behandlung,* Arlesheim 1953]

ITA WEGMAN

Die Entstehung der anthroposophischen Medizin

Der nachfolgende Text fand sich unter den nachgelassenen Papieren Ita Wegmans in einer maschinengeschriebenen Kopie. Wegmans Manuskript fehlt. Es ist die bislang älteste Fassung ihres Aufsatzes Rudolf Steiners Wirken für die Erweiterung der Heilkunst *(siehe* Natura, *1. Jg. Nr. 9., März 1928). Weil dieser Text an einigen Stellen von der publizierten Version bedeutend abweicht, kommt er hier zum Abdruck.*
E. Zeylmans

Wenn man sich die Frage vorlegt: Wann hat Rudolf Steiner begonnen für die Erweiterung der Heilkunst zu wirken? Dann kann man wohl die Antwort geben, daß, obgleich wohl innerhalb der Anthroposophie stets Fragen über Heilkunst, über Krankheitslehre eine große Rolle gespielt haben, doch erst von 1920 ab eine systematische Arbeit, eine systematische Belehrung an diejenigen, die in irgend einer Weise mit dem Heilen zu tun haben, von Rudolf Steiner begonnen wurde. Und es war der Kursus, der 1920 in Dornach vor 40 Medizinern gehalten wurde, der einen Anfang machte mit dieser Arbeit, die dann weiter fortgesetzt wurde und zuletzt einmündete in der bei der Weihnachtstagung 1923 neu begründeten *medizinischen Sektion.*

Und von diesem Wirken innerhalb der medizinischen Sektion, sowie auch von der Arbeit vorher, möchte ich jetzt erzählen. Wenig ist dieses Wirken noch bekannt, weil die Art der Sache es mit sich bringt, daß langsam und gediegen vorgegangen werden muß, ja oft im Verborgenen, da das Heilen etwas sehr Subtiles ist, so daß es nicht verwunderlich ist, daß Wenige nur wissen von der medizinischen Sektion und ihrer Arbeit.

Als 1920 der medizinische Kursus stattfand, der drei Wochen dauerte, war die Frage sehr akut geworden, wie dasjenige, was theoretisch an Wissen durch Rudolf Steiner gegeben worden war, in die Praxis umzusetzen sei. Welche Möglichkeiten standen da offen? Daß man dieses Wissen in seine eigene Ärztepraxis hinein fließen lassen konnte, das war uns allen klar, aber es stand noch die andere Frage: wie werden wir Ärzte uns weiter belehren, wie können wir in Ruhe und in jedem Augenblick Patienten beobachten und abhandeln, wie können wir einen Ort schaffen, wo die gemachten Erfahrungen gesammelt werden können, die dann wieder dazu dienen sollten, andere Ärzte anzuregen?

Und die Notwendigkeit, Institutionen ins Leben zu rufen, in denen man das alles haben kann, stand uns klar vor Augen. Allerdings erst ein Jahr später entstanden dann die Klinisch-Therapeutischen Institute in Stuttgart und Arlesheim, die sich als Ziel gesetzt hatten, die Belehrungen und Anregungen, welche Rudolf Steiner auf medizinischem Gebiet aus der anthroposophischen Weisheit heraus gegeben hat, zu verwirklichen und in Taten umzusetzen.

Unvergeßlich wird für mich der Moment bleiben, als Rudolf Steiner zum ersten Mal das Klinisch-Therapeutische Institut in Arlesheim besuchte. Es war noch ein kleiner Anfang; ein Landhaus, das in einem schönen Garten stand, wurde von mir angekauft, umgebaut und zur Klinik eingerichtet mit Platz für 12–15 Patienten. »Versuchen Sie alles aus eigener Kraft zu gestalten«, sagte er einmal zu mir, als die Rede war, daß das Klinisch-Therapeutische Institut entstehen sollte. Und ich gestaltete es auch aus eigener Initiative, aus eigener Kraft, wie mir angeraten wurde.

»Wie wird wohl alles aufgenommen werden«, war bei mir die Frage, als ich unseren verehrten Lehrer Rudolf Steiner einlud, das Institut zu sehen, als es ganz fertig war zum Empfang der Patienten.

Mit klopfendem Herzen zeigte ich ihm die Zimmer, die in den verschiedenen Farben gemalt [waren], das Behandlungszimmer, die Veranden, was wird er sagen? Und unvergeßlich bleibt mir der Moment, als wir in die oberste Etage angelangt zur offenen Veranda uns begaben, um den schönen Ausblick zu sehen, den Arlesheim auf die Vogesen hat, Rudolf Steiner sich mir zuwendete, mir die Hand gab und die Worte aussprach, daß er mit mir arbeiten wolle, und daß es ihm Freude gemacht, daß das Institut zustande gekommen ist, dem er den Namen Klinisch-Therapeutisches Institut geben wollte und für das er jetzt mit mir zusammen einen Prospekt ausarbeiten wollte.

Dies war der erste Schritt in der Zusammenarbeit und ihm folgten von nun ab manch andere.

Bald war das Klinisch-Therapeutische Institut mit Patienten besetzt und in vollem Betrieb. Zur Geschichte des Institutes muß hier hinzugefügt werden, daß auf Veranlassung Dr. Steiners die Aktiengesellschaft Futurum, die zur Propagierung der Dreigliederungsidee gegründet war, das Institut dann unter seine Betriebe auch aufnahm. Später, als die Gesellschaft Futurum aufgehoben wurde, bildete das Institut mit den Internationalen Laboratorien eine eigene Aktiengesellschaft, um dann bei der Neubegründung der Anthroposophischen Gesellschaft in der Weihnachtstagung von 1923 zum Goetheanum überzugehen. Eine bewegte Zeit hat das Klinisch-Therapeutische Institut stets gehabt, was nicht zu vermeiden war bei der Vielgestaltigkeit der Anthroposophie und der Vielseitigkeit der Mitglieder.

Rudolf Steiner beschäftigte sich sehr viel mit dem Klinisch-Therapeutischen Institut und besuchte es sehr oft, um mit den dort arbeitenden Ärzten zu beraten, oder er ließ mich ins Atelier rufen, um dann manch wertvollen Rat zu geben für die Behandlung dieser oder jener Patienten. So entstand ein überaus reger Verkehr, und erst jetzt, wo die vielen, vielen Beratungen und Angaben, die überall in Notizen verstreut waren, zusammen gesammelt worden sind, ist es einem klar geworden, wie unendlich viel schon gegeben wurde zum Verständnis der Medizin.

Es gliederten sich an das Klinisch-Therapeutische Institut die Internationalen Laboratorien, in denen die Medikamente, die nach Angaben der in der Anthroposophie liegenden Prinzipien angefertigt wurden, produziert wurden, und, wenn genügend geprüft, in den Handel gebracht wurden.

Nach zwei Jahren Arbeit zeigte sich die Notwendigkeit, ein Kinderheim einzurichten für kranke oder erholungsbedürftige Kinder, die nicht nur behandelt werden sollten, sondern auch erzogen, ganz individuell je nach Anlage oder Aufnahmefähigkeit eines jeden Kindes.

Dann entstand eine landwirtschaftliche Abteilung, um eigene Milch, eigene Produkte zu produzieren, Gartenbau für die Gemüsezucht, die nötig ist, um rationelle Diätküche zu führen. Das Kinderheim, um heilpädagogische Kinder aufzunehmen. Und so entstand die Heilpädagogik, die dann um so intensiver, um so systematischer durchgeführt wurde, als im Lauenstein bei Jena eine Anstalt errichtet werden konnte, in der schwach begabte oder pathologische Kinder aufgenommen werden konnten zwecks Behandlung, Verpflegung und Erziehung. Eine in das Medizinische gehende Richtung in der Pädagogik wurde eingeschlagen, und die ersten Angaben in dieser Richtung wurden gegeben in dem Kursus für Heilpädagogik, der 1924 gegeben wurde für einen kleinen Kreis von Medizinern und Pädagogen, die sich der Heilpädagogik widmen wollten. In diese heilpädagogischen Bestrebungen fällt auch die Heileurythmie, die schon drei Jahre vorher den Medizinern gegeben wurde, als diese sich 1922 [soll heißen: 1921] zum zweiten medizinischen Kursus sammelten, ein dritter Kursus in Stuttgart fand im gleichen Jahre statt.

Bis dahin war es so gehandhabt, daß die Anregungen gegeben wurden in der Medizin, daß die Ärzte eine dieser Anregungen herausarbeiten sollten oder Abhandlungen schreiben, die die Brücke bilden sollten zu der medizinischen Wissenschaft. Es kam dann, und dies entstand nach dem Brand des Goetheanums, eine andere Art des Wirkens. Noch war vor dem Brand des Goetheanums das nicht erreicht, was hätte erreicht werden sollen, das ist: ein sich Vertiefen in der Anthroposophie, und aus dieser Vertiefung heraus in die Erweiterung der Heilkunst.

Einige Monate nach dem Brand setzte die Arbeit in der Medizin um so intensiver ein. Nicht war die Meinung, eine andere Art von medizinischer Wissenschaft zu geben, oder die ausgezeichneten Resultate, mit der die naturwissenschaftlichen Forschungen die Medizin bereichert haben, zu verschmälern oder nicht gelten zu lassen. Nein, dasjenige, was errungen war, sollte seine volle Gültigkeit haben, die Anthroposophie hatte aber etwas zu geben, das ist: die übersinnliche Auffassung des Menschen, und mit der übersinnlichen Auffassung des Menschen, damit ihn hineinzustellen in den Kosmos, unter kosmische Wirkungen, dadurch wurde die Pathologie anders beleuchtet; die Therapie erweiterte sich in dem Sinne, daß bei der Behandlung und Beurteilung des kranken Menschen nicht nur der physische Teil, der sichtbare des Menschen, sondern auch der überphysische, der ansichtbare Mensch ... [Lücke im Text.]

Die vor Ärzten gehaltenen und internen Vorträge in London, den Haag, Paris.

Eine Menge von Anregungen wurde da gegeben, aus den Forderungen der Zeit heraus bedingt.

Dieses ist das Vermächtnis an uns Mediziner, und unendliche Dankbarkeit steigt in einem auf, daß es einen Menschen gegeben hat, Rudolf Steiner, der einen Weg gezeigt hat denjenigen, die ihn haben wollen, wie zu einer Erweiterung der Heilkunst zu kommen ist.

Was Rudolf Steiner als Zukunftsbild der Heilkunst entwarf, wurde in Torquay ausgesprochen.

Wenn Ich und Astralleib oder sein Geistig-Seelisches irgendwie aus einem Organ oder aus dem ganzen Organismus sich in abnormer Art herausgezogen haben, wie es oft beim kranken Menschen der Fall ist, kommt der Mensch unter besondere geistige Einflüsse.

Es besteht also ein Zusammenhang zwischen Krankheit und Geistigkeit.

Man wußte von diesem Zusammenhang in den alten Mysterien, und deshalb beschäftigte man sich in diesen Mysterienschulen mit Heilen, weil das Heilen aus dem Wissen vom Geistigen schöpfte. Das Heilen war verbunden mit der Initiationswissenschaft.

Und so muß es wieder kommen. Aber dies ist nur möglich, wenn Menschen da sind, die diesen Weg zur initiierten Medizin wieder gehen wollen.

Und wenn man von Rudolf Steiners Wirken zur Erweiterung der Heilkunst sprechen will, dann muß man schon erwähnen, wenn man wahrheitsgetreu alles sagen will, und dies ist schon nötig für die Geschichte der Anthroposophie, daß diese vertiefte Art im medizinischen Wirken erst eintreten konnte, als brennend die Frage, die Aufforderung in einer Menschenseele stand, diesen Weg zu gehen. Und unvergeßlich war für mich der Moment, als, nachdem einige Monate nach dem Brande des Goetheanums verflossen waren, die Frage immer dringender und dringender wurde innerlich, – das medizinische Wirken viel, viel tiefer noch zu erfassen, als bis jetzt möglich war. Unvergeßlich war der Moment, als diese meine Sehnsucht erfüllt wurde. »Ja, die Mysterien-Medizin soll wieder aufleben«, das wurde mir versprochen nach dem Aufenthalt in Penmaenmawr in England. Und von diesem Moment an war es ein gerader Weg zur Vertiefung des medizinischen Wirkens vom September 1923 bis September 1924, bis hinauf in die schmerzlichen Monate des Niederlegens und Hinganges Rudolf Steiners. In diese Zeit fiel das Arbeiten an dem medizinischen Buch, die Kurse für die jungen Mediziner, die therapeutischen Kurse für die älteren Mediziner.

Und es war etwas Neues, was dazu kam, die Initiationswissenschaft fand auch ihren Weg in die Medizin.

Natürlich war es nicht ein Aufleben der alten Mysterienweisheit, sondern ein neu Gestalten, eine in neuer Form sich kündende Mysterien-Heilkunst. Und der erste Schritt in dieser Art wurde gemacht in London innerhalb eines Kreises für Anthroposophie interessierter Ärzte, nachdem vorher in Penmaenmawr ein öffentlicher Vortrag über Medizinisches stattgefunden hatte. Dann die Vorträge in Wien, die auch in einem kleinen Kreis interessierter Ärzte in einem Privathaus gegeben wurden.

Unbeschreiblich reizvoll waren diese Vorträge, die immer großen Beifall auslösten.

In dieser Zeit fiel auch der Entschluß Rudolf Steiners, gemeinsam mit mir ein medizinisches Buch zu schreiben, das aus mehreren Teilen bestehen sollte und wovon der erste Teil erschienen ist als ›Grundlegendes für eine Erweiterung der Heilkunst nach geisteswissenschaftlichen Erkenntnissen‹.

Was mein Teil in dem Buch ist, ist mehr das Praktische, die Behandlung der Patienten, das Verständnis, das ich entgegenbrachte in dieser Art der Wissenschaft, in der doch weniger Kompromiß war als in der früheren Medizin.

Rudolf Steiner sagte immer, er konnte nur so sprechen, wie er verstanden wurde und wenn [auch] nur ein Mensch da war, der das konnte und auch von ihm verlangte. Und so wurde die Medizin Anthroposophie und Anthroposophisches. Und der erste Ärztekurs für junge Mediziner direkt nach der Weihnachtstagung brachte einen völligen Umschwung. In diesem Kurs wurde zum ersten Mal der Versuch gemacht, ganz esoterisch zu reden, das heißt tief in das Wesen der Anthroposophie einzudringen im Zusammenhang mit der Heilkunst und der Krankheitslehre. Therapeutische Kurse wurden gegeben für diejenigen Ärzte, die in der Praxis stehen.

An Ostern eine Wiederholung der Kurse. Im August in Torquay, September in London. Im September hier der Pastoralmedizinische Kursus mit der Christengemeinschaft.

In Holland: Weleda. London: Weleda. Paris – –. In dem mediz. Kurs Angaben, wie das mediz. Studium zu gestalten ist in der Anthroposophie.

ITA WEGMAN

Abschiedsworte an Medizinstudenten

(wahrscheinlich Ostern 1927)

Walter Holzapfel hatte nur einen Teil dieses Manuskriptes und publizierte von »Und eines Tages, als Dr. Steiner ... « *bis* »... der erste Keim gelegt für die medizinische Sektion« *mit Auslassungen in* Rundbriefe der Medizinischen Sektion, *Nr. VIII, 1. März 1977.* E. Zeylmans

Meine lieben Freunde! Der Kurs ist zu Ende und es obliegt mir, noch einige Worte zu Ihnen zu sprechen. Ich möchte nicht, daß Sie von hier weggehen, ohne das Bewußtsein bei sich zu tragen, daß etwas Bedeutsames geschehen ist durch diesen seminaristischen Kurs für Medizin studierende junge Leute. Warum bedeutsam? werden Sie fragen.

Nun, darauf möchte ich Ihnen das Folgende erzählen und darin liegt zugleich die Antwort.

Die meisten von Ihnen haben Dr. Steiner noch gekannt, und so werden Sie sich ihn gut vorstellen können, wenn ich Ihnen einiges erzähle, was ihm vorgeschwebt hat, als er daran ging, eine Sektion für die Medizin zu schaffen.

Was wollte er durch und mit der medizinischen Sektion erreichen? Es ist noch nicht so lange her, daß innerhalb der anthroposophischen Gesellschaft auch das Wissenschaftliche gepflegt wird. Zuerst war es immer nur die Kunst, die hauptsächlich neue Ausdrucksformen in der Anthroposophie suchte. Diejenigen, die sich mit Kunst befaßten, fanden in jeder Art Betätigung, hauptsächlich als das alte Goetheanum aufgebaut wurde. Es dachte niemand daran, daß es auch möglich sein könnte, für die Wissenschaft Befruchtendes aus der Anthroposophie zu holen. Die ersten Schritte dazu wurden gemacht im Jahre 1920, bei dem 1. Hochschulkurs, hier in Dornach gehalten.

Da wurde ein Versuch gemacht, die verschiedenen Wissenschaften, die sich von der Anthroposophie haben befruchten lassen, sprechen zu lassen. Dieser Versuch war nicht geglückt, sagte Dr. Steiner. Es gelang nicht, aus der Anthroposophie heraus die Wissenschaft zu gestalten. Es war immer wieder das Alte, das zum Vorschein kam, was die Wissenschaftler in ihren Vorträgen gaben, es konnte das Anthroposophische nicht durchbrechen. Es konnte in die Wissenschaft das nicht hineingebracht werden, was das wirklich Anthroposophische war. Und es erfüllte dies Dr. Steiner mit wirklichem Kummer – oftmals sprach er es aus. Dann geschah das Schreckliche, das Goetheanum brannte ab.

Der Brand fand statt mitten in einem Kurs über die Geschichte der Naturwissenschaften. Und es war kurz bevor dieser Kurs anfing, daß ein Gespräch stattfand zwischen Dr. Steiner, Steffen und mir, in dem der Doktor seine Sorgen aussprach, daß es nicht anginge, daß das Wissenschaftliche so unanthroposophisch vorgetragen wurde, wie es immer noch Sitte war.

(Entschluß meinerseits, unbekümmert auf die Meinung der Außenwelt mich – – – [gestrichen]). Zu abstrakt wurde noch gedacht, nicht konkret wurden hineingenommen die anthroposophischen Wahrheiten, in den Mittelpunkte gesetzt, und die wissenschaftlichen Forschungen in der Art dirigiert, daß sie zum Beweise desjenigen, was durch die Geisteswissenschaft erforscht war, benutzt wurden. Aber es mußte außerdem dazukommen eine innere, bestimmte Einstellung im Menschen, den *Geist,* der hinter der Materie steht, wahrzunehmen und ihn voll und ganz zu bejahen.

Von diesem Bejahen des Geistes sprach Dr. Steiner, und von dem Mut, der dazu nötig ist, unbeirrt von Anfeindungen und Angriffen, ohne Kompromisse für diesen Geist aufzukommen.

Da entstand bei mir der Impuls tief im Herzen, dieses zu tun. Das war kurz vor Weihnachten 1922.

In der Sylvesternacht brannte das Goetheanurn ab. Dieses so unbeschreiblich traurige, so tragische Schicksal befeuerte aber eine große Anzahl Menschen, und zwar viele die den Kurs mitgemacht hatten, zu einer *neuen* Art des Studierens, zu einem Erfassen des Geistes.

Ab hier war es, als ob noch anders gesprochen werden konnte zu den Wissenschaftlern. Es wurden Mysterienweisheiten gegeben! Und [ab] hier war es, daß eine intensive Beschäftigung mit dem Medizinischen von Dr. Steiner stattfand. Und eines Tages, als Dr. Steiner mit mir zusammen war, und wir über Medizin sprachen, sagte ich aus der vollsten Sehnsucht meines Herzens heraus: »Ich möchte eine Medizin haben, so wie es während der Zeiten der Mysterien war.«

(Kaum war dieses Wort ausgesprochen, als – – – [gestrichen1). Ich bekam keine Antwort, aber einige Zeit später sagte der Dr., während eines Kurses in Wien im [September] Oktober 1923 in meiner Gegenwart zu einem alten Mitglied: »Ich werde mit Frau Dr. Wegman ein medizinisches Buch schreiben.« Mein Erstaunen und Schrecken waren groß. Und so entstand das medizinische Buch.

Die Absicht war, mehrere Bände zu verfassen, bis wirklich dasjenige, was Mysterienweisheit war, gegeben war. – Nicht ein Zurück zu alten Formen war gemeint, wenn von Mysterienweisheit gesprochen wurde, sondern die Mysterienweisheit in der Heilkunst in einem neuen Gewand, in moderner Form, sollte gegeben werden. Und es konnte dies geschehen von dem Momente aus [an], in dem von einer Menschenseele die Sehnsucht danach geäußert wurde, und dies auch ausgesprochen wurde. So wurde mit dem Beschluß, ein Buch zu schreiben, angeregt durch die Sehnsucht eines Menschen, Mysterienweisheit in die Medizin zu bekommen, der erste Keim gelegt für die medizinische Sektion. Und obgleich früher schon ein reger Besuch von Dr. Steiner in der Klinik stattfand, wo die Behandlung der Patienten besprochen wurde, steigerten sich die Besuche und es entstand eine intensive medizinische Arbeit. Eine große Anzahl von Anregungen wurde gegeben, viel wertvolle Ratschläge, und wir werden noch viele Jahre nötig haben, um alles ausarbeiten zu können.

Was kann die Zukunft uns nun noch geben? werden viele von Ihnen fragen. Natürlich ist man berechtigt, so zu fragen, aber man kann die Frage auch anders stellen, man kann fragen: wie kann ich die Zukunft *gestalten?*

Und dann kommt die Antwort: Wenn man die Anthroposophie von Rudolf Steiner wirklich richtig in sich aufgenommen hat, [bemerkt man], daß der Zeitgeist, der in der gegenwärtigen Zeit die Menschen führt und lenkt, schon überall die Herzen der Menschen vorbereitet, eine neue Denkungsart anzunehmen. Wir haben ein Denken, das geerbt ist, das wir durch das Blut von unseren Eltern geerbt [haben], Generation auf Generation.

Es ist jetzt aber die Zeit eingetreten, daß wir ein neues Denken uns aneignen müssen, ein Denken, das durchsetzt ist von den Impulsen [hier bricht der Text ab].

Ita Wegman

Konzepte eines Vortrages über Rudolf Steiner
in der Rudolf Steiner-Hall in London am 27. Februar 1931

Von diesem Vortrag fanden sich an verschiedenen Orten vier verschiedene Entwürfe, welche hier durch Streichung der Parallelstellen zu einem Gesamttext aneinandergefügt sind. Welchen Text Ita Wegman benutzt hat, ist nicht bekannt. Auf einem der Manuskripte hat H. Walter notiert, daß der Vortrag mit Hilfe Florence Simpsons ins Englische übersetzt worden sei.

Die Entwürfe zeigen Ita Wegmans Ringen mit der Reihenfolge der verschiedenen Absätze, besonders gegen Ende. Der Abschnitt eines der Entwürfe, womöglich des ersten: »Die Frage, die immer wieder auftaucht … « *bis* »… bindend für die Mitglieder – über den Tod hinaus« *taucht in den anderen, wahrscheinlich späteren Versionen nicht auf. Es wäre somit denkbar, daß Ita Wegman diesen Abschnitt in ihrem Vortrag gar nicht verwendet hat.* E. Zeylmans

An diesem Tag, dem 27. Februar, geziemt es uns, meine lieben Freunde, unsere Gedanken mehr noch als sonst zu Rudolf Steiner zu lenken, uns in Gedanken mit ihm zu beschäftigen, unsere Erinnerungen an seine Person, an seine Gesten, an seine Taten lebendig zu machen. Und wenn ich hier zu Ihnen über diesen wunderbaren Menschen sprechen darf, so müssen Sie es mir verzeihen, wenn ich aus dem reichhaltigen Leben dieses Mannes hauptsächlich dasjenige in den Vordergrund stellen will, was in den letzten Jahren seines Lebensabschnittes geschehen ist, und was ich habe besonders miterleben dürfen.

Aus dem Lebensgang haben Sie gelesen, wie die Jugend, wie die Zeit der späteren Arbeit verlaufen ist, und wie die Entwickelung Rudolf Steiners ausmündete in ein Schauen in die übersinnlichen Welten. Das schauende Bewußtsein nannte er dieses Schauen. Mit diesem Schauen in die übersinnliche Welt verkündete er eine Geisteswissenschaft, die als Inhalt die Lehre der Götter hat, die Lehre vom wahren Menschen und sein Verhältnis zu Erde und Himmel, und die Lehre vom Kosmos.

Hier möchte ich einschalten, was für die Beurteilung der Persönlichkeit Rudolf Steiners von ungeheurem Wert ist. Es war mit dieser Art von Schauen etwas ganz Neues gekommen, was vorher nicht da war, bei keinem Menschen. Es war in früheren Zeiten wohl möglich gewesen, Kunde aus der geistigen Welt zu erhalten, aber es geschah immer halb bewußt oder auf mediale Art. So bewußt wie Rudolf Steiner Kunde aus der geistigen Welt sich geholt hat, so war es ein Phänomen, womit sich alle Okkultisten der gegenwärtigen Zeit beschäftigt haben, weil es ihrer Ansicht nach nicht möglich war, ein anderes Bewußtsein sich anzueignen als dasjenige Bewußtsein, mit dem man die Mondensphäre erreichen konnte. Über Mondengeheimnisse hinaus etwas zu wissen, war nicht möglich, war ihre Meinung, und so war es für diejenigen, die Bescheid wußten in den okkulten Gesellschaften, ein Rätsel, wie es möglich war, daß über Sonnengeheimnisse, Planetengeheimnisse, über Erdenentwickelung im Verhältnis zum ganzen Kosmos so geredet werden konnte, wie Rudolf Steiner es getan hat.

Die Christuswesenheit als kosmische Wesenheit wurde klar zu Tage gebracht und damit das Verhältnis von Christus zur Sonne und Erde bekannt gemacht. Erschütternde Geheimnisse über das Verhältnis von Christus zur menschlichen Seele wurden nicht nur einer Schar Menschen erzählt, die sich um ihn gruppiert hat und die später sich als Anthroposophische Gesellschaft konstituiert hat, sondern auch bekanntgegeben allen, die es hören wollten.

Dadurch entstand eine Opposition, eine Gegnerschaft gegen Rudolf Steiner, die von Menschen ausging, die, wie Rudolf Steiner es ausdrückte, antiquierte Anschauungen hatten über die sinnlichen und übersinnlichen Welten-Zusammenhänge. So entstand eine Opposition innerhalb der theosophischen Gesellschaft von in ihr führenden Persönlichkeiten, die Rudolf Steiners Wissen, sein ›Sonnenwissen‹, nicht akzeptieren wollten und keine Neigung zeigten, sich mit dem bewußten Schauen Rudolf Steiners auseinanderzusetzen. Eine andere Opposition entstand bei okkulten Gesellschaften, die überall ihre Werkzeuge als Gegner auftreten ließen zur Bekämpfung der Lehren Rudolf Steiners.

Und Rudolf Steiner nennt ganz genau die Zeit, in welcher die Feindschaft gegen ihn öffentlich auftrat, das war die Zeit nach Beendigung seines Zyklus' *Von Jesus zu Christus*. (1911, GA 131]

Trotz aller Anfeindungen ging Rudolf Steiner ruhig seinen Weg weiter, er durchwanderte die geistige Welt genau so exakt wie der Geologe die Erde und brachte seine Erlebnisse so herunter, daß das Denken der gegenwärtigen Zeit es erfassen konnte. Das war das außerordentlich Interessante an Rudolf Steiner, daß er unbemerkt von Menschen, die ihm gegenüberstanden, das naturwissenschaftliche Denken umwandelte in das imaginative Denken, und dieses wieder vom Tagbewußtsein erfaßt wurde, und in Begriffe und Vorstellungen umsetzte dasjenige, was imaginiert wurde. Es war also ein immer fortwährendes Umwandeln von Tagesbewußtsein in das schauende Bewußtsein und umgekehrt.

Ich habe oft ihn von sich sagen hören, daß die Imaginationen eigentlich immer da waren und das Tagesbewußtsein nur zur Regulierung und zum Einordnen eingreifen mußte. »Ja,« sagte er einmal, »ich bin auf Erden und im Himmel zugleich, und während ich Sie anschaue, erlebe ich Sie, und Ihre übersinnliche Wesenheit sagt mir bedeutungsvolle Dinge. Ich weiß, was um Sie herum ist.« Und oft war es so, daß plötzlich nach einem Zusammensein mit Rudolf Steiner, nach einem Gespräch, er Papier und Bleistift nahm und ein Bild zeichnete, sei es ein Gesicht, sei es eine Landschaft, Säulengebilde oder Szenerien, die aus uralten Zeiten stammten und Beziehungen hatten mit ihm oder mit mir oder mit anderen Persönlichkeiten. Oft geschah es, daß ich dieses oder jenes fragte und die Antwort dann in einem wunderbaren Vortrag kam. Viele Menschen haben solche Erlebnisse gehabt, daß die Antwort auf ihre Fragen in Vorträgen gegeben wurde.

Hier möchte ich auf das Geheimnis des Fragens eingehen. Wichtige, sehr wichtige Dinge sind von Rudolf Steiner gesagt worden, weil in einem bestimmten Augenblick die richtige Frage gestellt wurde, »ein Karma konnte sich lösen durch eine bestimmte Frage«, so sagte er.

Und da möchte ich erzählen, daß ich eines Tages vor ihm stand und fragte: »Mysterienmedizin ist dasjenige, was ich suche, können die Ärzte innerhalb der Gesellschaft dieses bekommen?« Er bejahte es, und das war der Anfang meiner medizinischen Arbeit mit Rudolf Steiner, die erste Anregung für die Begründung der medizinischen Sektion.

So wurde durch Emil Molt an ihn die Frage gestellt, ob er gewillt sei, die Leitung einer Schule auf sich zu nehmen, die Molt für die Kinder der Waldorf-Zigarettenfabrik gegründet hatte. Rudolf Steiner bejahte, und die Waldorfschul-Pädagogik entstand.

Die Heilpädagogik entstand dadurch, daß drei Herren ihn um Rat fragten, wie zurückgebliebene Kinder zu behandeln seien. Und viele andere Beispiele könnte man nennen, es kam immer darauf an, daß die Dinge an Personen angeknüpft wurden, die dann auch die volle Verantwortlichkeit zu tragen hatten für das weitere Gedeihen und Entwickeln.

Viele Menschen kamen immer zu Rudolf Steiner, um ihn um Rat zu fragen. Und da konnte man eine merkwürdige Beobachtung machen. Er gab immer den Rat so, daß man ihn gut und gerne befolgte, als ob er ganz genau wußte, so und nicht anders darf der Rat gegeben werden, nicht vom Standpunkte des Ratgebers wurde der Rat erteilt, sondern vom Standpunkte des Fragenden und auch so, daß auf das Bejahen-können des Fragenden geachtet wurde. Rudolf Steiner las von der Seele ab, was man gerne möchte, und er richtete sich in der Erteilung seines Rates danach. Warum? Um vorzubeugen, daß ein einem unbequem vorkommender Rat nicht befolgt wurde. Viele Menschen wollen einem ihnen unbequemen Rat doch nicht folgen; und das Nicht-befolgen eines Rates, von Rudolf Steiner gegeben, mußte karmische Folgen haben. Vor diesen karmischen Folgen wollte Rudolf Steiner den Betreffenden behüten, es ihm nicht antun, in die Möglichkeit zu kommen, in Opposition zu ihm zu geraten. Er konnte so denken, weil er eine hohe Mission hatte. Dieses Sich-richten nach den Menschen, nach dem Entwickelungsgrad des Einzelnen, war ein hervorragender Zug in seinem Umgang mit den Menschen. Es konnte geschehen, daß er mit Strenge dasjenige forderte von Menschen, die im Stande waren so zu tun, wie er geraten hatte; oder geduldig und liebevoll Rat erteilte. Es ist deshalb nicht möglich, etwas von Rudolf Steiner Gesagtes, wenn es losgelöst ist von dem Menschen, zu dem er es gesagt hat, richtig zu beurteilen.

Man sprach deshalb viel davon, wie schwer es war, Rudolf Steiner immer zu verstehen in seinem Umgang mit Menschen, in der Führung der Menschen. Das Vorgeführte möge manches erklären. Alles war bei Rudolf Steiner eingetaucht in eine niemals versiegen wollende Menschenliebe. Unendliches Mitleid waltete in seiner Seele für das Leid der Menschheit, für die Blindheit, in der sie sich befand, und kein Opfer und keine Mühe war ihm zu groß, da zu helfen, die Schleier von denAugen der Menschen wegzunehmen. Und das, was von Rudolf Steiner in den letzten zwei Jahren seines Lebens geleistet wurde an Arbeit zum Wohle der Menschheit, ist fast nicht zu begreifen. Durch den Brand des Goetheanums, der seinen physischen Körper zerrüttete – es fand da eine starke Lockerung statt des Ätherleibes bis zur teilweisen Trennung des Ätherleibes vom physischen Leibe wurde die Gesundheit stets zarter und zarter. »Im Vergleich zu anderen Menschen bin ich auf Erden eigentlich schon gestorben«, war öfter sein Ausspruch, »mein Ich und Astralleib dirigieren den physischen Leib und ergänzen das Ätherische.«

Ja, meine lieben Freunde, man konnte schon erzittern bei einem solchen Ausspruch, und wie eine Gnade der Götter empfand man das Noch-Hiersein Rudolf Steiners.

Und wie er selbst es wie eine Gnade auffaßte, konnte man daran erleben, wie er unermüdlich arbeitete daran, die Gesellschaft aus der Lethargie, in die sie hineingeraten war, zu erwecken und zu impulsieren. Es war ein stetiger Kampf während der Zeit zwischen dem Brand und der Neubegründung der Gesellschaft, Wege und Möglichkeiten zu suchen, zu einer intensiveren Arbeit die Mitglieder anzuspomen. Er nannte dies immer die Galvanisierung der Gesellschaft. »Die Gesellschaft, wie sie geführt wird, kann, wenn sie nicht neu sich belebt, sich nicht weiter entwickeln«, war öfter seine Aussage. Ich hatte das Glück, diese Zeit intensiv mitzumachen. Was da für Enttäuschungen an Menschen durch Rudolf Steiner erlebt wurde, war erschütternd zu sehen. Man verstand nicht, was Rudolf Steiner wollte, neue Impulse wollte man nicht annehmen, so daß es sogar schon so weit war, daß Rudolf Steiner daran dachte, mit einer kleinen Gruppe von Menschen, die er sich auserwählen wollte, die Anthroposophische Gesellschaft zu verlassen und irgendwo mit diesen Menschen zu arbeiten. In letzter Stunde entschloß er sich dann, das war Ende November 1923, mit aller Kraftanspannung selber die Leitung der Anthroposophischen Gesellschaft zu übernehmen, nicht nur als Lehrer und Ratgeber, sondern als realer Leiter in der Art, daß nichts geschehen konnte ohne seine Initiative und Willen.

Wie einen ungeheuren Willensimpuls konnte man diesen Entschluß sich auswirken sehen in den Mysterien-Vorträgen, die dann kurz darauf uns geschenkt wurden. Dann ging alles Schlag auf Schlag weiter, die Weihnachtstagung wurde gegeben, in der er dann die Gesellschaft neu begründete und die Leitung mit einem von ihm gebildeten Vorstand auf sich nahm. Anscheinend wurde mit großer Begeisterung dieses aufgenommen. Aber war sie wirklich in den Herzen der Menschen aufgenommen? Der Anruf der Elementargeister, in der Grundsteinlegung zu Zeugen aufgerufen, die Bitte, Menschen mögen es hören, haben nicht das erreicht, was sie hätten erreichen sollen, Menschen-Ohren blieben taub, und die Elementargeister erwarteten erwartungsvoll, was von Menschen kommen konnte und wurden unruhig, als nicht genügend Echo von Menschen zurück ertönte, sagte mir Dr. Steiner. Dann sprach Rudolf Steiner von einem Versprechen, das er der geistigen Welt gegenüber gemacht hatte und es halten müßte, wenn die Dinge nicht anders würden.

Was war es für ein Versprechen, das er einlösen mußte? Er hat es nie ausgesprochen, aber mir kam es vor, als ob das Opfer, das er uns gebracht hatte durch die Verbindung der anthroposophischen Bewegung, die er verkörperte, mit der Anthroposophischen Gesellschaft, besser verstanden werden mußte und er nur bei uns bleiben könnte, wenn mehr Verständnis wachsen würde für die Ideen der Weihnachtstagung. Und als das nicht der Fall zu sein schien, ging er von uns. Viele Aussprüche von Rudolf Steiner, die dahin zu verstehen waren, daß doch noch nicht viel Verständnis war für die Weihnachtstagung unter den Mitgliedern, haben mir dies bestätigt. Über diese Dinge will ich weiter hier nicht sprechen, sie könnten auch mißdeutet werden; aber ich muß selber hier einschalten, daß ich persönlich unsagbar darunter leide in der Erinnerung, eventuell nicht alles getan zu haben zum Verständnis der Weihnachtstagung. Und die Verantwortung, die auf einem lastet, das letzte Jahr Rudolf Steiners doch nicht so wach erlebt zu haben als man es gewünscht hätte, während man stündlich und täglich um ihn herum war, diese Verantwortung ist unsagbar schwer zu ertragen. Ich übergehe hier die schmerzhaften Stunden, Wochen und Monate seines Krankenlagers, das im Atelier der Schreinerei war und die ich überwacht habe. Wie in diesen stillen Stunden gekämpft wurde gegen den Anprall feindlicher Mächte, ist eigentlich nicht möglich zu beschreiben. (Und wenn ich das Bild noch gebe, das mir so oft erschien, das Bild von katholischen Priestern, die Böses wollten, dann können Sie sich vorstellen, wieviel gelitten worden ist in diesem Krankenlager).

Aber unendliche Geduld, Liebe, Arbeitslust trotz allem war bei Rudolf Steiner, dessen hohe Wesenheit herunterstieg, um fünfundzwanzig Jahre im physischen Körper Führer der Menschheit auf Erden zu sein, um jetzt Lehrer der verstorbenen Menschen und anderer geistiger Wesenheiten zu sein in der übersinnlichen Welt. Auch dort haben sie ihn nötig.

Die Frage, die immer wieder auftaucht: was ist unter einer Krankheit eines Eingeweihten zu verstehen, warum sprach man von Kranksein Rudolf Steiners?, möchte ich hier versuchen zu beantworten.

Nun, warum wurde er krank? Der zarte physische Körper wurde zu viel und zu lang vom Seelisch-Geistigen verlassen, das in seiner ureigenen Heimat arbeitete. Der physische Leib wurde seiner eigenen Schwere und physischen Gesetzen überlassen, so daß derselbe schwächer wurde und die Ernährung darniederlag. Trotzdem war eine Besserung möglich, wenn das Schicksal, seine eigene hohe Wesenheit, es gewollt hätte und wenn es für das Weltenkarma notwendig gewesen wäre.

Ich habe die feste Überzeugung, daß Rudolf Steiner wieder besser geworden wäre, wenn nicht Notwendigkeiten vorgelegen hätten, sein irdisches Leben abzukürzen und von einem anderen Plan aus die Führung der Weltengeschehnisse zu übernehmen. Er hatte doch noch während seiner Krankheit sehr viele Pläne gemacht, zum Beispiel eine Reise nach Palästina und Griechenland zu unternehmen, sobald er wiederhergestellt sein sollte; er ließ zum Beispiel auch das Neben-Atelier herstellen, um anfangen zu können, die Innendekoration des Goetheanums zu plastizieren und zu malen. Dieses waren wohl

Dinge, die Hoffnung gaben für die Wiederherstellung seiner Gesundheit. – Aber eines Tages sagte er, daß alles anders werden wird, und daß ich sehr viel Mut haben sollte, daß Welten wanken werden, wenn ich nicht den Mut hätte zu vollführen, was die Zukunft von mir forderte. Ganz ihm gefolgt hätte man nicht, sagte er traurig, aber doch mit Liebe, so wie jemand, der verziehen hatte und schon seine Gedanken an andere und mächtigere Lebensaufgaben gewendet hatte. Hier war der Wendepunkt, als ob eine Himmelskonferenz stattgefunden hätte, die die Zukunft bestimmt hätte, bindend für Rudolf Steiner, bindend für diejenigen Menschen, die sich mit Rudolf Steiner verbunden haben.

Bindend für Rudolf Steiner, der sein Versprechen gegenüber der geistigen Welt einlösen wollte.

Bindend für die Mitglieder, die wählen sollten, ganz aus der Freiheit heraus, ob sie ihm treu bleiben wollten über den Tod hinaus.

In vielen Menschen wohnt die brennende Frage: Ist Rudolf Steiner nach seinem Tode noch mit uns verbunden? Wenn wir ihn während seines Lebens nicht verstanden haben, ist es möglich, ihn jetzt zu verstehen und wird er Führer bleiben der Menschheit [den Menschen] auf Erden, die sich zu ihm bekennen, auch wenn er nicht im physischen Leibe verkörpert wäre? Meine lieben Freunde, nach dem Tode, da wirkt nur die Wirklichkeit. Wenn solche Gefühle, die Verehrung und wahre Liebe ausdrücken, zu ihm hinaufsteigen, ein sich von neuem mit ihm Verbinden aus der Freiheit heraus stattfindet, dann wird er real uns erhalten bleiben und über Tod und Leben hinaus uns Führer bleiben.

Die merkwürdige Auffassung, daß man nach dem Tode Rudolf Steiners ihn nicht mehr real wirkend unter uns empfindet, kann nur derjenige haben, der keine Gefühle des Verbundenseins mit Rudolf Steiner hat.

Hat man das Gefühl des Verbundenseins, so wie man es hat mit einem liebenden Menschen, dann fühlt man die Anwesenheit Rudolf Steiners überall und keine Kraft auf der Erde wird es geben, die die Möglichkeit in sich hat zu trennen, dann fühlt man seine Hilfe, seine Liebe, bei allem, was man tut, mag auch das Tun mit Fehlern verbunden sein.

Das, was jetzt verstanden werden muß, ist das mutige Tun, das im michaelischen Zeitalter denjenigen auferlegt worden ist, um mitzuhelfen an der Neugestaltung der irdischen Verhältnisse. Nicht in Beschaulichkeit ist Michael zu finden, sondern in dem Kampf gegen althergebrachte Begriffe und Ideen, die nicht mehr passen in unsere jetzige Zivilisation. Und so wollen wir mit dem Spruch enden, den Rudolf Steiner denjenigen gegeben hat, die er als zu Michael gehörig bezeichnet hatte.

ITA WEGMAN

Notizen über ihre Zusammenarbeit mit Rudolf Steiner

(April 1925, Notizbuch 1)

Ein Kreis von Menschen,
die die Weihnachtsim
pulse rückhaltlos
in sich aufgenommen
haben, die eingesehen
haben, dass, wenn das
jenige, was in der Weih

nachtstagung geschehen, nicht
treten wäre, die Anthro einge
eingeposophie eine Art
Müdigkeit bekommen
hätte, während anthropo
sophische Geselschaft
langsam vertrocknet wäre.

Die Weihnachtsimpulse
brachten neues Blut, eine
frische Circulation im
Körper der Anthroposophischen
Geselschaft.
~~In der karmischen~~
Einige Monate nach dem
Brand wurden mir geoffenbart
die karmischen Zusammenhänge

die zw Dr und mir lagen.
– Karma war natürlich
immer zwischen uns
Karmawirkg verhindert
durch Frl. v. Sivers
" Miss Maryon Indien

[In] Penmenwohr [Penmaenmawr]
vollständig geoffenbart   Karma
Seelisches Element.
Verständnis [von] meiner Seite
Jubiliert hat die geistige
Welt sagte er
So war der nächste
Schritt in der phys[ischen] W[elt]

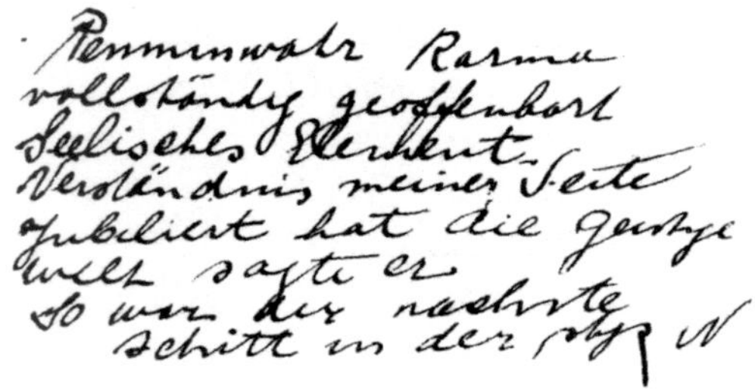

es sich verbinden
von Dr. mit der
Geselschaft,
Eine Blüte sollte
daraus entstehen
<u>Esoterik</u> noch mehr

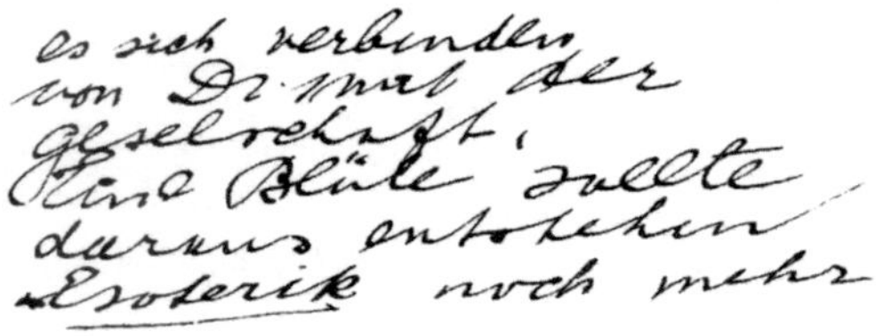

und mehr Esoterik
Mysterien erneuerung
Offenbarung des
ganzen Karma
Nun steht der Doktor
als hervorragende
geistige Persönlich[keit]
da.
Eine Persönlichkeit
die hohe Geistgenossen
in der geistigen Welt
hatte, die ihn
brauchten.
Eine Persönlichkeit

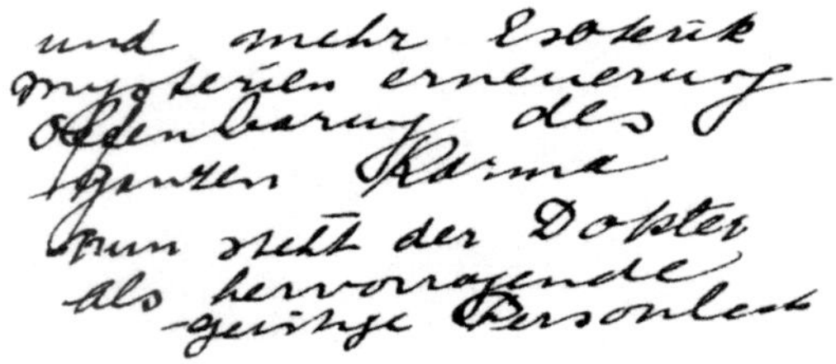

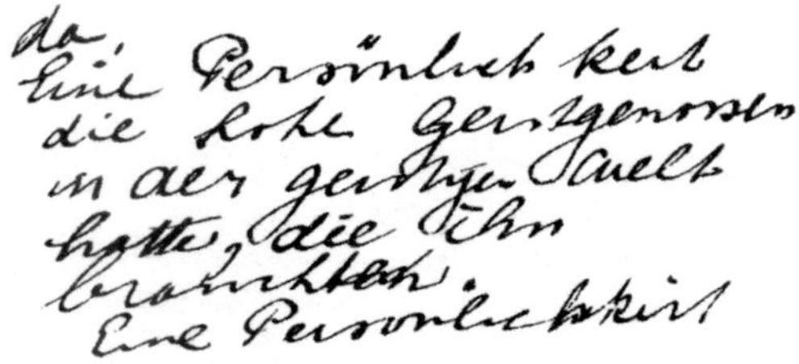

die sich freiwillig identifiziert
mit einer Institution
wie sie die Geselschaft ist
nimmt auch das Karma
dieser Geselschaft auf sich
Ein nicht verstehen
hindert,

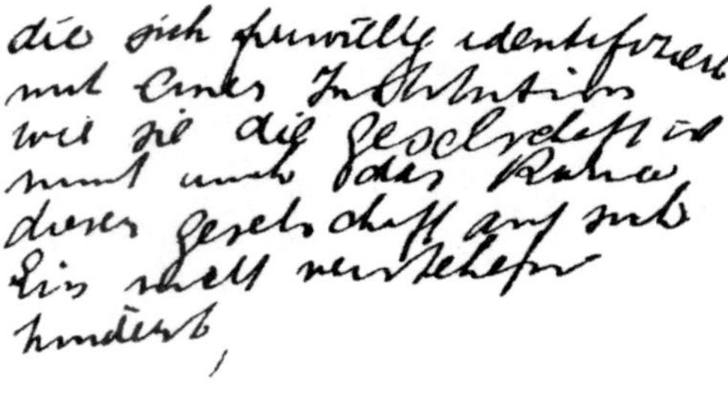

Krankheit auch durch
nicht verstehen, durch
Opposition.
Dämonen, die sich
einstelten, die Drohungen
machten.

Viele dieser Drohungen
habe ich gewusst,
habe teilweise verstanden
" nicht "
Ganz alles verstehen
würde so schrecklich
sein, dass mir die Sache

verborgen bleibt
(Es könnte seelische
Lahmheit erfolgen)
Ich muss aber weiter
ein Versagen meiner
Seite würde Welten
zum Wanken

bringen
aber es spielen viele Kräfte
die mein Wirken
unmöglich machen wollen
Deshalb müssen schon
einige Menschen genau
wissen, wie die Sachen

liegen, wollen sie
kräftig wirken können.
Mit den Menschen
wirken die Urkräfte
die Erzengel und die Engel

die müssen siegen
Zwischen Göttern und Dämonen
sind die Menschen.
Es können die Dämonen
an den Göttern nicht
heran. Michail ist dem
Menschen zu Hilfe gekommen

aber die Menschen
selber müssen die
Dämonen bekämpfen
das heisst ihnen keinen
Anlass geben zur Wirk
samkeit.

Wachsamkeit
Mut
Activität = Tactvolles
vorgehen
Michaeldiener

Nach aussen hin
im Sinne Dr. St arbeiten
Beleuchtet von

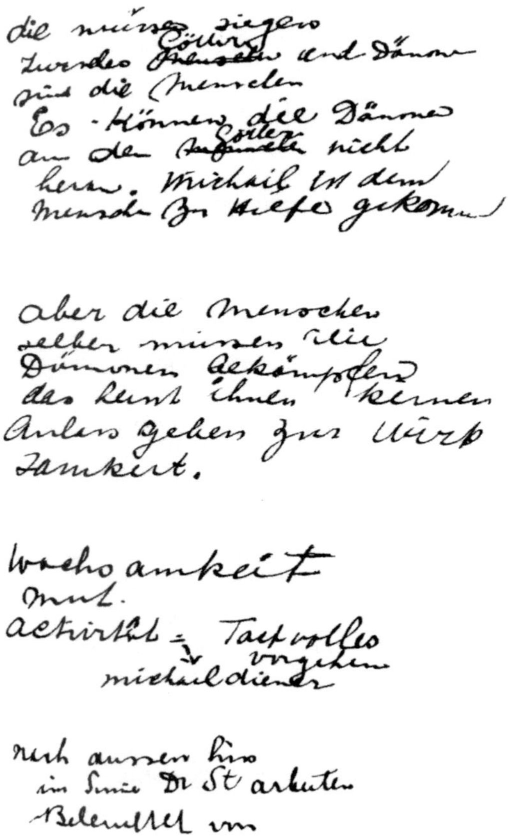

[hier bricht die Notiz ab]

J. E. ZEYLMANS VAN EMMICHOVEN

Die Anwesenheit Rudolf Steiners in Ita Wegmans Sprechstunde

Rudolf Steiner nahm an den folgenden Tagen an der Sprechstunde Ita Wegmans im Klinisch-Therapeutischen Institut in Arlesheim teil (nach den Datierungen der von Hilma Walter notierten Patientengeschichten; die Daten in Klammern sind in ihren Notizen nicht einwandfrei festzustellen).

Alle Daten sind aus Notizbüchern und aus den folgenden Publikationen zusammengestellt:

HILMA WALTER, *Grippe, Encephalitis, Poliomyelitis. Zur Pathogenese und Behandlung. Mit fünfzehn Krankengeschichten,* Arlesheim 1950

HILMA WALTER, *Der Krebs und seine Behandlung. Eine Sammlung von Krankengeschichten, mit Hinweisen von Rudolf Steiner* Arlesheim 1953

HILMA WALTER, *Abnormitäten der geistig-seelischen Entwicklung in ihren Krankheitserscheinungen und deren Behandlungsmöglichkeiten. Mit 117 Krankengeschichten,* Arlesheim 1955

HILMA WALTER, *Die sieben Hauptmetalle. Ihre Beziehungen zu Welt, Erde, Mensch. Mit 182 Krankengeschichten und therapeutischen Notizen,* Dornach 1966

HILMA WALTER, *Die Pflanzenwelt. Ihre Verwandschaft zur Erden- und Menschheitsentwicklung,* Arlesheim 1971

1921

Montag, 8. August
Sonntag, 28. August
(Samstag, 24. Dezember)

1922

Montag, 2. Januar
Montag, 9. Januar
Samstag, 18. Februar
Dienstag, 21. Februar
Mittwoch, 22. Februar
Montag, 27. Februar
Donnerstag, 23. März
Donnerstag, 30. März
(Dienstag, 4. April)
(Samstag, 6. Mai)
Dienstag, 9. Mai
Montag, 19. Juni
Freitag, 7. Juli
Dienstag, 11. Juli
Samstag, 29. Juli
Dienstag, 1. August
Dienstag, 8. August
Mittwoch, 9. August
Montag, 14. August
Sonntag, 10. September
Montag, 11. September
(Mittwoch, 13. September)
(Dienstag, 26. September)
Mittwoch, 27. September
Montag, 1. Oktober
Mittwoch, 18. Oktober

Freitag, 1. Dezember
Samstag, 2. Dezember

1923

(Donnerstag, 4. Januar)
(Sonntag, 7. Januar)
Dienstag, 9. Januar
(Donnerstag, 1. Februar)
Samstag, 3. März
Montag, 5. März
Donnerstag, 15. März
Mittwoch, 21. März
Mittwoch, 11. April
Donnerstag, 12. April
(Montag, 23. April)
(Dienstag, 24. April)
Mittwoch, 9. Mai
Freitag. 11. Mai
(Samstag, 26. Mai)
(Sonntag, 10 Juni)
(Mittwoch, 13. Juni)
(Samstag, 23. Juni)
Montag, 1. Juli
Dienstag, 2. Juli
Montag, 9. Juli
Montag, 23. Juli
Montag, 30. Juli
Mittwoch, 1. August
Dienstag, 11. September
(Donnerstag, 13. September)
Montag, 24. September
Dienstag, 25. September
(Samstag, 6. Oktober)
Sonntag, 7. Oktober
Samstag, 13. Oktober
Mittwoch, 17. Oktober
(Freitag, 19. Oktober)
Samstag, 20. Oktober
Sonntag, 21. Oktober
Mittwoch, 24. Oktober
Samstag, 10. November
Sonntag, 11. November
Mittwoch, 21. November
Donnerstag, 22. November
Montag, 26. November
Mittwoch, 28. November
Montag, 3. Dezember
Donnerstag, 6. Dezember
Freitag, 21. Dezember
Sonntag, 23. Dezember

1924

Freitag, 4. Januar
Montag, 7. Januar
Montag, 14. Januar
Donnerstag, 17. Januar
Freitag, 18. Januar
Mittwoch, 23. Januar
Donnerstag, 24. Januar
Montag, 4. Februar
(Dienstag, 5. Februar)
(Samstag, 16. Februar)
Mittwoch, 20. Februar
Sonntag, 24. Februar
Montag, 25. Februar
Dienstag, 26. Februar
Dienstag, 4. März
Donnerstag, 6. März
Freitag, 7. März
(Dienstag, 11. März)
Mittwoch, 12. März
Montag, 17. März
(Mittwoch, 19. März)
Freitag, 21. März
Mittwoch, 26. März*)
(Sonntag, 6. April)
(Montag, 7. April)
Dienstag, 22. April
Freitag, 25. April
(Samstag, 26. April)
Montag, 5. Mai
Donnerstag, 8. Mai
Dienstag, 13. Mai
Mittwoch, 14. Mai
(Donnerstag, 15. Mai)
(Dienstag, 20. Mai)
Mittwoch, 28. Mai
Donnerstag, 29. Mai
Freitag, 30. Mai
Samstag, 31. Mai
Mittwoch, 4. Juni
Sonntag, 22. Juni
Samstag, 28. Juni
Sonntag, 29. Juni
Dienstag, 1. Juli
Mittwoch, 2. Juli
Donnerstag, 3. Juli
Montag, 7. Juli
(Donnerstag, 10. Juli)
Samstag, 12. Juli
Sonntag, 13. Juli
(Mittwoch, 30. Juli)
Samstag, 2. August
(Dienstag, 5. August)
(Montag, 1. September)
(Dienstag, 9. September)
Mittwoch, 10. September
Samstag, 20. September
Montag, 22. September
Mittwoch, 24. September

*) Dieser Besuch ist nur in GA 260a, S. 605, bezeugt.

Nachtrag:
Aus dem Lebensbericht von Lothar Gärtner (siehe Anhang Band 2) geht hervor, daß R. Steiner am Sonntag, 23. September 1923, an einer Ordination I. Wegmans beratend teilnahm.

Gründungsprospekt der Internationalen Laboratorien und Klinisch-therapeutisches Institut Arlesheim A. G.

Arlesheim bei Basel
(Schweiz)

EMISSION von Fr. 500.000 in 1000 Stück Namenaktien
zu je Fr. 500.–.

Das unterzeichnete Gründungskomitee macht sich zur Aufgabe, die Erweiterung des Klinisch-Therapeutischen Institutes in Arlesheim durch Bildung einer Aktiengesellschaft durchzuführen und gleichzeitig von der Futurum A. G. die beiden chemisch-pharmazeutischen Laboratorien in Arlesheim zu übernehmen.

Das Klinisch-Therapeutische Institut wurde von Dr. med. I. Wegman gegründet und besteht seit etwa einem Jahr. Seine Aufgabe ist, eine Erweiterung und Vertiefung der heutigen Medizin unter Verwertung geisteswissenschaftlicher Anregungen zu gewinnen. Seit das Institut besteht, hat es mit bestem Erfolg in diesem Sinne gearbeitet. Auch war die Klinik immer gut von Patienten der verschiedensten Nationalitäten besucht und oft sogar überbesetzt.

Die beiden genannten Laboratorien dienen teils chemisch-pharmazeutischen Forschungen, teils der Großfabrikation von Heilmitteln; und das Versuchslaboratorium konnte bis jetzt schon folgende Heilmittel dem Großbetrieb übergeben:

1. Migräne- und Kopfschmerztabletten;
2. Heilmittel gegen Heuschnupfen;
3. " " Grippe und Influenza;
4. " " Lungenentzündung;
5. " " Keuchhusten;
6. " " Diphterie;
7. Haarwasser gegen Haarausfall.

Weitere Heilmittel werden in Bälde folgen, so z. B. Mittel gegen Gicht, Zuckerharnruhr, Rheumatismus, Arterienverkalkung, Tuberkulose, Leberkrankheiten, Veitstanz, Kropf und andere. Ein Heilmittel gegen Krebs befindet sich zurzeit in Ausarbeitung.

Vorgesehen ist die Anlage einer Heilpflanzenkultur.

Die rasche Ausdehnung und natürliche Zusammengehörigkeit dieser Betriebe, sowie auch die Erfahrungen, welche durch die genannten Institutionen von der Futurum A.G. gemacht worden sind, nötigen dazu, diese als zusammenhängende selbständige Aktiengesellschaft, abgetrennt von der Futurum A. G., zu konstituieren. Es hat sich nämlich gezeigt, daß die Mehrzahl der Interessenten dieser Institutionen nicht zugleich ihr Interesse und ihre Unterstützung den materiell-wirtschaftlichen Unternehmungen der Futurum A. G. zuwenden.

Der klinische Betrieb des Arlesheimer Institutes hat sich in außerordentlich befriedigender Weise entwickelt. Zum Beispiel hatte die Klinik bereits in dem verflossenen ersten Geschäftsjahr einen erfreulichen Gewinn zu verzeichnen. Auch die Aussichten der chemisch-pharmazeutischen Laboratorien sind sehr gut. So ist es bereits gelungen, für die in den Laboratorien zustandekommenden und fabrizierten Heilmittel Verträge abzuschließen, welche Absatzgebiete für England, Amerika und die englischen Kolonien schaffen. Für das Zustandekommen dieser Verträge haben sich auch Ärzte interessiert. Soll nun aber die durch alle diese Erfolge bedingte Erweiterung dieser Institutionen herbeigeführt werden können, so genügen die bisherigen Räumlichkeiten und Einrichtungen nicht mehr; so hat die Klinik bereits ein kleines Landgut angekauft, welches für den rationellen Betrieb notwendig geworden war.

Die Unterzeichneten bitten nun alle diejenigen, die sich für die neu zusammengeschlossenen Institutionen interessieren, Aktien darauf zu erwerben. Auf das Aktienkapital wird eine Dividende gewährt, welche den jeweiligen Geldverhältnissen entsprechend eine angemessene Verzinsung des Nennwertes des Aktienkapitals darstellt. So wird Interessenten die Möglichkeit geboten, durch Zeichnung von Aktien sich an der Förderung moderner Heilmittelfabrikation zu beteiligen sowie auch die Förderung der für die Medizin wertvollen Ideen zu unterstützen.

Die für die Gründung entworfenen Statuten sehen im wesentlichen folgendes vor:

Firma: Internationale Laboratorien und Klinisch-Therapeutisches Institut Arlesheim A. G. mit Sitz und Gerichtsstand in Arlesheim. Die Firma umfaßt folgende unter sich selbständige Ahteilungen:

1. Klinisch-Therapeutisches Institut in Arlesheim.
2. Internationale Laboratorien in Arlesheim.

Gegenstand des Unternehmens ist die Übernahme, Gründung, Finanzierung und der Betrieb von rein geistigen (wissenschaftlichen Forschungsinstituten usw.) Unternehmungen mit ihrer wirtschaftlichen Unterlage sowie die Beteiligung an solchen. Es können auch Einzelgeschäfte auf eigene oder fremde Rechnung abgeschlossen werden. Die Gesellschaft ist berechtigt, Zweigniederlassungen im In- und Auslande zu errichten. Die Gesellschaft übernimmt je zum Preise von Fr. 200.000,– in 400 auf den Namen lautenden Aktien von Fr. 500,–:

1. Das Klinisch-Therapeutische Institut in Arlesheim;
2. Das chemisch-pharmazeutische Versuchslaboratorium und das chemisch-pharmazeutische Laboratorium in Arlesheim.

Die Dauer der Gesellschaft ist unbeschränkt; das Grundkapital derselben beträgt Fr. 500.000.-, eingeteilt in 1000 auf den Namen lautende Aktien.

Die Organe der Gesellschaft sind: Die Generalversammlung, der Verwaltungsrat, die Direktion und die Kontrollstelle. Die Mitglieder des Verwaltungsrates haben als solche je mindestens eine Aktie zu hinterlegen.

Die Generalversammlung faßt ihre Beschlüsse durch einfache Stimmenmehrheit der erschienenen Aktionäre. Sie kann jedoch über die Abänderung der Statuten, die Herabsetzung des Aktienkapitals und die Auflösung der Gesellschaft gültig nur mit einer Mehrheit von 2/3 des bei der Beschlußfassung vertretenen Aktienkapitals beschliessen. Zum Beschluß auf Auflösung der Gesellschaft ist überdies erforderlich, daß $^{3}/_{4}$ des gesamten Aktienkapitals vertreten ist. Kämen infolge zu schwacher Beteiligung oder infolge zu geringer Mehrheit Beschlüsse nicht zustande, so ist eine auf 40 Tage einzuberufende zweite Generalversammlung beschlußfähig, auch wenn die $^{2}/_{3}$-Mehrheit nicht erreicht wird und wenn beim Auflösungsbeschluß nicht $^{3}/_{4}$ des gesamten Aktienkapitals vertreten sind.

Die Bilanz wird nach Art. 656 O. R. erstellt. Auf den Aktiven sind die erforderlichen und den Umständen angemessenen Abschreibungen zu machen. Vom Gewinn fallen vorab 5 % in den Reservefonds, bis dieser 10 % des Aktienkapitals ausmacht. Die Generalversammlung kann auch Spezialreserven anlegen. Sodann erhalten die Aktionäre eine dem Geldzins und dem erzielten Gewinne angemessene Dividende. Über den verbleibenden Rest verfügt die Generalversammlung.

Die Jahresrechnung ist durch die Kontrollstelle, welche aus 2 Revisoren und einem Suppleanten besteht, geprüft. Die Kontrollstelle erstattet Bericht und Antrag über die Jahresrechnung.

Die von der Gesellschaft zu erlassenden Bekanntmachungen erfolgen durch eingeschriebenen Brief an die Aktionäre und, soweit die Gesetzesvorschriften dies verlangen, im Schweizerischen Handelsamtsblatt.

Die Aktienzeichnungen, welche Sie uns zustellen, sind bis 1. Juli 1922 verbindlich. Die Zeichnung kann erfolgen in Arlesheim im Büro des Klinisch-Therapeutischen Institutes Arlesheim und im Büro der Internationalen Laboratorien in Arlesheim. Die Aktien werden zum Nennwerte von Fr. 500,- ausgegeben. Der Zeichner hat 20 % des Nominalbetrages der Aktie bei der Zeichnung, längstens aber bis zur Generalversammlung zu leisten und den Rest nach Anordnung des Verwaltungsrates bis 1. Juli 1922 bei den Zeichnungsstellen oder bei der Basellandschaftlichen Kantonalbank, Filiale in Arlesheim.

Wie oben erwähnt, rechnen die Gründer, gestützt auf die Erfahrungen, die mit den aufzunehmenden Instituten bis heute schon gemacht worden sind, damit, daß die Aktien eine Dividende erhalten werden, die allerwenigstens dem laufenden Geldzins entsprechen wird.

Arlesheim, den 10. April 1922

Die Gründer:

Dr. Rudolf Steiner
Dr. med. Ita Wegmann
Albert Steffen

OSKAR SCHMIEDEL

Zusammenarbeit mit Dr. Ita Wegman in der Heilmittelherstellung

in: *Hefte des Ita Wegman Fonds* Arlesheim 1950

Kurze Zeit, nachdem ich aus dem Krieg zurückgekommen war (Dezember 1918) und meine Arbeit in dem chemischen Laboratorium des Goetheanum wieder aufgenommen war, hatte ich mit Frau Dr. Wegman ein für die Folge wichtiges Gespräch. Sie führte aus, wie Rudolf Steiner schon manche Angaben über Heilmittel gemacht hätte, und sie riet mir, mich mit der Herstellung von solchen zu beschäftigen. Als ich erwähnte, daß ich schon seit 1912 hin und wieder Angaben von Dr. Steiner bekommen hätte, zeigte sie sich sehr erfreut und erzählte mir, daß Dr. Steiner sie vor einiger Zeit darauf hingewiesen hätte, daß die Mistel das Mittel gegen Krebs wäre. Gezwungenermaßen hatte sie das Präparat bisher in einer Apotheke in Zürich machen lassen, und sie würde es nur begrüßen, wenn ich ihr derartige Ampullen herstellen würde. Ein andermal machte sie mich auf eine Stelle in den Vorträgen Rudolf Steiners über »Okkulte Physiologie« aufmerksam, in der Rudolf Steiner über die Verwendung der Metalle in der Therapie sprach und unter anderem ausführte, daß die Metalle für bestimmte Zwecke einer Art Destillationsprozeß unterworfen werden sollten. Als Dr. Wegman und ich mit Rudolf Steiner darüber sprachen, sagte er, daß es sehr wichtig wäre, wenn ich in dieser Art Metalle herstellen würde; besonders wies er auf das Eisen hin, das, so gewonnen, ein gutes Mittel gegen Tuberkulose geben würde. In der Folge wurde das Interesse von Dr. Wegman an Heilmitteln immer reger, und besonders, als Ostern 1920 Rudolf Steiner in Dornach den ersten Kurs vor Ärzten und Medizinstudierenden hielt und sich die Notwendigkeit der eigenen Herstellung von Heilmitteln ergab, wurden die Gespräche mit ihr immer häufiger. Als Frau Dr. Wegman nach Basel übersiedelte und später das Klinisch-Therapeutische Institut in Arlesheim gründete, besuchte sie oft das Laboratorium. [...]

In dem chemischen Laboratorium des Goetheanum wurde, impulsiert durch den Medizinischen Kurs, in der Folge fast ausschließlich an der Ausarbeitung der Heilmittel gearbeitet. Frau Dr. Wegman, die selbstverständlich an dem Kurs teilgenommen hatte, verwendete in ihrer Praxis immer mehr von diesen Heilmitteln. Bald wurde die Nachfrage auch von anderen Ärzten immer reger, so daß es sich als notwendig erwies, das Laboratorium vom Goetheanurn abzutrennen und zu einer eigenen Fabrikationsstätte umzugestalten. Nach einem kurzen Übergang wurde beschlossen, eine eigene Aktiengesellschaft zu gründen. Es war durch die innerliche Verbindung von Frau Dr. Wegman mit den Heilmitteln selbstverständlich, daß sie zu dem Initiativ-Komitee gehörte, das eine solche Aktiengesellschaft gründen sollte. Neben ihr gehörte diesem Komitee auch Herr Albert Steffen an. Frau Dr. Wegman wurde dann der erste Präsident des Verwaltungsrates der

»Internationalen Laboratorien-A.-G.«. Dadurch war Frau Dr. Wegman auch äußerlich ganz verbunden mit der Arbeitsstätte, die der Erzeugung von Heilmitteln nach den von Rudolf Steiner gewiesenen Richtlinien dienen sollte. Aber auch für die Dinge rein geschäftlicher Natur zeigte sie viel Interesse und Verständnis und man konnte stets sicher sein, daß man bei ihr in schwierigen Situationen – daß bei einem jungen Unternehmen in den ersten Jahren solche auftreten, ist selbstverständlich – immer Rat und Hilfe erhielt. Schon vorher verdankte man ihrer Hilfe, daß die Liegenschaft in Arlesheim gekauft werden konnte, die noch jetzt Besitz der Weleda A.-G. ist und auf deren Grund später der Neubau aufgeführt werden konnte.

Eine noch engere Verbindung trat mit Frau Dr. Wegman ein, als die Internationale Laboratorien-A.-G. mit dem Klinisch-Therapeutischen Institut zu einer gemeinsamen Aktiengesellschaft vereinigt wurden: »Internationale Laboratorien und Klinisch-Therapeutisches Institut A.-G.«. Die immer stärker werdende Zusammenarbeit von Rudolf Steiner mit Dr. Wegman kam auch dem Laboratorium zugute, da nun täglich Vorschriften und Ratschläge zur Herstellung neuer Heilmittel gegeben wurden, die sie entweder im Auftrage Rudolf Steiners übermittelte oder aus ihren eigenen Erkenntnissen gab. Auch fanden des öftern über solche Fragen Besprechungen mit Rudolf Steiner und ihr statt. Besonders verbunden fühlte sie sich stets mit dem Problem der Krebsbehandlung mittels der Mistel, zu der sie ja von Rudolf Steiner wohl als erster Arzt die Anregung bekommen hatte. Bei den vielen Besprechungen, die der Ausarbeitung und der Verbesserung dieses Mittels dienten, war sie meistens dabei und impulsierte diese Arbeiten immer wieder aufs neue.

Als Rudolf Steiner es im Jahre 1924 richtig fand, das Klinisch-Therapeutische Institut aus der gemeinsamen Aktiengesellschaft herauszulösen und es mit dem Goetheanum zu verbinden, verließ Frau Dr. Wegman den Verwaltungsrat. Dagegen bildete Rudolf Steiner mit ihr zusammen eine Kontrollstelle der Internationalen Laboratorien-A.-G., die – wie Rudolf Steiner ausgeführt hat – sich nicht erschöpfen sollte mit einer alleinigen Kontrolle der Finanzgebahrung, sondern eine reale Kontrolle der ganzen Arbeit inklusive der Herstellung der Heilmittel durchführen sollte. Die Zusammenarbeit mit Frau Dr. Wegman blieb auch nach dem Tode Rudolf Steiners eine rege. Stets brachte sie Interesse allem entgegen, was mit der Arbeit der Weleda zusammenhing, und nichts konnte ihr eine größere Freude machen, als wenn ihr von dem guten Fortschreiten derselben in den verschiedenen Ländern berichtet werden konnte.

Wenn ich zurückblicke auf die 25 Jahre, die es mir vergönnt war, mit Frau Dr. Wegman zusammenzuarbeiten, so drängt es mich auszusprechen, daß in meinem Leben neben der Begegnung mit Rudolf Steiner die Begegnung mit ihr die wichtigste war. Vor meiner Seele steht immer ihr Bild als das einer großen Persönlichkeit, die einem stets mit großer Liebe und Güte, mit steter Hilfsbereitschaft und mit tatkräftigem initiativen Wollen entgegengetreten ist.

Madeleine P. van Deventer

Aus der Geschichte des Klinisch-Therapeutischen Institutes in Arlesheim

In: Hefte des Ita Wegman Fonds, Arlesheim 1950

Ein kleines Haus in einem wilden, dicht bewachsenen Garten mit einem großen Apfelbaum am Eingang – das war die äußere Umrahmung, in der die Geschichte des Klinisch-Therapeutischen Institutes ihren Anfang nahm. In diesem jedoch wirkte eine große Frauenseele, welche auf alle, die ihr begegneten, einen unvergeßlichen Eindruck machte. Über die Geschicke des Klinisch-Therapeutischen Institutes schreiben, heißt in erster Linie über das Wirken dieser Persönlichkeit erzählen.

Die erste Begegnung hat sich mir stark eingeprägt. Eine schlanke, hochgewachsene Frau mit leicht wiegendem Gang kam auf mich zu, umfing mich mit strahlender Herzlichkeit und nahm sofort Anteil am Schicksal der jungen Studentin. – So lernte ich im Dezember 1919 Frau Dr. Wegman kennen.

Schon bei der ersten Begegnung sprach sie von ihrem Plan, in der Nähe von Dornach eine Klinik zu gründen. Sie hatte zwar damals eine Praxis in Zürich, erkannte aber, daß die Geisteswissenschaft Rudolf Steiners auch für die Medizin von großer Fruchtbarkeit werden konnte und wollte in engerem Zusammenwirken mit Rudolf Steiner diese »erweiterte Medizin« ausarbeiten. So eröffnete sie im Juni 1921 eine kleine Privatklinik in dem oben erwähnten Haus, das zunächst Platz bot für 12–15 Patienten. […]

Jeder einzelne Patient wurde der Anlaß zum Entstehen neuer Heilmittel, die dann in der Weleda A.-G. hergestellt wurden. Daneben ließ Frau Dr. Wegman in einem eigenen Versuchslaboratorium neue Herstellungsmethoden für pflanzliche Heilmittel ausarbeiten. Es lag ihr besonders am Herzen, die Konservierung von Pflanzensäften unter Vermeidung von Alkohol zu erreichen. – Viele Anregungen gab sie auch auf dem Gebiete der Krebsforschung und der künstlerischen Therapie. – Für das alltägliche Leben schuf ihr praktischer Sinn ebenfalls manche Unterstützung. Davon zeugen die Kupfersohlen, die vielen müden Füßen zum Segen wurden. – Ein wichtiges Gebiet, dem ihr ganzes Interesse galt, war die Ernährungsfrage. Nicht nur suchte sie die Frage der Diät und Speisenzubereitung neu zu lösen, sondern auch neue Wege der Herstellung von Getränken, Brot und anderen Nährmitteln zu finden. Größten Wert legte sie auf eigene Garten- und Landwirtschaft.

Ihr beweglicher Geist schuf durch diese Anregungen neue Berufe. Viele junge Menschen sammelten sich um sie, und so ergab sich die Notwendigkeit, Ausbildungskurse einzurichten, in denen die neuen Mitarbeiter geschult werden konnten.

Das interne Leben der Klinik gestaltete Frau Dr. Wegman mit Strenge und Liebe. Sie scharte eine Anzahl junger Ärzte um sich, die sie mehr durch ihr Beispiel als durch theoretischen Unterricht förderte. Den Schwestern half sie, die Kranken in ihrem oft schwierigen Seelenleben tiefer zu verstehen und dadurch bessere Helfer beim Heilungsprozeß zu werden. – Unerschöpflich waren ihre Einfälle, wenn es galt, einem Patienten Hilfe und Erleichterung zu bringen. Oft mußten wir jungen Ärzte Autofahrten mit Patienten unternehmen, damit durch die vielfältigen Sinneseindrücke die darniederliegende Ernährung angeregt würde. Ein andermal wurden kleinste Nektarien gesammelt, wenn keine andere Nahrung mehr aufgenommen werden konnte. – Ihre Nähe bannte Todesangst und Unruhe und gab das Gefühl, im tiefsten Wesen verstanden zu sein. Es gab keine noch so schwere Krankheits-Situation, wo sie nicht mit aller Kraft den Kampf aufnahm. Drei Tage und Nächte verbrachte sie einst am Bett eines todkranken Menschen zusammen mit zwei Ärzten und zwei Schwestern. Ununterbrochen lenkte sie die Therapie, griff oft eigenhändig in die Pflege ein und führte den Patienten durch die schwere Krisis zu Genesung. Ihr »Mut des Heilens« riß alle mit und brachte diese »Wunder« zustande. [...]

NORBERT GLAS

Rudolf Steiner – Ita Wegman und die Entstehung der Weleda

in: *Evolution und Heilmittel. Fünfzig Jahre Weleda Heilmittel,* Arlesheim/Schwäbisch Gmünd 1971

Wenn ich auch bei der Gründung der Weleda in Arlesheim nicht gegenwärtig gewesen bin, hatte ich doch wiederholt Gelegenheiten, etwas von der Zusammenarbeit von Rudolf Steiner, Ita Wegman und Oskar Schmiedel mitzuerleben. Nach so langer Zeit, die seither vergangen ist, bilden sich leicht mythische Berichte, besonders über Rudolf Steiner, zum Teil auch über Ita Wegman. Es ist wichtig, sich klar zu machen, daß bei den Besuchen Rudolf Steiners in der Klinik von Arlesheim (ich kann nur von der Anfangszeit sprechen, in der ich dabei gewesen bin) nichts von einer geheimnisvollen Atmosphäre zu spüren war. Durch sein völlig natürliches und freies Auftreten fühlten sich die Menschen, die mit ihm zu tun hatten, unbefangen und waren offen für seine Worte. Warme Herzlichkeit strömte von ihm aus, bei einer gleichzeitig vollkommenen Sachlichkeit, sobald Ita Wegman, die Ärztin der Klinik, einen Patienten vorführte.

So erinnere ich mich an eine junge, besonders interessant und schön aussehende Künstlerin. Die Schmerzen in einem Knie, es dürfte das linke gewesen sein, hinderten sie beim Gehen seit längerer Zeit. Das Knie wurde betrachtet, auch leise berührt, und wenn man weniger auf die Patientin als auf den Untersucher blickte, merkte man für einen kurzen Augenblick in Rudolf Steiner Zeichen einer starken Konzentration. Sie war an den tiefdunklen Augen zu merken, die sich für einen Moment schlossen und beim Öffnen ganz selbstverständlich auf Ita Wegman schauten: es handle sich um eine leichte Veränderung des Gelenkes und man müsse Umschläge mit Arnika machen. Die Ärztin fragte sofort, wie stark denn die Lösung für die Kompressen sein müßte. Die Antwort Rudolf Steiners ist für uns Heutige vielleicht wichtig. Sie zeigt nämlich in ihrer Einfachheit, wie natürlich und ungekünstelt die Angaben gemacht wurden: man solle in das warme Wasser, das in einer Schale vorbereitet wird, so viel von der Arnikalösung schütten, bis eine schöne, leicht grüne Färbung entsteht. Er sagte nicht, es müsse ein Tee- oder Eßlöffel sein, sondem er appellierte an das unmittelbar menschliche Augenmaß.

In Arlesheim, wenige Schritte von der Klinik entfernt, war in einem kleinen Haus die damalige Weleda untergebracht. Wenn man als Arzt die schmale Holztreppe hinaufstieg und in einem größeren Raum Halt machte, war man erfreut, gewöhnlich ohne viel Vorbereitung den »Chef« der Heilmittelbereitung, Oskar Schmiedel, zu treffen. Man ging sehr gerne zu ihm, denn man war sicher, von ihm mit echt österreichischer Liebenswürdigkeit empfangen zu werden. Wurde er um ein neues Heilmittel gefragt, das Rudolf Steiner vor kurzem angegeben hatte, hörte er andächtig zu und wurde sehr nachdenklich, wenn uns Rudolf Steiner wieder einmal ein neues Rätsel aufgegeben hatte. Oskar Schmiedel argumentierte weniger über das Mittel, als über den Weg, auf dem man am besten – und am schnellsten das Heilmittel beschaffen könnte. Denn auch in jener Zeit waren die Ärzte nicht weniger ungeduldig als sie es heute sind.

Es wurde zum Beispiel eine schwierige Aufgabe, in Geschwindigkeit für einen Patienten, wie dies einmal vorkam, Injektionen herzustellen von einem »Holzschwamm, der auf Nadelbäumen wächst«. Unser Chemiker zögerte aber nicht lange, hatte ein Gespräch mit einem der Botaniker und unternahm einen stundenlangen Spaziergang in den Wald. Er fand, was wir brauchten, und bald hatten wir das Präparat in den Ampullen bereit. Es wurde injiziert – und wirkte; darüber war man nicht einmal verwundert – nur sehr erfreut. Es war schon eine besondere Zeit, in der der Pharmazeut mit so viel Glauben an seine Mittel den ebenso vertrauensvollen Ärzten hilfreich zur Seite stand.

Zu dem eben genannten Beispiele ist noch manches zu sagen, das aufklärend für die Arbeitsart Rudolf Steiners wirken kann. Dafür ist es aber nötig, einiges über den betreffenden Kranken mitzuteilen. Es handelte sich um eine schwere Tuberkulose. Der Mann war von pastösem Typus, hatte mehrere heftige Lungenblutungen hinter sich, war schwach und sein Zustand schien recht zweifelhaft. Zwei unserer Ärzte gingen zu Rudolf Steiner, der den Patienten seit Jahren gekannt hatte, und fragten um Rat. Ohne einen Augenblick zu zögern, erhielten wir die Antwort: »Gehen Sie zu der Weleda, die soll ein Präparat aus Baumschwamm, der auf Nadelbäumen wächst, herstellen; es muß dieser ganz harte Baumschwamm sein, auf D 10 potenziert. Die Injektionen müssen dreimal wöchentlich gegeben werden.« Was man erleben konnte, das war die Tatsache, daß Rudolf Steiner, der den Mann so gut kannte, den Patienten sofort im Bilde vor sich hatte und offenbar diese Verbindung zur Natur und damit zu dem Baumschwamm schon seit langem in sich getragen haben muß. Mit der Frage tauchte der Zusammenhang unmittelbar herauf – das Heilmittel war gefunden. Die Schnelligkeit der Antwort überraschte uns so, daß wir sogar etwas zweifelten, ob Rudolf Steiner auch den von uns erwähnten Kranken wirklich meine, denn dieser war zu jener Zeit eine Tagereise von uns entfernt. Rudolf Steiner lächelte nur über uns und sagte: »Sie meinen den … mit den … Haaren«, die sehr eigenartig bei dem Manne waren. Damit waren wir überzeugt und folgten der Anordnung. Es sei noch hinzugefügt, daß die Wirkung des Mittels eine außerordentlich gute war. Jedenfalls ist unser Patient erst über vierzig Jahre später, im Alter von über neunzig Jahren, gestorben. […]

Die Zusammenarbeit von Rudolf Steiner und Ita Wegman ging auch deshalb so gut, weil sie mit völliger Hingabe bereit war, alles zu tun, was Rudolf Steiner angab. Aber niemals tat sie es einfach blind, sondern mit der Überzeugung, daß man nur etwas erreichen kann, wenn man den wirklichen Mut zum Heilen in der Seele ausbildet. Diesen Mut besaß sie und zugleich übernahm sie die vollkommene Verantwortung für ihr Tun, was für sie eine Selbstverständlichkeit war.

Rudolf Steiner hatte keine Qualifikation als Arzt – er machte nur seine Vorschläge. Er erwartete auch immer, daß man sich selbst Gedanken bilde und alles wisse, was ein Mediziner jemals gelernt habe. Dafür gab er auch mir selbst eine Lehre. Er ordnete einmal – Ita Wegman muß auch dabei gewesen sein – für einen Patienten Thuja an. Ich selbst sollte das dem Patienten geben. Wie? »Sie machen ihm einen Tee von Thuja.« Ohne mich um die sonstige Pharmakopöe zu kümmern oder darin nachzulesen, fragte ich bei der Weleda an, wie ich zu einem Tee von Thuja kommen könne. Man wußte nicht warum, und da ich nichts weiter sagte, wies man mich auf den Thujabaum im Garten. Ich pflückte eine gute Handvoll, warf die grünen Zweige ins kochende Wasser, ließ ziehen, seihte ab in eine Schale und brachte meinem Patienten persönlich, sogar stolz auf meine Tüchtigkeit, eine volle Tasse Tee. Mit wenig Vergnügen trank der Kranke das Gebräu. Bald nachher wurde ihm furchtbar übel, und er gab den »Tee« von sich. Nach ein paar Stunden erholte er sich zum Glück wieder. Erst jetzt begann ich über die Giftwirkung der Thuja nachzulesen und Oskar Schmiedel erklärte mir, daß Rudolf Steiner oft die frische Lösung einer Pflanze als »Tee« bezeichnete und dann erst eine Potenz davon zubereiten ließ. Nun, das war eine Lehre fürs Leben! – Rudolf Steiner erwartete ein vollkommen genaues Wissen von seinen Ärzten. Er wollte auch von ihnen genaue Diagnosen und keine Oberflächlichkeiten.

[...] Ein Arzt aus der Klinik in Arlesheim erkrankte mit Fieber und so schweren Neuralgien, daß er buchstäblich sich nicht bewegen konnte. Von Schlaf war keine Rede und es ging ihm immer schlechter und schlechter. Ita Wegman versuchte alles mögliche, konnte sich aber zu keiner wirklichen Diagnose entschließen. Als Rudolf Steiner dann auf Besuch in die Klinik kam, führte sie auch den kranken Arzt vor. Rudolf Steiner hörte sich die Krankengeschichte ruhig an und gespannt wartete die Ärztin auf seine Antwort. Mit einem längeren Blick schaute er auf den vorgeführten Arzt und wandte sich dann an Ita Wegman: »Er hat doch eine Vergiftung«, sagte er, diesmal aber mit einem Tonfall in der Stimme, als wollte er seiner Verwunderung Ausdruck verleihen, daß man dies nicht bemerkt habe. Die wenigen Anwesenden, Ita Wegman inbegriffen, waren starr vor Staunen. Schließlich sprach er mit freundlicher Stimme zu dem Patienten: »So schlimm ist's ja nicht. Sie sind müde, nicht wahr? Am Abend soll er ganz leichten Lindenblütentee trinken.« Nachdem sich das Erstaunen aller etwas gelöst hatte, erzählte Rudolf Steiner, daß dies geschieht, wenn man Blumenkohl genießt. »Da nützt gar kein Kochen. Wenn man in Berlin Blumenkohl ißt, ißt man Menschendünger, in Holland Fischdünger und hier (in Arlesheim oder Domach) verfaulten Dünger. Bei rohen Dingen wie Salat (nicht bei Obst!) kommt es dann eben zu solchen Vergiftungen.«

Solcherart, in der verhältnismäßig noch frühen Zusammenarbeit mit Ita Wegman, konnte man erleben, daß er es gelegentlich liebte, sowohl ihr wie anderen Ärzten eine nette und interessante Lehre zu geben. Kein anderer nahm solche Lehren mit größerer Begeisterung auf als Ita Wegman. Sie gewann dadurch etwas, das ohnedies schon so stark in ihr veranlagt war: den Mut zum Heilen; gerade diesen pries und schätzte Rudolf Steiner so hoch. Durch ihren selbstlosen Willen, medizinisch zu helfen wo vielleicht andere zurückschreckten, vermochte sie mehr zu erreichen als die meisten der Ärzte. Rudolf Steiner konnte daher mit ihr arbeiten und ihr voll vertrauen. Wehe dem, der es wagte, einen Zweifel über das medizinische Wirken von Ita Wegman ihm gegenüber auszusprechen! Mit dem Betreffenden wollte er nichts mehr zu tun haben. Die Zusammenarbeit mit Ita Wegman war allmählich auch für Rudolf Steiner zu einer Selbstverständlichkeit geworden.

Brief von fünf jungen Menschen an Rudolf Steiner
vom 11. März 1924

Verehrter Herr Dr. Steiner! Stuttgart, 11. März 1924

Die in Stuttgart befindlichen Teilnehmer des Kursus, der zu Weihnachten in Dornach stattgefunden hat für jüngere Ärzte und Mediziner, fühlen sich gedrängt, auf den Appell an die Jugend, der im Mitteilungsblatt Nr. 7 ergangen ist, einiges aus ihrem Herzensbedürfnis heraus zu sagen.

Jedes einzelne Wort in dem Appell an die Jugend hat zu unseren Herzen gesprochen. Ja, die Wissenschaft tritt uns gediegen entgegen, aber kalt und nüchtern. Sie läßt den jungen Menschen öde. Man kann heute nicht mehr mit seinem ganzen Menschen als Wissenschafter im Leben drinnen stehen. Man muß sich spalten in Mensch und Wissenschafter, wenn man nicht seelisch zugrunde gehen will. Nichts Beglückendes hat mehr der Gedanke, Wissenschafter zu sein. Die Wissenschaft sinkt allmählich zum bloßen Brotstudium herab. Die Jugend kommt an die Universitäten heran, jung, frisch, mit lebenswarmem Herzen, voll Erwartungen, voll Sehnsüchten, voll Hoffnungen, dort etwas Großes zu empfangen. Im ersten Semester betritt man noch mit einer gewissen Scheu die Hörsäle, sieht mit Ehrfurcht zu den Professoren empor, staunt über all das Neue und Neuartige, das einem entgegentritt. Im 2. Semester ist man bereits abgestumpft, gleichgültig. Man hört ja überall das Gleiche. Nirgends ergibt sich eine reale Beziehung zum Leben. In der Botanik beginnt man mit dem Zellenstudium, dann geht man auf die Zoologie, da fängt man wieder mit den Zellen an, dann geht man auf die Anatomie, da wird einem der Mensch als Zellenstaat präsentiert. Und so geht es weiter. Alles wird zerfasert, zerrissen. Man steht überall nur vor Leichen. Vor Pflanzenleichen, Tierleichen, Menschenleichen, nirgends vor dem realen Leben. Der junge Mensch braucht aber das Leben, eine lebendige, wirklichkeitsgemäße Naturbetrachtung. Nur wenigen gelingt es, sich durchzukämpfen durch das tote Universitätswissen, zum lebendigen Verstehen der Natur und des Menschen.

Wir jüngeren Mediziner, die das Glück hatten, die Anthroposophie zu finden und denen es vergönnt war, schon einige Jahre Anteil nehmen zu dürfen an den Vorträgen von Herrn Dr. Steiner, wir sind in der Lage, einzusehen den Kampf, den die heutige Jugend kämpfen muß und wissen auch, daß die Jugend, die nach uns kommt, es noch viel schwerer haben wird wie wir. Die Kluft wird immer größer zwischen den Jungen und der älteren Generation. Wir müssen nun einerseits lernen, die heranwachsende Jugend weiterhin verstehen zu können, andererseits wollen wir lernen, im rechten Sinne alt werden zu können, so wie es in den Worten an die älteren Mitglieder ausgeführt ist im Mitteilungsblatt Nr. 8.

So begrüßen wir dankbaren Herzens die Begründung der Sektion für das Geistesstreben der Jugend und bitten mithelfen zu dürfen an der Verwirklichung, soferne uns der Vorstand der Anthroposophischen Gesellschaft dafür geeignet hält. Da wir uns nun bemühen, im Sinne des Kursus, den wir zu Weihnachten erhalten durften, uns durchzuringen zu einer wirklichkeitsgemäßen Erkenntnis des gesunden und kranken Menschen, möchten wir uns zum Ziele setzen, uns so auszubilden, daß wir einmal einerseits dem jungen anthroposophischen Nicht-Mediziner die ihm nötigen Kenntnisse über seine eigene menschliche Wesenheit übermitteln können und zwar so, daß er nicht dabei das Gefühl zu haben braucht, einem Wissenschafter gegenüberzustehen der »zu wenig Anthroposoph« ist. Andererseits müßten wir lernen, dem nicht-anthroposophischen Mediziner Anthroposophie bringen zu können, bei der auch die Wissenschaft zu ihrem Rechte kommt.

In dankbarer Verehrung

Dr. Hans Altemüller
Lilly Kolisko
Helene Grunelius
Maria Hachez
Dr. Julie Bort

Margarete Kirchner-Bockholt

Aus einem Aufsatz über Ita Wegman

in: *Mitteilungen aus der anthroposophischen Arbeit in Deutschland,* Stuttgart Nr. 23, Ostern 1953

[...] In den ersten Jahren des Bestehens der Klinik kümmerte sich Dr. Wegman um alle Einzelheiten des Betriebes; es lag ihr nicht nur daran, das richtige Heilmittel für den Patienten zu haben, sondern auch die Nahrung und die Diät neu zu gestalten, in die Pflegetätigkeit neue Impulse zu bringen, die künstlerische Therapie auszubauen usw. Aber alles webte ineinander. Oft wollte sie einem Patienten helfen, der für seine Gesundung andere Lebensumstände brauchte, und sie versuchte, ob diese Persönlichkeit in einem bestimmten Zweig der Arbeit, an dem sie selber erneuernde Kräfte entfalten könne, hineinwachsen würde. Das gelang oft erstaunlich, oft auch nicht. Es machte die Arbeit meist mühevoller. Aber dennoch geschah auf diese Weise viel, und die Mißerfolge zählten nicht.

Dr. Wegman blieb immer mit Interesse und wachem Auge mit allem verbunden, immer bereit zu ändern, wenn es für die Menschen oder die Arbeit nötig war. Auch die Gespräche mit uns jüngeren Ärzten waren eigentlich nie belehrender Natur, sie knüpften meist an die Notwendigkeiten des Alltags an; aber dann hatte Dr. Wegman eine großartige Art, in die Tiefen der Dinge hineinzugehen und dabei Erkenntnisse und Einsichten zu bringen, die aus dem Einmaligen zu allgemein Gültigem führten und dadurch eine starke Impulsivkraft hatten. Freudig ging man neu an die Schwierigkeiten heran. Diese Eigenschaft, in die tägliche Arbeit geistigen Enthusiasmus hineinzutragen, die uns vielleicht gar nicht so bedeutsam erscheint, nahm Rudolf Steiner sehr ernst. Als er die Weihnachtstagung vorbereitete und Dr. Wegman zur Leiterin der Medizinischen Sektion machen wollte, meinte sie selbst, daß sie doch gar kein Redner sei, keine Vorträge halten könne und dadurch wohl gar nicht geeignet wäre. Er gab dann zur Antwort, daß sie aber doch die Fähigkeit habe, im Alltag die richtigen Lösungen aus dem Geist heraus zu finden.

Ihre freie, große, bewegliche Seele gab wohl ihrer Persönlichkeit die besondere Bedeutung und Kraft des Wirkens. Das Seelenreich war ihr ein vertrauter Boden. Es war ihre eigene Seele das Organ, mit dem sie im Seelengebiet forschte und diese konnte sich weiten in die Lichtregionen, wo die Seele sich dem Geiste öffnet, und auch liebend in die Seelendunkelheit eintauchen. Immer war sie hilfsbereit.

Für ihr ärztliches Wirken stand ihr die geisteswissenschaftliche Erkenntnis von den Bereichen des Leibes, der Seele und des Geistes zur Verfügung, und so führte ihr Eintauchen in die Seelenfragen bis hinein in das konkret Geistige oder in das konkret Leibliche. Ihre Ratschläge waren vielfach überraschend. So erzählte mir erst kürzlich jemand, ihre Begegnung mit Dr. Wegman sei zuerst recht enttäuschend gewesen. Sie war als junger Mensch zu ihr gegangen, voller Verehrung und Vertrauen, um mit ihr über seelische Nöte und Fragen zu sprechen. Schon nach kurzem Zuhören fragte Dr. Wegman, ob nicht ihr Stoffwechsel gestört sei. Als dies bejaht wurde, meinte Dr. Wegman: »Nun, das müssen wir dann erst in Ordnung bringen, dann lösen sich auch Ihre Schwierigkeiten.«

Dagegen kam mancher mit körperlicher Erkrankung, und die Heilung führte ihn zu neuen Lebenseinsichten und -entschlüssen: Seine Seele konnte den Anschluß an ein wahres Geistesleben finden.

Alles, was Dr. Wegman im Bereiche der menschlichen Seele begegnete, fand ihr größtes Interesse. Sie setzte sich mit den Zeitereignissen, mit Zeiterscheinungen und -anschauungen am meisten auseinander, wenn sie ihr aus anderen menschlichen Seelen entgegentraten. Es kamen zum Beispiel manche bedeutende Schüler der Psychoanalyse zu ihr und suchten bei ihr Rat. Nie hat sie ihnen unmittelbar etwas Abfälliges über Psychoanalyse gesagt. Sie lebte sich in Gesprächen in ihre Anschauungen ein, ließ sich viel Einzelheiten erzählen, achtete darauf, was die einzelne Seele daran erlebte. Sie versuchte das ganz in sich aufzunehmen und aus ihrem geisteswissenschaftlichen Wissen heraus zu verarbeiten, bis sie aus ihrer Einsicht in die Tatsachen auch auf die Erkenntnis des Menschen wirken konnte. Sie fand die Zeit nicht, um viel zu lesen; aber dennoch kannte sie die modernen Erscheinungen, lebte voll das Leben der Zeit mit, weil sie es in den Menschen der Zeit miterlebte, und alles, was ihr da entgegentrat, zu verarbeiten suchte mit dem, was Geisteswissenschaft gibt.

Ihre eigene Seele wandelte sich selber in diesem Mitfühlen und Mitleiden und wurde immer beweglicher und weiter. Oft habe ich es miterlebt, daß Patienten bei Dr. Steiner über sich klagten; sie waren deprimiert, hatten das Empfinden, daß sie nicht ausreichten usw. Rudolf Steiner hatte dies nicht gern, antwortete immer aufmunternd, sagte, daß man sich diesen Gedanken nicht hingeben solle. »Wachsen Sie an Ihren Aufgaben«, riet er. Dies konnte man bei Dr. Wegman lernen. Sie wuchs an ihrer Arbeit, und sie führte auch ihre Umgebung durch das Erfüllen der Arbeit und das Erfülltsein mit den Aufgaben zum geistigen Erleben. Lahmheit der Seele, Passivität, Traurigkeit ertrug sie in ihrer Umgebung nur schwer, sie mühte sich dann um jeden Menschen, bis dies überwunden war. In den Einzelgesprächen von Mensch zu Mensch konnte sich ihre Fähigkeit, Seelen zu lösen und Seelen zu erschließen, am meisten entfalten. Sie kannte auch gut die Seelenabgründe, da wo wohl auch Geistiges, aber ein »Ungeistiges« in die Seele hinein wirkt und sie lähmt und abirren läßt. Sie scheute sich nicht, mutig auch in die Seelenabgründe vorzudringen, Geisteskämpfe im Seelenbereich aufzunehmen und bis zur Erkenntnis der Gegenkräfte zu führen. Wohl deswegen wirkte sie überall, wo sie war, so, daß sie Helligkeit verbreitete. Nicht als Lehrer des Geistigen zunächst, aber die Seelen erweckend, bereit machend zur Aufnahme des Geistigen. So gab es bei ihr auch nie ein Verweilen bei Schwierigkeiten. Es konnte zu Differenzen kommen, zu Auseinandersetzungen mit den Menschen ihrer Umgebung; das blieb aber nie in einer unfruchtbaren Kritik stecken, sondern die Auseinandersetzungen führten meistens zu den tiefsten Begegnungen und zu einer immer stärkeren menschlichen Verbindung.

EBERHARD SCHICKLER

Ein Rückblick auf frühere Zeiten der Klinik

In: Hefte des Ita Wegman Fonds, Arlesheim 1950

Das Zurückdenken an meine ersten Erlebnisse in der Klinik in Arlesheim ist ein Zurückgehen auf Anfänge. Wohl hatte ich Krieg und ärztliche Ausbildung gerade hinter mir. Aber mit der Geisteswissenschaft, mit dem Auftreten Rudolf Steiners begann eine neue Epoche, und hier in Arlesheim war ein Haus gegründet worden, in welchem die Fülle vieler Anfänge wie in einem Keim zusammengedrängt war. Als ich die Klinik – sie ist ein Begriff geworden – zum ersten Mal aufsuchte, war Frau Dr. Wegman gerade mit Rudolf Steiner auf Reisen. Dies gab mir gleich am Anfang ein gutes Bild von der Lebensart der Gründerin der Klinik. Sie hat ihr Arzttum aus der Gesamt-Anthroposophie entwickelt. Zuerst traf ich also dort eine Anzahl lieber Menschen, die das Haus und seine Pflichten betreuten, Ärzte, Schwestern, Verwaltung. Nach wenigen Tagen nahm ich zum ersten Mal Frühstück mit Frau Dr. Wegman und schon dieses erste Gespräch verband mich menschlich und im Beruf mit der Arbeit in diesem Hause.

Man kann heute wohl noch kaum übersehen, welch ein Quellpunkt neuen Arzttums entstanden ist durch die Klinik in Arlesheim. Aber man braucht sich nur ins Bewußtsein zu rufen, daß diese Klinik entstanden ist durch den Willen, sie dem Geistesforscher zur Verfügung zu stellen. Davon ist es die Folge, daß eine Vielfalt veranlagt ist. Und Frau Dr. Wegman war ganz der Mensch, dieser Vielfalt zum Leben zu verhelfen. Ihre Weite im Verstehen anderer Menschen hat ihr das Vertrauen von vielen, vielen hilfsbereiten Menschen eingetragen. So haben zuerst in Gesprächen und später in den Handhabungen viele und besonders junge Menschen sich selber bei ihr erst gefunden und orientiert und sich dann mit dem Mut des Anbeginnens und mit der Verzichtbereitschaft der Jugend in das neue Heilwirken in der Klinik, in den angeschlossenen Instituten, in die heilpädagogischen Heime und anderen Ortes hineinbegeben. Denn es handelte sich ja nicht nur um Arzttum und Schwesternwerden im allgemeinen, sondern um die Therapie und das Heilen im geisteswissenschaftlichen Sinne. Also um ein neues Verständnis der Krankheit, des Kranken, der Heilmittel, der Handreichungen, der Milieubildung, des Lernens in Kursen und Praxis. Daher war neu zu entwickeln, am besten aus dem konkreten einzelnen Fall, zum Beispiel eine Diät, eine Hydrotherapie, eine Massage und insbesondere die künstlerischen Therapien: Heileurythmie, Malen, Musizieren. Freilich gab es das als Beschäftigungstherapie schon auch anderswo, freilich kannte man Diätheime und viel reformerische Bestrebungen im hygienischen Leben und auch für Kranke. Hier aber war zu praktizieren, wie sich die Erkenntnisse der Geisteswissenschaft in die Praxis einleben können. Für diese Vielfältigkeit ist die Klinik ein Keimpunkt und eine Pflanzstätte geworden. Wichtige Ansätze der Entwicklung waren anderen Ortes selbstverständlich vorangegangen, zum Beispiel in Stuttgart, und deren Geschichte ist ja auch verbunden mit den Phasen der Entwicklung der gesamtanthroposophischen Bewegung. Aber hier konnten Rudolf Steiner an dem Ort seines ständigen Wirkens in der Schweiz die klinischen Einrichtungen entgegenkommen, die er brauchte, und besonders war Frau Dr. Wegman, ihre Persönlichkeit, ihr weltoffenes Verständnis und ihre Schülerschaft bei Rudolf Steiner der menschliche Urgrund aller Voraussetzungen.

Die Klinik war schon voll im Gang, als ich nach Arlesheim gekommen bin. Kranke vieler Länder hatten ihre Kuren und verkehrten da nach der Weihnacht 1923/24. Die Laboratorien arbeiteten an den Heilmitteln, der Sonnenhof war heilpädagogisches Heim, Dr. Bockholt stand mitten in der Heileurythmie und vertrat mit Dr. Walter während der Reisen Frau Dr. Wegman. Da mußte im tragischen Herbst 1924 Frau Dr. Wegman die Behandlung und Pflege Rudolf Steiners übernehmen, und ich folgte einer Anfrage um meine Hilfeleistung in der Klinik. Die Erlebnisse dieser Zeit, unsagbar und entscheidend, sind unvergeßliche. Aber wie Rudolf Steiner selbst nie Leid oder Trauer übergangen hat, so hat er doch dem Leid oder der Trauer nie nachgegeben. Als die schwere Zeit der Prüfung im Leid über uns alle kam, da entwickelte sich doch, nach seiner Verwandlung, in der treuen Fortsetzung jener Zusammenarbeit nach dem Bedürfnis der Klinik und dem Drängen der Herankommenden entsprechend, das weite Feld der Ausbildung.

Es begannen Medizinerkurse, Schwestern- und Helferkurse, die ich mitbetreuen durfte. Dabei wurden alle Gebiete bearbeitet, für welche die Lehrer sich freizumachen bereit waren. In jener Zeit wurde auch die Zeitschrift Natura begründet. Sie wurde für viele Menschen eine Einführung und Befestigung in der selbständigen Erarbeitung der Anthroposophie. Bei den Internationalen Laboratorien, der jetzigen Weleda, war noch durch Rudolf Steiner eine Verbindung mit der Klinik hergestellt worden, die mir in Stellvertretung für Dr. Steiner und Dr. Wegman übertragen war. Sie bezog sich auf die Herstellung der Heilmittel, und ich konnte dadurch dem Auftrag Rudolf Steiners entsprechen, mitzuentwickeln und zu arbeiten an der Maschine, die das Heilmittel gegen den Krebs zu seiner entscheidenden Wirksamkeit bringt.

Gerade diesen Zweig ärztlicher Tätigkeit, sich mit den Medikamenten zu beschäftigen, hat Frau Dr. Wegman immer besonders gepflegt. Da sprechen ja alle Naturwissenschaften mit. Die Kenntnisse aller Naturreiche schließen sich an das Menschenbild an und die Substanz kann man sich doch nur in Rückbezug auf den Menschen erarbeiten.

Eine so gedrängte Schilderung der Tätigkeitsfelder läßt vielleicht nur Beteiligte oder Tätige erkennen, was alles an innerer Arbeit mit solchen Grundlegungen verbunden ist, was alles zu erwägen, zu überdenken, und an den Menschen und den Sachen zurechtzurücken ist. Aber als ein Zeuge und Mitarbeiter jener Zeit der Grundlegungen berichte ich gerne mit anderen Freunden zusammen von dem Reichtum des geistigen Lebens und seiner menschenverbindenden Kraft. Wo ich diese, außer in der Klinik, am meisten erlebte, das war auf dem Feld der Heilpädagogik. Der Wille zur sozialen Gestaltung kam auch da bei Frau Dr. Wegman wunderbar zum Ausdruck. Unermüdlich in Gesprächen bis tief, tief in die Nacht hinein half sie und beriet sich mit den so viel jüngeren Freunden und begleitete ihren Weg an die Orte und in die Menschengruppierungen ihrer neuen Gründungen hinein.

Auf solchen Menschenwegen ist die Klinik geistig ein Heimatboden für ungezählte Menschen und ihre Schicksale geworden. Und in diesen erlebten, erlittenen, erarbeiteten Anfängen liegt es begründet, daß auch heute noch wohl die meisten oder alle in der Klinik den Quellenort des Heilerwillens sehen, der aus der Anthroposophie zu den Menschen der Gegenwart kommt.

MADELEINE P. VAN DEVENTER

Aus Ita Wegmans Wirken für und mit Rudolf Steiner

Eine Version dieses Aufsatzes erschien in Mitteilungen aus der anthroposophischen Arbeit in Deutschland, *Stuttgart 1953, Nr. 23. Der nachfolgende Text geht zurück auf zwei von der Verfasserin korrigierte Versionen, die sie 1982 für die vorliegende Biographie zur Verfügung stellte.*

M. P. van Deventer hat zeitlebens zahlreiche Erinnerungen an Ita Wegman und Betrachtungen über ihr Wirken verfaßt. An einigen Stellen weisen ihre Darstellungen kleine Unterschiede und manchmal auch Datierungsfehler auf. So ist aufgrund späterer Archivforschungen anzunehmen, daß Ita Wegmans Referat über ihre Krebsbehandlungen mit Mistel nicht 1920, sondern im April 1921, während des zweiten Medizinerkurses, gehalten wurde. Andere unzutreffende Details sind in der Biographie richtiggestellt. – Rudolf Steiners Äußerung während der Weihnachtstagung 1923 »Frau Dr. Wegman ist eine Frau der Tat, nicht des Wortes« *ist damals stenographisch nicht festgehalten und nur von M. van Deventer überliefert. Ich fasse diese Äußerung so auf, daß Ita Wegman keine Frau des gesprochenen Wortes war, in dem Sinne, daß sie vor einem größeren Auditorium nicht leicht sprechen konnte. Der Schluß des Aufsatzes ist hier weggelassen.*

E. Zeylmans

Wenn der Versuch gemacht werden soll, einiges über Frau Dr. Wegmans Leben zu sagen, so kann dies nur geschehen im Bewußtsein ihrer Wesensverbundenheit mit Rudolf Steiner. In einem Gespräch sagte sie einmal: »Bei meiner Kremation soll man nicht über mich sprechen, sondern nur sagen, wie mein Leben im Dienste Rudolf Steiners stand«. So kann es angebracht sein, jetzt nach 10 Jahren einige Bilder aus dem Leben Ita Wegmans zu schildern, die ein besseres Verstehen dieser ihrer Verbundenheit mit Rudolf Steiner ermöglichen, – Bilder aus der persönlichen Erinnerung, sowie auch aus Gesprächen und Geschriebenem von Ita Wegman selber.

Zuerst eine Frühbegegnung: Es war beim ersten Ärztekurs im Frühjahr 1920 in Dornach. Eine größere Anzahl Mediziner war versammelt, meist solche mit großer ärztlicher Erfahrung, aber manchmal auch noch sehr verhaftet in sonderbaren Spezialismen, wie es dem jugendlichen Zuhörer erscheinen mußte. Eine unendliche Fülle von geistigem Wissen strömte durch Rudolf Steiner herunter, konnte aber nicht genügend zu den Seelen der Zuhörer dringen, da das intellektuelle Wissen die Beweglichkeit des Denkens verhinderte. Ein Leidenszug auf Rudolf Steiners Antlitz sprach eine deutliche Sprache. Aber inmitten der Teilnehmer war eine Gestalt, meist in der letzten Reihe auf einer schmalen Bank gegen die Rückwand des Saales gelehnt, schweigend, aufnehmend. Es war Ita Wegman. Eines Tages bei einer Therapie-Besprechung bat Rudolf Steiner sie, einiges zu erzählen über ihre Erfahrungen mit der Mistel. Er hatte ihr nämlich dieses Mittel schon vor Jahren angegeben zur Behandlung des Krebses. Mit ruhiger Sicherheit referierte Dr. Wegman eine Anzahl erstaunlicher Fälle. Sie faßte sich kurz, sprach nur das Notwendigste, ohne theoretische Abschweifungen, ohne unnötige,wissenschaftliche Umschreibungen. Der Hörer konnte erleben, daß hier aus vollster ärztlicher Verantwortung gesprochen wurde, zugleich aber aus einer ehrfurchtsvollen Seelenhaltung, die offen war für neue geistige Anregung. Das sorgenvolle Antlitz Rudolf Steiners leuchtete für kurze Zeit.

Als Resultat dieses Kurses reifte in Ita Wegman der Plan, in der Nähe von Dornach eine kleine Klinik zu gründen, um die Anregungen Rudolf Steiners auf medizinischem Gebiet weiter ausbauen zu können und auch für die Welt anhand klinischer Fälle ihre Fruchtbarkeit beweisen zu können.

Am 8. Juni 1921 konnte Dr. Wegman das Klinisch-Therapeutische Institut in Arlesheim eröffnen. Im Laufe der nächsten Jahre erzählte sie mir öfter über Rudolf Steiners Besuche in der Klinik, die immer häufiger und bedeutender wurden. So konnte sie erzählen, wie er eines Tages anfing, ihr auch meditative Hilfen für die Patienten zu geben. Es sprach ehrfurchtsvolle Verwunderung aus solchen Erzählungen.

Ich möchte hier einen kurzen Rückblick auf die verschiedenen Phasen der anthroposophisch-medizinischen Arbeit einschalten. Zuallererst war da die Zeit, wo Rudolf Steiner in einzelnen Fällen Rat gab an die Ärzte, die ihn darum fragten, oder auch direkt an Patienten. Dann in der Zeit, wo ein starkes Wirken nach außen begann, hielt Dr. Steiner einen öffentlichen Vortrag in Basel am 6. Januar 1920 und forderte mit feurigen Worten die Naturwissenschafter, Mediziner usw. auf, zu prüfen, was die Geisteswissenschaft auf ihren Gebieten zu sagen hätte. Dies wurde für Dr. Wegman, Dr. Schmiedel und andere der Anlaß, den ersten Ärztekurs zustande zu bringen. Es folgten weitere Kurse 1921 und 1922. Unendliches Wissen über den übersinnlichen Menschen und seine Beziehung zum Kosmos wurde uns geschenkt.

Für einige jüngere Teilnehmer wurde aber immer klarer, daß von ihnen selber noch anderes verlangt wurde und daß ein innerer Weg beschritten werden müßte, der kompromißlos zu neuem Heilertum führen würde. In ungeschickten Worten versuchten wir solche und ähnliche Gedanken auszusprechen. Rudolf Steiner faßte sie tiefer schauend in die Worte: »Was Sie suchen, ist im Grunde eine Vermenschlichung der Medizin.« Er fügte dann hinzu: »Ich kann Ihnen darüber schon einen Vortragskurs halten, wenn es nicht nur Sie vier oder fünf sind, sondern 50, 60, 70 junge Leute wie Sie.« Wir suchten diese fünfzig Schicksalsgenossen.

Die Seele unseres Kreises war Helene Grunelius. Nach einem Jahr waren schließlich nach strengster Auswahl circa 30 junge Ärzte und Medizinstudenten zusammen. Rudolf Steiner sagte uns den Kurs zu. Er hatte uns vollste Freiheit für die Einladungen gegeben, aber auch große Verantwortung auf unsere Schultern gelegt. Es war ein Jahr der Schulung, wo aus Irrtümern gelernt wurde. Hier gerade fanden wir tatkräftige und kluge Hilfe bei Frau Dr. Wegman, die uns manchen Rat gab und auch manchen stillen Wink über die wirklichen Intentionen Rudolf Steiners. Als wir dann aber im Herbst 1923 zu einer Zeit, wo noch nichts über die Weihnachtstagung und die Einrichtung einer medizinischen Sektion bekannt war, mitteilten, daß wir als einzige der älteren Ärzte Dr. Wegman zum Kurs einladen möchten, kam sofort die kategorische Antwort Rudolf Steiners: »Dr. Wegman wird am Kurs teilnehmen als meine Mitarbeiterin.« – Noch eine andere bezeichnende Situation möchte ich erwähnen. Als der Ort des Kurses festzulegen war und wir baten, daß es Dornach sein möge, war Rudolf Steiner wohl erfreut, meinte aber, wir könnten das nicht zustande bringen bei den damaligen Valutaschwierigkeiten. Unser Einwand, daß dies doch *unsere* Sorge sein möge, blieb wirkungslos. Erst als wir erwähnten, daß auch Dr. Wegman uns ihre Hilfe versprochen hatte, erfolgte die sofortige Zusage für Dornach. – So fand dann als erste Veranstaltung im Rahmen der Medizinischen Sektion sofort nach der Weihnachtstagung der erste Kursus für junge Mediziner statt, der die Grundlage wurde für unsere innere Arbeit auf medizinischem Feld.

Im gleichen Jahre 1923, wo die jungen Freunde in manchen Gesprächen mit Rudolf Steiner rangen um ein immer stärkeres Bewußtwerden ihres inneren Suchens, stellte Ita Wegman aus der vollen Reife ihres Wesens die Frage an Rudolf Steiner nach einer Erneuerung der Mysterien, und Rudolf Steiner konnte ihr eines Tages sagen: »Ja, die Mysterien-Medizin soll wieder aufleben.« Damit hatte die dritte Epoche des medizinischen Wirkens begonnen, die dann zu der gemeinsamen Arbeit am medizinischen Buch führte und schließlich vor aller Augen sichtbar als Medizinische Sektion am Goetheanum sich darlebte, worin auch das Streben der jungen Mediziner voll einmündete.

Als Rudolf Steiner zuerst Frau Dr. Wegman aufforderte, mit ihm das medizinische Buch zu schreiben, da war in ihrer Seele größtes Erstaunen, wie eine solche Aufgabe an sie herankommen könne. – Sie hätte doch nicht das wissenschaftliche Denken, das – wie sie meinte – dazu notwendig war. Rudolf Steiner erklärte ihr später, daß sie durch ihr noch weich gebliebenes weibliches Gehirn und ihre besondere Veranlagung die Fähigkeit habe, Geistiges konkret zu denken. Und so begann im September [Oktober] 1923 diese Zusammenarbeit, die ein erster Schritt zur Erneuerung der Mysterien genannt werden kann.

Immer wieder regt dieses Wort »Mysterienerneuerung« die Seele an, sich mit altem Mysterienwesen zu befassen und dessen Umwandlung in die nüchterne Gegenwart zu verstehen. Die Grundlagen für ein solches Studium sind die Vorträge Rudolf Steiners über die alten Mysterienstätten, aber eine besonders intime Hilfe können solche Erzählungen bilden, wie sie uns Frau Dr. Wegman wiedergibt nach Gesprächen, die sie mit Rudolf Steiner führen durfte. So darf vielleicht hier hingewiesen werden auf eine solche Erzählung über das Leben und Wirken in Ephesus. Nachdem erzählt worden ist von dem besonderen Zauber, der gerade über diesen ephesischen Mysterien gelegen hat, wird geschildert, wie Lehrer und Schüler sich in einer Vollmondnacht dem Tempel nähern und nach kurzem, eigentümlichem Gespräch mit dem, der die Pforte öffnet, weiterschreiten zur Statue der Artemis. Durch alles, was da erlebt werden konnte, wurde man aus sich herausgehoben, man konnte sich in den Ätherwelten, im kosmischen Dasein fühlen und so das Wirken der Persephone erkennen. Und nun wird weiter geschildert, wie auf zwei Seelenwegen Lehrer und Schüler sich den Weltgeheimnissen näherten.

»Während der Lehrer, der Eingeweihte, mehr die Persephone in ihrem Wirken in der Oberwelt erlebte, dasjenige, was mehr mit den Formprinzipien innerhalb der Natur zusammenhängt, konnte der Schüler dasjenige erleben, was in der Natur an Kräften von unten nach oben steigt. Und vereinte der Schüler das, was der Lehrer durch seine höhere Erkenntnis ihm mitzuteilen hatte, mit dem was er selbst erleben konnte, dann hatte er die Möglichkeit, zu weitumfassenden Erkenntnissen im Walten der Natur zu kommen, zu einem lebendigen Erfassen der Göttin Persephone.« [Torquay, 14. 8. 1924, GA 243]

Ahnend kann man mit solchen Bildern in der Seele sich herantasten an ein Verständnis, wie solch altes Mysterien-Geschehen in der heutigen Zeit sich in verwandelter Gestalt abspielt, wie es geschah wiederum auf zwei Seelenwegen – im gemeinsamen Erarbeiten der Inhalte des medizinischen Buches. Als offenbares Geheimnis sehen wir das Resultat eines solchen Wirkens in der heutigen Zeit, – was in alten Zeiten im Innersten der Tempel verborgen blieb.

Aus der Zeit der Weihnachtstagung steigt wieder ein Bild aus der Erinnerung auf. Es sollte für die einzelnen Sektionen gesprochen werden. Da betritt Rudolf Steiner an Stelle von Dr. Wegman das Podium und leitet seine Ausführungen über das medizinische Gebiet mit den Worten ein: »Frau Dr. Wegman ist eine Frau der Tat, nicht des Wortes.« Diese Kraft zur Tat, die tief im Seelenwesen Ita Wegmans begründet lag, ermöglichte, daß Erdenwirklichkeit werden konnte, was Rudolf Steiner aus geistigen Welten herunterholte. Denn es war nicht nur die Klinik in Arlesheim, die von ihr gegründet wurde, wozu der Sonnenhof und später die Dependancen in Ascona und Brissago kamen, es waren medizinische Zentren in Paris, London und Berlin, es wurden Ausbildungskurse und Forschungslaboratorien ins Leben gerufen und große öffentliche Tagungen veranstaltet. Wo sie nicht selber gründete, gab sie dazu Impulse und Hilfe, wie zum Beispiel bei den meisten heilpädagogischen Instituten. – Bis ins Wirtschaftliche hinein war alles, was sie *selber* unternahm, real und lebenskräftig. Gerade auch diese Fähigkeit, das Wirtschaftsgebiet zu meistem, schätzte Rudolf Steiner, so daß er sie als einzigen wirklichen Wirtschafter bezeichnete.

Auf rein medizinischem Gebiet erlebte man die gleiche Kraft in ihrem Mut des Heilens, den Dr. Steiner immer und immer wieder als Beispiel den Ärzten hinstellte. Diesen Mut zeigte sie am Krankenbett, wenn sie den Kampf gegen den Tod auch dann noch führte, wenn andere resignierten. Sie kannte keine Resignation, und öfter konnte sie den Tod besiegen, und auch wenn das nicht gelang, spürte man, wie aufgewendete Heilerkraft für das weitere Dasein des Verstorbenen wichtig war. – Auch konnte man diesen gleichen Mut beobachten, wenn es galt, das Schicksal eines Menschen zu ordnen, ihm zu helfen, durch einen neuen Lebensanfang den Ausweg aus Krankheit und Irrtum zu finden. Mit diesem Muteswirken öffnete sie Michael den Weg ins Medizinische.

Eine andere Seite ihres Seelenwirkens war ihre Offenheit für heilende Inspirationen. Auch hier wies Rudolf Steiner öfter auf ihre »wunderbar inspirierte Erkenntnis« hin. Es war für uns junge Ärzte in der Klinik ein beglückendes Erlebnis, solche Augenblicke mitzumachen, wo Ita Wegman frisch und ursprünglich Heilimpulse geben konnte, – und dann auch wahrzunehmen, wie sie nun nicht ruhte, bis sie denkerisch die Ratio erfaßt hatte. Es wurde praktisch der Weg des Raphael-Wirkens in der Medizin beschritten. [...]

Die Mitglieder der Medizinischen Sektion (1924)

Eine sichere Übersicht der ersten Mitglieder der Medizinischen Sektion der Freien Hochschule für Geisteswissenschaft in Dornach konnte bisher nicht zusammengestellt werden. Unter verschiedenen undatierten Ärztelisten im Nachlaß Ita Wegmans ist die hier folgende Aufzählung aus dem Jahre 1924 wahrscheinlich die älteste.

E. Zeylmans

Schweiz

Arlesheim:	Dr. Hilma Walter
	Dr. Margarete Bockholt
	Dr. Julia Bort
	Helene von Grunelius
Dornach:	Georg Groot
	Ehrenfried Pfeiffer*
	Dr. med. dent. Emil Grosheintz
	Dr. H. Ginda Fridkin
	Helma Kahnert
	Fr. Dr. Moureux
Reinach:	Dr. Alfred Usteri*
Basel:	Dr. Klara Widmer
	Dr. Hermann Liebert
Zürich:	Paul Hottinger
Bern:	Dr. W. Brennecke
Ascona:	Dr. Anna Iduna Zehnder
Weggis:	Dr. Werner Kaelin

Holland

Den Haag:	Dr. F. W. Zeylmans van Emmichoven
	Dr. Robert van Houten
	J. W. W. de Quartel
Utrecht:	Henk A. R. van Deventer
	Madeleine van Deventer
Amsterdam:	J. A. Willinge Prins
	A. G. Degenaar

Frankreich

Nizza:	Dr. R. Lavezzari
Paris:	C. S. Schlumberger

Österreich

Wien:	Dr. Norbert Glas
	Dr. Maria Glas
	Georg Deutsch
Linz:	Felix Ungar

Deutschland

Stuttgart:	Dr. Eugen Kolisko
	Lilly Kolisko*
	Dr. Eberhard Schickler
	Dr. Felix Peipers
	Dr. Friedrich Husemann
	Dr. Otto Palmer
	Dr. Ludwig Noll
	Dr. Hanns Rascher
	Dr. Karl Schubert*
	Dr. Kurt Piper
	Dr. Karutz
	Trude Förstner
Freiburg:	Dr. J. Kalkhof
	Richard Schubert
	Walter Liehr
	Erich Liehr
	Ernst Harmstorf
	Dr. Burg
Karlsruhe:	Dr. W. Gutsch
	Dr. med. dent. Bopp
	Frl. Dr. med. dent. Schweinfurt
Frankfurt:	Dr. Max Bachem
Nürnberg:	Dr. Leonhard Schenk

Erlangen:	Christian Büttner
Tübingen:	Dr. H. Altemüller
Schliersee:	Dr. Grete Crome
Mannheim:	Dr. Clementine Kačer-Krajca
Köln:	Dr. Franz Tabuschat
Breslau:	Dr. Ludwig Engel
	Gerhard Suchantke
Berlin:	Dr. Ilse Rennefeld
	Dr. Kläre Meumann
	Dr. Siegfried Knauer
Jena:	Dr. Ilse Knauer
	Dr. Kurt Magerstädt
	Edmund Drebber
	Dr. Heinrich Hardt
Zoppot:	Dr. Manfred von Kries
Hamburg:	Dr. Victor Thylmann
Hannover:	Dr. K. Köller

* Diese Personen sind keine Mediziner.

J. E. ZEYLMANS VAN EMMICHOVEN

»Dann wird das Karma walten«

In anthroposophischen Kreisen wird oft erzählt, daß Rudolf Steiner während der letzten Monate seiner Krankheit auf die Frage, was nach seinem Hingang mit der Gesellschaft und in Bezug auf seine Schüler zu erwarten sei, geantwortet haben soll: »Dann wird das Karma walten.« Und diese so eindrucksvoll klingende Antwort wird dann so aufgefaßt, daß man in den Schwierigkeiten, die nach seinem Tod unter seinen Schülern sich auslebten und welche für Jahrzehnte die Anthroposophische Gesellschaft zersplittert haben, sehen kann, wie dann in der Tat »das Karma« gewaltet hat. Gleichsam die Erfüllung der Worte des Meisters mit ›karmischer Notwendigkeit‹ haben sich die Dinge entwickelt –, ein bitterer Trost, aber immerhin ein Trost.

Da nun diese Anekdote neuerdings auch in der Geschichtsschreibung der Anthroposophischen Gesellschaft wieder auftaucht (in dem übrigens sehr beachtenswerten Buch *Christussucher und Michaeldiener* von H. P. VAN MANEN, Dornach 1980, S. 12, 150, 155), möchte ich darauf hinweisen, daß Steiners Antwort nicht während seiner Krankheit gegeben wurde, und sich auch nicht auf Schwierigkeiten zwischen seinen Schülern nach seinem Tode bezieht.

Die Worte Rudolf Steiners haben einen komplizierten geschichtlichen Hintergrund. Die oben erwähnte Interpretation ist wie eine ›fable convenue‹ vor diesen Hintergrund geschoben worden und verdeckt ihn. Die Worte beziehen sich auf die Wirksamkeit von ›Anti-Michael-Dämonen‹ seit der Weihnachtstagung 1923 und hängen zusammen mit dem Rätsel von Steiners Tod; »Dann wird das Karma walten« bezieht sich auf seine eigene Krankheit. Der ganze Sachverhalt ist von der Ärztin Ita Wegman überliefert worden, in ihrem Aufsatz *An die Mitglieder!* in der Wochenschrift *Was in der Anthroposophischen Gesellschaft vorgeht, Nachrichten für deren Mitglieder* vom 4. Oktober 1925.

Die Art, wie Ita Wegman nach Steiners Tod über die letzten Jahre ihrer Zusammenarbeit mit ihm berichtet hat, ist in einer gewissen Weise verschleiert. Direkt nach seinem Tod fing sie an, in dem genannten Nachrichtenblatt wöchentlich kleine Artikel zu veröffentlichen, den ersten schon am 19. April 1925. Darin erzählt sie aus der Zeit des Krankenlagers im Atelier und aus dem Jahr, das diesem Winter voranging, als die Weihnachtstagung sich auswirkte.

Diese kleinen Artikel erregten bei manchen Anthroposophen heftige Opposition, und als Wegman sah, daß sie Mittelpunkt von Angriffen und Verleumdungen wurde, stellte sie die Publikation der Artikel ein – einer der letzten ist vom

3. Januar 1926. Man hat sie 35 Jahre später in einem kleinen ›Privatdruck‹ gesammelt und 1960 im Natura-Verlag (Arlesheim) unter dem etwas befremdlichen Titel *An die Freunde* neu herausgegeben. Auf Seite 102 dieser Ausgabe kann man die Frage Ita Wegmans an Dr. Steiner und seine Antwort »Dann wird das Karma walten« nachlesen.

In dem erwähnten Artikel vom 4. Oktobert 1925 schildert sie, wie sorgenerregend Rudolf Steiners Gesundheitszustand im September 1924 war und wie Steiner als Ursache für seine Überanstrengung nicht die vielen Kurse, sondern *»die toten Gedanken, die an einen herantreten, der Unverstand, das Nichtverstehen der Menschen«* in seiner Umgebung nennt. *»Und noch einen tieferen Grund hatte es«* – so Ita Wegman –,

daß während der Michaelszeit [Herbst 1924] diese so großen Anstrengungen gemacht wurden. Es war, als ob Rudolf Steiner alles daran setzen wollte, einiges noch zu erreichen geistig, was noch zu erreichen war. Es war auch, als ob er sich selber schützen – und krankmachende Einflüsse von sich abwehren wollte. Und man konnte es auch mit Augen sehen, wie der am Anfang eines Vortrages oft noch so müde Körper sich während des Vortrages mehr und mehr erfrischen konnte und zuletzt wie verjüngt und kräftig vor uns stand. Diese Metamorphose, durch das Geistige hervorgebracht, konnte man Jedesmal miterleben; das war seine Therapie.

Nun fährt Ita Wegman fort:

Mir war es in diesen Tagen [also September 1924] oft unendlich schwer zumute, und ich konnte in meinen Gedanken nicht loskommen von einer Mitteilung, die mir einige Zeit nach der Weihnachtstagung [also etwa im Frühling 1924] von Rudolf Steiner selber gegeben worden war. Es ist heute [Oktober 1925, zu der Zeit, als Ita Wegman dies publizierte] wohl die Zeit, über diese Dinge wieder zu sprechen, und es wäre nicht richtig, Wichtiges, was von unserem Lehrer gesagt worden ist, nicht weiter mitzuteilen. Wir leben ja in schweren Zeiten, und Kenntnis von geistigem Geschehen zu haben, ist wohl jetzt an der Zeit.

Es war eines Tages [einige Zeit nach der Weihnachtstagung], daß mir von Rudolf Steiner mitgeteilt wurde, wie Anti-Michael-Dämonen rücksichtslos an die Arbeit sich begeben, das Werk Michaels nicht aufkommen zu lassen und zu zerstören. Sie verbergen solche Absichten, und nur Menschen können den Dämonen ihre Geheimnisse entlocken. Nur Menschen sind es, die von Dämonen-Geheimnissen ein Wissen haben können.

Die Götter warten auf diese Geheimnisse, die ihnen die Menschen entgegenbringen, und die Götter sind es, welche diese Geheimnisse der Dämonen wiederum nur enträtseln können. Durch solches Opfern der Menschen an die Götter von den Dämonen abgerungenen Geheimnissen wird finsteres Tun dieser Dämonen abgewendet, so daß, wo Finsternis gewaltet hat, das geistige Licht wieder aufleuchten kann.

Diese Anti-Michael-Dämonen, zu denen auch Klingsor und seine Scharen gehören, waren [nach der Weihnachtstagung] tüchtig am Werk und machten höhnende Drohungen, sich geltend zu machen, wenn die Michaels-Impulse, die so mächtig eingesetzt hatten, nicht zum Durchbruch kommen können.

Meine bange Frage war: Was wird geschehen, wenn dies nicht gelingt? Und die Antwort [Steiners] lautete: Dann wird das Karma walten.

Diese Sorgen, die durch solche Mitteilungen hervorgerufen waren, lasteten schwer [auf Ita Wegman]; und noch unsagbar viel schwerer wurde es mir, als dann am 28. September [1924, am Vorabend des Michaelstages] der letzte Vortrag war, und Rudolf Steiner auf das Krankenlager sich niederlegen mußte.

Schon am 26. April 1925 hatte sie geschrieben:

Erst war es nur eine körperliche Erschöpfung, dann zeigte sich, daß die Krankheit tiefere Ursachen hatte. Karma wirkte sich aus. Vom Januar 1925 an sprach er nicht mehr von Erschöpfung, sondem von Karmawirkungen.

Im Artikel vom 4. Oktober 1925 fährt sie fort:

Und so waltete Karma unerbittlich weiter. – Wir wissen alle, wie schmerzlich die Geschehnisse sich weiterentwickelt haben. – Das Karma verlangte das Opfer des Todes. Und so stehen wir vor einem tiefen Mysterium, das in seiner vollen Tragweite erklären zu wollen, wohl vermessen wäre. Tiefer Ernst muß uns alle erfassen beim Nachsinnen und Nachforschen, um begreifen zu wollen, was damit geschehen ist. Und zunächst leise, dann immer klarer und gewaltiger werdend, regt sich im Herzen die Sehnsucht, diesen Opfertod zu sühnen, sich bereit und offen zu halten für die geistige Hilfe, die nunmehr ganz mächtig herunterströmen will.

Wehe, wenn keine offenen Herzen da sind, sie aufzunehmen und durch sich wirken zu lassen. Dann werden Dämonen weiter ihren Unfug treiben können. Und das Finstere, das hell geworden war durch das Opfer, könnte wieder von neuem zur Finsternis werden.

Solche ernsten Gedanken sich gegenwärtig durch die Seele ziehen zu lassen, ziemt ernsten Michael-Schülem und Michael-Dienern; sich klar zu machen, wie ernst die Zeitlage ist, und wie katastrophal es werden müßte, wenn Michael-Wollen und Michael-Wirken nicht zum vollen Durchbruch kommen könnten, zum Heile der Menschheit. Bei aller Aktivität, die so hoffnungsvoll in diesen Tagen [Sommer und Herbst 1925] sich nach außen dargelebt hat, sind auch solche Gedanken und Erinnerungen notwendig, die zur inneren Einkehr mahnend, von neuem zu starken Impulsen führen können. So wird auch die Verantwortung für das Werk und das Weiterwirken Rudolf Steiners wiederum stark in uns geweckt, und wir fühlen uns vereint in dem starken Wollen, geschlossen als dienende Scharen im Lichte Michaels, in der Götterliebe, in Zeit und Ewigkeit zu sein.

Soweit Ita Wegmans Artikel vom 4. Oktober 1925. Aus diesen Zitaten ergibt sich eindeutig, daß Rudolf Steiner mit seiner Antwort an Ita Wegman *»Dann wird das Karma walten«* nicht die Geschehnisse nach seinem Tode gemeint hat. Um so mehr kann es verwundern, wie die ›fable convenue‹, die dann später mit Rudolf Steiners Worten verbunden wurde, sogar von einem engen Mitarbeiter Ita Wegmans, nämlich Erich Kirchner, weitergepflegt wurde. Er zitiert in dem Buch *Die Menschheitsaufgabe Rudolf Steiners und Ita Wegman* (Dornach 1976) den betreffenden Aufsatz Ita Wegmans unvollständig, so daß der arglose Leser gar nicht bemerkt, wie unbegründet Kirchners Schlußfolgerung ist (Seite 103): *»Im Rückblick ist es ja ganz klar, daß dann Karma gewaltet hat, Karma, das zusammenhing mit der Trennung in die verschiedenen Planetenströmungen, wie sie in der Atlantis sich vollzogen hatte. Aber das ist gleichzeitig ein zu Ende gehendes Karma.«* Damit meint Kirchner die Gesellschaftsschwierigkeiten nach Steiners Tod!

Es kann wirklich zur Frage werden, ob man die Wirksamkeit von ›Anti-Michael-Dämonen‹ mit dem Walten des Karma gleichsetzen soll; und das mit Hilfe eines aus seinem Zusammenhang gerissenen Ausspruchs von Rudolf Steiner. Im Rahmen einer ›Vergangenheits-Bewältigung‹ der Anthroposophischen Bewegung, die früher oder später eigentlich nicht ausbleiben kann und die gegenüber denjenigen Menschenseelen, die am Ende dieses Jahrhunderts, die Anthroposophie suchend, auf die Erde kommen, auch vollzogen werden muß, ist eine solche fable convenue nicht zu verantworten.

Traurig schaute der Führer zu. Der Menschheitsschlaf war tief. Die Anti-Michael-Dämonen grinsten, standen bereit zum Angriff. – Wir greifen zu, sagte ihre Haltung. Noch eindringlicher, noch deutlicher wurde die Sprache des Meisters. Die Karmagesetze wurden geoffenbart. Es war nicht möglich, so eingehend über Karma und seine Gesetze zu sprechen vor der Weihnachtstagung. Da war die Anthroposophische Gesellschaft so gestaltet [bis 1923], daß aus ihren Widerständen heraus das Sprechen über Karma nicht möglich war, wenigstens nicht so eingehend, wie es nach der Weihnachtstagung geschehen konnte.

Durch diesen Widerstand, der dem okkulten Lehrer entgegengebracht wurde, entstand ein ganzes Heer von Dämonen, die das Aussprechen von Karma-Wahrheiten verhinderten. Die Enthüllung der Karma-Geheimnisse ist immer dem starken Widerstand der ahrimanischen Mächte ausgesetzt – sie wollen Karma verhüllen. Diese Widerstände mußten überwunden werden, sollte die Anthroposophische Gesellschaft nicht von den Jugendkräften, von den Michaels-Impulsen losgelöst werden.

Da geschah das Unerhörte, von dem ich schon sprach: der Meister verband sein Schicksal mit der Anthroposophischen Gesellschaft. Das Opfer wurde gebracht, zielvoll und bewußt; die Bedingungen waren da, daß das Opfer geschehen konnte.

So, wie die Christus-Wesenheit sich mit der Erde verband zum Wohle der Menschheit, so identifizierte Rudolf Steiner sich mit der Anthroposophischen Gesellschaft. Es war eine Christus-Tat.

Ein Teil der Michael-Feinde wurde zum Schweigen gebracht. Rückhaltlos konnte gesprochen werden über die wiederholten Erdenleben von Persönlichkeiten, die mit Michael zusammenhängen oder gegen ihn kämpfen. Der andere Teil der Michael-Feinde würde besiegt sein, wenn Karma von den Menschen verstanden wird.

So Ita Wegman zehn Wochen nach Rudolf Steiners Tod *(An die Mitglieder!* vom 7. Juni 1925).

HELEN EUGSTER

Malstunde Rudolf Steiners im Sonnenhof, nach Berichten der Beteiligten.

(Ergänzendes zum Artikel *Das Malen als Seelenpflege* von Gerda Langen im *Goetheanum,* 10. 3. 29)

Die ersten Kinder des Sonnenhofes wohnten 1924 in der Holle, kamen aber zum Essen und Unterricht in das alte 1922 für Patienten und Schwestern erworbene Sonnenhofgebäude. Dort kam eines Tages im Mai 1924 R. Steiner mit Frau Dr. Wegman zu einer Malstunde in den Westflügel, wo damals ein altes Malatelier war. Anwesend war außerdein Frau Dr. Walter, Frau Dr. Kirchner-Bockholt, Frau Dr. Bort und Gerda Langen, jeder für ein Kind besorgt. Die Kinder waren Sandro Stoughton, Robi Ruch, das rothaarige Mädchen Lore und wahrscheinlich Ernst Dörfel und ein weiteres kleines Mädchen. Es wird von allen erzählt, wie eindrucksvoll diese Musterstunde war, wie R. Steiner durch Frage und Antwort jeder Kind erreichte, so daß alle ganz dabei waren und unter Mithilfe der Erwachsenen jedes sein Bild zustande brachte.

Anfangs heftete R. Steiner ein weißes Blatt an die vorhandene Tafel mit Reißzwecken und machte dann mit blauer Farbe einen breiten, blauen Strich aufs Blatt, zum großen Schrecken der anwesenden Erwachsenen, die gerade gelernt hatten, in der Waldorfpädagogik keine Striche zu malen, sondern von Flächen auszugehen. Er sprach zu den Kindern, von denen jedes auch ein Blatt vor sich hatte: »Wir wollen jetzt einen Tisch malen. Aber dieser blaue Strich ist doch kein Tisch, was fehlt dazu?« Er wartete bis er die Antwort bekam: »Beine«. Dann malte er die senkrechten vier Beine. Wiederum forderte er die Kinder auf, das Fehlende zu ergänzen, nämlich den Boden unter die Tischbeine zu setzen. Es folgte mit viel Konversation und Lebendigkeit die Wasserflasche, das Glas darauf, der Stuhl, einen Knaben darauf, einen schattenspendenden Baum und die blaue Sommerluft, das Mädchen Lore im Gras und statt eines gewünschten Autos ein springendes Rößlein. Sandro erinnert sich, daß R. Steiner zu ihm gesagt habe, der Malpinsel sei kein Schrubber. Dann hätte R. Steiner Sandros Hand leicht genommen und das Pferd und die Sonne mit ihm gemalt und zuletzt seinen Namen aufs Blatt geschrieben mit Blau. Dann hätten sie den Pinsel ausgewaschen. Dabei hätte der Hund Mussolini draußen herum geschnuppert und gekratzt. Auch das Pferdchen sei vor dem Fenster im Freien herumgesprungen.

Die Zeichnung im Heilpädagogischen Kurs ist deutlich ein nächster Schritt, den Kindern die Umwelt durch farbiges Malen nahe zu bringen und liebenswert zu machen.

Das erste Bild von R. Steiner ist in die Klinik mitgenommen worden, aber leider bei einem Umzug verloren gegangen.

MADELEINE P. VAN DEVENTER

Zum hundertsten Geburtstag Rudolf Steiners

Vortrag im Goetheanum vom 26. Februar 1961

Ein warmes Dankgefühl erfüllt wohl unser aller Seelen, wenn wir heute Rudolf Steiners gedenken, und es soll versucht werden zu erzählen, in welcher Weise – nachdem man Rudolf Steiner in ganz jungen Jahren begegnen durfte – man diesen Dank erleben kann, nicht nur gegenüber seinem Werke, sondern im besonderen gegenüber seiner Persönlichkeit.

Die erste Begegnung fällt in das zweite Jahrzehnt dieses Jahrhunderts. Rudolf Steiner charakterisierte einmal dieses Jahrzehnt als die Zeit, da die Menschen so hilflos waren wie noch nie in der Geschichte, und da die weltumwälzenden Ereignisse sich wie außerhalb der Menschen abspielten. In diesen selben Jahren war es, daß Rudolf Steiner neben vielem anderen wohl als Wichtigstes das alte Goetheanum baute, den Dreigliederungsgedanken in die Welt hineinstellte – sowohl vom menschlichen wie vom sozialen Organismus – und das Bild des Christus-Antlitzes schuf. Auf diesem Hintergrund möge man das zunächst einfache, fast unscheinbare und nach außen machtlose Leben und Wirken in Dornach sehen.

Zunächst wollen wir versuchen, uns ein Bild zu machen von dem, wie es damals auf diesem Hügel aussah. Denken Sie sich alles weg, was jetzt hier steht, nicht nur diesen Bau, sondern auch die umgebenden Häuser im weiten Umkreise, die meisten Bäume, die Wege usw. Nur die ursprünglichen Räume der Schreinerei standen da als Werkstätten und das alte Goetheanum, das damals gerade im Rohbau errichtet war. Hunderte von Arbeitern waren tätig; das Hämmern war bis weit nach Arlesheim hinüber hörbar.

Es war Anfang August 1914, in den ersten Tagen des Weltkrieges, daß ich Rudolf Steiner zum ersten Mal sah. Er stand auf der Terrasse des alten Goetheanums inmitten einer kleinen Gruppe von Freunden; tiefer Ernst in seinen Zügen, aber seine Gestalt drückte unerschütterliche Ruhe aus. Er sagte mehrmals: »Ja, der Bau hätte im August fertig sein sollen.« Man konnte schon damals deutlich empfinden, daß diese Worte aus einer anderen Realität gesprochen wurden als die der außen abrollenden Ereignisse.

Manche kleinen Begebenheiten zeigten, wie er mit praktischem Lebenssinn alles betrachtete, zum Beispiel als er im Gespräch mit Offizieren der Schweizer Armee die Dicke der Wände des Baues prüfte, ob sie wohl den damaligen Geschossen standhalten könnten. Oder als er ein andermal einer Militärkapelle erlaubte, im Bau zu üben und dabei die hervorragende Akustik erstmals mit großer Befriedigung feststellen konnte. – Dann wurde in den darauffolgenden Wochen auf Wunsch der Mitglieder ein Verband-Kurs eingerichtet, wo Dr. Steiner in der Einleitung die Hoffnung aussprach, es möchten sich die

Mitglieder bei eventuellen Unglücksfällen als praktische und hilfreiche Menschen erweisen können. Nebst dem Vorführen und Praktizieren der üblichen Verbände brachte Rudolf Steiner auch die geistige Seite der Sache und führte Wichtiges aus über das Wundgeschehen und gab auch die Ihnen wohl allen bekannte Meditation »Quelle Blut ... « und andere. Es ist vielleicht gut, hier zu realisieren, wie dies alles sich in äußerst bescheidenem Rahmen abspielte: in der Schreinerei, da, wo in diesen Wochen die Ausstellung vorbereitet wurde, aber wo damals der Raum noch ganz Werkstatt war, voller Maschinen und Bretterstößen. Auf diesen Brettern oder auf dem Fußboden gelagert, hörte man zu. – Eine andere Erinnerung aus dieser Zeit steigt auf: die Augenblicke, da Freunde vor der Abreise standen und Rudolf Steiner jedesmal in die Kantine – damals eine kleine Holzbaracke – kam, um herzlich Abschied zu nehmen. Der Eindruck, den man mitnehmen konnte, wenn man wieder in sein Land zurückfuhr, war die trostreiche Sicherheit, daß in diesem Fleck Europas Rudolf Steiner wirkte und zwar in einer anderen Lebensrealität als die, welche sonst sich abspielte, und es war, wie wenn daraus die *eigene Sicherheit* im Leben gewonnen würde.

Dies verstärkte sich im nächsten Jahr, als nochmals ein längerer Aufenthalt in Dornach möglich war. Eine relativ kleine Gruppe von Menschen aus allen Ländern war da. Ein jeder half, wo er konnte: beim Schnitzen oder Messerschleifen, beim Farbenrühren oder beim Abwaschen in der Kantine. Und Rudolf Steiner machte täglich seine Runde durch die Malerateliers, über die Gerüste im Bau, korrigierte oder beriet den Schnitzenden und hatte immer ein freundliches, oft auch ein neckendes Wort für uns bereit. So zum Beispiel einmal beim Farbenrühren, was mir eine wenig anregende Tätigkeit schien. Als Rudolf Steiner in die kleine Holzbude hinter der Kantine eintrat, wo damals die Pflanzenfarben und auch schon die ersten Medikamente zubereitet wurden, da sah er ein mißvergnügtes Gesicht und hielt nun keineswegs einen Vortrag über die beim Rühren so wichtige Stimmung, sondern sagte gutgelaunt: »Eine interessante und kurzweilige Arbeit, nicht wahr?« – Als darauf die Antwort erklang: »Aber nein, Herr Doktor, sie ist furchtbar langweilig und uninteressant«, bemerkte er schmunzelnd: »Aber man kann sich dabei doch so gut vom Denken ausruhen.«

Es wurde in jenem Sommer die Himmelfahrtsszene aus *Faust* einstudiert. Die meisten Freunde hatten mitzuwirken – sogar kleine Kinder wurden als ›selige Knaben‹ requiriert – und alle bemühten sich, eurythmisierend die verschiedenen Gestalten darzustellen. Trotz der oft noch recht primitiven Darstellungsmöglichkeiten sprach manches tiefer zu den Seelen als bei den späteren so viel vollkommeneren Aufführungen. – Ferner fanden regelmäßig Vorträge am Freitag, Samstag und Sonntag statt. Einmal bat Rudolf Steiner die Mathematiker, an einem der nächsten Abende zusammenzukommen, er wolle dann über einige spezielle mathematische Fragen sprechen. Als dann der Abend kam, war der Saal genau so voll wie sonst. Rudolf Steiner musterte die Anwesenden durch seinen Zwicker und sagte nur: »Ich wußte nicht, daß es so viele Mathematiker gibt.«

Aufgrund verschiedener Ereignisse trat in jenem Sommer eine schwere Gesellschaftskrise ein. Unsinnige pathologische Ansinnen waren in Form von Briefen an Rudolf Steiner herangekommen, und manches an innerer Opposition kam zum Vorschein, das von den anderen Mitgliedern wohl nicht ganz richtig beurteilt wurde. Rudolf Steiner las die Briefe vor, verließ dann mit Frau Steiner den Saal und ließ uns tagelang allein zur Beratung. Es war ein Hin und Her der Meinungen und Vorschläge, im Grunde herrschte nur Ratlosigkeit, bis er dann nach mehreren Tagen wiederkam und Ordnung schaffend eingriff. Mit ungeheurer Schärfe charakterisierte er die Seelenauswüchse und wies die innere Opposition, die nur aus Eitelkeit und Geltungstrieb kam, ab. – Im Anschauen und Miterleben dieses kraftvollen, Richtung gebenden Tuns wuchs in der Seele das Vertrauen, und die *innere Richtkraft* für das weitere Leben verdankte man ihm. Wenn man in späteren Jahren auf diese Erlebnisse zurückblickte, konnte sich einem das Bild formen, wie Rudolf Steiner dastand und *die Weltenkräfte sich in ihm die Waage hielten.*

Als man nach dem Krieg wieder nach Dornach kommen konnte, waren es zunächst zwei Ereignisse, die entscheidenden Eindruck machten: erstens ein öffentlicher Vortrag in Basel, wo Rudolf Steiner die Mediziner, Pädagogen, Naturwissenschafter, kurz, die Menschen aller Fachgebiete aufforderte, die Angaben der Geisteswissenschaft kennenzulernen und zu prüfen, wie diese fruchtbar gemacht werden können auf den verschiedensten Gebieten. Dieser Aufruf rührte an tiefe Seelenschichten und rief die schlafenden Willenskräfte wach. – Einen zweiten bedeutenden Eindruck machten die Weihnachtsspiele, die das Gemüt wärmten und heilend wirken konnten auf die, welche gerade während der ersten Studienjahre ganz besonders der krankmachenden Intellektualität ausgesetzt waren. – Es traten nämlich schon harte Konflikte auf zwischen den üblichen anatomisch-physiologischen Anschauungen und dem, was Rudolf Steiner während einer Reihe von Vorträgen, die er vor ungefähr vierzig Ärzten und Medizinstudenten hielt, uns gab. Dieser Kurs war sozusagen als Folge des Baseler Vortrages zustande gekommen. Ich erinnere mich noch lebhaft, wie man so nach dem vierten Vortrag in stärkstem inneren Zweifel dastand und Rudolf Steiner freundlich auf einen zuging und fragte: »Hat es Sie ein wenig interessiert?« – Diese einfache Frage bewirkte, daß man sich zusammenriß, durchhalten und den immer schwieriger werdenden Darstellungen folgen konnte, bis man eines Tages merkte, daß alles leichter ging, daß das eigene Denken seine Starrheit verlor und plötzlich etwas wie ein kleiner innerer Ruck stattfand. – Einer solchen Frage und dem liebevoll verstehenden Interesse Rudolf Steiners verdankte so mancher von uns einen ersten Schritt in der eigenen Entwicklung.

Etwas leichter war es beim Anhören der allgemeinen anthroposophischen Vorträge. Etwas Eigentümliches stellte sich da heraus. Das Vertrauen, das man in früheren Jahren in sein Tun hatte, begann sich mehr und mehr auch einzustellen gegenüber seinem Wort. Man erlebte ihn nicht nur stehend in der Realität der Welt, sondern auch sprechend aus einer Geist-Realität, zu der man nun auch in nähere Beziehung treten konnte. Es war keineswegs so, daß man autoritätsgläubig wurde, im Gegenteil: mit größter Leichtfertigkeit konnte man oft gute Ratschläge, die er zum Beispiel für die Gesundheit gab, eine Zeitlang vollständig übergehen, und man hatte auch keine Hemmungen, ihm dies gelegentlich zu erzählen. Es gab überhaupt keinen Menschen, dem man innerlich freier gegenüberstand als Rudolf Steiner. – Wenn man eine Frage an ihn richtete und sein Blick auf einem ruhte, wußte man, daß das eigene Wesen ganz durchschaut wurde. Man fühlte sich dann wohl sehr klein und stand in den meisten Situationen blamiert da – aber niemals unfrei.

Ein intimeres, persönliches Erlebnis darf vielleicht hier erwähnt werden. Eines Tages fühlte ich die dringende Notwendigkeit eines Gespräches mit Rudolf Steiner und bat darum. Ich wurde am nächsten Abend ins Atelier bestellt. Beim Eintreten wurde mir plötzlich mit Beschämung bewußt, daß ich keine klare Frage zu stellen hatte. Rudolf Steiner ließ aber keine Verlegenheit aufkommen, sondern hieß mich Platz nehmen und sagte: »Bilden Sie am Abend diese Vorstellung in sich«, und gab dazu entsprechende Worte und auch für den Morgen das Bild und den dazu gehörenden Meditationssatz. Als ich die Worte aufschreiben wollte, hielt er meine Hand zurück und riet mir, Wort und Bild mir zu merken und sie nie aufzuschreiben, sie wären so viel wirksamer.

Ein anderes Mal konnte man ganz anderes erleben. Einige Medizinerfreunde hatten ihn gebeten um Hilfe auf dem Arzt-Weg schon während des Studiums. Viele Gespräche fanden statt. Im ersten deutete er unsere unbeholfenen und noch unklaren Äußerungen so, daß er sagte: »Was Sie suchen, ist eine Vermenschlichung der Medizin«. Und er gab uns die Aufgabe, fünfzig bis sechzig junge Menschen zu finden, die dasselbe suchten wie wir. Daraus entstanden später die Kurse für junge Mediziner. Aber in einem der noch vorbereitenden Zusammenkünfte war es nun, daß er eine ganz andere Haltung zeigte als im vorhin geschilderten Gespräch im Atelier. Er forderte auf, sich über die inneren Ziele auszusprechen, und bei jedem Versuch des Umschreibens sagte er unerbittlich: »Jetzt bitte klarer!« Da, wo es sich darum handelte, eine auch nach außen hin verantwortliche Bewegung ins Leben zu rufen und nicht nur eine Hilfe für die persönliche Entwicklung zu erhalten, verlangte er höchste Bewußtseinsklarheit.

Noch auf zwei Geschehnisse möchte ich zum Schluß zu sprechen kommen, die als Marksteine in der Entwicklung der anthroposophischen Bewegung dastehen, und wobei man Rudolf Steiners Wesen neu erleben durfte. Als erstes die Brandnacht.

Als nach dem letzten Vortrag über *Die geistige Kommunion der Menschheit* die meisten Mitglieder schon nach Hause gegangen waren, hielt vielleicht eine bange Ahnung mich fest, so daß ich noch lange um den verlassenen Bau herumging. Da kam plötzlich Rudolf Steiner aus dem Atelier – allein, und bei der Begegnung auf der Treppe zwischen Schreinerei und Südportal grüßte er, wie er das zu tun pflegte, schaute aber gerade vor sich hin und warf keinen Blick seitwärts auf den Bau, wo schon damals das Feuer – noch unsichtbar nach außen – brannte. Es war, wie wenn er sich verbot, den schauenden Blick dahin zu richten. – Eine halbe Stunde später wurde er vom Brand benachrichtigt und kam eilends zum Bau, leitete selbst die Löscharbeiten, trug Sorge für die durch den Rauch gefährdeten Menschenleben und - nachdem der Bau verloren war, als die Flammen um

Mitternacht zur großen Kuppel herausschlugen – war er weiter aufs kräftigste bemüht, alle Anstrengungen auf die Rettung der Schreinerei zu konzentrieren, um so die Fortführung der geistigen Arbeit zu gewährleisten und den Sieg der Gegenmächte unvollständig zu machen. Wie er in dieser Nacht in unserer Mitte umherschritt, oft lange Zeit in das farbige Flammenmeer schaute – dies zu beschreiben fehlen die Worte. Als er dann morgens früh in Begleitung von Ita Wegman den Hügel hinauf kam, versammelten sich die jungen Menschen, die spontan weiter Wache bei der Schreinerei gehalten hatten, um ihn. Keiner konnte ein Wort sprechen. Die Kehle war wie zugeschnürt. Er sagte dann zu uns: »Die Arbeit geht weiter. Man soll die Schreinerei wieder einräumen.« Und etwas später: »Wir werden wieder aufbauen.«

Ein Jahr später fand die Weihnachtstagung statt, wo er uns nach dem Verlust des Goetheanums eine neue Heimat auf Erden gab. Es war ein weihevolles Geschehen, wo der Himmel wieder für uns offen ward. Einige Bilder aus dieser Zeit möchte ich zum Schluß vor Sie hinstellen.

Nach einem der großen Abendvorträge kam Rudolf Steiner zu später Stunde mit Dr. Wegman zusammen zu einer schwer erkrankten Tagungsbesucherin, die oben in einer Dachstube von Haus Friedwart zwischen Tod und Leben schwebte. Er gab den Pflegenden genaue Anweisungen über Wickel und Medikamente, sprach einige sachliche Worte zu der Kranken und mahnte uns, keinen Augenblick in den Bemühungen nachzulassen, gegen drei Uhr in der Nacht würde die Krisis sein. Nachdem er gegangen war, spürte man weiter während der Nacht seine helfende Nähe.

Am nächsten Morgen fand dann die eigentliche Grundsteinlegung statt. Schon am Tage vorher hatte Albert Steffen in großen Bildern die Schicksalsgeschichte des Goetheanums vor uns hingestellt und geendet mit der ergreifenden Schilderung der Brandnacht. Daran konnte dann Rudolf Steiner anknüpfen und am nächsten Tag zu der feierlichen Handlung übergehen, während der in die Herzen der Anwesenden der Grundstein gelegt wurde. Bei wachem Tagesbewußtsein, aber doch wie etwas herausgehoben aus dem gewöhnlichen Dasein, konnte man Zeuge sein, wie Rudolf Steiner sein eigenes Bewußtsein in die Sphären der höchsten Hierarchien erhob und uns teilnehmen ließ an einem Himmels-Erdengeschehen und uns wie einhüllte in die Liebe der Götter.

Und so können wir heute, wenn wir unseren Dank an Rudolf Steiner empfinden, diesen nicht nur erleben für die Gabe der inneren Sicherheit und Richtekraft im Leben, für das Wecken des schlafenden Willens und die erste Hilfe zum Beweglichmachen des Denkens, für das Nahebringen der Geistwelt dadurch, daß wir unmittelbares Vertrauen haben konnten in die Geistrealität seiner Worte, – nicht nur für das Geschenk einer neuen Heimat auf Erden, sondern auch dafür, daß er unter uns weilte und das Vorbild hinstellte eines Menschen, der die Weltenkräfte in sich zum Ausgleich brachte und durch die Entwicklung seines Geistes Gott und Mensch in sich vereinte.

Verzeichnis der auf den folgenden Seiten abgebildeten Dokumente

Herinnering

De menschen ontmoeten op aarde elkaar
En sluiten zich innig aaneen
Zij leven en werken en lijden er saam

En zij die elkander het liefst zijn geweest
Zij laten elkander alleen
En zij die het nauwst zijn verbonden geweest
Zij spatten het eerst soms uiteen

De stroom van het leven sleept rusteloos heen voort
De strijd, ach voor velen zoo zwaar
Verwijdert de harten, zoo nauw eens vereend
Soms eindloos ver van elkaar.

En zij voor wie het scheiden het bitterste was
Zien dikwijls elkander niet weer
Alleen in hun droomen zweeft nog voor hun ziel
Het beeld van het zorgloos weleer.

En 't is hun een troost in de bitterste smart
Een lichtstraal in donkeren strijd
Te denken aan vrienden en liefde en
Uit d'ouden gelukkigen tijd.

Lieve Mevrouw, denk bij het lezen hiervan dikwijls aan
Uwe U zoo hartelijk liefhebbende
Jet Veeman, die U nimmer zal vergeten

Arnhem 16 December 1894.
Boulevard 116.

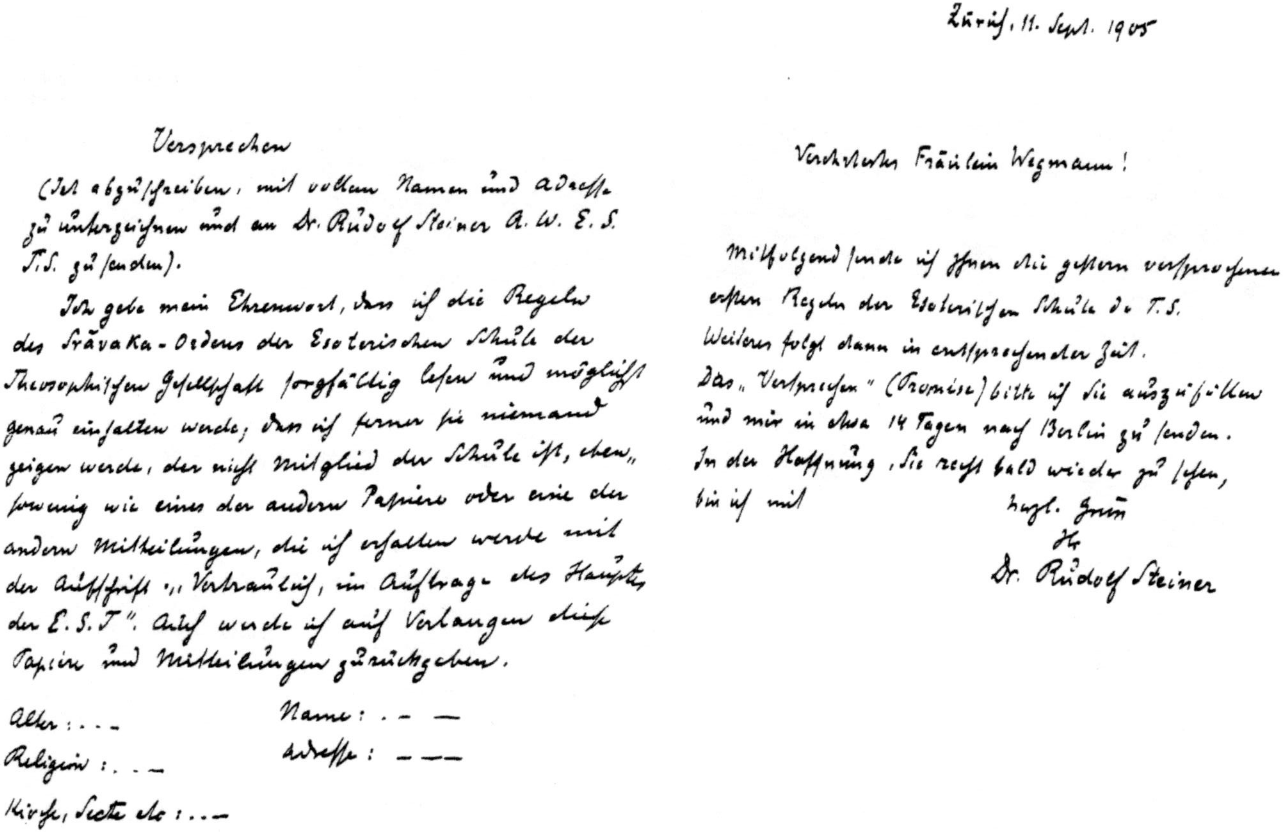

Zürich, 11. Sept. 1905

Verehrtes Fräulein Wegmann!

Mitfolgend sende ich Ihnen die gestern versprochenen ersten Regeln der Esoterischen Schule d. T.S. Weiteres folgt dann in entsprechender Zeit.
Das „Versprechen" (Promise) bitte ich Sie auszufüllen und mir in etwa 14 Tagen nach Berlin zu senden.
In der Hoffnung, Sie recht bald wieder zu sehen, bin ich mit

herzl. Gruss
Ihr
Dr. Rudolf Steiner

Versprechen

(Ist abzuschreiben, mit vollem Namen und Adresse zu unterzeichnen und an Dr. Rudolf Steiner A.W. E.S. T.S. zu senden).

Ich gebe mein Ehrenwort, dass ich die Regeln des Srâvaka-Ordens der Esoterischen Schule der Theosophischen Gesellschaft sorgfältig lesen und möglichst genau einhalten werde; dass ich ferner sie niemand zeigen werde, der nicht Mitglied der Schule ist, ebenso wenig wie eines der andern Papiere oder eine der andern Mitteilungen, die ich erhalten werde mit der Aufschrift: „Vertraulich, im Auftrage des Hauptes der E.S.T.". Auch werde ich auf Verlangen diese Papiere und Mitteilungen zurückgeben.

Alter: ...   Name: ...
Religion: ...   Adresse: ...
Kirche, Secte etc: ...

Privat-Klinik und
Sanatorium
Holderstraße 9
Zürich 7
Telephon 311 Hottingen

Zürich, den 5/IV. 1920

Sehr geehrter Dr. Noll,

Hier sind die Schachtel mit Iscar
Hoffentlich haben Sie Glück damit?
Bevor Sie sich entgültig entschliessen nach
Deutschland abzureisen, möchte ich Ihnen
doch noch einiges vorschlagen, mit der
Hoffnung, dass Sie das Vorgebrachte sympa-
thisch gegenüber stehen werden.
Sie wissen, dass ich bestrebt bin ein
Sanatorium zu gründen, worin Patienten
nach Angaben von Dr Steiner behandelt
werden können. Dieses Sanatorium soll
<u>frei</u> für alle Ärzte da sein, niemand per-
sönlich angehören.
Da die grosse Sache von der Schweiz aus-
gehen muss um von der <u>ganzen Welt</u>
aufgenommen werden zu können, so muss
das Sanatorium in der Schweiz sein, wie auch
das Forschungsinstitut.
Nun meine Frage: wollen wir nicht unsere

Kräfte vereinen um dieses zu Stande zu
bringen? Bleiben Sie in der Schweiz und
arbeiten wir zusammen an diese so
nötige Gründung? allein können Sie
die Sache nicht machen, weil Sie das Schwei
zerische Diplom nicht haben, ich allein kann
es auch nicht machen, weil ich die Erfahrung
und Tüchtigkeit Ihres langen Praxis
nicht besitze und als Frau doch andere
Fähigkeiten habe als Sie als Mann.
unsere Kräfte aber vereint, und wir
werden etwas zu Stande bringen, was
gut und tüchtig ist. Ich meine es also
so: wir als Ärzte versuchen eine Gruppe
zu bilden, die sich zum Ziel setzt
die wissenschaftliche Arbeit kräftig vor-
wärts zu bringen 1/ das Forschungsinstitut
2/ das Sanatorium in Arlesheim oder Dornach,
klein erst, und 3/ ein Sanatorium im
Süden wegen die Heilungsmöglichkeiten
in dem schönen Klima. Diese 3 Sachen
gut durchgeführt könnten einen wunder-
baren Resultat geben. Glauben Sie mir,
wenn wir es richtig anfassen würden, wir
hätten das Vertrauen von allen Leuten
und würden auch das Geld zusammen
bekommen, das nötig sein wird.
Ich habe bei den Holländischen Freunden
schon angefangen Interessenten zu

Privat-Klinik und
Sanatorium
Holderstraße 9
Zürich 7

Zürich, den .... 19...

suchen und habe circa 45 000 frs schon
versprochen bekommen
meine Möbel und mediz: Einrichtung
kommen frei, sodass auch diese Sachen
verwendet werden können; Eine gute
Wirtschafterin, gewöhnt grosse Erholungs
heime zu führen, wartet auf eine
Anstellung, auch sie hat für 14 Zimmer
Möbel und Wäsche, sodass für die innere
Einrichtung nichts zu kaufen wäre,
wenn sie durch uns eine Tätigkeit be-
kommen könnte. Ich selber bin trotz
mediz: Studiums bewandert in der
Haushaltung und in der Diät Küche
könnte also Haushälterin sehr gut
anlernen und beaufsichtigen.
Das nähere müsste mündlich besprochen
werden; aber die Idee an sich ist lebens-
fähig und ich glaube das einzige wo-
durch etwas erreicht werden kann.
Ich habe bis zuletzt gewartet, weil ich hoffte
dass Sie mit mir sprechen würden. Die
Zeit drängt aber, und die grosse umfas-
sende Sache liegt mir <u>zu</u> nahe, als dass
ich nicht noch einen Versuch wagen
werde damit doch von meiner Seite alles
gemacht worden ist um zu einer gemein-

samen Arbeit zu gelangen.
Überlegen Sie die Sache ganz genau.
Es ist so nötig dass alles sich um
Dornach gruppieren muss, durch die
Schweiz muss das Goetheanum eine
Weltsache werden. Deutschland muss für sich
die neuen Ideen annehmen, aber es kann
in den Zustand in dem es sich befindet
nicht für die Welt propagandieren.
Es ist hier ein feiner Unterschied zwischen
früher und jetzt. Meinen Sie auch nicht?
Wenn Sie und Dr. Steiner einverstanden
sind, so soll ein Schriftstück aufgestellt
werden, worin besagt wird, dass wir beide
die Initiative ergreifen um genannte
Sache zu verwirklichen und einen Stoss,
Kraft zu geben und ich bin überzeugt,
dass wir bald bauen werden können oder
zu einem Kauf übergehen
Ich hoffe, Sie nicht beleidigt zu haben
und dass Sie mich richtig erkannt haben
um zu wissen, dass ich es ernst meine
mit der Verwirklichung Dr. Steiner's Ideen
und Anregungen. Lassen Sie mir, nachdem
Sie mit Dr Steiner gesprochen haben per
Brief oder Telephon etwas hören, wie Sie
der Sache gegenüber stehen und ich werde
sofort nach Dornach kommen

Mit freundlichen Grüssen

I. Wegman

daar steeds mijn adres laten, want ik
reis veel [illegible]
Het verheugt mij zeer te hooren, dat het je
goed gaat. Alleen vind ik de suggestie's
met Tuberculin onnoodig, maar indien
[illegible] de [illegible] van is, dan kan
ik mogelijk mij er tegen verzetten.
Wat Jaap Tuckerman aangaat, zoo ben
ik zeer ontevreden, dat zij weer begonnen
heeft. Dat komt zeker van het Zonneblad,
en dan heeft zij steeds die manie van te
overdrijven. Ik denk aan die glaasjes, die
zij gaf van de zoogenaamde jongens!
[illegible] niet te veel op in lieve Mien, help
haar en mij over dit onmogelijke stadium
weg te komen. Vooral mag zij niet weer
een reis naar Holland voordat zij heelemaal
hersteld is. Zij moet haar uiterste best
doen vooruit te komen en niet de
hand en arm laten rusten, wanneer je een
beetje pijn. Dit was juist de fout van al
die Hollandsche doktoren en nu dat zij
iets [illegible] beter is, wordt direct weer in die
zelfde fout vervallen. Zijn alle doktors
dan zoo? Had ik maar een beetje
meer tijd ik zou [illegible] naar [illegible]
gaan, doch voordat mijn toekomst zeker
is, kan ik mij niet veel anders [illegible]
als met dit probleem. Voordat je terug gaat

Das Klinisch=therapeutische Institut in Arlesheim

Leiterin: Dr. Jta Wegmann

Das klinisch-therapeutische Institut in Arlesheim dankt sein Entstehen der Einsicht, dass die Medizin der Gegenwart eine geisteswissenschaftliche Erweiterung und Vertiefung nötig hat. Diese kann erreicht werden, wenn die in der Pathologie zur Geltung kommenden anatomisch-physiologischen Erkenntnisse nicht, wie bisher, bloss am isolierten Menschen gewonnen werden, sondern durch das lebendige Anschauen der Stellung des Menschen innerhalb seiner ganzen Weltumgebung. Auch der Physiker sucht die Stellung der Magnetnadel nicht nur aus dieser selbst zu erklären, sondern aus ihrem Verhältnis zum Erdmagnetismus. Beim Menschen ist ein solches Eingliedern in die Aussenwelt allerdings schwieriger; aber die Geisteswissenschaft liefert für eine solche Forschung die Grundlage. Sie geht dabei nicht von einem dilettantischen Ignorieren der anatomisch-physiologischen Wissenschaft aus, sondern von einer vollen Würdigung dieser; schreitet aber durch andere Methoden über diese hinaus zu Zielen, die Pathologie und Therapie aus einer Summe von äusseren Erfahrungsresultaten erst zu einem wirklichen Wissen erheben. Damit ist aber auch eine wesentliche Erweiterung des pathologischen Erkennens und der therapeutischen Möglichkeiten gegeben.*)

---

*) Die Anregung zur Errichtung des oben genannten Institutes hat die Leiterin aus Vorträgen erhalten, die Dr. Rudolf Steiner in zwei Kursen vor 40—60 Fachmedizinern am „Gœtheanum" in Dornach, Frühjahr 1920 und Frühjahr 1921, gehalten hat. Sie handelten von der Belebung der Medizin durch Geisteswissenschaft.

Der Kranke wird in diesem Institute nicht etwa gegen die heutige Medizin, sondern im Sinne einer Erweiterung derselben behandelt. Es werden in demselben alle Krankheiten im Sinne dieser Erweiterung und Vertiefung auf das eingehendste untersucht, die Heilmittel mit aller Sorgfalt gewählt und bei jedem einzelnen Falle individualisiert.

Es handelt sich in keiner Weise um einseitige Behandlungsmethoden wie sie üblich sind in der Allopathie, Homöopathie oder dem Naturheilverfahren. Es wird nach Allseitigkeit gestrebt, sowohl in der Diagnose, wie in der Therapie. Das seelische Denken, Fühlen und Wollen des Patienten werden in entsprechender Weise berücksichtigt, ohne einen Augenblick zu vergessen, dass Krankheiten im physischen Organismus ihr Dasein haben. Jede nebulose Mystik liegt der Geisteswissenschaft fern. Ihre Methoden sollen ja gerade zur Vertiefung der Erkenntnis des leiblichen Menschen führen, seines Sinnes-Nervenorganismus, seines rhythmischen Systems und seiner gesamten Stoffwechseltätigkeit. Erkenntnisse dieser Art führen nicht nur zur qualitativen Bestimmung der Heilmittel, sondern auch zur richtigen Dosierung im individuellen Fall. Man lernt erkennen, wann man minimale im Sinne der Homöopathie, wann grössere Mengen eines Stoffes im Sinne der Allopathie, zu verwenden hat.

Zu schon angewendeten bewährten Heilmitteln treten neue spezifische hinzu; diese sind durch geisteswissenschaftliche Forschung zutage gefördert und klinisch untersucht worden.

Es kommen ferner für die Behandlung der Kranken in Betracht:

Ruhe, Licht- und Sonnenkuren, wozu ein grosser schattiger Garten, Terrassen und Veranden die Möglichkeit in weitem Umfange bieten.

Hydro- und Electrotherapie in eigens dazu eingerichteten Räumlichkeiten.

Eine rationelle *Psychotherapie*, *Heileurhythmie* und eine sorgfältig eingerichtete *Diätregelung* sollen in der Behandlung in sachgemässer Art Verwendung finden.

Indikationen. — Aufgenommen werden Patienten mit:

1. **Stoffwechselkrankheiten,** wie Diabetes, Gicht, Rheumatismus, Fettsucht;
2. **Blut-** und **Circulationskrankheiten,** wie Anæmie, Chlorose, Herzkrankheiten;
3. **Funktionellen Nervenkrankheiten,** wie Neurasthenie, Hysterie, nervöse Herz-, Magen- und Darmstörungen;
4. **Chronischen Krankheiten des Drüsensystems;**
5. **Störungen der inneren Secretion;**
6. **Krebskrankheiten** im Anfangsstadium oder nach stattgefundener Operation;
7. **Frauenkrankheiten;**
8. **Erschöpfungs-** und **Ermüdungszuständen** bei Rekonvalescenz.

Es können vorläufig 12—15 Personen Aufnahme finden. Es kommen Patienten beiderlei Geschlechts und Kinder in Betracht.

Lage des Instituts. — Das Dorf Arlesheim ist einer der schönsten Punkte in der näheren Umgebung Basels; es liegt auf etwas erhöhter Terrasse zur rechten Seite des Flusses Birs. Es ist von dicht bewaldeten Jurabergen umschlossen, welche den Ort gegen Nordwinde schützen; die gesunde reine Luft, die anmutige Natur machen Arlesheim zu einem Luftkurort für Gesunde, Erholungsbedürftige und Kranke.

Das klinisch-therapeutische Institut befindet sich in geringer Entfernung von der Station *Hirsland-Arlesheim.* Sein schöner grosser Garten bietet einen entzückenden Fernblick auf die Jurakette und auf liebliche Täler.

Sehenswürdigkeiten und Spaziergänge. Die allernächste Umgebung bietet Gelegenheit für sympathische kurze und lange Spaziergänge. In 15 Minuten ist die Schlossruine Birseck erreichbar; mehr Zeit und Mühe nehmen die Spaziergänge nach den Schlossruinen Dorneck und Angenstein (1—1 1/2 Stunde) in Anspruch. Ein historischer Zeuge aus dem früheren Mittelalter, ist die Ruine Reichenstein, die durch ihren hohen Aufbau imponiert.

15 Minuten von Arlesheim entfernt ist Dornach gelegen mit seinem im allerneuesten Style aufgebauten „Gœtheanum", der Hochschule für Geisteswissenschaft, mit ihrem schon aus weiter Entfernung sichtbaren Kuppelbau und ihrer eigenartigen Holzarchitektur. — Wie aus dem vorhergesagten hervorgeht, hängt ja das Institut, seinem Wesen nach, eng mit dieser Hochschule zusammen.

Preise der Zimmer und Pension, je nach Lage,
Fr. 10.—, 12.— bis 20.—
Telephon Arlesheim 197.

Rezept Rudolf Steiners:

Wachholder Juniperus communis
Lavendula
Majoran
Rosmarin
Thymian
Urtica dioica
Tausendguldenkraut

zu gleichen Teilen —

Klinisch-therapeutisches Institut „Der Kommende Tag"

Stuttgart, Datum des Poststempels.
Gänsheidestr. 88

Was wir wollen!

Nach einem 20 Vorträge umfassenden Kursus, welchen Dr. Rudolf Steiner in Dornach im Frühjahr 1920 vor etwa 35 Ärzten und Medizin-Studierenden hielt und in welchem er die Forschungsergebnisse auf geisteswissenschaftlichem Gebiet für die Medizin, speziell für eine rationelle Heilmethode fruchtbar zu machen suchte, wurde von den Teilnehmern folgende Erklärung abgegeben:

„Durch diesen Kurs sind grundlegende Erkenntnisse im ganzen Gebiet der medizinischen Wissenschaften und Anweisungen für erfolgreiche diagnostisch-therapeutische und sozial-hygienische Arbeit von solcher Tragweite in die Welt gestellt worden, daß es geradezu als Zentralaufgabe der Gegenwart auf dem Gebiete der medizinischen Arbeit angesehen werden muß durch Schaffung eines medizinisch-wissenschaftlichen Arbeitsinstitutes, das unter fachmännischer Leitung stehen soll, eine Stätte zu schaffen, an der systematisch und intensiv auf geisteswissenschaftlicher Grundlage gearbeitet werden kann."

Dieses damals ins Auge gefaßte Institut ist nun in Stuttgart durch den „Kommenden Tag" A.-G. zur Förderung wirtschaftlicher und geistiger Werte ins Leben gerufen worden durch Ankauf des Sanatoriums Wildermuth, Gänsheidestr. 88. Klinisch-therapeutisches Institut ist diese Anstalt benannt worden. Mit diesem Namen ist zu gleicher Zeit der Zweck derselben gekennzeichnet. Therapeutische Heilmethoden, wie sie die geisteswissenschaftliche Forschung auf Grund ihrer Auffassung vom Menschen ergab, sollen im engsten Anschluß an klinische Beobachtung ausgebildet werden.

Man wird vom Standpunkte der Schulmedizin aus einwenden können: „Ihr wollt da etwas ins Leben rufen, was doch wahrhaftig gar keinen Zweck hat und absolut überflüssig ist. Hat denn nicht die Medizin gerade in den letzten Jahrzehnten bewiesen, daß sie diejenige wissenschaftliche Disziplin ist, welche zum Heile der leidenden Menschheit das Größte und Glänzendste geleistet hat? Seht unsere Universitätsinstitute, seht unsere Krankenhäuser, seht unsere Irrenanstalten, sind diese nicht geradezu mustergültig zu nennen? Und unsere Heilerfolge, sind sie nicht erst recht auf den meisten Gebieten der Medizin als unerreicht zu bezeichnen? Und da wollt ihr, die ihr euch als Schüler Dr. Rudolf Steiners bezeichnet und das, was dieser als geisteswissenschaftliche Forschungsergebnisse über das Wesen des Menschen euch mitzuteilen hat, einfach glaubt, uns glauben machen, daß von dieser Seite etwas Ersprießliches für unsere medizinische Wissenschaft erwachsen könne? Auf philosophischem Gebiete wollen wir Dr. Steiner wohl gelten lassen, auch wohl als Herausgeber der naturwissenschaftlichen Schriften Goethes, aber da, wo er sich auf das okkulte Gebiet begibt und seine Geisteswissenschaft als die Fortsetzung echter Naturwissenschaft bezeichnet, da können wir ihm mit dem besten Willen nicht folgen".

Wir selbst sind uns bewußt, daß unendlich Großes geleistet worden ist auf dem Gebiet der gesamten Medizin, vor allem auf den Gebieten der Chirurgie, Gynäkologie, Augenheilkunde und anderen Spezialwissenschaften. Aber ist nicht gerade das Spezialisieren auf allen Gebieten auch von ungeheurem Schaden gewesen? Anstatt den Menschen als ganzen Menschen zu betrachten, wie er hineingestellt ist in die ihn umgebende Natur nicht nur, sondern auch in den ihn beeinflussenden Kosmos, ist eben der Mensch nur das höchstentwickelte Tier im Tierreich geblieben.

Vor allem wird in unserer vom Materialismus infizierten Zeit der Mensch als geistiges Wesen in keiner Weise berücksichtigt. Und gerade die geistigen Kräfte sind es, die nach geisteswissenschaftlichen Forschungsergebnissen den Menschen im eminentesten Sinne beeinflussen und die sein körperliches Wohl und Wehe bedingen. Das Menschenreich bildet eben ein Reich für sich, es ist aus den anderen Naturreichen himmelweit herausgehoben, es vereinigt alle Naturreiche in sich. Und indem wir dieser Tatsache Rechnung tragen und uns auf den Boden der geisteswissenschaftlichen Forschung stellen, stehen wir erst auf der Schwelle einer richtigen Erkenntnis. – Goethe, der Naturbeobachter im anthroposophischen Sinne, dessen naturwissenschaftliche Schriften Dr. Rudolf Steiner in den achtziger Jahren in Kürschners Deutscher National-Literatur kommentiert und mit Einleitungen versehen herausgegeben hat, schildert unter dem Titel „Der Geschlechtsunterschied der Menschen und Tiere" diesen Unterschied folgendermaßen: „Er bezeichnet sich schon lebhaft im Knochenbau. Wie unser Haupt auf Rückenmark und Lebenskraft aufsitzt! Wie die ganze Gestalt als Grundpfeiler des Gewölbes dasteht, in dem sich der Himmel bespiegeln soll! Wie unser Schädel sich wölbet gleich dem Himmel über uns, damit das reine Bild der ewigen Sphären drinnen kreisen könne! Wie dieser Behälter des Gehirnes den größten Teil unseres Kopfes ausmacht! Wie über den Kiefern alle Empfindungen auf und absteigen und sich auf den Lippen versammeln, wie das Auge, das beredeste von allen Organen, wo nicht Worte, doch bald der freundlichen Liebe Hingegebenheit, bald der grimmigen Anstrengung der Wangen und alle Abschattungen dazwischen bedarf, um auszudrücken, ach, nur um zu stammeln, was die innersten Tiefen der Menschheit durchdringt!"

„Und wie nun der Tierbau gerade das Gegenteil davon ist. Der Kopf an den Rücken nur angehängt. Das Gehirn, Ende des Rückenmarks, hat nicht mehr Umfang als zur Auswirkung der Lebensgeister und zur Leitung eines ganz gegenwärtigen sinnlichen Geschöpfes notwendig ist. Denn ob wir ihnen gleich Erinnerung und überlegte Entscheidung nicht absprechen können, so liegt jene doch eher, ich möchte sagen, in primis viis der Sinne, und diese entspringt aus dem Drange des Augenblicks und des Übergewichtes eines oder des anderen Gegenstandes."

„Schnauze und Rachen sind die vorzüglichsten Teile eines Kopfes, der meist zum Spüren, Kauen und Schlingen da ist. Die Muskeln sind schwach und fest gespannt, mit einer groben, rauhen Haut überzogen, alles reineren Ausdruckes unfähig."

Es ist schon der Mühe wert, die naturwissenschaftlichen Schriften Goethes gründlich zu studieren, um aus Goethescher Naturbetrachtung zu lernen, wie man es machen soll, um die großen kosmischen Naturzusammenhänge wiederzufinden, die uns trotz oder gerade wegen der jetzt üblichen Naturforschung verlorengegangen sind.

Aus dem Streben nach solchen Zusammenhängen heraus hat Goethe einmal den Ausspruch getan: „Mikroskop und Fernrohre verwirren eigentlich den reinen Menschensinn." Mit diesem Ausspruch ist die Betrachtungsweise Goethes klar gekennzeichnet. Selbstverständlich hat er die Erfindung eines Mikroskops und Fernrohrs und die mit denselben gemachten Forschungsergebnissen voll anerkannt, hat aber mit seinem Ausspruch auf die Gefahren hinweisen wollen die einem Forscher drohen, der das Kleinste und Weiteste vermittels seiner Instrumente in sein Forschungsbereich einbezieht, der aber darüber den hingebungsvollen Blick auf das Ganze und seine Zusammenhänge verliert. Wir sehen es ja bei den jungen Medizinern, wie sie z. B. durch die Röntgenologie, gegen die selbstverständlich wiederum gar nichts gesagt werden soll, vollkommen den Blick verlieren für Formveränderungen, welche durch eine Fraktur an irgend einer Stelle der Extremitäten z. B. hervorgerufen worden sind. Früher diagnostizierten die Ärzte durch den Blick, durch das Auge eine Fraktur, jetzt wird die Bruchstelle auf dem Röntgenschirm fein säuberlich in all ihren Details dem

Auge vorgeführt, dem Sehorgan wird quasi eine Eselsbrücke gebaut, es verliert etwas, was es ohne diese Eselsbrücke zu einem immer tüchtigeren Schauorgan entwickeln würde. Und so könnte man noch mancherlei derartige Tatsachen anführen.

Es sei ohne weiteres zugegeben, daß die geisteswissenschaftlichen Ergebnisse den Menschen der Gegenwart fremd anmuten müssen, und es ist begreiflich, wenn sie dem exakten Wissenschafter auf den ersten Blick als Ausgeburt einer märchenhaften Phantasie erscheinen. Schon die Schilderung der höheren Wesensglieder des Menschen hat für das heutige Denken, das nur den sichtbaren Körper als Realität gelten läßt, etwas Schockierendes. Besonders aber sind es die Bezeichnungen wie „Ätherleib", „Astralleib", von denen man sich abgestoßen fühlt. Wer sich aber nur ein wenig auf die Schilderungen des Geistesforschers einläßt, bemerkt bald, daß es nicht nur eines „blinden Glaubens" bedarf, um das Vorhandensein dieser übersinnlichen Kraftzentren anzuerkennen, daß vielmehr ihr Wesen und Wirken mit einem logischen Denken durchaus zu verstehen ist, ja daß zahlreiche Rätsel der Menschennatur nur durch die Anerkennung ihres Vorhandenseins zu lösen sind. Aber ganz abgesehen davon, ob man sich dazu entschließt durch ein gründliches Studium diesen Dingen auf den Grund zu kommen, das Wesentliche bleibt doch, wie diese geisteswissenschaftlichen Ergebnisse sich in das Leben hineinstellen und wie die Erfolge unserer auf diesen Ergebnissen beruhenden Therapie in Zukunft sein werden.

Es ist nicht die Absicht, hier eine genaue Schilderung der geisteswissenschaftlichen Forschungsergebnisse zu liefern. Wer sich für solche interessiert, der lese die Schriften Dr. Rudolf Steiners „Theosophie", „Geheimwissenschaft im Umriss", „Von Seelenrätseln" etc. etc. Er wird dort bei gutem Willen eine Fülle Material finden, welches uns der Lösung so vieler Lebensrätsel und auch auf wissenschaftlichem Gebiet unbeantworteter Fragen näher bringt. Er wird dort vor allem die Reinkarnations- und Karmalehre geschildert finden, welche für die Anlage des Menschen von der allergrößten Wichtigkeit sind und der ganzen Vererbungstheorie ein anderes Antlitz verleihen.

Dr. Rudolf Steiner unterscheidet nun drei Organsysteme des menschlichen Körpers, das Sinnes-Nervensystem, das rhythmische System und das Stoffwechsel-Gliedmaßensystem*. Diese drei Systeme sind über den ganzen Körper verteilt und durchdringen sich nicht nur wechselseitig, sondern sind gar nicht anders als mit und ineinander wirkend zu denken. Wichtig ist dabei das Verhältnis des „oberen" zum „unteren" Menschen. Der obere Mensch mit seinem rhythmischen und Sinnes-Nervensystem hat als Gegenpol den unteren Menschen mit seinem Stoffwechsel-Gliedmaßensystem. Im Herzen, dem Mittelpunkt des rhythmischen Systems, das nicht als ein Pumpwerk, sondern gewissermaßen als ein Stauorgan zu betrachten ist, treffen sich die Strömungen von oben und unten. Im normalen Zustand halten sich beide die Wage. Überwiegt die eine, so treten Störungen in der anderen auf. „Ursache der Krankheiten, Disposition zur Krankheit."

Wir sehen schon aus diesen kurzen Andeutungen, wie die ganze Auffassung des Menschen in seiner Totalität etwas ungemein Lebensvolles erhält, im Gegensatz zu den detaillierten Beschreibungen, wie sie uns die Physiologie vom gesunden Menschen und die pathologische Anatomie vom toten Menschen überliefert. Es soll damit gegen die Ergebnisse der Schulmedizin nichts eingewendet werden; im Gegenteil, dieselben werden ihre große Fruchtbarkeit erst erweisen, wenn sie in das Licht einer Interpretation gerückt werden können, die von der Geisteswissenschaft gegeben werden kann.

Mit der Heilmethode steht es so, daß dieselbe entweder mehr oder weniger zum Nihilismus neigt oder ganz ins Fahrwasser der synthetischen Chemie gekommen ist und in hohem Grade einem eklektischen Empirismus huldigt, abgesehen von der in den letzten Jahren sich immer mehr geltend machenden Serumtherapie. Man hat auf eine wirklich rationelle Heilweise verzichten müssen, weil eben der Mensch aus dem Naturzusammenhang herausgerissen worden ist und man den Menschen ohne diesen Zusammenhang zu betrachten sich gewöhnt hat. Eine Ratio kann aber nur wieder in unsere Heilmethode hineinkommen, wenn wir die Natur- und kosmischen Zusammenhänge wieder aufsuchen. Wir brauchen keine Angst zu haben, daß wir dadurch zurückgeschraubt werden sollen auf

* Eine erschöpfende Schilderung der Dreigliederung des menschlichen Organismus befindet sich im 5. und 6. Heft der Zeitschrift „Die Drei" im Verlag des Kommenden Tages von Dr. Eugen Kolisko, auf welchen wir besonders verweisen.

die Zeiten eines Paracelsus und van Helmont. Aber wir werden das, was diese alten Ärzte mit ihren sonderbaren Aussprüchen und Ausdrücken gemeint haben, wieder verstehen lernen. Wir werden wahrnehmen, wie eng verbunden mit der Natur und deren Geheimnissen diese Männer waren und wie sie ganz gelebt haben in kosmisch-planetarischen Begriffen. Für sie waren die kosmischen Kräfte Realitäten, mit denen sie rechneten. Sie kannten die Einflüsse derselben auf den Menschen.

Aufgabe des Klinisch-therapeutischen Institutes wird es sein, auf Grund der geisteswissenschaftlichen Forschungsergebnisse eine rationelle Heilmethode aufzubauen. Die Zeit drängt geradezu auf diese Aufgabe hin. Auf der einen Seite sollen bestimmte Heilmittel nach neuen Methoden hergestellt werden, andererseits soll streng wissenschaftliche Beobachtung in der Klinik Grundlage und Kontrolle abgeben für eine rationelle Therapie.

Wir sind uns der Schwere unserer Aufgabe voll und ganz bewußt, ebenso sind wir aber fest davon überzeugt, daß wir der gesamten Medizin durch Lösung unserer Aufgabe manch wertvollen Dienst werden leisten können. Und diese Überzeugung gibt uns die Freudigkeit zur Arbeit, die nicht ohne Anfeindungen und Schwierigkeiten aller Art wird getan werden können. Wir bedürfen der Mitarbeit derjenigen Ärzte, welche nicht von vornherein oder aus Unkenntnis die geisteswissenschaftliche Forschungsmethode als eine unwissenschaftliche ablehnen. Sachkennern werden wir jederzeit über die Grundlagen unserer Therapie Rede stehen. An sie wenden wir uns mit der Bitte, uns durch Anwendung unserer Mittel sowohl, wie durch Mitteilung der mit denselben gemachten Erfahrungen zu unterstützen. Andererseits werden den Herren Kollegen die Erfahrungen des Klinisch-therapeutischen Institutes zugute kommen, und es wird durch wechselseitigen Gedankenaustausch ein reges Interesse für das Neue, das wir zu schaffen vorhaben, wachgehalten werden.

Dr. O. Palmer.

Dieser Prospekt erschien etwa 18. Juli 1921

KLINISCH-THERAPEUTISCHES INSTITUT ARLESHEIM

QUITTUNG

Von Frau Dr. Ita Wegmann

Franken Elfhundertundfünfzig ——

für eine Kuh

richtig erhalten zu haben, bescheinigen

Arlesheim, den 4 Nov. 1923

Für Fr. 1150.–

für Marcel Ruff
ppa. Ruff

Internationale Laboratorien und
Klinisch-Therapeutisches Institut
Arlesheim A. G.
in Arlesheim (Schweiz)

Kassenschein - Bon de Caisse

6 %

№

von — de

Franken 1000.—

Zinstag: 1. Juni

Fr. 60.—

Emil Birkhäuser & Cie, Basel.

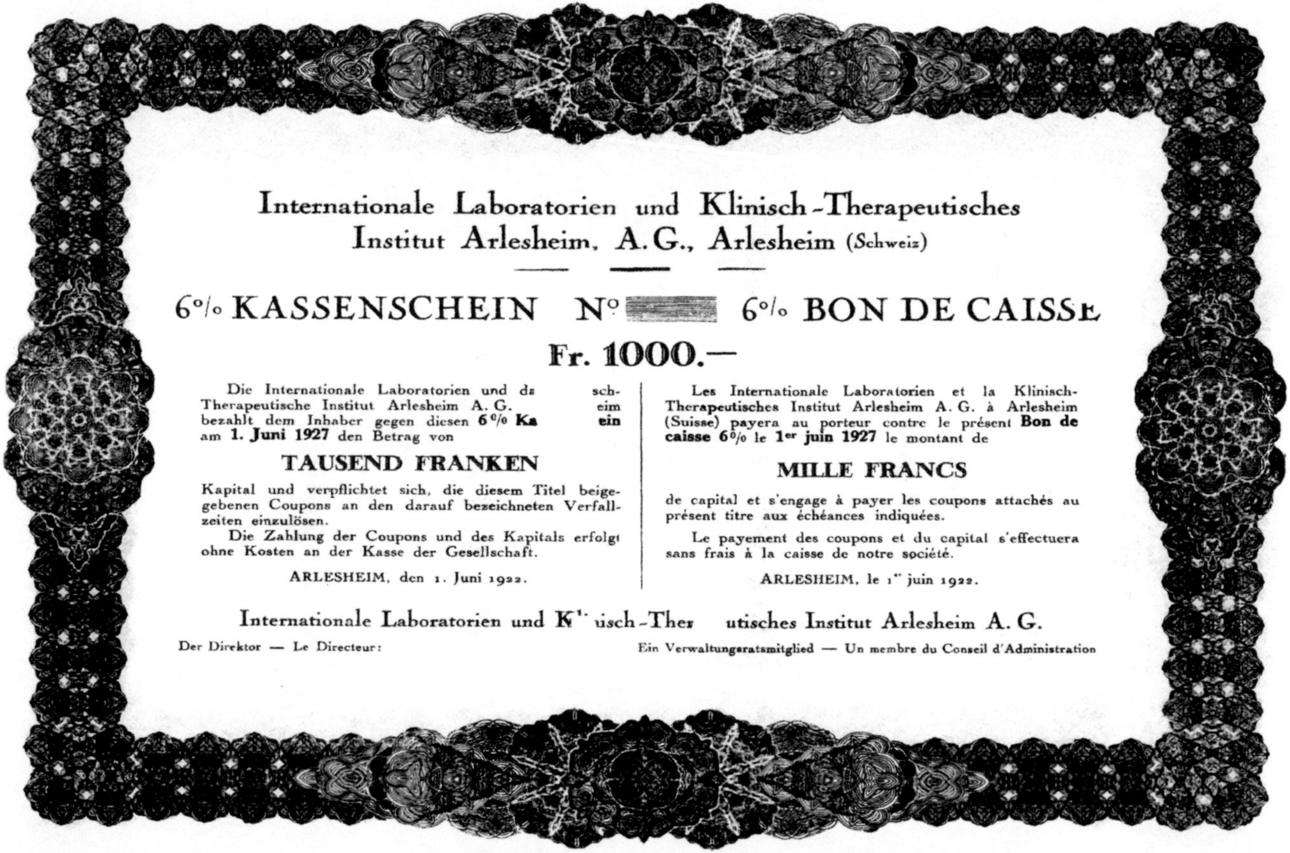

Internationale Laboratorien und Klinisch-Therapeutisches Institut Arlesheim. A.G., Arlesheim (Schweiz)

6% KASSENSCHEIN N° 6% BON DE CAISSE

Fr. 1000.—

Die Internationale Laboratorien und da sch- Therapeutische Institut Arlesheim A. G. eim bezahlt dem Inhaber gegen diesen **6% Ka ein** am **1. Juni 1927** den Betrag von

TAUSEND FRANKEN

Kapital und verpflichtet sich, die diesem Titel beigegebenen Coupons an den darauf bezeichneten Verfallzeiten einzulösen.

Die Zahlung der Coupons und des Kapitals erfolgt ohne Kosten an der Kasse der Gesellschaft.

ARLESHEIM, den 1. Juni 1922.

Les Internationale Laboratorien et la Klinisch-Therapeutisches Institut Arlesheim A. G. à Arlesheim (Suisse) payera au porteur contre le présent **Bon de caisse 6%** le **1er juin 1927** le montant de

MILLE FRANCS

de capital et s'engage à payer les coupons attachés au présent titre aux échéances indiquées.

Le payement des coupons et du capital s'effectuera sans frais à la caisse de notre société.

ARLESHEIM, le 1er juin 1922.

Internationale Laboratorien und K'· usch-Ther utisches Institut Arlesheim A. G.

Der Direktor — Le Directeur:

Ein Verwaltungsratsmitglied — Un membre du Conseil d'Administration

TELEPHONE, PADDINGTON 5042.

75, HARLEY STREET,
W.1.

Langham 2770.

23rd December 1921.

Dear Dr. Wegman,

I have two cancer cases that I want to try treating with your No.36.

1. Read. This is a Case of Carcinoma of the Pylorus which has been removed by operation. I should like to put her under a course of treatment for prevention of recurrence.

2. Bausor. This is a Case of diffuse Carcinoma of the stomach in a very advanced stage. Is it any use trying No. 36 in such a case.

May I have a sample of No. 85?

Very many thanks for three packages and samples and further supply of the things that I wanted.

I wonder if you can get the following information for me - what are the roots or plant drugs that correspond to the ductless glands of the body.?

I understand that Colchicine corresponds to the supraronals . Is this so.? At any rate, acting on that assumption has given me extraordinary results and made me want further information.

Yours truly.

F. E. Larkins

Frau Dr. Wegman
The Therapeutical Institute.
Arlesheim.

Frau Dr. Wegmann

Die Fragen des Dr Larkins. –

1.) den ductless glands könnten entsprechen:

a.) Das Kraut (Herba) von Thymus serp.

b.) Radix von Calamus

c.) (Herba) Kraut von Calendula

2.) Colchicum correspondiert direct der Schilddrüse und indirect den suprarenals. Man kann durchaus verstehen, dass Dr Larkins die guten Resultate erzielt hat, die er erwähnt. –

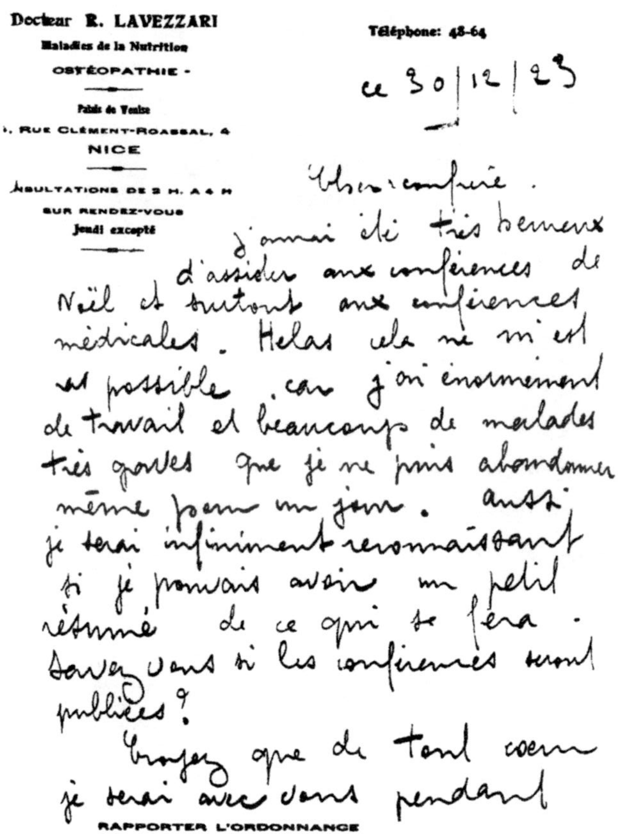

Docteur R. LAVEZZARI
Maladies de la Nutrition
OSTÉOPATHIE -
Palais de Venise
4, Rue Clément-Roassal, 4
NICE
Consultations de 2 h. à 4 h
sur rendez-vous
Jeudi excepté

Téléphone: 48-64

ce 30/12/23

Cher confrère.

J'aurai été très heureux d'assister aux conférences de Noël et surtout aux conférences médicales. Helas cela ne m'est pas possible, car j'ai énormement de travail et beaucoup de malades très graves que je ne puis abandonner même pour un jour. Aussi je serai infiniment reconnaissant si je pouvais avoir un petit résumé de ce qui se fera. Savez vous si les conférences seront publiées?

Croyez que de tout coeur je serai avec vous pendant

RAPPORTER L'ORDONNANCE

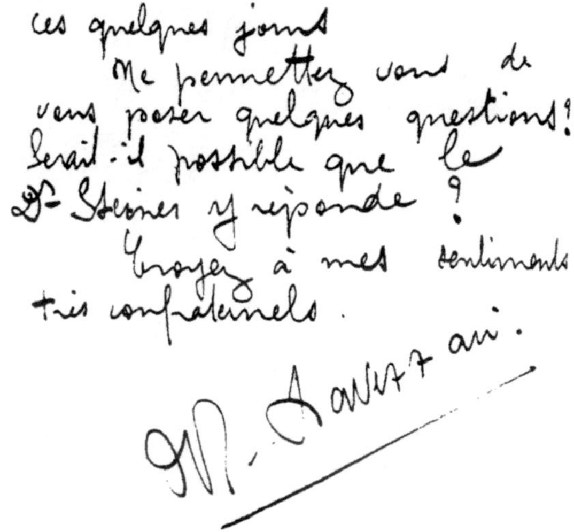

ces quelques jours.

Me permettez vous de vous poser quelques questions? Serait-il possible que le Dr Steiner y réponde?

Croyez à mes sentiments très confraternels.

R. Lavezzari.

Transkription der Antworten Rudolf Steiners an Dr. Lavezzari auf Seite 388

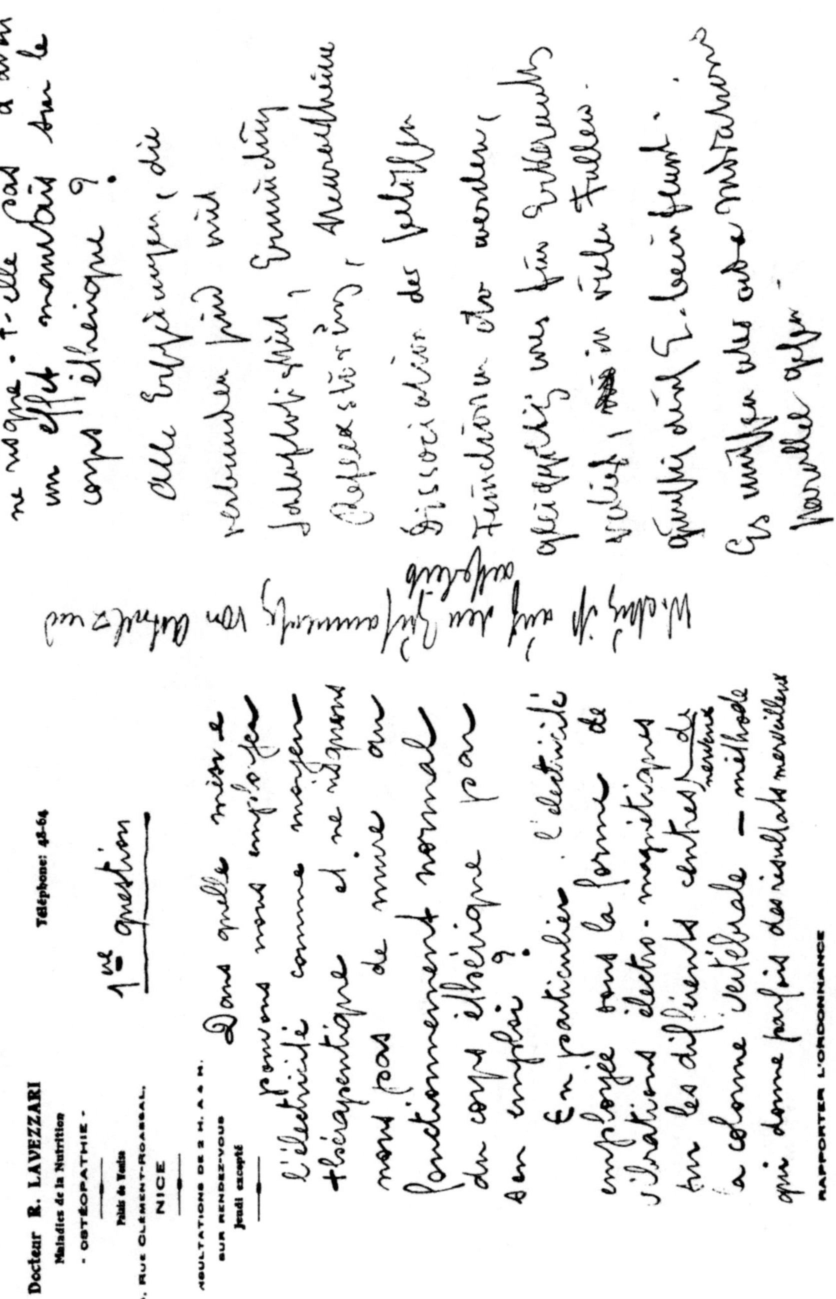

Docteur R. LAVEZZARI
Maladies de la Nutrition
- OSTÉOPATHIE -
Palais de Venise
[illegible], RUE CLÉMENT-ROASSAL,
NICE
[CON]SULTATIONS DE 2 H. À 4 H.
SUR RENDEZ-VOUS
Jeudi excepté

Téléphone: 48-64

1re question

Dans quelle mesure pouvons nous employer l'électricité comme moyen thérapeutique et ne risquons nous pas de nuire au fonctionnement normal du corps éthérique par son emploi ?

En particulier l'électricité employée sous la forme de vibrations électro-magnétiques sur les différents centres nerveux de la colonne vertébrale — méthode qui donne parfois des résultats merveilleux ne risque-t-elle pas d'avoir un effet mauvais sur le corps éthérique ?

Wichtig ist auf den Zusammenhang von Astral- und Ätherleib

Alle Erscheinungen, die verbunden sind mit Schlaflosigkeit, Ermüdung, Reflexstörung, Neurasthenie, Dissociation der seelischen Funktionen etc. werden, gleichgültig was für Ursachen vorliegt, in vielen Fällen günstig durch E. beeinflusst. Es müssen aber andere Methoden parallel gehen.

RAPPORTER L'ORDONNANCE

Docteur R. LAVEZZARI
Maladies de la Nutrition
- OSTÉOPATHIE -
Palais de Venise
4, Rue Clément-Roassal, 4
NICE
CONSULTATIONS DE 2 H. A 4 H.
SUR RENDEZ-VOUS
Jeudi excepté

Téléphone: 48-64

<u>2e question</u>

S'il est vrai que l'homme est comme un petit ~~aimant~~ aimant qui se meut et se déplace sur cet autre grand aimant constitué par la terre, n'y aurait-il pas lieu de tenir davantage compte ~~dans la maladie~~. de l'orientation et de la position du malade par rapport à la terre ?

Puisqu'on a remarqué qu'en mettant en contact tel ou tel point de la colonne vertébrale avec la terre par un fil isolé, on exerce une action sur certains organes par le magnétisme terrestre n'y aurait-il pas lieu de tenir compte davantage de ce magnétisme terrest.

erledigt

Es ist aber nicht so, weil die Krankheit eigentlich vom Ätherleibe kommt und die Heilung vom Astralleib. – Der Magnetismus stärkt den Astralleib, und appelliert dadurch an dessen heilende Kräfte.

RAPPORTER L'ORDONNANCE

J.V.L. - 2

This seems a matter of small importance, but still it is a question that presents itself as a matter of course, and therefore I should like to know what the answer is.

When we discussed GENCYDO with you, we drew your attention to the difficulty - or I might say impossibility - of merchandising to the public the subcutaneous injection remedy. It must go through the physicians, and that means a long laborious journey, where one must overcome a great deal of solid passive resistance from the physicians, with the ultimate result that we are and remain in their hands. We raised therefore the question if you could not produce a GENCYDO that in liquid form could be taken by the mouth, or better still, a GENCYDO tablet.

Salicylic acid is originally the extract from the bark of the Willow tree. It was the panacea in olden times, but could not be administered in sufficiently large doses because in large doses it caused nausea, - the stomach could not stand it. Salicylic acid was then produced synthetically and acetylised. The result was a new product called ASPIRIN (acetylsalicylic acid) which administered in tablets passes unchanged through the stomach and disintegrates in the intestines, thus releasing the Salicylic acid that can then develop its full antiseptic powers in the body.

It occurred to me that it might be possible to treat the flower extract for GENCYDO in the same manner.

In the literature on LIPOIDS and Hormone, it is held that in many organs there exist LIPOIDS which are specific and characteristic of the organ from which they are derived, and that the ingestion of the lipoid of an organ promotes the growth and marked development of the corresponding organ, - they fix themselves electively on the organ of their origin not only as functional exciters, but as integral elements of the structure.

Transkription der Antwort Rudolf Steiners an Muurling auf Seite 389

Koberwitz, 11. Juni 1924
bei Breslau
bei Graf Carl Keyserlingk

Meine liebste Mysa-Ita,

habe allerherzlichsten Dank für Deinen zweiten lieben Brief vom Pfingstsonntag. Ich finde darin meine liebe Mysa, wie ich wollen muß, dass sie zu mir spricht, um in der physischen Welt den Ton zu finden, der nachklingen muß dem „Schüler Michaels", der an meiner Seite gehen muss für „Zeit und Ewigkeit" in den Gebieten der geistigen Welt. Es ist so in unserem Karma, dass ich an Dir einen echten, unerschütterlichen Freund finden muss, wenn die Schülerschaft den ganz rechten Weg gehen soll. So will es unser Karma. Wenn dies Karma zunächst einen tragischen Zug haben muss, so wird das nach keiner Richtung in der Zukunft mehr hemmend sein können. Es ist ja auch gewiss traurig, dass Du nicht schon früher mit mir zusammenkamest. Aber, liebe Mysa, Deine Erlebnisse sind doch auch karmisch bedingt. Und was vorher karmisch zu lösen war, das musste eben gelöst werden. Du schiedest einstmals von mir zu einem umfassenden Tatenleben. Wir hatten vorher in der weittragendsten Art grosse Impulse vor dem Bewusstsein aufgerollt. Du gingest an eine Verwirklichung in Deiner Art. An eine Verwirklichung, die gar nicht anders stattfinden konnte als so, dass Du manchem Menschen Unrecht tatest. Das ist schon nun einmal die notwendige Consequenz manches Grossen. Als Du damals von mir gingst, war viel von mir genommen. Die Jugend, die in Dir an meiner Seite stand, ward von mir genommen. Ich war in keiner Incarnation so alt als damals. „Mit ihm ist mein Herz über den Pontus gegangen". Das war meine Stimmung. Ein Mann trat Dir entgegen. Er hatte zunächst Unrecht, in der Art, wie er sich zu Dir verhielt. Dann aber tatest Du ihm Unrecht. Das war ein ungelöstes Karma. Jetzt ist es gelöst. Aber sage mir nun, meine Liebe, mussten wir nicht warten, bis dieses Karma gelöst war? Was wäre zwischen uns gewesen, wenn das nicht so wäre? Das ist etwas, was ich mir oft sagte über unsere Tragik, auch bevor Du in Deinem so lieben Brief vom Pfingstsonntag so schön zu mir gesprochen hast. Denn sieh: gewusst

./.

habe ich doch, was um meine Mysa war; ich wollte nur auch die vergangene Mysa dieser Incarnation in ihren eigenen Worten vor mir haben. Denn diese eigenen Worte sind ja das so liebe für mich; auch das, was mich so spirituell sorgen lassen kann für Deinen geistigen Fortschritt. Du schreibst „Wirst du mich jetzt immer lieben bleiben?" Meine liebe Mysa: Diese Liebe ruht auf dem unerschütterlichsten Fels. Sie ruht ja auf dem, was Deine Wesenheit mir offenbart. Und das ist viel, sehr viel. Aber da soll es auch ungetrübtes Zusammensein geben in allem Erleben. Du sagst, was nicht mit mir zusammenhängt, „verblasst". Aber meine liebe Mysa: ich konnte doch zu keinem Menschen so stehen wie zu Dir. Du lernst mich auch ganz anders noch kennen als andre Menschen mich gekannt haben, oder kennen. Dass da manchmal sich in unser Zusammensein etwas gemischt hat, was Du vielleicht nicht haben wolltest, das hängt doch damit zusammen, dass ich nur ein vollen Eins-sein mit Dir leben möchte. Du bist mir doch so nahe; so nahe in allem. Da tut oft schon der Schein des Fernen wehe. Doch Du machst ja auch wieder alles gut. Viele Liebe liegt in Deinem Pfingstbriefe. Du musst Dich auch in mich hineindenken: der nun mit Dir wandeln will, der in [illegible] gefunden hat, ~~was er eben nur~~ in Dir finden konnte. Du bist ja auch jetzt so schön bei mir, wo Dein Brief vor mir liegt, und ich in der Stunde (6 Uhr), die ~~so~~ schönes Zusammensein in Dornach bedeutet, an Dich schreibe. Du wandelst an meiner Seite, wenn ich vortrage. Und das alles ist eben in unserem Falle die rechte Vorbedingung für das Wandeln in der geistigen Welt.

Ich war alt geworden, als Du mich damals vor Zeiten verliessest; dieses Alter überkam mich gerade so stark in dem Zeitpuncte, während des Münchener Congresses, den Du erwähnst. Man bemerkte dies äusserlich nicht. Ich erschien regsam, sogar vielen vielleicht betriebsam. Ich gab mich eben immer der geistigen Welt hin, und diese liess die Müdigkeit nach aussen nicht auftreten. Aber es war schon Müdigkeit gegenüber allem, nur nicht der geistig-anthroposophischen Strömung gegenüber. Diese Müdigkeit war das karmische Abbild meines Alterns, nachdem Du von mir gegangen warst. Und jetzt warst Du im Auditorium. Aber noch war die Scheidelinie zwischen Asien und Europa im Karmischen Abbild zwischen uns. Jetzt ist das alles nicht mehr. Und ich darf nun auch zu den Menschen anders sprechen als früher. Die geistigen Mächte, deren Ausdruck die Anthroposophie ist, ihnen wohlwollend liebend, wie ich mich stütze nunmehr auf die Liebe, die ich hege zu Deiner von mir so hochgeschätzten Seele. Und die ist mir die stärkste Stütze. Ich möchte gerne weiterschreiben. Doch bald wird das Auto zum Abendvortrag vorfahren, das von hier nach Breslau fast eine Stunde braucht.

So ende ich denn vorläufig hier, noch einmal herzlichsten Dank, daß Du mir geschrieben hast. Du sagst „Es ist nicht immer gut alles zu schreiben" Ja, es ist doch gut, wenn Du zu mir schreibst, wie Du sprachest.

Allerherzlichste Gedanken
ganz Dein
Rudolf Steiner

Telegramm Rudolf Steiners an W. Zeylmans, Juli 1924:

Dr. Zeylmans
Prinsevinkenpark 24
Haag.

Bitte unbedingt Zimmer für Dr. Wegman gleichen Hotel wie ich bitte ausserdem offizielle Einladung für Frau Doctor Steiner und mich wegen Passbesorgung

Rudolf Steiner

NACHTRAG

Geburtsort Parakan-Terus (S. 22): Durch die Nachforschungen von Joop Gerretsen, Zeist, ist der Geburtsort Ita Wegmans gefunden worden: Die Zuckerfabrik Parakan-Terus lag am rechten Ufer des Flusses Tji-Tarum, zwischen den Orten Krawang und Purwakarta (107° 18' östliche Länge, 6° 12' südliche Breite). Nach der ›Zuckerkrise‹ (1883) wurde sie offenbar liquidiert; auf Generalstabskarten des Jahres 1921 ist sie nicht mehr zu finden. Auf einer detailreichen Karte aus den sechziger Jahren des 19. Jahrhunderts sind die etwa zehn Wohngebäude und ein halbes Dutzend Lagerhäuser eingezeichnet *(Kaart van de Residentie van Krawang, opgenomen en in kaart gebragt* [...] *in de jaren 1866 t. m. 1869 door den 1sten Luitenant F. von Balluseck bij het topographisch Bureau te Batavia).* In dem umfangreichen Werk *Java, geographisch, ethnologisch, historisch* von P. J. Veth (Haarlem, 1875–1882*)* wird die Fabrik in Band 3 auf Seite 152 erwähnt und die Landschaft beschrieben:

Der Fluß Tji-Tarum bildet die Grenze zwischen den Distrikten Batavia und Krawang, ein sumpfiges, ebenes Tiefland, von einem Gewirr kleiner Flüsse durchzogen. Auf dem Weg von Krawang nach Purwakarta liegen am rechten (östlichen) Ufer des Tji-Tarum ›Sawahs‹ (Reisfelder) und dichte Wälder mit Anpflanzungen von Djatiholz, früher auch Zimtplantagen. Circa zwei Kilometer nach Gintung führt beim Posten Kosambi ein Seitenweg südwärts nach Parakan-Terus, wo auf einem vom Gouvernement gepachteten Gelände eine Zuckerfabrik betrieben wurde. Zuvor war dort ab 1828 für kurze Zeit eine landwirtschaftliche Versuchsanstalt zur Züchtung neuer Tabak- und Baumwollarten, Seidenraupen sowie Zucker- und Indigokulturen gewesen. Die Stelle leidet während des Westmonsuns jedoch hin und wieder unter den Überschwemmungen des Flusses, deshalb wurde die Anstalt alsbald zwölf Kilometer südlich nach Tji Lankap verlegt. Weiter südwärts liegen Zimt- und Reisplantagen sowie Alang-alang-Felder. In Purwakarta (1902 auf einem Diplom als Ita Wegmans Geburtsort erwähnt) war damals die Hauptverwaltung des Distrikts Krawang. Die Landschaft dort wird als sehr schön beschrieben; der Ort hatte auch ein Spital. – Der Fluß Tji-Tarum ist wegen seiner vielen Windungen in der Landschaft, wegen seiner schnellen Strömung mit vielen trockenen Stellen, Felsen, Steinen und Baumstämmen schwer befahrbar. Doch konnte er damals mit sogenannten Prauen (malaiische

Frachtboote) und kleinen Dampfern befahren werden. Auf der Karte Leutnant von Ballusecks ist zu sehen, daß die Zuckerfabrik in einer der südwärts abbiegenden Schlingen des Flusses gelegen war. Der Name Parakan-Terus (geradeausgehender Weg) läßt zunächst die Vorstellung aufkommen, es sei dort eine Straße gewesen, die den Weg abkürzt. ›Parakan‹ bezeichnet jedoch den Teil eines Flusses, der abgedämmt wird, um Fische zu fangen. ›Trus‹ oder ›Terus‹ heißt auch ›senkrecht in die Höhe‹, ›senkrecht durch die Erde hindurch‹, ›ohne Umwege‹, ›direkt‹. Auf den ältesten Karten ist wohl schon der Name, nicht aber der Weg sichtbar. – Das Werk von P. J. Veth über Java enthält eine große Fülle weiterer Informationen über Ita Wegmans Wohnorte Gending, Probolinggo und (vermutlich) Tosari sowie über Goldvorkommen in der Gegend von Krawang. J. Gerretsen teilt mit, daß in Tosari ein Sanatorium für Malariapatienten war; das Wort ›Gending‹ bezeichnet die Melodie eines Gamelan, es ist die Bezeichnung für den Gießer eines Gongs und auch der Name des starken Windes aus dem Süden, der zur Zeit des Ostmonsuns über Probolinggo hinwegfegt. ›Gending‹ bedeutet auch ›Die Kunst, etwas zu erreichen‹.

In dieser Gegend lebten schon früher und auch später Angehörige der Familien Wegman, Offers und Wetters. – Ausführliche Literaturangaben in: H. J. DE GRAAF *Geschiedenis van Indonesië*. Den Haag – Bandung, 1949.

Zur Schwedischen Massage (S. 38): Frau Irmgard Marbach, Bad Boll, teilte nach Erscheinen der ersten Auflage dieses Buches folgendes mit: *»Die reine Schwedische Massage nach P. H. Ling ist bald nach seinem Tode durch Intellektualisierung verloren gegangen. Der Arzt Dr. Mezger hat die Lingsche Methode, soweit sie noch zu erforschen war, wieder aufgegriffen und mit seiner Art neu herausgebracht. Das verstand man zur Zeit Ita Wegmans als ›Schwedische Massage‹, also eine Ling-Mezger-Methode. Diese Schule hat nach Berichten Margarethe Hauschkas Ita Wegman besucht.«*

Zu Wegmans Schilderung über Rudolf Steiner (S. 312 ff.): Von befreundeter Seite wurde ich auf ein Gespräch JOHANNES DANIEL FALKS mit Goethe aufmerksam gemacht, das Falk in seinem Buch *Goethe aus näherem persönlichen Umgange dargestellt* (eingeleitet und für die Bibliothek der Gesamtliteratur neu herausgegeben von RUDOLF ECKART, Halle 1912) auf Seite 35 f. wörtlich berichtet: *»Wielands Seele ist von Natur ein Schatz, ein wahres Kleinod. Dazu kommt, daß sein langes Leben diese geistig schönen Anlagen nicht verringert, sondern vergrößert hat. Noch einmal, bedenkt mir sorgsam diesen Umstand! Raffael war kaum in den Dreißigen, Kepler kaum einige Vierzig, als beide ihrem*

Leben plötzlich ein Ende machten, indes Wieland –« »Wie?«, fiel ich hier Goethe mit einigem Erstaunen ins Wort, »sprechen Sie doch vom Sterben, als ob es ein Akt von Selbständigkeit wäre?« – »Das erlaube ich mir öfters«, gab er mir zur Antwort.

Zu S. 380 und 381. – Transskription der Antwort Rudolf Steiners an Dr. R. Lavezzari, Nizza, auf dessen Brief vom 31. Dezember 1923:

Alle Erscheinungen, die verbunden sind mit Schlaflosigkeit, Ermüdung, Reflexstörung, Neurasthenie, Dissociation der seelischen Functionen etc werden, gleichgültig was für Erkrankung vorliegt, in vielen Fällen günstig durch E[lektrizität] beeinflusst. Es müssen aber andere[?] Medicationen [?] parallel gehen.

Auf der Seite, senkrecht geschrieben: *Wichtig ist auf den Zusammenhang von Astral- und Aetherleib* [sic!, hinzugefügt werden muß wahrscheinlich: zu achten].

Ita Wegman, die Lavezzaris Brief mit Rudolf Steiner besprach, antwortete Lavezzari: »*Ihre erste Frage über Elektrizität wurde folgendermaßen beantwortet: Man kann ganz gut Elektrizität in Anwendung bringen ohne dem ätherischen Körper zu schaden in Fällen, wo Erscheinungen von Schlaflosigkeit, Ermüdung, Reflexstörungen, Neurasthenie und andere seelische Funktionsstörungen vorliegen. Wichtig ist natürlich, den Zusammenhang von Astral- und Ätherkörper zu beobachten, die bei den genannten Symptomen meistens in ihrem Zusammenstimmen gestört sind. Neben der elektrischen Behandlung müssen natürlich die medikamentösen Behandlungen parallel gehen, die doch eine starke Unterstützung für den Astral- und Ätherkörper sind je nach der Wahl der Medikamente.*«

Transkription der Antwort Rudolf Steiners auf Lavezzaris zweite Frage:

Es ist aber nicht so, weil die Krankheit eigentlich vom Irdischen kommt und die Gesundung vom Aetherleib. Der Magnetismus stärkt den Aetherleib, und appel[l]iert dadurch an dessen gesundende Kräfte.

Zu Seite 382: Transkription der Randbemerkungen Rudolf Steiners auf einen Brief von 1. J. R. Muurling an J. van Leer vom 13. Februar 1924, der diesen Brief Rudolf Steiner zur Beantwortung zugeschickt hatte:

[Rechts:] *Dies ist in Kürze nicht zu beantworten. Das Buch wird die volle Antwort bringen. Vorerst ist zu sagen, daß die Theorie gilt: Wurzel wirkt auf das Kopfsystem, Blüte und Frucht auf die Unterleibsorgane; was an der Pflanze dazwischen liegt, auf das rhythmische System. Man kann bei einer vollkommenen Pflanze nur entweder Wurzel, oder Blätter, oder Blüten geben; bei einer Pflanze, die die Wurzel besonders ausgebildet und die anderen Organe verkümmert hat, kann für den Kopf die ganze Pflanze gegeben werden u.s.w.*

In Ita Wegmans Antwort an van Leer beziehungsweise Muurling ist nach dem letzten Satz noch hinzugefügt *»und bei einer Pflanze, wo die Blätter besonders ausgebildet und Blüten und Wurzeln verkümmert sind, kann man auch die ganze Pflanze geben, um auf das rhythmische System zu wirken u.s.w.«*

[Links:] *Nur bei milden Fällen [von Heuschnupfen] ist innerliches Einnehmen durchführbar. Bei schweren Fällen muß injiciert werden.*

[Zu Aspirin:] *Synthetische Heilmittel sind nicht in demselben Sinne wirksam.*

Dazu Wegman in ihrer Antwort: *»Wir können unmöglich synthetische Mittel machen, weil sie nicht so wirksam sind und ganz andere Wirkungen haben, wenn es auch für die grobe Beobachtung nicht offenkundig ist.«*

[Zur Frage über Lipoide und Hormone, und ob auch Pflanzensäfte in ähnlichem Sinne verwendet werden:] *Ja, in besonderen Fällen! aber wir stellen nur eine geringe Zahl dieser Heilmittel als typische her. Die anderen geben wir nach Bedarf.*

ABBILDUNGSVERZEICHNIS